T0209367

Arzneimittel-Atlas 2013

Bertram Häussler, Ariane Höer, Elke Hempel (Hrsg.)

Arzneimittel-Atlas 2013

Der Arzneimittelverbrauch in der GKV

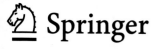 Springer

Prof. Dr. med. Bertram Häussler
Mediziner und Soziologe
bertram.haeussler@iges.de

Dr. med. Ariane Höer
Ärztin für Pharmakologie und Toxikologie
ariane.hoer@iges.de

Elke Hempel
Diplom-Ökonomin
elke.hempel@iges.de

IGES Institut GmbH
Friedrichstraße 180
10117 Berlin
www.iges.de
www.arzneimittel-atlas.de

„IGES Arzneimittel-Atlas" ist eine eingetragene Marke der IGES Institut GmbH.

ISBN-13 978-3-642-38794-4   ISBN 978-3-642-38795-1 (eBook)
DOI 10.1007/ 978-3-642-38795-1

Die Deutsche Nationalbibliothek verzeichnet diese Publikation in der Deutschen Nationalbibliografie;
detaillierte bibliografische Daten sind im Internet über http://dnb.d-nb.de abrufbar.

Springer Medizin
© Springer-Verlag Berlin Heidelberg 2013

Planung: Diana Kraplow
Projektmanagement: Dr. Astrid Horlacher
Lektorat: Gertrud Hammel, Aystetten
Umschlaggestaltung: Fotosatz-Service Köhler GmbH – Reinhold Schöberl, Würzburg
Anatomische Abbildungen: Dr. Katja Dalkowski, Buckenhof
Satz und digitale Bearbeitung der Abbildungen: Fotosatz-Service Köhler GmbH – Reinhold Schöberl, Würzburg

Gedruckt auf säurefreiem und chlorfrei gebleichtem Papier

Springer Medizin ist Teil der Fachverlagsgruppe Springer Science+Business Media
www.springer.com

Autoren- und Mitarbeiterverzeichnis

Autoren

Xiaoyu Chen
IGES Institut GmbH

Dr. Katarina Dathe
IGES Institut GmbH

Prof. Dr. Bertram Häussler
IGES Institut GmbH

Robert Haustein
IGES Institut GmbH

Elke Hempel
IGES Institut GmbH

Dr. Ariane Höer
IGES Institut GmbH

Silvia Klein
IGES Institut GmbH

Christoph de Millas
IGES Institut GmbH

Anne Zimmermann
IGES Institut GmbH

Unter Mitarbeit von

Sabine König
IGES Institut GmbH

Steffen Richter
IGES Institut GmbH

Jürgen Rost
INSIGHT Health GmbH &
Co. KG

Tobias Woköck
IGES Institut GmbH

Mitglieder des projekt-begleitenden Beirats

Dr. Jürgen Bausch
Ehrenvorsitzender der Kassenärztlichen
Vereinigung Hessen

Regina Feldmann
Vorstand der
Kassenärztlichen Bundesvereinigung

Prof. Dr. Christoph H. Gleiter
Geschäftsführer der CenTrial GmbH,
Geschäftsführer des Koordinierungs-
zentrums für Klinische Studien an den
Universitätsklinika Tübingen und Ulm
(KKS-TU GmbH)

Dr. Andreas Penk
Vorsitzender der Geschäftsführung der
Pfizer Deutschland GmbH

Dr. Bernhard Rochell
Hauptgeschäftsführer der
Bundesärztekammer (BÄK)

Dr. Sebastian Schmitz
Hauptgeschäftsführer der
Bundesvereinigung Deutscher
Apothekerverbände (ABDA)

Ulrich Weigeldt
Bundesvorsitzender des Deutschen
Hausärzteverbandes e.V.

Prof. Dr. Eberhard Wille
Vorsitzender des Sachverständigenrates
zur Begutachtung der
Entwicklung im Gesundheitswesen

Inhalt

Vorwort zum Arzneimittel-Atlas 2013

Wir freuen uns sehr, dass wir nunmehr den Arzneimittel-Atlas zum achten Mal in Folge vorlegen können. Zentrales Thema ist weiterhin der Verbrauch von Arzneimitteln innerhalb der GKV und die damit assoziierten Ausgaben der Krankenkassen. Rabatte auf Arzneimittel beeinflussen die Ausgaben inzwischen in hohem Maße. Dies zeigt, wie wichtig es ist, die Arzneimittelausgaben auf Basis von Erstattungspreisen darzustellen, zu analysieren und zu bewerten. Die Betrachtung der Prävalenz von Erkrankungen und des resultierenden Behandlungsbedarfs ist weiterhin von großer Bedeutung für die Bewertung des Verbrauchs, genau wie die Analyse struktureller Einflussfaktoren, die im Arzneimittel-Atlas 2013 für das Berichtsjahr 2012 sowohl im Hinblick auf Verschiebungen zwischen Therapieansätzen und Analog-Wirkstoffen als auch Einsparungen durch Generika-Substitution besonders dynamische Entwicklungen zeigte.

Der Arzneimittel-Atlas 2013 untersucht 95 Indikationsgruppen, davon 31 im Detail. Eine gewisse Kontinuität hat inzwischen auch das Thema der individuellen Rabattverträge nach § 130a Abs. 8 SGB V (Kapitel 2). Ergänzt wurde außerdem eine zusammenfassende Darstellung zu Wirkstoffen, bei denen der Patentablauf zur Einführung von Generika geführt hat. Die Analyse der Arzneimittel-Ausgaben auf regionaler Ebene ist inzwischen ebenfalls aus dem Arzneimittel-Atlas nicht mehr wegzudenken (Kapitel 4). Die Darstellung der regionalen Verbrauchsunterschiede für jede Indikationsgruppe anhand einer Landkarte sowie die Analyse und Diskussion der möglichen Unterschiede wird fortgeführt. Damit liefert der Arzneimittel-Atlas die Basis für den interregionalen Vergleich.

Unter den Indikationskapiteln findet sich in diesem Jahr ein Schwerpunktkapitel zum Thema Rheumatoide Arthritis (Abschn. 3.16). In einem weiteren Sonderkapitel werden erneut die Auswirkungen der mit dem AMNOG eingeführten „frühen Nutzenbewertung" diskutiert (Kapitel 5).

Unser Dank gilt der Firma INSIGHT Health und ihrem Geschäftsführer, Herrn Roland Lederer, die uns wie schon in den Vorjahren die Datenbasis des Arzneimittel-Atlas zur Verfügung stellten. Für die finanzielle Unterstützung unserer Arbeit am Atlas danken wir dem Verband Forschender Arzneimittelhersteller. Wir danken ebenfalls unserem wissenschaftlichen Beirat, der die Arbeit am Arzneimittel-Atlas kritisch begleitet hat. Für die Inhalte des Arzneimittel-Atlas 2013 zeichnen aber ausschließlich die Herausgeber und Autoren verantwortlich. Zuletzt ist den Mitarbeitern beim Springer-Verlag für ihre Flexibilität und die große Unterstützung der Arbeit am Arzneimittel-Atlas zu danken.

Berlin, im Juli 2013

Prof. Dr. Bertram Häussler
Dr. Ariane Höer
Elke Hempel

Ergänzende Informationen unter: www.arzneimittel-atlas.de

Vorwort zum ersten Arzneimittel-Atlas (Arzneimittel-Atlas 2006)

Valide Informationen über die Versorgung der Bevölkerung mit Arzneimitteln und die dadurch entstehenden Ausgaben für die Kostenträger sind unverzichtbar für eine verantwortliche Gestaltung ihrer medizinischen und wirtschaftlichen Rahmenbedingungen. Vor diesem Hintergrund kommt dem Arzneiverordnungs-Report, der diese Funktion seit über 20 Jahren wahrnimmt, ein großer Verdienst zu.

In dieser Zeit haben jedoch enorme Veränderungen stattgefunden: Die Mehrzahl der Arzneimittel, die vor 20 Jahren eingesetzt wurden, werden heute nicht mehr verwendet. Viele davon werden heute von Fachleuten abgelehnt, weil sie keinen wissenschaftlichen Standards genügen. Polypragmasie und eine gewisse Beliebigkeit der Anwendung gehörten damals notwendigerweise zum Alltag des Verordnens, das noch wenig von finanziellen Restriktionen beeinflusst war. Die heutige Arzneimitteltherapie hat damit nicht mehr viel gemein: Leitlinien prägen ihren Einsatz. Die Wirtschaftlichkeit des Einsatzes von Arzneimitteln wird ständig thematisiert und von Patienten, Ärzten und Apothekern eingefordert.

Vor dem Hintergrund dieses Wandels erschien es uns angebracht, die Angemessenheit der durch den Arzneiverordnungs-Report bereitgestellten Information zu untersuchen. Das Ergebnis unserer Analyse ließ es sinnvoll erscheinen, einen neuen Ansatz zu entwickeln und umzusetzen. Der vorliegende Arzneimittel-Atlas bietet sich nunmehr als alternatives Informationssystem an.

Dass der Atlas überhaupt realisiert werden konnte, hatte jedoch zwei unverzichtbare Voraussetzungen: Die Verfügbarkeit der Verordnungsdaten der gesetzlichen Krankenversicherung und die Finanzierung des Vorhabens.

Die erforderlichen Daten wurden uns von der Firma INSIGHT Health zur Verfügung gestellt, die diese erst seit relativ kurzer Zeit bereitstellen kann. Wir danken insbesondere Herrn Roland Lederer für seine vertrauensvolle Unterstützung. Es ist zu wünschen, dass die derzeitigen Planungen zur Gesundheitsreform nicht dazu führen werden, dass das frühere Datenmonopol wieder hergestellt wird und alternative Berichtssysteme wie der Arzneimittel-Atlas unmöglich werden.

Dem Verband Forschender Arzneimittelhersteller danken wir für das Vertrauen, ein solches Vorhaben in vertretbarer Zeit überhaupt realisieren zu können, sowie für die dafür erforderliche finanzielle Unterstützung.

Besonderer Dank gilt unserem früheren Kollegen Peter Reschke, der seit 1. Juli dieses Jahres Geschäftsführer des Instituts des Bewertungsausschusses ist. Er hat das komplizierte Formelwerk entwickelt und seine Umsetzung begleitet.

Den Mitgliedern des projektbegleitenden Beirats danken wir ganz herzlich für ihre wertvollen Beiträge zur Ausgestaltung der Methode und zur Interpretation der Resultate. Für den Inhalt sind jedoch ausschließlich die Autoren verantwortlich.

Berlin, im September 2006

Prof. Dr. Bertram Häussler
Dr. Ariane Höer
Elke Hempel
Philipp Storz

1 Zusammenfassung – Das Wichtigste in Kürze

Im Jahr 2011 waren die Ausgaben der gesetzlichen Krankenversicherung (GKV) für Arzneimittel im Vergleich zum Vorjahr um 1,2 Mrd. bzw. 4,0% zurückgegangen und lagen bei 29,0 Mrd. Euro. 2012 lagen die Ausgaben bei 29,4 Mrd. Euro und damit immer noch unter dem Niveau von 2009 (30,0 Mrd. Euro). Die Ausgaben stiegen also 2012 moderat um 0,4 Mrd. Euro bzw. 1,5% an. Der Umsatz für Arznei- und Verbandmittel aus Apotheken betrug 2012 34,2 Mrd. Euro; dies waren 0,9 Mrd. Euro bzw. 2,7% mehr als 2011. Der moderate Anstieg 2012 ist einerseits ein Zeichen dafür, dass die im Jahr 2010 auf den Weg gebrachten gesetzlichen Regulierungsmaßnahmen in Form des „Gesetzes zur Änderung krankenversicherungsrechtlicher und anderer Vorschriften (GKV-ÄndG)" vor allem aufgrund des Preismoratoriums weiterhin wirksam waren. Bemerkenswert ist außerdem, dass die geleisteten Rabatte der Hersteller 2012 bei 4,7 Mrd. Euro lagen. Die Einsparungen durch Rabatte waren damit um 466 Mio. Euro bzw. 11% höher als 2011. Dazu trugen die erhöhten Abschläge und das Preismoratorium nach § 130a Abs. 1a und 3a SGB V zu gut 20%, die individuellen Rabatte nach § 130a Abs. 8 SGB V zu knapp 80% bei. Die Zuzahlungen der Patienten waren 2012 mit 1,9 Mrd. Euro nur um 105 Mio. Euro höher als im Vorjahr. Bezieht man auch die Apothekenabschläge mit ein, dann wurden den Kassen 2012 in Summe Abschläge und Zuzahlungen von 7,8 Mrd. Euro gewährt (542 Mio. Euro mehr als 2011).

Unter den 31 im Detail betrachteten Indikationsgruppen war 2012 im Vergleich zum Vorjahr bei 16 Gruppen ein Ausgabenanstieg zu beobachten. An erster Stelle lagen – wie bereits in den Vorjahren – die Immunsuppressiva mit 231 Mio. Euro (2011: 75 Mio. Euro), gefolgt von den antiviralen Mitteln zur systemischen Anwendung mit 162 Mio. Euro (2011: 24 Mio. Euro). An dritter Stelle lagen die antithrombotischen Mittel mit 124 Mio. Euro (2010: –44 Mio. Euro). Für insgesamt zwölf Indikationsgruppen konnte 2012 ein Ausgabenrückgang von mindestens 10 Mio. Euro festgestellt werden. Am höchsten war der Ausgabenrückgang bei den Mitteln mit Wirkung auf das Renin-Angiotensin-System mit 288 Mio. Euro, gefolgt von den Psycholeptika mit 176 Mio. Euro und den Psychoanaleptika mit 111 Mio. Euro. Ursache waren in diesen Gruppen erhebliche Einsparungen durch Generikasubstitution.

Wie in der Vergangenheit war auch 2012 der Verbrauchsanstieg der stärkste Treiber für den Ausgabenanstieg. Der Wert der Verbrauchskomponente lag 2012 mit 729 Mio. Euro jedoch deutlich unter dem Vorjahreswert von 921 Mio. Euro. Am stärksten trugen zu dem verbrauchsbedingten Ausgabenanstieg erneut die Immunsuppressiva bei, gefolgt von den antiviralen Mitteln zur systemischen Anwendung.

Der Anteil höherpreisiger Analog-Wirkstoffe und die Modernisierung der Therapie erhöhten 2012 die Ausgaben mit insgesamt 683 Mio. Euro deutlich stärker als 2011 mit 462 Mio. Euro. Hier ist besonders die Therapieansatz-Komponente zu nennen, die 2012 die Ausgaben um 585 Mio. Euro erhöhte. Als Ursache für den Anstieg der Therapieansatz-Komponente sind vor allem höhere Verbrauchsanteile der direkten Faktor-Hemmer in der Gruppe der antithrombotischen Mittel sowie des CYP17-Inhibitors Abirateron in der Gruppe der endokrinen Therapie zu nennen.

Diesem Ausgabenanstieg insbesondere durch neue Arzneimittel standen 2012 mit 826 Mio. Euro anbieterbezogene Einsparungen durch die Generika- und Herstellerkomponente gegenüber, die die Einsparungen des Vorjahres von 500 Mio. Euro deutlich übertrafen. Den größten Beitrag leisteten Einsparungen durch Generikasubstitution, die bei 684 Mio. Euro lagen. Zu nennen sind hier vor allem die Einführung weiterer Generika für Angiotensin-II-Antagonisten, für die Neuroleptika Olanzapin und Quetiapin, für das Antidementivum Donepezil und die bei Brustkrebs eingesetzten Aromatasehemmer.

Auch die Preiskomponente senkte 2012 die Ausgaben, allerdings mit 459 Mio. Euro deutlich geringer als 2011 mit fast 1,9 Mrd. Euro. Hier sind als Ursache vor allem Absenkungen der Listenpreise, aber auch die weiterhin steigende Rabattquote zu nennen.

Die Ausgaben pro GKV-Versichertem sind im Jahr 2012 um 0,4% auf 384 Euro gesunken. Der stärkste Rückgang wurde mit 4,6% für die KV Sachsen beobachtet.

Auch in dieser Ausgabe des Arzneimittel-Atlas werden zwei aktuelle Themen diskutiert – es gibt ein Schwerpunktkapitel zur Rheumatoiden Arthritis und ein Sonderkapitel, das sich erneut mit der frühen Nutzenbewertung befasst:

Es ist davon auszugehen, dass in der GKV mehr als 300.000 Patienten von Rheumatoider Arthritis betroffen sind. Eine zentrale Rolle spielt die Behandlung mit sogenannten Remissionsinduktoren, durch die der Entzündungsprozess unter Kontrolle gebracht und das Fortschreiten der Erkrankung vermindert werden soll. Der Verbrauch von Remissionsinduktoren hat sich zwischen 2005 und 2012 etwa verdreifacht, und die Ausgaben sind erheblich angestiegen. Durch eine intensivere Therapie und die Etablierung der Biologika

haben sich jedoch die Ergebnisse der Behandlung verbessert: Der Anteil von Patienten mit einer nur geringen Krankheitsaktivität stieg zwischen 2000 und 2007 von 23 auf 49%, der Anteil der Erwerbstätigen stieg um mehr als 20%.

Erneut wurden die Auswirkungen des Gesetzes zur Neuordnung des Arzneimittelmarktes in der gesetzlichen Krankenversicherung (AMNOG) betrachtet, die seit Januar 2011 in der Regel für jeden neu eingeführten Wirkstoff eine Nutzenbewertung durch den Gemeinsamen Bundesausschuss (G-BA) vorsehen. Auf Basis dieser Nutzenbewertung wird dann entschieden, ob das Arzneimittel in das Festbetragssystem eingegliedert wird oder ob ein Erstattungspreis entsprechend dem ermittelten Zusatznutzen verhandelt wird. Differenzen in Bezug auf den Zusatznutzen gibt es nicht nur zwischen Herstellern und den bewertenden Institutionen. Auch der G-BA stellt öfter einen Zusatznutzen fest als das Institut für Qualität und Wirtschaftlichkeit in der Medizin. Trotz der Anerkennung eines Zusatznutzens durch den G-BA werden viele Wirkstoffe nur zurückhaltend eingesetzt. Teilweise kann dies dadurch erklärt werden, dass Alternativen – darunter sowohl etablierte als auch neuere Wirkstoffe – in Konkurrenz zu den bewerteten Wirkstoffen stehen. Üblicherweise steigt der Verbrauch eines Arzneimittels nach Markteinführung über einige Jahre an. Oftmals muss daher angenommen werden, dass die Verbreitung des Arzneimittels im Markt noch nicht abgeschlossen ist.

2 Arzneimittelausgaben der gesetzlichen Krankenversicherung im Jahr 2012 im Überblick

Bertram Häussler, Christoph de Millas, Robert Haustein

Nachdem das Jahr 2011 durch massive Einsparungen geprägt war, kam es 2012 wieder zu einem moderaten Anstieg für den gesamten ambulanten Arzneimittelmarkt der gesetzlichen Krankenversicherung (GKV). Die gesetzlichen Änderungen des Jahres 2010/2011 wirkten auch im Jahr 2012 fort, es kam aber zu keiner Niveauverschiebung mehr. Durch das „Gesetz zur Änderung krankenversicherungsrechtlicher und anderer Vorschriften" (GKV-ÄndG), welches im August 2010 in Kraft trat, wurde für Arzneimittel ohne Festbetrag der Herstellerabschlag von 6% auf 16% erhöht und wieder ein Preismoratorium eingeführt. Per Gesetz wurde der Apothekenabschlag, der 2010 zwischen dem GKV-Spitzenverband und dem Bundesverband der Apotheker auf 1,75 € verhandelt worden war, auf 2,05 € angehoben. In Folge des „Gesetzes zur Neuordnung des Arzneimittelmarktes in der gesetzlichen Krankenversicherung" (AMNOG) musste der Großhandel im Jahr 2011 einen Abschlag in Höhe von 0,85% auf den Abgabepreis des pharmazeutischen Unternehmers (ApU) leisten. Im Jahr 2012 wurde der Abschlag durch eine Änderung der Großhandelsvergütung ersetzt. Schließlich wurde mit dem AMNOG auch die frühe Nutzenbewertung eingeführt, für die sich im Jahr 2012 erste Einspareffekte zeigten.

Die Ausgaben der gesetzlichen Krankenversicherung (GKV) für Arzneimittel nach der Statistik des Bundesministeriums für Gesundheit (BMG) stiegen 2012 um 1,5% (bzw. 430 Mio. Euro) von 28.984 Mio. auf 29.414 Mio. Euro (◨ Tab. 2.1). Im Vergleich zum Zeitraum von 2005 bis 2010, als die Arzneimittelausgaben um durchschnittlich 1.101 Mio. Euro bzw. 4,1% pro Jahr wuchsen, war dies ein moderater Anstieg und die Arzneimittelausgaben lagen weiterhin unterhalb des Niveaus von 2009.

2.1 Grundelemente der Ausgabenentwicklung

Die GKV-Arzneimittelausgaben entsprechend der amtlichen Statistik setzen sich aus drei Elementen zusammen:

- » Umsätze aus Verordnungen für Arzneimittel, Verbandmittel etc., die über Apotheken ausgeliefert werden mit Ausnahme der Impfstoffe,
- » Abschläge auf diese Umsätze durch Rabatte und Zuzahlungen,
- » sonstige Umsätze von anderen Lieferanten sowie für Artikel, die nicht Arzneimittel sind, aber dort erfasst werden.

Die Umsätze der Apotheken mit Arznei- und Verbandmitteln zu Apothekenverkaufspreisen stiegen – berechnet aus der amtlichen Statistik des BMG (Jahresstatistik KJ1 für 2010 und 2011 und Quartalsstatistik KV45 für das Jahr 2012, Stand 11.3.2013) – um 2,7% bzw. 904 Mio. Euro auf 34.213 Mio. Euro (◨ Tab. 2.1) (Vorjahreswert 1,3% bzw. 435 Mio. Euro). Bei der Betrachtung der Umsätze ist dabei zu berücksichtigen, dass der geleistete Großhandelsabschlag 2011 sich direkt auf die Apothekenverkaufspreise auswirkte.

Den gestiegenen Umsätzen standen Abschläge gegenüber, die den Kassen im Vergleich zum Vorjahr zusätzliche Entlastungen von insgesamt 542 Mio. Euro brachten (Vorjahr –1.677 Mio. Euro), weil mehr Zuzahlun-

□ Tab. 2.1 Elemente der Ausgabenentwicklung der GKV für Arznei- und Verbandmittel in den Jahren 2010 bis 2012.

	Element der Ausgabenent- wicklung	Quelle	2010 (Mio. Euro)	2011 (Mio. Euro)	2012 (Mio. Euro)	Differenz 2011 vs. 2012 (Mio. Euro)	Differenz 2011 vs. 2012 (%)
I	Gesamtsumme Arznei- und Verbandmittel aus Apotheken nach AVP*	IGES- Berech- nung	32.874	33.309	34.213	904	2,7
II	Abschläge auf diese Umsätze		−5.553	−7.231	−7.773	−542	7,5
	darunter						
IIa	Zuzahlungen von Patienten	KJ1/KV45	−1.701	−1.807	−1.912	−105	5,8
IIb	Arzneimittelrabat- te von Herstellern (gesetzlich und individuell)	KJ1/KV45	−2.876	−4.238	−4.704	−466	11,0
IIc	Arzneimittel- rabatte von Apothekern	KJ1/KV45	−976	−1.186	−1.158	28	−2,4
III	Sonstiges**	KJ1/KV45	2.860	2.906	2.975	69	2,4
	Ausgaben GKV	KJ1/KV45	30.180	28.984	29.414	430	1,5

* Aus Apotheken, ohne Hilfsmittel, zu Apothekenverkaufspreisen
** Ausgaben für Arzneimittel außerhalb der vertragsärztlichen Versorgung, Digitalisierung der Verord- nungsblätter, Arzneimittel von sonstigen Lieferanten und dem Versandhandel
Quelle: ABDA, BMG (KJ1, KV45/ Stand 11.3.2013), NVI (INSIGHT Health), IGES-Berechnungen

gen geleistet wurden und die Summe der Rabatte der pharmazeutischen Industrie erneut zunahm. Die Zuzahlungen stiegen im Vergleich zum Vorjahr um 105 Mio. Euro, obwohl die Zahl der Verordnungen leicht – um 0,44% – gesunken war. Weitere Faktoren, die auf die Höhe der Zuzahlungen einen Einfluss hatten, waren die Preisentwicklung und der Anteil der erlassenen Zuzahlungen in Folge von Festbeträgen, Rabattverträgen nach § 130a SGB V oder wegen Überschreitung der Belastungsgrenze.

Die Rabatte der Hersteller (inklusive der Individualrabatte nach § 130a Abs. 8) bewirkten 2012 nach der Statistik des BMG eine zusätzliche Entlastung der GKV in Höhe von 466 Mio. Euro gegenüber 2011 (Vorjahr: −1.912 Mio. Euro). Für das Jahr 2012 ist in der KV45 eine Untererfassung der Rabatte im Rahmen der frühen Nutzenbewertung (siehe ▶ Kap. 5) zu vermuten. Auf Basis der frühen Nutzenbewertung nach § 35a durch den Gemeinsamen Bundesausschuss (G-BA) verhandeln der GKV-Spitzenverband und der pharmazeutische Unternehmer über einen möglichen Rabatt auf den Abgabepreis (§ 130b SGB V). Die zu leistenden Rabatte werden erst seit Februar 2013 in der Lauer-Taxe aufgeführt, und es lässt sich daher vermuten, dass zuvor nur eine begrenzte Abrechnung der Rabatte stattgefunden hatte und dies nun nachträglich geschieht. Es wird daher davon ausgegangen, dass die in der amtlichen Statistik ausgewiesenen Individualrabatte mit den Rabatten nach § 130a SGB V identisch waren bzw. sind. Die Individualrabatte nahmen um 21,3% zu. Geleistete gesetzliche Rabatte durch Arzneimittelhersteller stiegen im Vergleich dazu moderat (3,9%). Da es 2012 zu keinen Änderungen bei den gesetzlichen Abschlägen kam, war diese Entwicklung nicht überraschend. Die geleisteten Abschläge der Apotheker nahmen für das Jahr 2012 leicht ab (um 28 Mio. Euro). Dies war vermutlich Folge der gesunkenen Zahl an Verordnungen.

Die sonstigen Ausgaben für Arzneimittel außerhalb der vertragsärztlichen Versorgung, Digitalisierung der Verordnungsblätter und für Arzneimittel sonstiger Lieferanten sowie des Versandhandels nahmen 2012 mit 2,4% stärker zu als die gesamten Ausgaben für Arzneimittel. Die Ausgaben für Arzneimittel aus dem Versandhandel gingen um 5,8% zurück und entsprechend blieb deren Anteil an den gesamten Arzneimittelausgaben mit 1,2% weiterhin gering.

2.2 Apothekenumsätze versus Erstattungspreise

Im Arzneimittel-Atlas 2012 erfolgt die Darstellung der Ausgabenentwicklung wie im Vorjahr auf Basis der Erstattungspreise. Das heißt, alle von Herstellern und Apotheken gewährten Abschläge und Rabatte nach § 130, § 130a Abs. 1, 1a, 3a, 3b und 8 und § 130b SGB V wurden berücksichtigt. Lediglich die Zu- und Aufzahlungen der Patienten konnten nicht berücksichtigt werden, da sich Informationen über erlassene Zuzahlungen wegen Überschreitung der Belastungsgrenze nach § 62 SGB V nicht der einzelnen Verordnung zuordnen ließen. Diese hier berichteten Erstattungspreise spiegeln somit den arzneimittelbezogenen Betrag wider, welcher von

den Krankenkassen erstattet und von den Patienten gezahlt wurde. Vereinbarungen über Erstattungsbeträge nach § 130b SGB V wurden auf Basis des Informationsstandes zum 15.02.2013 berücksichtigt. Es wurde davon ausgegangen, dass alle Rabatte nach § 130b, die bis zum 15.02.2013 gemeldet wurden, rückwirkend ab zwölf Monaten nach Markteintritt geleistet wurden. Die Vorgehensweise bei der Berechnung der Erstattungspreise ist in ▶ Kap. 6 beschrieben.

2.3 Entwicklung der Apothekenumsätze

Um mit den Arzneimittel-Atlanten der Vorjahre kompatibel zu sein, erfolgte auch für den Arzneimittel-Atlas 2013 die Auswahl der betrachteten Arzneimittelgruppen auf Basis der Apothekenverkaufspreise. Die Berechnungen der betrachteten Komponenten erfolgten hingegen, wie in ▶ Abschn. 2.2 dargelegt, auf Basis der Erstattungspreise. Gemeinsame Grundlage für alle Berechnungen im Arzneimittel-Atlas 2013 sind die Daten der „Nationalen Verordnungsinformation" (NVI).

Bei Betrachtung der Umsätze auf Basis der Apothekenverkaufspreise auf der Ebene von 96 Indikationsgruppen wiesen 13 Indikationsgruppen im Jahr 2012 eine Umsatzveränderung von mehr als 40 Mio. Euro auf. Die Indikationsgruppe »Andere Mittel für das Nervensystem« (N07) überschritt dabei 2012 zum ersten Mal im Betrachtungszeitraum diese Schwelle. Seit dem ersten Arzneimittel-Atlas (Ausgabe 2006) wurden somit für insgesamt 32 Indikationsgruppen mindestens einmal Umsatzveränderungen von mehr als 40 Mio. Euro ausgewiesen (siehe Kapitel 4). Die betrachteten Indikationsgruppen sind in ▣ Tab. 2.2 aufgeführt. In Folge der Aufnahme der Gruppe N07 wurde für den Arzneimittel-Atlas 2013 auf eine vertiefende Darstellung der Indikationsgruppe Husten- und Erkältungspräparate (R05) verzichtet, da diese

5

▢ Tab. 2.2 Umsätze und Umsatzveränderungen in den 31 betrachteten Indikationsgruppen in den Jahren 2011 und 2012.

ATC 3	Indikationsgruppe	Umsatz (Mio. Euro)	Umsatz (Mio. Euro)	Umsatz-änderung (Mio. Euro)	Prozentuale Veränderung gegenüber Vorjahr
		2011	2012	2011 vs. 2012	2011 vs. 2012
L04	Immunsuppressiva	2.157,5	2.479,2	321,7	14,9
J05	Antivirale Mittel zur systemischen Anwendung	951,2	1.141,5	190,3	20,0
B01	Antithrombotische Mittel	876,1	1.016,2	140,0	16,0
A10	Antidiabetika	1.933,5	2.058,8	125,2	6,5
L01	Antineoplastische Mittel	1.022,7	1.101,9	79,2	7,7
N07	Andere Mittel für das Nervensystem	129,6	184,4	54,7	42,2
L03	Immunstimulanzien	1.372,2	1.424,8	52,6	3,8
N02	Analgetika	1.632,9	1.684,2	51,3	3,1
A16	Andere Mittel für das alimentäre System und den Stoffwechsel	227,3	252,7	25,4	11,2
M01	Antiphlogistika und Antirheumatika	694,7	719,9	25,2	3,6
C02	Antihypertonika	308,2	322,0	13,8	4,5
C03	Diuretika	390,2	403,4	13,2	3,4
B02	Antihämorrhagika	169,9	179,0	9,2	5,4
A02	Mittel bei Säure bedingten Erkrankungen	811,8	819,1	7,3	0,9
C07	Beta-Adrenorezeptor-Antagonisten	645,2	652,0	6,8	1,1
G04	Urologika	369,2	373,1	3,9	1,1
V01	Allergene	358,3	356,1	−2,2	−0,6
C08	Calciumkanalblocker	292,8	290,4	−2,4	−0,8
M05	Mittel zur Behandlung von Knochenerkrankungen	368,1	363,6	−4,5	−1,2
J01	Antibiotika zur systemischen Anwendung	791,9	786,3	−5,6	−0,7
L02	Endokrine Therapie	551,0	542,4	−8,6	−1,6
N04	Antiparkinsonmittel	544,4	532,5	−11,9	−2,2
B03	Antianämika	266,9	254,2	−12,7	−4,8
V04	Diagnostika	961,8	942,5	−19,3	−2,0
N03	Antiepileptika	869,0	840,5	−28,5	−3,3
C10	Lipid senkende Mittel	672,1	639,3	−32,8	−4,9
R03	Mittel bei obstruktiven Atemwegserkrankungen	1.682,1	1.633,7	−48,3	−2,9
N06	Psychoanaleptika	1.223,7	1.127,1	−96,6	−7,9
J07	Impfstoffe	1.114,8	1.012,2	−102,6	−9,2
N05	Psycholeptika	1.378,1	1.154,8	−223,3	−16,2
C09	Mittel mit Wirkung auf das Renin-Angiotensin-Syste	2.134,5	1.903,9	−230,5	−10,8
	Sonstige Gruppen	5.247,7	5.229,6	−18,1	−0,3
	Gesamt	**32.149,6**	**32.421,4**	**271,8**	**0,8**

Quelle: IGES-Berechnungen nach NVI (INSIGHT Health)

Gruppe allein aufgrund des fortschreitenden Ausgabenverfalls seit 2006 das 40-Mio.-Kriterium erfüllte. Es bilden somit weiterhin 31 Gruppen die Grundlage für die Analysen im Arzneimittel-Atlas 2013 auf Basis der Verordnungen für Fertigarzneimittel. Die topographische Darstellung der Gruppen erfolgt in ▢ Abb. 2.1. Sie zeigt die 13 Indikationsgruppen mit einer Umsatzveränderung von mehr als 40 Mio. Euro im Jahr 2012. Insgesamt erhöhte sich für 16 der betrachteten Indikationsgruppen der Umsatz im Vergleich zum Vorjahr. Entsprechend kam es bei 15 der 31 dargestellten Gruppen zu Umsatzrückgängen (▢ Tab. 2.2). Im Unterschied zum Vorjahr zeigte sich damit bei der Mehrheit der betrachteten Indikationsgruppen wieder ein Umsatzanstieg.

Der mit Abstand größte Umsatzanstieg wurde, wie schon in den Jahren zuvor, für die Gruppe der Immunsuppressiva (L04) festgestellt (321,7 Mio. Euro). Der zweitstärkste Umsatzanstieg erfolgte in der Indikationsgruppe der antiviralen Mittel zur systemischen Anwendung (J05) mit 190,3 Mio. Euro, wozu die Einführung der Proteasehemmer zur Behandlung der chronischen Hepatitis C einen beträchtlichen Beitrag leistete. Beide Gruppen zeigten somit weiterhin eine starke Umsatzdynamik. Für die antithrombotischen Mittel (B01) waren die Umsätze 2011 in Folge der generischen Substitution von Clopidogrel noch um 47,8 Mio. Euro zurückgegangen, im Jahr 2012 stiegen sie aufgrund von Indikationserweiterungen für Rivaroxaban und Dabigatran um 140,0 Mio. Euro an. Bei Indikationsgruppen mit einem Umsatzanstieg war auch die Gruppe für Mittel bei säurebedingten Erkrankungen (A02) auffällig. Im Jahr 2011 war sie mit einem Rückgang von 112,2 Mio. Euro noch die Indikationsgruppe mit dem größten Umsatzrückgang, 2012 nahm der Umsatz mit 7,3 Mio. Euro minimal zu (▢ Abb. 2.2). Ursache für diese Entwicklung war der weiterhin bestehende Verbrauchsrückgang von Omeprazol, der sich 2012 aber verlangsamt hatte, sowie der weiterhin zu beobachtende Verbrauchsanstieg von Pantoprazol.

Im Bereich der Indikationsgruppen mit einem Umsatzrückgang erlebten die Mittel mit Wirkung auf das Renin-Angiotensin-System (C09) mit 230,5 Mio. Euro den stärksten Einbruch. Ursache dafür war die generische Substitution umsatzstarker Angiotensin-II-Antagonisten. Auch in der Gruppe der Psycholeptika (N05) war der Rückgang mit 223,3 Mio. Euro aufgrund des Patentauslaufs von Olanzapin und Quetiapin sehr hoch. Deutlich höher als im Vorjahr war der Umsatzrückgang für Impfstoffe (J07): Der Verbrauch insbesondere von Grippeschutzimpfstoffen und damit die Umsätze gingen weiter zurück.

Weitere Aufschlüsse über die Umsatzdynamik des Jahres 2012 ergaben sich aus einer differenzierten Betrachtung nach Versorgungssegmenten. Diese gliedern den GKV-Markt in Grund-, Spezial-, Supportiv- und HIV-Versorgung. Die Grundversorgung führen Hausärzte und die meisten Fachärzte durch. Die Spezialversorgung erfolgt durch spezialisierte Fachärzte bzw. wird durch diese initiiert. Die Supportivversorgung umfasst hauptsächlich die Schmerztherapie. Die HIV-Versorgung wird aufgrund ihrer besonderen Behandlungssituation und der ungleichen regionalen Verteilung der Prävalenz separat betrachtet (siehe ► Abschn. 6.7).

Durch die Trennung des Marktes in Versorgungssegmente zeigt sich, dass der Umsatzanstieg 2012 von 271,8 Mio. Euro für Fertigarzneimittel insbesondere auf die Entwicklung in der Spezialversorgung zurückzuführen war. Die Umsatzveränderung war in diesem Segment sowohl absolut (645,8 Mio. Euro) als auch relativ betrachtet (6,6%) am größten. In der Grundversorgung war die Umsatzentwicklung mit 465,0 Mio. Euro hingegen rückläufig (▢ Abb. 2.3). In der HIV-Versorgung zeigte sich bei einem Anstieg von 36,7 Mio. Euro eine weiterhin abnehmende Dynamik.

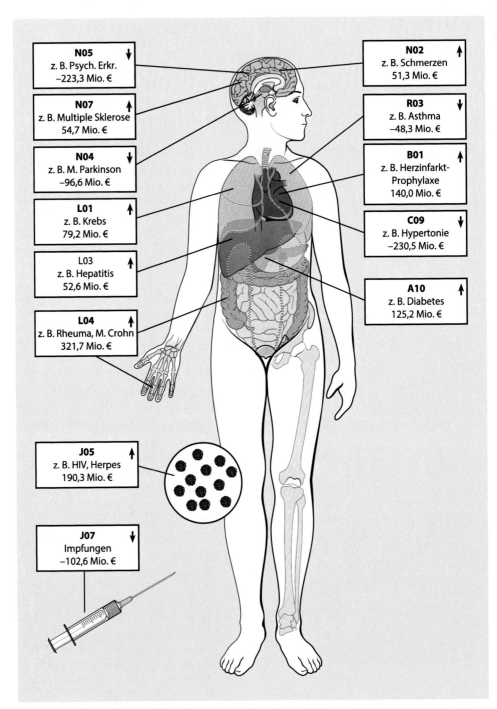

N05
z. B. Psych. Erkr.
−223,3 Mio. €

N07
z. B. Multiple Sklerose
54,7 Mio. €

N04
z. B. M. Parkinson
−96,6 Mio. €

L01
z. B. Krebs
79,2 Mio. €

L03
z. B. Hepatitis
52,6 Mio. €

L04
z. B. Rheuma, M. Crohn
321,7 Mio. €

J05
z. B. HIV, Herpes
190,3 Mio. €

J07
Impfungen
−102,6 Mio. €

N02
z. B. Schmerzen
51,3 Mio. €

R03
z. B. Asthma
−48,3 Mio. €

B01
z. B. Herzinfarkt-
Prophylaxe
140,0 Mio. €

C09
z. B. Hypertonie
−230,5 Mio. €

A10
z. B. Diabetes
125,2 Mio. €

Abb. 2.1 Medizinisch-topographische Zuordnung der Umsatzveränderungen im Jahr 2012 für Indikationsgruppen mit Umsatzsteigerungen bzw. -rückgängen von mehr als 40 Mio. Euro.
Quelle: IGES-Darstellung auf Basis NVI (Insight Health)

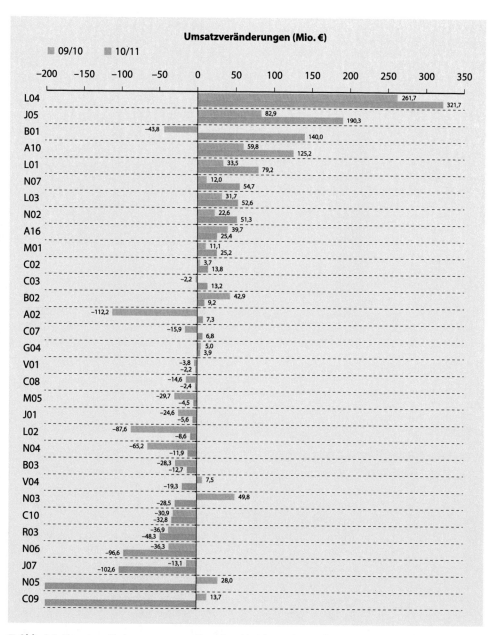

Abb. 2.2 Umsatzveränderungen gegenüber dem Vorjahr in den 31 betrachteten Indikationsgruppen in den Jahren 2011 und 2012 in Mio. Euro.

Quelle: IGES-Berechnungen nach NVI (INSIGHT Health)

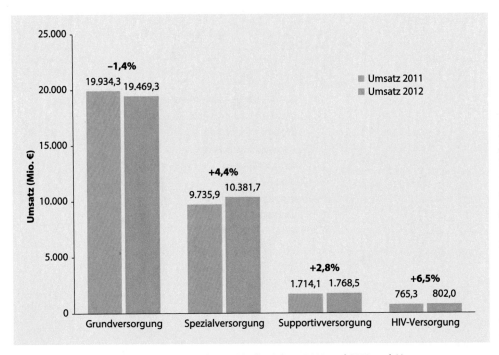

○ **Abb. 2.3** Arzneimittelumsätze zu Lasten der GKV in den Jahren 2011 und 2012 nach Versorgungssegmenten in Euro.

Quelle: IGES-Berechnungen nach NVI (INSIGHT Health)

2.4 Die Komponenten der Ausgabenveränderungen im Überblick

Die Komponentenzerlegung erfolgt seit dem Arzneimittel-Atlas 2011 auf Basis der Erstattungspreise (zur detaillierten Beschreibung der Methodik siehe ▶ Abschn. 6.4), weshalb im Folgenden immer von Ausgaben die Rede ist. Die Änderung der Berechnungsbasis von Umsätzen auf Ausgaben beeinflusst vor allem die Preiskomponente. Für alle übrigen Komponenten ergeben sich ähnliche Ausprägungen wie bei einer Berechnung auf Basis der Apothekenverkaufspreise. Insofern bleibt die Vergleichbarkeit mit den früheren Ausgaben des Arzneimittel-Atlas für die meisten Komponenten gegeben. Für eine Gruppe von zehn verschiedenen Komponenten werden Ausgabenveränderungen für die Versicherten-

gemeinschaft ermittelt, welche sich aus den Mengen-, Struktur- und Preisänderungen von 2011 auf 2012 ergeben haben.

Die Struktur der Veränderung der Ausgabenkomponenten ähnelt der des Vorjahres, einzelne Komponenten weisen in ihrem Ausmaß deutliche Abweichungen gegenüber dem vorherigen Berichtsjahr auf. Hierbei sind insbesondere die Veränderungen bei den Komponenten für Therapieansatz, Generika und Preis hervorzuheben (○ Abb. 2.4).[1]

Im Jahr 2012 betrugen die Arzneimittelausgaben für Fertigarzneimittel auf Basis der Erstattungspreise 26.637,5 Mio. Euro. Ge-

---

1 Die Werte der Komponentenzerlegung 2010/2011 weichen vom Arzneimittel-Atlas 2012 ab. Die Abweichung ergibt sich durch Datenaktualisierungen, insbesondere für Rabattverträge aufgrund nachträglich gemeldeter Zahlungen an das BMG (Details siehe Abschnitt 6.4).

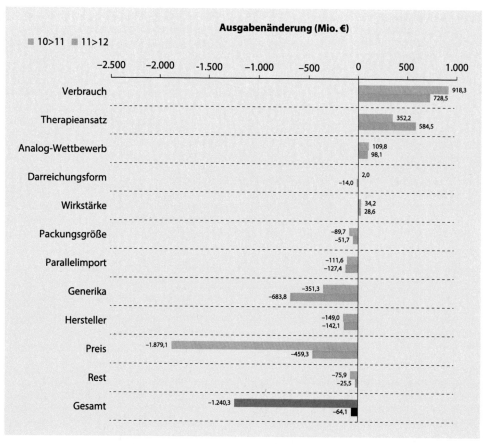

■ **Abb. 2.4** Gesamte Ausgabenveränderung und Veränderung der Komponenten der Ausgabenentwicklung im GKV-Arzneimittelmarkt in den Jahren 2011 und 2012 in Mio. Euro.
Quelle: IGES-Berechnungen nach NVI (INSIGHT Health)

genüber dem Vorjahr war dies ein geringfügiger Rückgang von 64,1 Mio. Euro. Trotz der in Summe stagnierenden Ausgaben zeigt die Komponentenzerlegung, dass die Arzneimittelmärkte in Bewegung waren.

Der Ausgabenanstieg, welcher durch die Verbrauchskomponente erklärt werden kann, fiel 2012 mit 728,5 Mio. Euro niedriger aus als im Vorjahr (918,3 Mio. Euro). Der steigende Verbrauch von Arzneimitteln war aber weiterhin die stärkste positive Treibkraft auf die Ausgabenentwicklung.

Die Komponente „Therapieansatz", ein Indikator für Fortschritte in der Therapie,

nahm mit einem Wert von 584,5 Mio. Euro im Vergleich zum Vorjahr (352,2 Mio. Euro) deutlich zu.

Der durch die Komponente „Analog-Wettbewerb" angezeigte Ausgabenanstieg war 2012 im Vergleich zum Vorjahr mit einem Wert von 98,1 Mio. Euro auf einem ähnlichem Niveau (Vorjahr 109,8 Mio. Euro). Mehrausgaben durch den Einsatz von teureren Arzneimitteln auf der Ebene der Analog-Wirkstoffe spielten somit auch im Jahr 2012 eine geringe Rolle.

Im Jahr 2012 gab es geringfügige Einsparungen durch Wechsel auf günstigere Darreichungsformen. Betrug der Wert der Komponente „Darreichungsform" im Vorjahr noch 2,0 Mio. Euro, führten 2012 strukturelle Verschiebungen bei den Darreichungsformen zu einer Ausgabensenkung von 14,0 Mio. Euro. Die Komponente „Wirkstärke" führte sowohl 2011 (34,2 Mio. Euro) als auch 2012 (28,6 Mio. Euro) zu Mehrausgaben in der GKV. Dies bedeutet, dass in einzelnen Indikationsgebieten vermehrt Arzneimittel mit vergleichsweise teureren Wirkstärken verschrieben wurden. Möglicherweise wird der Einspareffekt durch die Verordnung höherer Wirkstärken und durch Teilen der Tabletten als nur noch gering eingeschätzt. Des Weiteren können infolge der Rabattverträge nach § 130a Abs. 8 SGB V nur noch eingeschränkt gezielt Produkte verschrieben werden, die eine leichte Teilung der Tabletten ermöglichen. Dies könnte dazu geführt haben, dass vermehrt niedrigere Dosierungen verschrieben wurden, die tendenziell je DDD teurer waren.

In Bezug auf die Komponente „Packungsgröße" hielt der Trend hin zu größeren Packungen an. Im Jahre 2012 wurden Einsparungen von 51,7 Mio. Euro erzielt. Dies war aber deutlich weniger als 2011 mit 89,7 Mio. Euro.

Parallelimporte trugen auch 2012 mit 127,4 Mio. Euro zu Einsparungen bei. Das Volumen der Einsparungen durch günstigere Parallelimporte war somit noch einmal leicht höher als im Vorjahr mit 111,6 Mio. Euro. Der Anteil von Parallelimporten war gemessen am Verbrauch tendenziell rückläufig. Einsparungen erklären sich daher unter anderem auch aus Patentausläufen, bei denen der Anteil der Parallelimporte zugunsten günstigerer Generika zurückging.

Die Generikakomponente trug 2012 mit –683,8 Mio. Euro deutlich zu den Einsparungen bei und war damit wie im Vorjahr (–351,3 Mio. Euro) der größte strukturelle Einspareffekt. Somit konnte man beträchtliche Einsparungen durch den Wechsel von teureren Originalen auf günstigere Generika erreichen. Mehrausgaben durch den höheren

Anteil hochpreisiger Therapieansätze konnten somit kompensiert werden.

Die Komponente „Hersteller" drückt hauptsächlich den Wechsel zwischen Generikaherstellern aus. Für 2012 fiel der Einsparungseffekt mit 142,1 Mio. Euro auf ähnlichem Niveau wie im Vorjahr mit 149,0 Mio. Euro aus. Die Summe aus Generika- und Herstellerkomponente zeigt, dass sowohl 2012 als auch 2011 die vermehrte Abgabe von Produkten günstigerer Generikahersteller bei gleicher Therapie die stärksten Einsparungen erzielten konnten. Dabei spielten auch die Rabattverträge eine Rolle, denn der Wechsel von nichtrabattierten Arzneimitteln auf rabattierte mit entsprechend günstigeren Erstattungspreisen führte zu entsprechenden strukturellen Einsparungen.

Die Komponente „Preis" erreichte 2012 nicht mehr den starken Einspareffekt des Vorjahres. Im Jahr 2011 kam es durch mehrere gesetzliche Maßnahmen (höherer Herstellerabschlag, Preismoratorium, Erhöhung des Apothekenabschlags und Einführung eines Großhandelsabschlags) zu massiven Einsparungen. Dabei handelte es sich aber letztlich um Einmaleffekte, die zu einer Niveauabsenkung der Ausgaben führten. Damit war der Einfluss auf die Veränderung der Ausgaben im Jahr 2012 nur noch gering. Die Komponente „Preis" ging von –1.879,1 Mio. Euro auf –459,3 Mio. Euro zurück. Einflussfaktoren auf die Komponente im Jahr 2012 waren damit die allgemeine Preisentwicklung und die weiterhin zunehmende Bedeutung von individuellen Rabattverträgen in Verbindung mit höheren Rabattquoten.

Die Komponenten können dabei für die einzelnen Versorgungssegmente (zur Einteilung siehe ▶ Abschn. 2.3) sehr unterschiedlich ausfallen. Um zu einer übersichtlichen Betrachtung auf Ebene der Versorgungssegmente zu gelangen, wurden im Folgenden einzelne Komponenten zu Hauptkomponenten zusammengefasst. In den vorherigen Arzneimittel-Atlanten wurden die Strukturkomponenten in zwei Hauptkomponenten – Innovation und Technische Einsparungen – zusammengefasst.

„*Innovationen*" setzt sich aus den Komponenten „Therapieansatz" und „Analog-Wettbewerb" zusammen. Dahinter steht die Überlegung, dass diese Komponenten in der Regel dadurch zu Ausgabensteigerungen führen, dass der Anteil neuer Arzneimittel gegenüber älteren steigt.

Unter „*Technische Einsparungen*" werden Komponenten zusammengefasst, die zu Ausgabenreduktionen führen und bei denen die strukturellen Änderungen, die durch diese Komponenten angezeigt werden, unabhängig vom Anbieter des Produkts sind. Die Komponenten „Darreichungsform", „Wirkstärke", „Packungsgröße" und „Parallelimport" werden auch im Arzneimittel-Atlas 2013 weiterhin zu den technischen Einsparungen gezählt.

Die Komponenten „Generika" und „Hersteller", die ausschließlich Änderungen der Anteile der unterschiedlichen Anbieter anzeigen, werden nun separat in der Hauptkomponente „Anbieterbezogene Einsparungen" zusammengefasst. Die Entscheidung für ein günstiges Generikum oder einen günstigeren Hersteller erfolgt häufig ohne Einbeziehung des verordnenden Arztes auf Grund von *Aut Idem*-Regelung (bevorzugte Abgabe eines der drei günstigsten Alternativen) und insbesondere von Rabattverträgen (bevorzugte Abgabe des rabattierten Arzneimittels). Die Komponente „Anbieterbezogene Einsparungen" drückt somit eher den Preiswettbewerb zwischen den Arzneimittelherstellern aus, sei es direkt über den Listenpreis oder indirekt über gewährte Rabatte gegenüber der Krankenkasse.

Die einzelnen Versorgungssegmente haben eine unterschiedliche Marktbedeutung in der GKV. Mit 15.907,9 Mio. Euro entfiel 2012 der Großteil der Ausgaben auf die Grundversorgung. Die Spezialversorgung hatte ein Volumen von 8.653,1 Mio. Euro. Die Supportivversorgung (1.433,7 Mio. Euro) und

die HIV-Versorgung (688,8 Mio. Euro) hatten eine deutlich geringere Marktgröße.

Die Betrachtung macht deutlich, dass die positiven Ausgabenveränderungen 2012 sowohl in der Spezialversorgung mit 536,2 Mio. als auch in der HIV-Versorgung mit 32,1 Mio. Euro primär verbrauchsgetrieben waren (Abb. 2.5). In der Grundversorgung mit 132,6 Mio. Euro und der Supportivversorgung mit 27,6 Mio. Euro war die Verbrauchskomponente zwar ebenfalls positiv, aber nicht der größte Ausgabentreiber. Im Vergleich zu den Ausgaben im Jahr 2011 war in der Spezialversorgung mit 6,5% auch der relative Anstieg am größten.

Die Ausgaben in der Grundversorgung und der Supportivversorgung wurden am stärksten durch das Verschreiben neuer Arzneimittel nach oben getrieben (269,3 Mio. bzw. 38,1 Mio. Euro). Relativ zum Ausgabenniveau des Vorjahres war der Anstieg aber in der Spezialversorgung am größten. Ein Ausgabenanstieg von 365,9 Mio. Euro bedeutete einen relativen Anstieg von 4,5%.

Ausgabenrückgänge durch technische Einsparungen waren primär im Bereich der Grundversorgung mit –17,7 Mio. und der Spezialversorgung mit –55,6 Mio. Euro festzustellen. In der Supportiv- und HIV-Versorgung war der Einfluss sogar mit 6,0 Mio. Euro bzw. 2,8 Mio. Euro leicht positiv. Ursache dafür waren teurere Darreichungsformen und Wirkstärken.

In der Grundversorgung wurden absolut (–595,8 Mio.) und relativ zum Vorjahr (–3,6%) durch anbieterbezogene Effekte die größten Einsparungen erzielt. Auch in der Spezial- und Supportivversorgung wurden dadurch mit –200,4 Mio. Euro und –29,5 Mio. Euro ebenfalls die höchsten Einsparungen erzielt. Allein in der HIV-Versorgung ergab sich kein Effekt.

In allen Segmenten kam es zu Einsparungen durch niedrigere Erstattungspreise, doch die Effekte waren mit Ausnahme der HIV-Versorgung (–13,7 Mio. Euro) nicht so stark wie die strukturellen Einsparungen. Die rela-

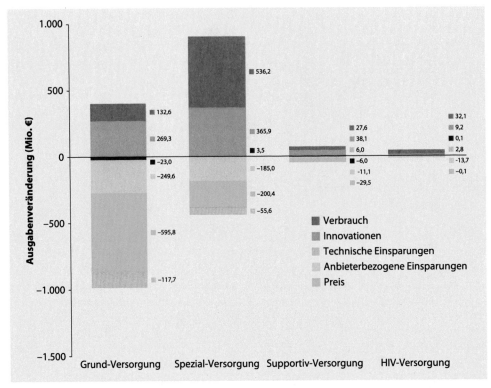

◨ Abb. 2.5 Gesamte Ausgabenveränderung und Veränderung der Komponenten der Ausgabenentwicklung im GKV-Arzneimittelmarkt im Jahr 2012 in Mio. Euro.
Quelle: IGES-Berechnungen nach NVI (INSIGHT Health)

tiven preisbedingten Ausgabenrückgänge waren in der Spezialversorgung (−2,3%) und in der HIV-Versorgung (−2,1%) am größten. Hier spielte sicherlich weiterhin eine Rolle, dass die gesetzlichen Sparmaßnahmen insbesondere auf den Markt der patentgeschützten Arzneimittel ausgerichtet waren. Ein überdurchschnittlicher Anteil der Ausgaben entfiel in diesen beiden Versorgungsbereichen auf patentgeschützte Arzneimittel. Die stark negative Preiskomponente drückte dies aus.

2.5 Die Komponenten im Einzelnen

Die Komponentenzerlegung für die einzelnen Indikationsgruppen, die im Arzneimittel-

Atlas besprochen werden, zeigt deutliche Unterschiede im Einfluss der betrachteten Komponenten auf die gesamten Ausgabenveränderungen der einzelnen Indikationen (◨ Abb. 2.6).

Die Verbrauchskomponente führte in der Mehrzahl der Indikationsgruppen zur Ausgabenerhöhung. Der mit Abstand deutlichste Verbrauchsanstieg zeigte sich, wie im Vorjahr, in der Indikationsgruppe der Immunsuppressiva (L04). Einen relativ hohen verbrauchsbedingten Ausgabenanstieg gab es auch in den Indikationsgruppen der antiviralen Mittel zur systemischen Anwendung (J05) und der Arzneimittel zur Behandlung der Hypertonie (C02–C09). Die Innovationskomponenten erhöhten die Ausgaben am stärksten für antithrombotische Mittel (B01) und die endo-

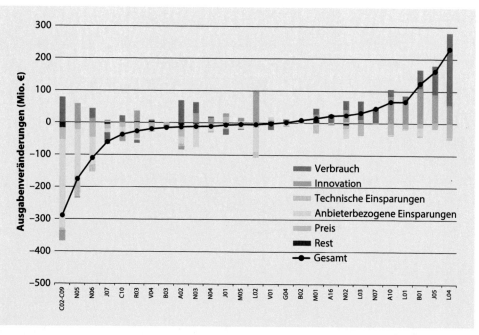

Abb. 2.6 Einfluss der Komponenten auf die Ausgabenveränderung 2012 in den 31 betrachteten Indikationsgruppen.

Quelle: IGES-Berechnungen nach NVI (INSIGHT Health)

krine Therapie (L02). Die höchsten technischen Einsparungen gab es in der Indikationsgruppe der Psycholeptika (N05). Auch die anbieterbezogenen Einsparungen waren in dieser Gruppe sehr hoch. Übertroffen wurden sie allein von Mitteln zur Behandlung der Hypertonie (C02-C09). Die Preiskomponente war nur in fünf Indikationsgruppen positiv und für Antibiotika zur systemischen Anwendung (J01) am höchsten. Die stärksten preisbedingten Ausgabenrückgänge fanden sich in den Indikationsgruppen für Mittel bei obstruktiven Atemwegserkrankungen (R03), Psychoanaleptika (N06) und Immunsuppressiva (L04). Für letztere konnte dies aber den hohen verbrauchs- und innovationsbedingten Ausgabenanstieg nicht ausgleichen.

2.5.1 Verbrauch

Ausgabensteigerungen bedingt durch Verbrauchszunahmen stellten – wie schon in den Jahren zuvor – die größte Komponente dar. Sie war mit 728,5 Mio. Euro aber deutlich geringer als im Vorjahr (918,3 Mio. Euro). Auf Ebene der im Atlas im Detail besprochenen Indikationsgruppen (siehe ▸ Kap. 3), zeigte sich nur für wenige ein verbrauchsbedingter Ausgabenrückgang. Dieser war am auffälligsten bei den Impfstoffen (J07), wo nach einem leichten Anstieg 2011 (6,6 Mio. Euro) der Verbrauch nun wieder um 35,9 Mio. Euro zurückging. Entsprechend der Entwicklung für den Gesamtmarkt war auch für die meisten Indikationsgruppen der verbrauchsbedingte Ausgabenanstieg geringer als 2011 (▢ Abb. 2.7). Weiterhin zunehmend und die mit Abstand am stärksten verbrauchsgetriebene Gruppe waren wieder die Immunsup-

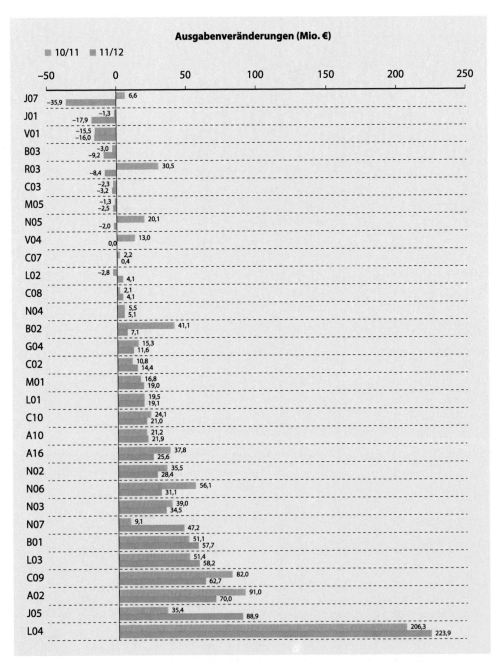

Abb. 2.7 Ausgabenveränderungen durch die Komponente „Verbrauch" in Mio. Euro gegenüber dem Vorjahr in den Jahren 2011 und 2012 in den 31 betrachteten Indikationsgruppen.

Quelle: IGES-Berechnungen nach NVI (INSIGHT Health)

◼ **Tab. 2.3** Beitrag einzelner Erkrankungen zu Ausgabensteigerungen aus der Komponente „Verbrauch", die im Jahr 2012 zusammen zwei Drittel der gesamten Ausgabensteigerungen der Komponente ausmachten.

Erkrankung, Teil-Indikationsgruppe	Wirkstoffe aus Indikationsgruppe	Ausgabensteigerung (Mio. Euro)	Ausgabensteigerung (%)
Rheumatoide Arthritis (RA) und andere Systemerkrankungen	L04	107,1	10,2
Säurebedingte Erkrankungen	A02	70,0	6,6
Multiple Sklerose (Immunsuppresiva)	L04	65,3	6,2
Mittel mit Wirkung auf das Renin-Angiotensinsystem	C09	62,7	6,0
Erhöhte Thrombozytenaggregationsneigung	B01	57,6	5,5
Hepatitis C	J05	53,3	5,1
Multiple Sklerose (Immunmodulatoren)	L03	43,3	4,1
Multiple Sklerose (Symptomatische Therapie)	N07	41,8	4,0
HIV / AIDS	J05	32,1	3,1
Opioide, Analgetika, Antipyretika	N02	26,8	2,5
Verschiedene Krebserkrankungen	L01	26,3	2,5
Neuropathische Schmerzen	N03	25,5	2,4
Antidepressiva	N06	22,0	2,1
Infektionsprophylaxe	J06	21,9	2,1
Lipidsenker	C10	21,0	2,0
Makuladegeneration	S01	17,8	1,7
Insulinpflichtiger Diabetes mellitus	A10	15,6	1,5
Summe		710,1	67,5
Alle positiven Ausgabenveränderungen aus Komponente „Verbrauch"		1.052,3	100,0

Quelle: IGES-Berechnungen nach NVI (INSIGHT Health)

pressiva (L04). Eine starke Zunahme in der Verbrauchsdynamik zeigte sich bei den antiviralen Mitteln zur systemischen Anwendung (J05). Ebenfalls hoch war sie für andere Mittel für das Nervensystem (N07).

Vertieft man den Blick auf Teil-Indikationsgruppen, so lässt sich erkennen, bei welchen Erkrankungen im Jahr 2012 ein erhöhter Verbrauch bestand. Zwei Drittel des Ausga-benanstiegs, welcher auf die Verbrauchskomponente entfiel, verteilten sich auf 17 Teil-Indikationsgruppen (◼ Tab. 2.3).

Die Betrachtung dieser Gruppen zeigt, dass es bei der Multiplen Sklerose zu einem starken Verbrauchsanstieg in unterschiedlichen Indikationsgruppen (Immunsuppresiva (L04), Immunmodulatoren (L03) und symptomatische Therapie (N07)) gekommen war. In der Summe betrug der verbrauchsbedingte Ausgabenanstieg hier 150,4 Mio. Euro. Die Behandlung der rheumatoiden Arthritis bzw. anderer immunologischer Erkrankungen mithilfe von Immunsuppresiva (L04) führte zu verbrauchsbedingten Mehrausgaben von 107,1 Mio. Euro. Auch für die Therapie säurebedingter Erkrankungen bestand weiterhin steigender Bedarf, wenn auch geringer als im Vorjahr. Bei den antiviralen Mitteln zur systemischen Anwendung (J05) waren Arzneimittel zur Behandlung der Hepatitis C der stärkste Treiber.

2.5.2 Therapeutischer Ansatz

Die Komponente „Therapeutischer Ansatz" verändert ihre Größe, wenn zwischen Berichts- und Vorjahr innerhalb einer Indikationsgruppe der Anteil von Wirkstoffgruppen (häufig eine Gruppe von Analog-Wirkstoffen; in manchen Fällen kann eine Wirkstoffgruppe aktuell auch nur durch einen einzigen Wirkstoff definiert sein) zu- oder abnimmt, die mehr oder weniger kosten als der Durchschnitt aller Wirkstoffgruppen in dieser Indikationsgruppe. Zu einer Zunahme von Ausgaben kommt es beispielsweise dann, wenn der Wechsel zu einer innovativen Wirkstoffgruppe erfolgt, welche aufgrund des in der Regel bestehenden Patentschutzes meist einen höheren Preis pro Tagesdosis hat.

Die Komponente „Therapeutischer Ansatz" wies im Vergleich zum Vorjahr einen deutlich höheren Wert auf. Insgesamt führte sie zu einer Ausgabensteigerung von 584,5 Mio. Euro (im Vorjahr: 352,2 Mio. Euro). In fünf der betrachteten Indikationsgebiete zeigte sich eine bedeutsame Zunahme der Ausgaben in Folge von Marktanteilsverschiebungen zwischen Therapieansätzen (◻ Abb. 2.8).

Im Jahr 2012 trug die Indikationsgruppe der antithrombotischen Mittel (B01) am stärksten zur Ausgabensteigerung durch diese Komponente bei (100,5 Mio. Euro). Auf ähnlichem Niveau lag die Indikationsgruppe der endokrinen Therapie (L02), deren Komponente um mehr als das Achtfache gegenüber dem Vorjahr zunahm. Die Ausgabensteigerungen in Folge der Verschiebung zwischen Therapieansätzen lagen bei 97,3 Mio. Euro. Ebenfalls deutlich höhere Ausgabensteigerungen gab es in den Gruppen der Antidiabetika (A10) mit 83,2 Mio. Euro und der antiviralen Mittel zur systemischen Anwendung (J05) mit 77,7 Mio. Euro in Folge der höheren Anteile von hochpreisigen Therapieansätzen.

In der Gruppe der antithrombotischen Mittel (B01) waren vor allem die höheren Verbrauchsanteile von direkten Faktor-Xa-Inhibitoren und direkten Thrombininhibitoren für den therapiebedingten Ausgabenanstieg verantwortlich. In der Gruppe der endokrinen Therapie (L02) konnte der CYP17-Inhibitor Abirateron zur Behandlung des Prostata-Karzinoms seinen Marktanteil gegenüber den anderen Therapieansätzen signifikant steigern. In der Gruppe der Antidiabetika (A10) fanden für die Behandlung des nicht insulinpflichtigen Diabetes mellitus Verschiebungen zugunsten von DPP-4-Inhibitoren und ihrer Kombinationen mit Metformin statt. Im Falle der antiviralen Mittel zur systemischen Anwendung (J05) ist die Entwicklung von den Proteasehemmern gegen Hepatitis C getrieben. Im Fertigarzneimittel-Markt für antineoplastische Mittel (L01) stieg insbesondere der Verbrauchsanteil für die Gruppe der Proteinkinase-Hemmer deutlich.

In Bezug auf Indikationen mit negativer Therapieansatz-Komponente war allein die Gruppe der lipidsenkenden Mitteln (C10) auffällig. In dieser Gruppe kam es 2012 zu Einsparungen in Höhe von 22,2 Mio. Euro. Dies stellte eine nochmalige Steigerung des Vorjahreswertes von 8,3 Mio. Euro dar. Ursache dieser Entwicklung war der sinkende Anteil von Mono- und Kombipräparaten mit dem Wirkstoff Ezetimib.

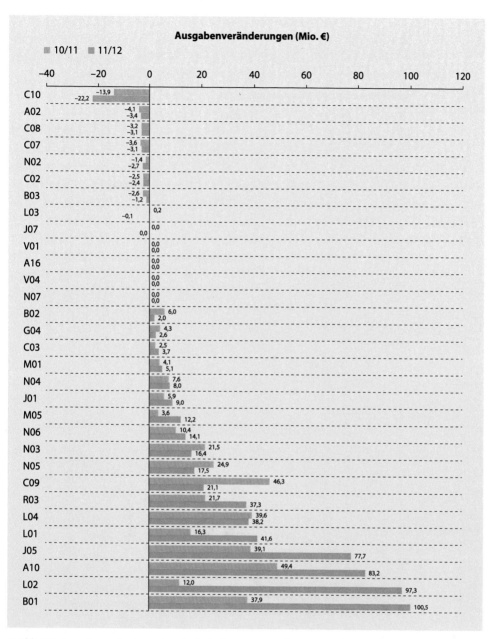

Abb. 2.8 Ausgabenveränderungen durch die Komponente „Therapeutischer Ansatz" in Mio. Euro gegenüber dem Vorjahr in den Jahren 2011 und 2012 in den 31 betrachteten Indikationsgruppen.

Quelle: IGES-Berechnungen nach NVI (INSIGHT Health)

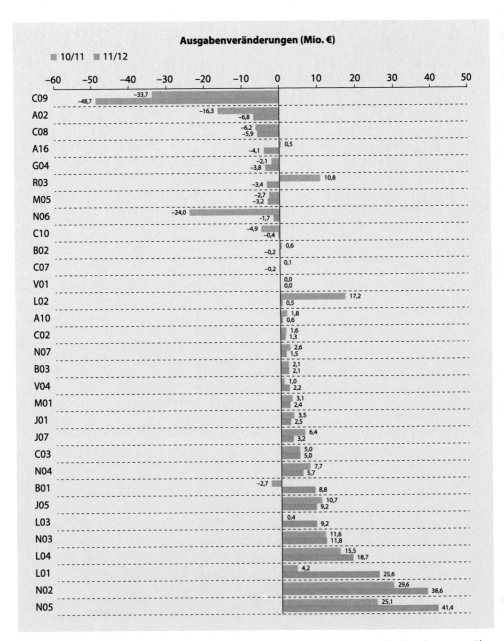

Abb. 2.9 Ausgabenveränderungen durch die Komponente „Analog-Wettbewerb" in Mio. Euro gegenüber dem Vorjahr in den Jahren 2010 und 2011 in den 31 betrachteten Indikationsgruppen.

Quelle: IGES-Berechnungen nach NVI (INSIGHT Health)

Tab. 2.4 Beitrag einzelner Erkrankungen zu Ausgabensteigerungen aus der Komponente „Analog-Wettbe-werb", die im Jahr 2012 zusammen zwei Drittel der gesamten Ausgabensteigerungen der Komponente aus-machten.

Erkrankung, Teil-Indikationsgruppe	Wirkstoffe aus Indikations-gruppe	Ausgaben-steigerung (Mio. Euro)	Ausgaben-steigerung (%)
Neuroleptika, Antipsychotika	N05	41,1	18,3
Opioide, Analgetika, Antipyretika	N02	38,4	17,2
Verschiedene Krebserkrankungen	L01	25,6	11,4
HIV/AIDS	J05	10,0	4,5
Epilepsie	N03	9,5	4,2
Rheumatoide Arthritis und andere Systemerkrankungen	L04	9,3	4,2
Erhöhte Thrombozytenaggregationsneigung	B01	6,3	2,8
Multiple Sklerose (Immunmodulatoren)	L03	5,8	2,6
Multiples Myelom	L04	5,8	2,6
Summe		151,8	67,8
Alle positiven Umsatzveränderungen aus Komponente „Analog"		**223,8**	**100,0**

Quelle: IGES-Berechnungen nach NVI (INSIGHT Health)

2.5.3 Analog-Wettbewerb

Die Komponente „Analog-Wettbewerb" zeigt Ausgabenveränderungen an, die dadurch zustande kommen, dass sich innerhalb einer Indikationsgruppe der Anteil niedrigprei-siger Analog-Wirkstoffe gegenüber dem An-teil hochpreisiger verändert. Wenn der Anteil hochpreisiger Wirkstoffe steigt, wird die Komponente positiv. Sinkt dieser Anteil, wird der Wert der Komponente niedriger oder sogar negativ.

Der Wert der Analogkomponente war im Jahr 2012 mit 98,1 Mio. Euro niedriger als 2011 (109,8 Mio. Euro). Doch in einzelnen Indikationsgruppen kam es auch 2012 zu deutlichen Mehrausgaben durch einen größe-ren Anteil hochpreisiger Analogwirkstoffe als im Vergleich zum Vorjahr. Hierbei sind insbesondere die Gruppen der Psycholeptika

(N05), der Analgetika (N02) und der Anti-neoplastischen Mittel (L01) zu nennen. In jeder der Indikationsgruppen kam es 2012 zu Mehrausgaben von über 25 Mio. Euro, und für alle drei Gruppen war dabei der Anstieg noch einmal größer als im Vorjahr (■ Abb. 2.9).

In der ■ Tab. 2.4 sind die neun Symptome bzw. Erkrankungen gelistet, die zwei Drittel der Ausgabensteigerungen ausmachten, die sich auf die Bevorzugung hochpreisiger, oft innovativer Analog-Wirkstoffe zurückführen ließen. Daran zeigt sich, dass die positive Komponente in der Gruppe der Psycholeptika (N05) auf die Behandlung der Schizophrenie und anderer wahnhafter Störungen durch Neuroleptika zurückzuführen war. Dabei spielte insbesondere der vermehrte Verbrauch der Atypika Paliperidon und Aripiprazol eine Rolle. Ursache für die positive Analog-Komponente in der Gruppe der Analgetika (N02) waren Ausgabensteigerungen innerhalb des Therapieansatzes der Opioide für Produkte des Wirkstoffes Tapentadol und für Oxycodon-Kombinationen. Bei der Behandlung von Krebserkrankungen (L01) konnte innerhalb der Proteinkinase-Hemmer insbesondere der neue Wirkstoff Vemurafenib Verbrauchsanteile gewinnen.

Einsparungen im Jahr 2012 durch den Wechsel auf günstigere Wirkstoffe waren allein bei den Mitteln mit Wirkung auf das Renin-Angiotensin-System (C09) deutlich ausgeprägt. In dieser Gruppe gingen die Ausgaben um 48,7 Mio. zurück. Gegenüber dem Vorjahr war das eine deutliche Steigerung. Zu nennen ist hier insbesondere der höhere Verbrauchsanteil von Valsartan.

2.5.4 Darreichungsform

Verschiebungen in der Struktur der verordneten Darreichungsformen (z. B. werden bestimmte Wirkstoffe mehr in Tabletten- und weniger in Tropfenform verordnet) ergeben sich überwiegend aus medizinischen Erwägungen. Im Jahr 2012 führte diese Komponente zu Einsparungen in Höhe von 18,7 Mio. Euro. Dies stellt eine deutliche Zunahme gegenüber der Entwicklung im Vorjahr dar, als lediglich 12,8 Mio. Euro eingespart wurden. Verantwortlich für die Einsparungen waren insbesondere die negativen Darreichungsformkomponenten der Psycholeptika (N05) mit –14,9 Mio. Euro, der Antiphlogistika und Antirheumatika (M01) mit –8,9 Mio. Euro und der Allergenextrakte (V01) mit –3,5 Mio. Euro. Zu Mehrausgaben durch einen erhöhten Verbrauchsanteil von teureren Darreichungsformen kam es insbesondere in den Indikationsgruppen der Analgetika (N02) mit 5,1 Mio. Euro, der antiviralen Mittel zur systemischen Anwendung (J05) mit 2,1 Mio. Euro und der Antidiabetika (A10) mit 2,0 Mio. Euro.

2.5.5 Wirkstärke

Eine Verschiebung der Struktur der verordneten Wirkstärken kann Ausdruck von Sparbemühungen sein. Im Sinne der Reduzierung von Zuzahlungen[2] kann durch die Verordnung höherer Wirkstärken die zeitliche Reichweite einer Verordnung für den Patienten verlängert werden, wenn die jeweiligen Einheiten – am besten eignen sich Tabletten – geteilt werden. Einzelne Regelungen in den Arzneimittelvereinbarungen der regionalen Kassenärztlichen Vereinigungen (KV) begünstigen auch die Verschreibung höherer Wirkstärken, da sich so die Kosten je Tagestherapie-Dosis (DDD) senken lassen. Auf der anderen Seite erschwert die Ausweitung der Rabattverträge nach § 130a Abs. 8 SGB V den Ärzten, höhere Wirkstärken zu verschreiben, da sie nicht sicher sein können, dass die Patienten auch ein leicht teilbares Produkt erhalten. Das Teilen von Tabletten kann außerdem die Therapiesicherheit beeinträchtigen, weil viele Tabletten nicht korrekt teilbar sind (N.N. 2011). Daher ist es für die Patienten am einfachsten, Arzneimittel einzunehmen, die sie nicht teilen müssen. Möglicherweise erklärt dies die Beobachtung, dass zunehmend wieder Arzneimittel geringerer Wirkstärke verordnet werden. Schließlich ist aber auch zu berücksichtigen, dass der Effekt dieser Komponente in der Regel kaum ins Gewicht fällt.

Die Komponente „Wirkstärke" war 2012 positiv. Mit 28,6 Mio. Euro war der Wert auf einem etwas niedrigerem Niveau als im Vorjahr (34,2 Mio. Euro). Die höchste positive Ausprägung hatte die Wirkstärkekomponente – wie im Vorjahr – in den Indikationsgruppen der Mittel zur Behandlung der Hypertonie (Mittel mit Wirkung auf das Renin-An-

---

2 Da die Zuzahlung pro Verordnung auf zehn Euro begrenzt ist und sich bei günstigeren Preisen die Zuzahlungen für unterschiedliche Wirkstärken oftmals kaum unterscheiden, sind für die Patienten Packungen mit höheren Wirkstärken meist günstiger.

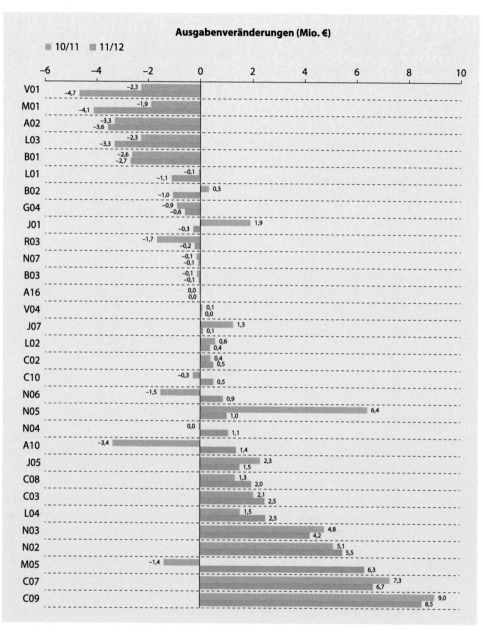

Abb. 2.10 Ausgabenveränderungen durch die Komponente „Wirkstärke" in Mio. Euro gegenüber dem Vorjahr in den Jahren 2010 und 2011 in den 31 betrachteten Indikationsgruppen.
Quelle: IGES-Berechnungen nach NVI (INSIGHT Health)

giotensin-System (C09) und Beta-Adrenore-zeptor-Antagonisten (C07)) (□ Abb. 2.10). Für Mittel zur Behandlung von Knochenerkran-kungen (M05) war es 2011 noch zu Einspa-rungen (–1,4 Mio. Euro) gekommen, im Jahr 2012 war ein Anstieg von 6,3 Mio. Euro zu beobachten. Auf der anderen Seite standen die Gruppen der Allergenextrakte (V01) und Antiphlogistika und Antirheumatika (M01), bei denen die Ausgaben durch günstigere Darreichungsformen gegenüber dem Vorjahr noch stärker gesenkt werden konnten.

2.5.6 Packungsgröße

Das Verschreiben größerer Packungen stellt wie das Verschreiben höherer Wirkstärken eine Möglichkeit dar, günstigere Kosten je Ta-gesdosis (DDD) zu erreichen und Zuzahlun-gen für den Patienten zu sparen. Im Gegen-satz zur Wirkstärke wird die Entscheidung über die Packungsgröße nicht durch Rabatt-verträge nach § 130a Abs. 8 SGB V beein-flusst.

Entsprechend war für 2012 weiterhin ein Trend zu größeren Packungen zu beobachten, der zu Einsparungen führte. Für das Jahr 2012 war der Effekt der Komponente „Packungs-größe" deutlich kleiner als im Jahr 2011. 2012 wurden die Ausgaben durch diese Komponen-ten um 51,7 Mio. Euro gesenkt, 2011 noch um 89,7 Mio. Euro. Den größten Beitrag zum Aus-gabenrückgang lieferten Antiphlogistika und Antirheumatika (M01) mit –16,1 Mio. Euro (□ Abb. 2.11). Dies war ein deutlicher Anstieg gegenüber 2011 (–3,4 Mio. Euro). Auch für die Gruppe der Psycholeptika (N05) gab es einen deutlichen Einspareffekt im Jahr 2012 von 8,3 Mio. Euro nach einer leichten Ausgaben-zunahme im Jahr 2011 von 0,7 Mio. Euro.

Insgesamt erstreckten sich die Einsparun-gen durch den Wechsel auf günstigere Pa-ckungsgrößen über nahezu alle betrachteten Indikationsgruppen. Nennenswerte Ausnah-me bildeten drei Gruppen, in denen die Kom-

ponente zu einem deutlichen Ausgabenan-stieg führte. Am größten war er in der Grup-pe der Immunstimulanzien (L03) mit 5,3 Mio. Euro. Auffälliger war aber die Entwicklung in der Gruppe der Impfstoffe (J07) und der Al-lergene (V01). Nach deutlichen Einsparungen von 19,8 Mio. Euro (J07) bzw. 17,1 Mio. Euro (V01) im Jahr 2011 gab es 2012 einen leichten Anstieg von 3,6 Mio. Euro (J07) bzw. 3,0 Mio. Euro (V01).

2.5.7 Parallelimporte

Als Parallelimporte werden Arzneimittel be-zeichnet, die von Importeuren in einigen europäischen Ländern zu einem geringeren Preis erworben werden und daraufhin in Deutschland unterhalb des Preises des Origi-nalarzneimittels angeboten werden. Die Im-porteure machen sich dabei Preisunterschie-de zunutze, die in der Regel durch einzelstaat-liche Regelungen in den Exportländern er-zwungen werden.[3]

Es ist gesetzlich vorgeschrieben, dass die Apotheke ein importiertes Arzneimittel ab-geben muss, wenn dessen Abgabepreis in Deutschland mindestens 15% oder mindes-tens 15 Euro unter dem Preis des Original-präparats liegt (§ 129 Abs. 1 SGB V). Daneben müssen Apotheker auch eine entsprechende Abgabequote erfüllen (Rahmenvertrag nach § 129 Abs. 2 SGB V). Für Ärzte entstehen da-raus Vorteile, weil sie die ihnen zugeordneten Arzneimittelausgaben reduzieren können. Die Patienten sparen durch Parallelimporte möglicherweise Zuzahlungen oder eventuel-le Aufzahlungen. Aufgrund der gesetzlichen Vorgaben bedeutet eine negative Komponen-te „Parallelimporte" daher in der Regel, dass

---

3 Unter gesamtökonomischen Gesichtspunkten kom-men Autoren wie *Kanavos* et al. (2004) zu dem Ergeb-nis, dass Parallelimporte mehr die Innovationskraft der forschenden Firmen schädigen, als dass sie in den importierenden Ländern sogenannte Wohl-fahrtsgewinne entstehen lassen.

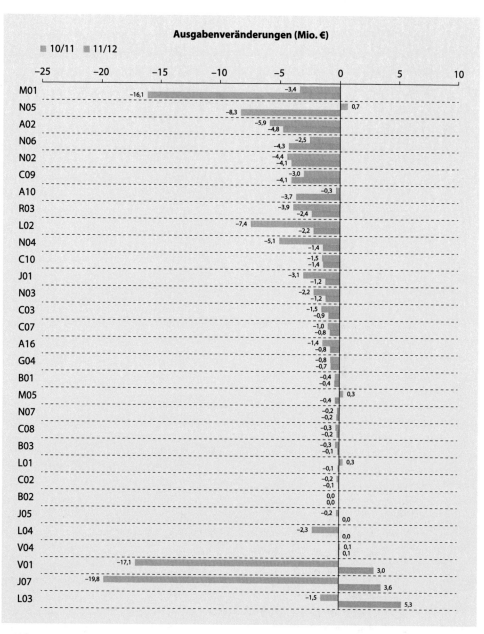

Abb. 2.11 Ausgabenveränderungen durch die Komponente „Packungsgröße" in Mio. Euro gegenüber dem Vorjahr in den Jahren 2011 und 2012 in den 31 betrachteten Indikationsgruppen.
Quelle: IGES-Berechnungen nach NVI (INSIGHT Health)

in den einzelnen Indikationen die Anbieter von Parallelimporten ihren Marktanteil steigern konnten. Nach dem Patentauslauf und dem Markteintritt von Generika können die angezeigten Einsparungen aber auch Ausdruck eines geringeren Marktanteils von Parallelimporten sein, weil der Preis für Generika günstiger ist als der Preis für Parallelimporte, da sich letztere am Originalprodukt orientieren. Dieser Effekt tritt insbesondere bei hochpreisigen Wirkstoffen mit einem bedeutsamen Anteil von Parallelimporten auf. In den vier Indikationsgruppen mit den größten Einsparungen in der Parallelimport-Komponente ließen sich beide Effekte beobachten, doch die Verschiebung zu günstigen Generika überwog in ihrer Marktbedeutung. Parallelimporte verloren mehrheitlich Marktanteile gegenüber Generika.

Im Jahr 2012 betrug die Parallelimportkomponente –127,6 Mio. Euro und lag damit im Betrag etwas höher als im Vorjahr (–111,6 Mio. Euro.). Wie in ◻ Abb. 2.12 dargestellt, stiegen die Einspareffekte insbesondere in den Indikationsgruppen der Psycholeptika (N05), der Mittel mit Wirkung auf das Renin-Angiotensin-System (C09) und der Psychoanaleptika (N06). Ein weiterer starker Einspareffekt zeigte sich bei der endokrinen Therapie (L02), aber auf geringerem Niveau als im Vorjahr. In der Gruppe der Psycholeptika (N05) ergaben sich zum einen bei den atypischen Neuroleptika Quetiapin und Olanzapin Einsparungen dadurch, dass Generika anstelle von Parallelimporten abgegeben wurden. Für die Atypika Paliperidon und Aripiprazol konnten dagegen Parallelimporte ihre Verbrauchsanteile gegenüber dem Originalprodukt steigern. Der Anteil von Parallelimporten in der gesamten Gruppe blieb gemessen am Verbrauch mit 9,0% auf dem Niveau des Vorjahres (9,2%). In der Indikationsgruppe C09 fand bei den AT-II Antagonisten Irbesartan und Candesartan eine Verschiebung zu günstigen Generika statt. Für die Kombinationen von Irbesartan und Telmisartan mit

Diuretika stiegen die Verbrauchsanteile der Parallelimporte. Über die ganze Indikationsgruppe C09 betrachtet sank aber der Anteil von Parallelimporten von 3,3% auf 2,1%. In der Gruppe der Psychoanaleptika (N06) überwog der Effekt zugunsten günstiger Generika insbesondere für Venlafaxin und Donepezil. Insgesamt war in der Gruppe N06 der Verbrauchsanteil von Parallelimporten mit 4,1% geringer als im Vorjahr mit 4,9%. Bei den Produkten der endokrinen Therapie ging der Anteil von Parallelimporten an der gesamten Indikationsgruppe ebenfalls zurück (von 10,3 auf 6,9%). Grund war die Einführung von Generika für die Aromatasehemmer Anastrozol, Letrozol und Exemestan im Jahr 2011, womit der wirtschaftliche Vorteil für die Abgabe von Parallelimporten entfiel. Für die Gonadotropin-Releasing-Hormon-Analoga Buserelin und Leuprorelin erhöhte sich dagegen der Verbrauchsanteil von Parallelimporten.

2.5.8 Generika

Die Förderung der Substitution von Originalarzneimitteln durch Generika war bisher neben der Einführung der Verordnungsbudgets und des Festbetragssystems eines der zentralen Instrumente zur Steuerung der Arzneimittelausgaben in der GKV. Auf diesem Wege nahmen die Quoten der Verordnungen mit Generika und Biosimilars in den entsprechenden Marktsegmenten (Generika, Biosimilars und die Produkte der ursprünglichen Originalhersteller) ständig zu. Im Jahr 2011 entfielen in diesen Segmenten 88,6% des Verbrauchs nach Tagesdosen und 68,4% aller Ausgaben auf Generika und Biosimilars. Deutschland gilt in dieser Hinsicht als einer der Märkte mit der höchsten Generikasubstitution in Europa (*European Commission* 2009).

Im Jahr 2012 kam es bedingt durch die Erhöhung des Generikaanteils innerhalb ver-

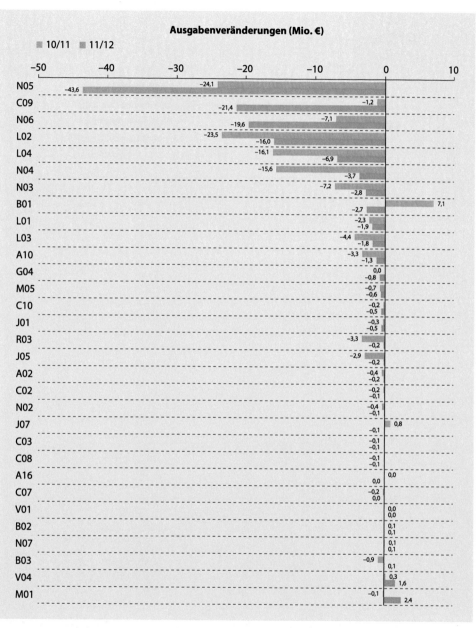

Abb. 2.12 Ausgabenveränderungen durch die Komponente „Parallelimporte" in Mio. Euro gegenüber dem Vorjahr in den Jahren 2011 und 2012 in den 31 betrachteten Indikationsgruppen.

Quelle: IGES-Berechnungen nach NVI (INSIGHT Health)

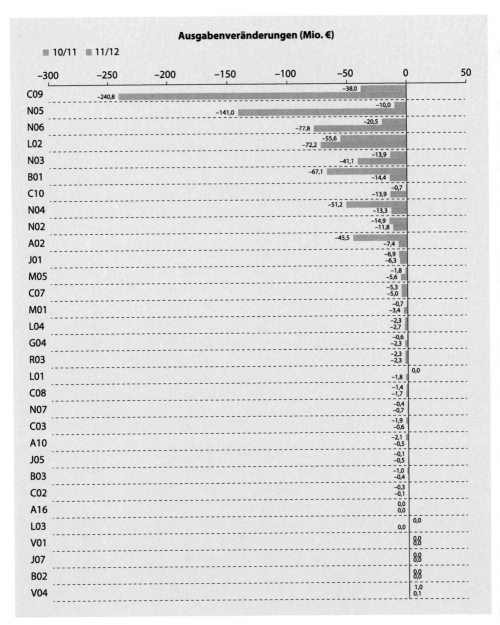

Abb. 2.13 Ausgabenveränderungen durch die Komponente „Generika" in Mio. Euro gegenüber dem Vorjahr in den Jahren 2011 und 2012 in den 31 betrachteten Indikationsgruppen.

Quelle: IGES-Berechnungen nach NVI (INSIGHT Health)

schiedener Indikationsgruppen wie schon in den Vorjahren zu einem Rückgang der Ausgaben der Versichertengemeinschaft. Im Vergleich zu 2011 (–351,3 Mio. Euro) fielen die Einsparungen durch die Abgabe von günstigeren Generika im Berichtsjahr mit –683,8 Mio. Euro fast doppelt so hoch aus. Die Auswirkungen der Komponente für die einzelnen Indikationsgruppen zeigt ☐ Abb. 2.13.

Für viele generisch verfügbare Wirkstoffe werden mit dem Patentauslauf meist schon nach einem Jahr hohe Generikaquoten erreicht. Deutliche Einsparungen im Rahmen der Generikakomponente treten daher insbesondere durch den erstmaligen Einsatz von Generika bei umsatzstarken Wirkstoffen auf, deren Patentschutz im Betrachtungszeitraum abgelaufen ist (*Albrecht* et al. 2011). Der größte Einspareffekt für das Jahr 2012 zeigte sich mit 240,8 Mio. Euro in der Indikationsgruppe der Mittel mit Wirkung auf das Renin-Angiotensin-System (C09). Hier spielten die Patentausläufe für Valsartan (November 2011) und Candesartan (Mai 2012) inklusive der entsprechenden Diuretika-Kombinationen die größte Rolle. In der Gruppe der Psycholeptika (N05) waren die Einsparungen Folge der Patentausläufe von Olanzapin (Oktober 2011) und Quetiapin (April 2012). Insgesamt wurden durch Generikasubstitution 141,0 Mio. Euro eingespart. Die negative Generikakomponente von –77,8 Mio. Euro in der Gruppe der Psychoanaleptika (N06) war insbesondere bedingt durch die Patentausläufe der Antidementiva Galantamin (Oktober 2011) und Donepezil (Januar 2012). Für die umsatzstärkeren Antidementiva Rivastigim (Mai 2012) und Memantin (Oktober 2012) war die Marktdurchdringung durch günstigere Generika im Jahr 2012 noch nicht so weit fortgeschritten. In der Indikationsgruppe der endokrinen Therapie (L02) sorgte die Generikasubstitution bei den Aromatasehemmern Anastrozol, Exemestan und Letrozol für eine negative Komponente. Alle drei Wirkstoffe werden bei Mammakarzinom eingesetzt und

verloren 2011 ihr Patent. Insgesamt ergab sich für die gesamte Indikationsgruppe ein Einspareffekt auf die Ausgaben von 72,2 Mio. Euro. Weitere Details zu Patentausläufen in den Jahren 2011 und 2012 sind in ▶ Abschn. 2.7 näher erläutert.

2.5.9 Hersteller

In der Komponente „Hersteller" kommen Verschiebungen zwischen den Verbrauchsanteilen zum Ausdruck, die sich innerhalb einer Indikationsgruppe zwischen Herstellern mit unterschiedlichen Kosten pro definierte Tagesdosis ergeben. Zu solchen Verschiebungen kommt es insbesondere bei generischen Arzneimitteln, weshalb die Komponente hauptsächlich die Verlagerung hin zu preisgünstigeren Generikaherstellern abbildet. Dabei spielt durch die Betrachtung der Komponentenzerlegung auf Basis der Erstattungspreise auch der Abschluss von Rabattverträgen nach § 130a Abs. 8 SGB V eine Rolle. Infolge der Verschiebung von Verordnungen zu dem Rabattpartner einer Kasse kommt es selbst bei vergleichbaren Listenpreisen zu einem Einspareffekt durch den Herstellerwechsel.

Auch im Jahr 2012 führten strukturelle Verschiebungen zwischen Herstellern zu erheblichen Einsparungen, doch lag der Wert mit –142,1 Mio. Euro auf ähnlichem Niveau wie im Vorjahr (–149,0 Mio. Euro). Die höchsten Einsparungen im Berichtsjahr erzielten die Analgetika (A02) mit 18,3 Mio. Euro. Auch in der Indikationsgruppe der Antiepileptika (N03) konnte ein deutlich höherer Einspareffekt von 15,0 Mio. Euro beobachtet werden. In der Indikationsgruppe der Mittel bei säurebedingten Erkrankungen (A02) war der Einspareffekt mit 13,4 Mio. Euro deutlich geringer als im Vorjahr mit 41,3 Mio. Euro. (☐ Abb. 2.14). Bei den übrigen Gruppen war nur noch auffällig, dass die zusätzlichen Einsparungen für die antithrom-

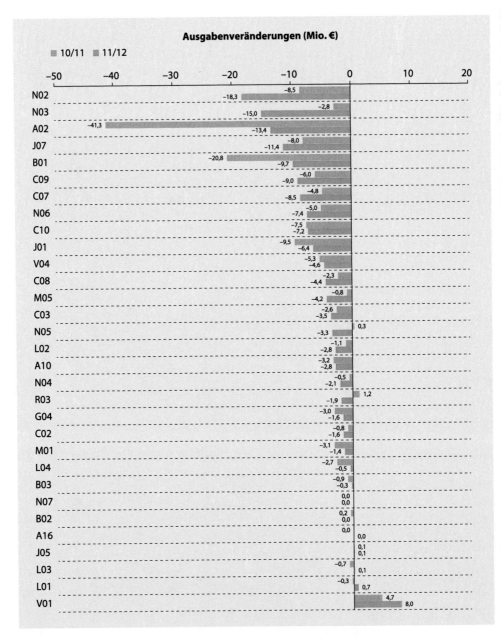

□ Abb. 2.14 Ausgabenveränderungen durch die Komponente „Hersteller" in Mio. Euro gegenüber dem Vorjahr in den Jahren 2011 und 2012 in den 31 betrachteten Indikationsgruppen.

Quelle: IGES-Berechnungen nach NVI (INSIGHT Health)

botischen Mittel (B01) geringer waren als im Vorjahr.

Zu signifikanten Mehrausgaben kam es 2012 allein für die Gruppe der Allergene (V01) durch eine Erhöhung des Verbrauchsanteils von hochpreisigen Herstellern.

2.5.10 Preis

Wie im vorherigen Berichtsjahr war für 2012 die Preiskomponente negativ. Der durch diese Komponente bedingte Ausgabenrückgang war aber erwartungsgemäß nicht mehr so massiv wie im Vorjahr. Gingen im Jahr 2011 die Ausgaben noch um 1.879,1 Mio. Euro zurück, so waren es im Jahr 2012 nur noch 459,3 Mio. Euro. Ursächlich dafür war 2012 schwerpunktmäßig die Absenkung der Listenpreise (AVP) verstärkt durch das Preismoratorium. Aber auch die weiter steigende Rabattquote und die bestehenden gesetzlichen Abschläge drückten auf die Preisentwicklung.

Im Jahr 2012 ließen sich rund drei Viertel der Einsparungen auf Preisrückgänge nach AVP zurückführen. Dazu zählten insbesondere die Einführung oder Neuberechnung von Festbeträgen nach § 35 SGB V, das Preismoratorium nach § 130a Abs. 3a SGB V und die Umstellung der Großhandelsvergütung zum 1.1.2012 nach § 2 AMPreisV. Der zuvor gestaffelte Großhandelszuschlag abhängig vom Abgabepreis des pharmazeutischen Unternehmers (ApU) wurde umgestellt auf einen Festzuschlag von 0,70 Euro und einen prozentualen Zuschlag von 3,15% (maximal 37,80 €) auf den Abgabepreis des pharmazeutischen Unternehmers. Der im Jahr 2011 geltende Abschlag von 0,85% auf den ApU nach § 1 des Gesetzes zur Einführung von Abschlägen der pharmazeutischen Großhändler lief zum 31.12.2011 wieder aus. Das Preismoratorium bewirkte, dass Preiserhöhungen der Listenpreise tendenziell ausblieben. Gleichzeitig fand in anderen Marktsegmenten weiterhin

ein Preisverfall statt, sodass es in der Summe zu einer Absenkung der Listenpreise kam. Festbeträge sind ein stetiges Regulierungsinstrument der Selbstverwaltung, das die Hersteller zu einer Absenkung ihrer Listenpreise zwingt.

Der zusätzliche Spareffekt durch gesetzliche Abschläge und die Rabattverträge war im Verhältnis dazu gering. Die Wiedereinführung des Preismoratoriums mit dem GKV-Änderungsgesetz (GKV-ÄndG) bedeutet, dass seit August 2010 Preiserhöhungen in Form eines Rabattes an die GKV zurückerstattet werden müssen. Auf Basis dieser Regelung leisteten im Jahr 2012 die Hersteller Rabatte in Höhe von 191,9 Mio. Euro (▶ siehe Tabelle 6.7 in Kapitel 6). Ebenfalls mit dem GKV-ÄndG wurde der Herstellerabschlag nach § 130a Abs. 1a SGB V von 6% auf 16% erhöht. Auf Grundlage dieser Regelung leisteten die Arzneimittelhersteller einen Rabatt von 1.944,9 Mio. Euro. Auch die durchschnittlich gewährten Rabatte pro Verordnung in Rahmen von Verträgen nach § 130a Abs. 8 SGB V (Individualrabatte) nahmen zu: Betrugen die gewährten Rabatte 2011 bereits 18,8% am Umsatz unter Rabattvertrag, so stiegen sie 2012 sogar auf 20,1% (siehe ▶ Abschn. 2.6.1). Schließlich mussten auf Basis des § 130a Abs. 2 SGB V die Hersteller von Impfstoffen einen zusätzlichen Rabatt leisten. Ziel der gesetzlichen Regelung ist, Erstattungspreise auf dem Niveau der Länder Frankreich, Italien, Großbritannien und Spanien zu erreichen. Die Regelung gilt aber nur für Impfungen, die Pflichtleistungen nach § 20d Abs. 1 sind. Für Satzungsleistungen wird kein Rabatt geleistet. Satzungsleistungen und Pflichtleistungen waren auf Basis der zur Verfügung stehenden Daten nicht zu unterscheiden. Somit konnte man für eine einzelne Verordnung nicht bestimmen, ob ein Abschlag bezahlt wurde. Für die Berechnung der Erstattungspreise galt die Annahme, dass immer ein Rabatt geleistet wurde, wenn er in der Apothekensoftware abgebildet war. Die errechneten

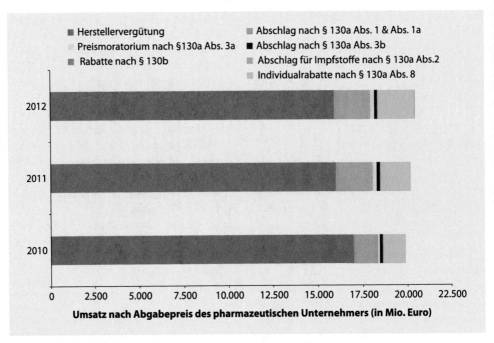

■ **Abb. 2.15** Umsatzentwicklung für Fertigarzneimittel in der GKV auf Basis des Abgabepreises des pharmazeutischen Unternehmers (ApU) differenziert nach Vergütung und Abschlägen (2010–2012) in Euro.
Quelle: IGES-Berechnungen nach NVI (INSIGHT Health)

Einsparungen von 66,9 Mio. Euro im Jahr 2012 sind somit als Schätzung zu sehen.

Der Apothekenabschlag für verschreibungspflichtige Arzneimittel nach § 130 Abs. 1 SGB V blieb für das Jahr 2012 unverändert bei 2,05 Euro.

In der Summe bedeutete diese Entwicklung, dass auf Ebene der Hersteller zwar die nominalen Umsätze nach Abgabepreis des pharmazeutischen Unternehmers (ApU) von 2011 nach 2012 stiegen, doch die Vergütung der Hersteller sank (■ Abb. 2.15). Die Umsätze nach ApU stiegen 2012 leicht um 1,3% auf 20.446,6 Mio. Euro, doch die Vergütung ging leicht um –0,5% auf 15.952,4 Mio. Euro zurück. Einen noch geringen Anteil an den Einsparungen hatten dabei die erstmals geleisteten Rabatte nach § 130b SGB V, welche der GKV-Spitzenverband und der jeweilige pharmazeutische Unternehmer auf Basis des Ergebnisses zur frühen Nutzenbewertung aushandeln. Für das Jahr 2012 ergab sich ein Rabattvolumen von 31,9 Mio. Euro.

Auf Ebene der einzelnen Indikationsgruppen war im Jahr 2011 für alle betrachteten Indikationsgruppen die Preiskomponente negativ. Im Jahr 2012 gab es auch wieder Gruppen mit positiver Preiskomponente. Am stärksten war der Preisanstieg in der Gruppe der Antibiotika zur systemischen Anwendung (J01). Mit Ausnahme der Diagnostika (V04), welche nicht in gleicher Weise von den gesetzlichen Maßnahmen für „klassische" Arzneimittel betroffen sind, waren die Einsparungen durch niedrigere Erstattungspreise weniger stark als im Vorjahr (■ Abb. 2.16).

Ein Ausgabenrückgang von jeweils über 40 Mio. Euro war in den Indikationsgruppen der Mittel bei obstruktiven Atemwegserkrankungen (R03), der Mittel mit Wirkung auf das Renin-Angiotensin-System (C09), der Psychoanaleptika (N06) und der Immunsup-

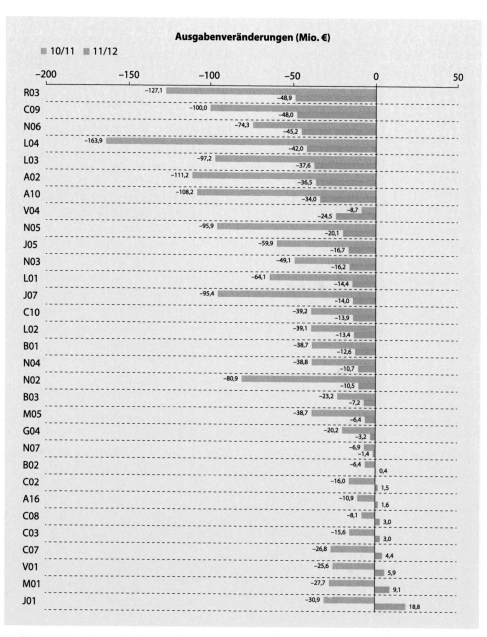

Abb. 2.16 Ausgabenveränderungen durch die Komponente „Preis" in Mio. Euro gegenüber dem Vorjahr in den Jahren 2011 und 2012 in den 31 betrachteten Indikationsgruppen.

Quelle: IGES-Berechnungen nach NVI (INSIGHT Health)

pressiva (L04) zu verzeichnen. Größten Einfluss auf den Preisrückgang in der Gruppe der Mittel bei obstruktiven Atemwegserkrankungen (R03) hatte die Entwicklung für die Sympathomimetika-Kombination von Salmeterol und Fluticason. Hier spielte sowohl die Absenkung des Festbetrages im Juli 2011 als auch die starke Ausweitung der Rabattverträge eine Rolle. Im Jahr 2011 wurden nur 26% des Verbrauchs im Rahmen von Rabattverträgen abgegeben, 2012 waren es bereits 59%. Im Falle der Mittel mit Wirkung auf das Renin-Angiotensin-System (C09) sorgten die bereits in ▶ Abschn. 2.5.8 beschriebenen Patentausläufe für entsprechende Preisrückgänge in der Indikationsgruppe. Gleiches galt für die Gruppe der Psychoanaleptika (N06). In der Gruppe der Immunsuppressiva (L04) war das allgemeine Preisniveau zwar ansteigend, aber bei vielen Wirkstoffen nahm der Verbrauch im Rahmen von Rabattverträgen weiter zu, was zu entsprechenden preisbedingten Einsparungen führte. Die beiden TNF-alpha-Inhibitoren Etanercept und Infliximab wurden bereits zu rund drei Viertel im Rahmen von Rabattverträgen abgegeben.

Bei der Betrachtung der Preisentwicklung ist es interessant zu untersuchen, in welchen Gruppen der Preisverfall – sei es durch Rabatte, Festbeträge oder Preiswettbewerb – im Verhältnis zum Umsatz nach AVP am größten war. Im Vergleich zum Vorjahr waren die Anteile deutlich geringer. Die stärksten Preiseffekte zeigten sich in den Gruppen der Mittel bei säurebedingten Erkrankungen (A02), den Psychoanaleptika (N06) und den Mitteln bei obstruktiven Atemwegserkrankungen (R03). In der Indikationsgruppe A02 wurden 2011 Fertigarzneimittel mit einem Umsatz (AVP) von 811,8 Mio. Euro zu Lasten der GKV abgegeben (siehe ◻ Tab. 2.2). Bei einer Preiskomponente von −36,5 Mio. Euro im Jahr 2012 bedeutete dies einen preisbedingten Umsatzrückgang von 4,5%. Bei den Psychoanaleptika (N06) lag der Umsatz 2011 bei 1.223,7 Mio. Euro und die Preiskompo-

nente 2012 betrug −45,2 Mio. Euro. Dies entspricht einem preisbedingten Umsatzrückgang von 3,7%. Für die Gruppe mit den größten preisbedingten Einsparungen, den Mitteln bei obstruktiven Atemwegserkrankungen (R03), bedeutete bei 1.682,1 Mio. Umsatz (2011) eine Preiskomponente von −48,9 Mio. (2011) einen preisbedingten Umsatzrückgang von 2,9%.

2.6 Betrachtung des Marktes für Individualrabatte

Die individuellen Rabattverträge nach § 130a Abs. 8 SGB V sind mittlerweile ein etabliertes Instrument in der Arzneimittelversorgung der gesetzlichen Krankenversicherung, das in seiner Bedeutung weiterhin zunimmt. Im Jahr 2012 wurden Arzneimittel mit einem Umsatz (nach Apothekenverkaufspreis) von insgesamt 10.387,1 Mio. Euro im Rahmen von Rabattverträgen abgegeben (◻ Tab. 2.5). Gegenüber dem Vorjahr war es ein Anstieg von 1.225,1 Mio. Euro.

Die Betrachtung des Rabattmarktes erfolgt im Gegensatz zur Komponentenzerlegung im vorherigen Abschnitt auf Basis des Umsatzes, also der Apothekenverkaufspreise (AVP), und nicht auf Basis der Ausgaben, d. h. der Erstattungspreise, da die Einsparungen durch individuelle Rabattverträge bei den Ausgaben bereits berücksichtigt sind. Der Vergleich des Marktes mit und ohne Rabattverträge auf Basis der Ausgaben würde somit zu einer relativen Unterschätzung der Bedeutung von Rabattverträgen führen.

2.6.1 Der Gesamtmarkt für Individualrabatte

Die folgenden Abschnitte geben einen Überblick über die Umsätze von Arzneimitteln, für die es 2012 individuelle Rabatte gab. Die Methode zur Berechnung der Umsätze von

◻ **Tab. 2.5** Anteil rabattierter Arzneimittel am Arzneimittelumsatz nach Kassenart im Jahr 2012.

Kassenart	Umsatz rabattierter Arzneimittel (Mio. Euro)	Anteil am Gesamt-umsatz (%)	Verbrauch rabattierter Arzneimittel in DDD (Mio.)	Anteil am Gesamt-verbrauch (%)
AOK	4.313,4	33,5	10.096,5	61,7
EKK	3.665,5	32,5	7.567,1	57,2
BKK	1.425,9	33,8	3.236,5	61,1
KBS	462,6	42,4	1.163,7	70,4
IKK	399,4	20,4	845,1	35,6
LKK	120,3	32,1	327,3	57,4
Ohne Zuordnung	0,0	0,0	0,0	0,0
Summe	**10.387,1**	**32,0**	**23.236,2**	**58,2**

AOK: Allgemeine Ortskrankenkassen, BKK: Betriebskrankenkassen, EKK: Ersatzkrankenkassen, IKK: Innungs-krankenkassen, KBS: Knappschaft inkl. See-Krankenversicherung, LKK: Landwirtschaftliche Krankenkasse. Ohne Zuordnung: Kostenträger unbekannt und sonstige Kostenträger.
Quelle: IGES-Berechnungen nach NVI (INSIGHT Health)

rabattierten Arzneimitteln ist im ► Abschn. 6.9 detailliert beschrieben.

Der Markt für Arzneimittel, die im Rahmen eines Rabattvertrags nach § 130a Abs. 8 abgegeben wurden, hatte 2012 eine weiterhin hohe Dynamik. Der Rabattmarkt war von 2010 nach 2011 um 17,3% gestiegen, von 2011 auf 2012 betrug der Anstieg immerhin noch 13,4%. Die Gesamtsumme des Rabattmarktes belief sich 2012 auf 10.387,1 Mio. Euro. Von diesem Umsatz entfielen 77,2% auf den generikafähigen Markt. Im Jahr 2011 hatten Wirkstoffe, die 2012 generikafähig waren, noch einen Anteil von 80,8% am Umsatz des Rabattmarktes. Dies war aber nicht Folge einer abnehmenden Bedeutung der Rabattverträge für den Generikamarkt. Gemessen am Umsatz befanden sich 2012 54,8% des generikafähigen Marktes unter einem Rabattvertrag, im Jahr 2011 hatte das Marktsegment einen Anteil von 47,5%. Dies bedeutete ein Wachstum von 8,3%. Der relative Rückgang war vielmehr Folge der Ausweitung in anderen Marktsegmenten. Von 2010 nach 2011 hatten sich die Umsätze unter Rabatt für patent-

geschützte Arzneimittel noch mehr als verdoppelt. Bei Arzneimitteln, die 2011 und 2012 unter Patentschutz standen, wurden solche Wachstumsraten 2012 nicht mehr erreicht. Doch mit einer Steigerung der Umsätze unter Rabattvertrag von 2011 nach 2012 um 44,6% auf 1.375,1 Mio. Euro war das Segment weiterhin sehr dynamisch. Der größte absolute Anstieg bei patentgeschützten Arzneimitteln zeigte sich auch 2012 für die beiden TNF-alpha-Inhibitoren Etanercept (Anstieg um 76,9 Mio. Euro) und Infliximab (Anstieg um 50,3 Mio. Euro), sodass 2012 rund drei Viertel des Umsatzes dieser Wirkstoffe durch Individualverträge rabattiert war. Einen starken Anstieg gab es auch für das Antidepressivum Duloxetin, bei dem 2012 48,7 Mio. Euro Umsatz mehr unter Rabatt war als im Vorjahr. Im Jahr 2012 erfolgte damit bereits 30,0% des Umsatzes im Rahmen von Rabattverträgen. Die Marktsituation lässt vermuten, dass der Originalhersteller versuchte, den Anteil von Parallelimporten zu reduzieren. Deren Anteil ging, gemessen am Umsatz, von 48,1% im Jahr 2011 auf 40,9% im Jahr 2012 zurück.

Rabattverträge für patentgeschützte Wirkstoffe blieben somit attraktiv. Durch die „Exklusivität" der Wirkstoffe ergeben sich zwar nur geringe Möglichkeiten, den Absatz auszuweiten. Doch der Rabattvertrag kann in Märkten mit einem hohen Anteil von Parallelimporten und Wirkstoffen, die kurz vor Patentablauf stehen, oder Verträgen, bei denen Ärzte eingebunden sind, ein strategisches Element darstellen. In letzterem Fall könnten Ärzte auch einen Anreiz erhalten, anstelle eines bisher bevorzugt verordneten nichtrabattierten Wirkstoffs einen rabattierten Wirkstoff mit vergleichbarer therapeutischer Wirkung zu verordnen. Inwieweit sogenannte mehrdimensionale Verträge (z. B. Mehrwertverträge oder Risk/Cost-Sharing-Verträge) an Bedeutung gewonnen haben, lässt sich nicht abschätzen, da die Apothekensoftware keine Auskunft darüber gibt, welcher Typ von Rabattvertrag vorliegt. Bei einem mehrdimensionalen Vertrag können zum Beispiel zusätzliche Leistungen durch den Hersteller enthalten sein, oder der Hersteller übernimmt das Risiko bei ausbleibendem Therapieerfolg.

Die Bestimmung des durchschnittlichen Rabattes für das Berichtsjahr erfolgte auf Basis der amtlichen Statistik KV45 (vorläufige Rechnungsergebnisse der GKV). Laut der Statistik KV45 (Stand 11.3.2013) des Bundesministeriums für Gesundheit (BMG) verbuchten die Kassen im Jahr 2012 2.087,6 Mio. Euro Rabatte durch individuelle Verträge. Damit waren die Einsparungen größer als durch den Herstellerabschlag nach § 130a Abs. 1 und Abs. 1a (▶ siehe Tabelle 6.7 in Kapitel 6). Bezogen auf die Umsätze individualrabattierter Arzneimittel in Höhe von 10.387,1 Mio. Euro im Jahr 2012 ergab dies einen Rabatt von 20,1% auf den AVP. Dabei gilt es zu berücksichtigen, dass der Rabatt allein durch den Hersteller geleistet wird. Bezogen auf den Abgabepreis des pharmazeutischen Unternehmers (ApU) fällt der Rabatt somit deutlich höher aus. Gemessen am ApU betrug der Umsatz unter Rabatt im Jahr 2012 5.360,6 Mio. Euro. Daraus resultierte ein durchschnittlicher geleisteter Rabatt durch die Hersteller von 38,9%.

Für die weitere Berechnung wurde berücksichtigt, dass sich zwischen den einzelnen Kassenarten erhebliche Unterschiede bezüglich der gewährten Rabatte ergeben, sodass ein kassenartspezifischer durchschnittlicher Rabatt ermittelt und für die weiteren Berechnungen verwendet wurde (◻ Tab. 2.6).

In ◻ Tab. 2.7 zeigen die Ergebnisse einer Sensitivitätsanalyse die Bandbreite der mög-

◻ **Tab. 2.6** Durchschnittlicher Rabatt nach Kassenart (2012).

Kassenart	Durchschnittlicher Rabatt auf AVP
AOK	22,0%
EKK	19,3%
BKK	15,4%
KBS	20,7%
IKK	22,4%
LKK	22,3%
GKV-Gesamt	20,1%

AOK: Allgemeine Ortskrankenkassen, BKK: Betriebskrankenkassen, EKK: Ersatzkrankenkassen, IKK: Innungskrankenkassen, KBS: Knappschaft inkl. See-Krankenversicherung, LKK: Landwirtschaftliche Krankenkasse.
Quelle: IGES-Berechnungen nach NVI (INSIGHT Health) und BMG (KV 45)

◘ Tab. 2.7 Sensitivitätsanalyse zu möglichen Rabatten, die im Jahr 2012 hätten erzielt werden können.

Rabatt auf AVP (%)	15,4	18,8	20,1	22,4
Erzielter Rabatt (Mio. Euro)	1.598,7	1.950,6	2.087,6	2.325,1
Ersparnis für die Kasse nach Abzug erlassener Zuzahlungen (Mio. Euro)	1.312,3	1.664,2	1.801,2	2.038,7
Geschätzter Rabatt auf ApU (%)	29,8	36,4	38,9	43,4

Quelle: IGES-Berechnung nach NVI (INSIGHT Health)

lichen Einsparungen im Jahr 2012: Die Untergrenze ergibt sich unter der Annahme, dass alle Kassen nur den niedrigsten Rabatt einer Kassenart erzielt hätten. Entsprechend wird für die Obergrenze der höchste Rabatt einer Kassenart über alle Kassen angesetzt. Bei der Bestimmung der Einsparungen durch Rabattverträge muss bedacht werden, dass aus Sicht der Kassen Mehrkosten in Form erlassener Zuzahlungen anfallen. Diese betrugen im Jahr 2012 schätzungsweise 286,4 Mio. Euro.[4] Daraus ergibt sich, dass die Kassen im ungünstigsten Fall 1.312,3 Mio. Euro und im günstigsten Fall 2.038,7 Mio. Euro im Jahr 2012 gespart hätten. Die GKV hätte somit rund 237,5 Mrd. Euro mehr an Rabatten erzielt, wenn alle Kassen Verträge entsprechend der Obergrenze abgeschlossen hätten. Dies erscheint nicht unrealistisch, auch wenn man berücksichtigt, dass der Rabatt nicht auf den AVP, sondern auf den ApU gewährt wurde. Ein Rabattanteil von 22,4% am AVP hätte bedeutet, dass die Hersteller im Schnitt einen Rabatt von 43,4% auf den ApU hätten gewähren müssen.

Nicht nur das Volumen des Rabattmarktes stieg, sondern auch der durchschnittliche gewährte Rabatt. Anhand der amtlichen Statistik KJ1 ergab sich für 2011 ein durchschnittlicher Rabatt auf den AVP von 18,8%, der damit um 1,3% niedriger war als der durchschnittliche Rabatt 2012. Wäre dieser Rabatt auch 2012 wieder gewährt worden, hätten die Kassen 137,0 Mio. Euro weniger durch Rabatte eingespart.

Neben diesen direkten Einsparungen durch Rabattverträge gibt es auch indirekte Spareffekte, die sich aber nur schwer erfassen lassen. Beispielsweise entstehen Substitutionseffekte, wenn Ärzte wegen des geringeren Regressrisikos oder eines finanziellen Anreizes durch die Kasse den Patienten von einem teureren Wirkstoff auf einen rabattierten Wirkstoff umstellen. Diese finanziellen Anreize können die Kassen nach § 130a Abs. 8 Satz 5 SGB V gewähren. Diese strukturellen Effekte schlagen sich dann in der Generika- und Herstellerkomponente der Komponentenzerlegung nieder (siehe Abschnitte 2.5.8 und 2.5.9).

Es gibt aber auch Mehrkosten, die sich nicht wie die erlassenen Zuzahlungen zumindest teilweise fassen lassen. So fallen administrative Kosten für die Ausschreibung und das Management der Verträge an. Die Höhe dieser Kosten ist allerdings nicht bekannt.

Schließlich können Rabattverträge auch als Werbeinstrument dienen, um Versicherte zu binden oder neue Interessenten zu gewinnen, beispielsweise wenn Verträge mit Originalherstellern oder mit Herstellern sogenannter Marken-Generika geschlossen werden, die bei den Versicherten evtl. ein besseres Ansehen genießen. Auf diese Weise könnten Zuweisungen aus dem Gesundheitsfonds erhöht und gesichert werden.

---

4 Dabei wurde berücksichtigt, dass ein rabattiertes Arzneimittel bereits im Rahmen eines Festbetrages von der Zuzahlung befreit sein kann (§ 31 Abs. 3 SGB V).

2.6.2 Individualrabatte bei einzelnen Indikationsgruppen

Unter den Indikationsgruppen, die im Arzneimittel-Atlas 2013 im Detail beschrieben werden, hatten die Mittel mit Wirkung auf das Renin-Angiotensin-System (C09) mit 947,5 Mio. Euro im Jahr 2012 den meisten Umsatz unter Rabatt. Mit einer Steigerung von 223,6 Mio. Euro war dies die größte absolute Zunahme aller betrachteten Indikationsgruppen. Im Jahr 2011 war die Gruppe der Antidiabetika (A10) noch der größte Rabattmarkt. Im Jahr 2012 nahm der Markt aber nur um 109 Mio. Euro auf 855,7 Mio. Euro zu (Abb. 2.17). Das Verhältnis des rabattierten Umsatzes zum Gesamtumsatz der jeweiligen Indikationsgruppe war 2012 in den Indikationsgruppen der Mittel bei säurebedingten Erkrankungen (A02) und bei den Diuretika (C03) mit 76,1% bzw. 70,4% am höchsten. In beiden Gruppen waren somit die Anteile bei bereits hohem Niveau weiter gestiegen. Auch bei Betablockern (C07) und Calciumkanalblockern (C08) wurden mit 69,8% bzw. 67,4% Quoten von über 60% erreicht. Gegenüber dem Jahr 2011 waren die Anteile in diesen beiden Indikationsgruppen damit ebenfalls noch einmal gestiegen.

Ein großer relativer Anstieg war in der Gruppe der Mittel bei obstruktiven Atemwegserkrankungen (R03) zu beobachten. Das Rabattvolumen nahm um 51,2% zu, entsprechend wuchs die Rabattquote von 14,1% auf 21,9%. Diese Entwicklung war getrieben durch die Ausweitung der Rabattverträge für Kombinationen aus Beta$_2$-Mimetika und Glukokortikoiden (Salmeterol und Fluticason sowie Formoterol und Budesonid).

Es gab auch Indikationsgruppen mit einem abnehmenden Rabattmarkt. Am auffälligsten war die Entwicklung für die Gruppen der Antiepileptika (N03) und der endokrinen Therapie (L02). In beiden Märkten war die Umsatzentwicklung allgemein rück-

läufig (siehe Tab. 2.2), doch die Rabattmärkte gingen stärker zurück.

Für die endokrine Therapie nahm der Umsatz unter Rabatt um 23,0 Mio. Euro ab. Der Umsatzrückgang war Folge einer strukturellen Verlagerung im Markt. Im Februar 2011 lief für Anastrozol das Patent aus, doch der Originalhersteller konnte unter anderem über Rabattverträge Marktanteile erhalten. Entsprechend hatten im Jahr 2011 die nach Listenpreis teureren Präparate des Originalherstellers noch einen Anteil von 56,6% am Umsatz unter Rabatt. Dieser Anteil sank auf 1,9% im Jahr 2012. Für den Gesamtmarkt unter Rabatt von Anastrozol bedeutete diese Verlagerung einen Umsatzrückgang von 73,6 Mio. Euro (2011) auf 34,4 Mio. Euro (2012). Der Verbrauch unter Rabatt nahm hingegen nur leicht ab (von 15,8 Mio. DDD auf 14,3 Mio. DDD). Die Beobachtung, dass der Umsatz unter Rabatt zurückging, war also nur Folge für den gesunkenen Anteil des Originalprodukts. Dieser Effekt spielte für die anderen beiden Aromatasehemmer Letrozol und Exemestan, die ebenfalls 2011 ihr Patent verloren, eine untergeordnete Rolle.

Gemessen in Tagesdosen (DDD) hatte die Gruppe der Mittel mit Wirkung auf das Renin-Angiotensin-System (C09) den mit Abstand größten absoluten Verbrauch an rabattierten Arzneimitteln. So wurden 5.686,7 Mio. DDD im Rahmen von Rabattverträgen abgegeben, was 72,7% des Verbrauchs entsprach (Abb. 2.18). Entsprechend der hohen Umsatzquote war bei den Diuretika (C03) mit 80,2% der Anteil rabattierter Arzneimittel am Verbrauch am höchsten. Die Zahl der Indikationsgruppen, bei denen über 50% der definierten Tagesdosen im Rahmen eines Rabattvertrages abgegeben wurden, nahm gegenüber 2011 weiter zu. Waren es 2011 noch 14 der 31 Indikationsgruppen, so erreichten 2012 17 Indikationsgruppen diese Quote. In Bezug auf die Zuwachsraten der rabattierten Arzneimittel in den einzelnen Indikationsgruppen fielen – wie schon bei den Umsätzen – ins-

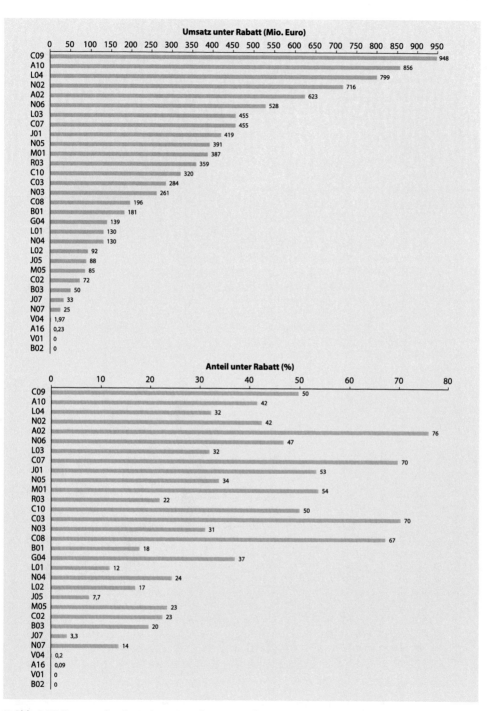

Abb. 2.17 Umsatz rabattierter Arzneimittel in ausgewählten Indikationsgruppen. Die Angaben zu den Anteilen beziehen sich auf den Umsatz aller Arzneimittel der jeweiligen Indikationsgruppe im Jahr 2012.

Quelle: IGES-Berechnungen nach NVI (INSIGHT Health)

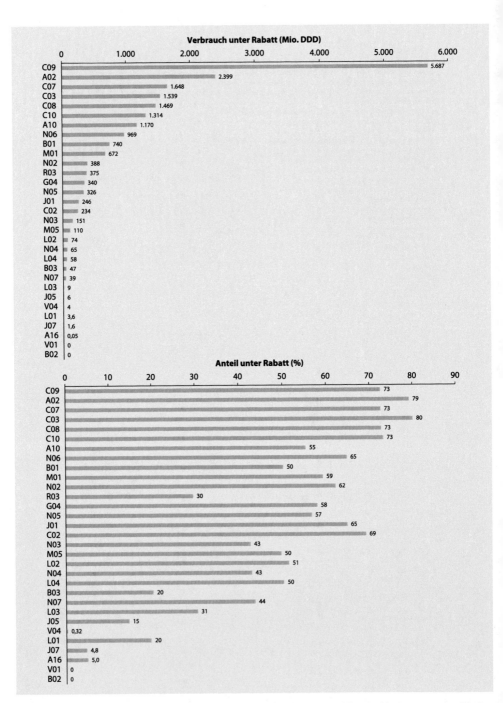

Abb. 2.18 Verbrauch rabattierter Arzneimittel (in Mio. DDD) in ausgewählten Indikationsgruppen. Die Angaben zu den Anteilen beziehen sich auf den Verbrauch aller Arzneimittel der jeweiligen Indikationsgruppe im Jahr 2012.

Quelle: IGES-Berechnungen nach NVI (INSIGHT Health)

besondere die Mittel bei obstruktiven Atemwegserkrankungen (R03) auf. Die abgegebene Menge im Rahmen von Rabattverträgen stieg um 21,7%.

In einzelnen Indikationsgruppen spielten auch 2012 Rabattverträge faktisch keine Rolle, da sie in den entsprechenden Märkten auch nicht sinnvoll wären: Dies waren insbesondere Antihämorrhagika (B02) und Allergenextrakte (V01). Für Mittel für das alimentäre System und den Stoffwechsel (A16) stieg der Verbrauch unter Rabatt zwar um 76,3% an, doch die Rabattquote lag bei nur 5,0%. Gemessen am Umsatz war die Quote sogar nur 0,1%.

Daneben gab es Bereiche, in denen man von einer Untererfassung der Rabattverträge ausgehen kann. In der Gruppe der Impfstoffe (J07) stieg zwar der Verbrauch unter Rabatt um 598,5%, was einem Anteil von 4,8% am gesamten Impfstoffverbrauch entsprach. Doch sehr wahrscheinlich waren Rabattverträge auf Grundlage von § 132e SGB V zur Versorgung von Schutzimpfungen untererfasst, zumal diese Verträge nicht auf Ebene der einzelnen Kasse sondern für KV Regionen abgeschlossen wurden. Die Indikationsgruppe Diagnostika (V04) umfasst vor allem Blutzuckerteststreifen. Neben den Lieferverträgen zwischen Apothekenverbänden und Krankenkassen, die Höchstpreise festlegen, bestehen auch schon seit längerer Zeit Verträge zwischen einzelnen Herstellern und Kassen; die vereinbarten Preise können von den Listenpreisen abweichen und stellen somit eine Form von Rabatt dar (siehe ▶ Abschn. 3.27) Diese Verträge werden den Apotheken jedoch nicht mitgeteilt und liegen in der Eigenverantwortung der Kassen (*BKK* 2007).

2.6.3 Individualrabatte nach Wirkstoffen

Bezogen auf den gesamten Arzneimittelmarkt der GKV ist der Anteil rabattierter Arzneimittel an den Verordnungen hoch: Mehr als jede zweite Verordnung (53,0%) erfolgte 2012 im Rahmen von Rabattverträgen. Gemessen am Umsatz betrug der Anteil aber nur 32,0%, weil bei Rabattverträgen weiterhin niedrigpreisige, generische Wirkstoffe dominieren.

Bis Ende 2012 wurden für 880 Wirkstoffe (definiert gemäß ATC-Code) Rabattverträge abgeschlossen. Diese Wirkstoffe umfassten insgesamt 71,1% des Umsatzes und 90,6% des Arzneimittelverbrauchs (in DDD) in der GKV. Die zehn Wirkstoffe mit dem höchsten Umsatz unter Rabattvertrag sind in ◻ Tab. 2.8 dargestellt. Sie vereinten 2012 20,9% des Rabattvolumens auf sich und damit 0,9 Prozentpunkte weniger als im Vorjahr. Dies kann als ein Indikator zur Verbreiterung des Rabattmarktes gewertet werden.

Unter den zehn Wirkstoffen mit dem höchsten Umsatzvolumen unter Rabattvertrag schwankte, in Bezug auf den Verbrauch, die Rabattquote zwischen 29,9% (Interferon beta-1a) und 93,3% (Insulin glargin). Mit Interferon beta-1a, Interferon beta-1b, Etanercept und Insulin glargin befanden sich vier Wirkstoffe unter den ersten zehn, die keine direkte Konkurrenz durch Biosimilars und Generika in den Jahren 2011 und 2012 hatten. Mithilfe der Rabattverträge konnten die Originalhersteller damit Marktanteile gegenüber Parallelimporten ausweiten bzw. im Falle der Insuline die Erstattungsfähigkeit sicherstellen. Bei den beiden Beta-Interferonen Interferon beta-1a und Interferon beta-1b zur Behandlung der Multiplen Sklerose spielte sicherlich auch die Konkurrenz zwischen den Wirkstoffen eine Rolle. Zudem bieten jeweils zwei Hersteller sogenannte „Bioidenticals" zu beiden Wirkstoffen an.

Pantoprazol war auch 2012 der Wirkstoff mit dem höchsten Umsatz und Verbrauch in Bezug auf rabattierte Produkte. Die Rabattquoten waren dabei gegenüber 2011 noch einmal leicht gestiegen. Im Jahr 2011 lag die Rabattquote nach Umsatz bei 74,0% und nach Verbrauch bei 77,0%. Diese Anteile stiegen auf 79,1% bzw. 79,9%.

◻ **Tab. 2.8** Umsatz und Verbrauch der zehn Wirkstoffe mit den höchsten Umsätzen in der GKV, für die im Jahr 2012 Rabattverträge bestanden.

ATC-Code	Bezeichnung	Umsatz unter Rabatt (Mio. Euro)	Anteil Umsatz unter Rabatt (%)*	DDD unter Rabatt (Mio.)	Anteil DDD unter Rabatt (%)*
A02BC02	Pantoprazol	347,5	79,1	1.451,8	79,9
L04AB01	Etanercept	337,3	74,7	12,2	47,4
C10AA01	Simvastatin	258,5	78,7	1.095,2	79,1
A02BC01	Omeprazol	229,4	79,4	786,6	80,7
M01AE01	Ibuprofen	213,8	77,2	370,3	78,0
L03AB08	Interferon beta-1b	201,5	87,9	4,7	87,8
H03AA01	Levothyroxin-Natrium	197,0	72,1	785,2	71,8
L03AB07	Interferon beta-1a	196,5	33,2	2,7	29,9
A10AE04	Insulin glargin	189,1	93,3	95,8	93,3
N02BB02	Metamizol-Natrium	189,1	84,1	126,1	85,8

* Die Angaben beziehen sich auf den Umsatz bzw. den Verbrauch aller Fertigarzneimittel mit dem jeweiligen Wirkstoff im Jahr 2012.

Quelle: IGES-Berechnungen nach NVI (INSIGHT Health)

2.6.4 Individualrabatte nach Krankenkassenarten

Nach Kassenarten betrachtet hatte auch 2012 die Knappschaft Bahn See (KBS) den höchsten Anteil unter Rabatt sowohl nach Umsatz (42,4%) als auch nach Verbrauch (70,4%) (◻ Tab. 2.5). Bei den Innungskassen (IKK) war die Quote zwar ebenfalls angestiegen, gemessen am Verbrauch von 31,0% auf 35,6%, doch lag die Quote damit weiterhin deutlich unter dem GKV-Durchschnitt. Dies lag weiterhin an einer einzelnen Kasse des IKK-Systems. Ohne diese Kasse hätten auch die IKKen eine Rabattquote von über 50% des Verbrauchs erreicht. Insgesamt konnten alle Krankenkassenarten ihre Rabattquoten sowohl nach Verbrauch als auch nach Umsatz steigern.

Betrachtet man nicht nur die Kassenarten, sondern auch einzelne Krankenkassen, dann entfielen auf die Krankenkasse mit der höchsten Rabattquote (gemessen am Umsatz) 42,8% auf rabattierte Arzneimittel. Die Krankenkasse mit dem höchsten Anteil rabattierter Arzneimittel (gemessen in Tagesdosen) hatte eine Quote von 78,2%. In absoluten Zahlen betrachtet betrug das größte Volumen rabattierter Arzneimittel bei einer einzelnen Kasse 1.398,5 Mio. Euro, was einem Anteil von 34,1% am Fertigarzneimittel-Umsatz der Kasse entsprach. Dieselbe Kasse hatte mit 2.866,9 Mio. DDD auch gemessen am Verbrauch das größte Rabattvolumen. Bezogen auf den Gesamtverbrauch der Kasse war dies eine Quote von 58,1%.

2.7 Marktentwicklung von Wirkstoffen mit Generikaeinführungen 2011/2012

Der Patentablauf bzw. das Auslaufen von ergänzenden Schutzzertifikaten (SPC, supplementary protection certificates) von Arzneimitteln führt dazu, dass das exklusive Vermarktungsrecht für den Hersteller bzw. Lizenznehmer erlischt und das Arzneimittel auch von anderen Herstellern auf den Markt gebracht werden kann. Je nachdem, ob es sich um ein sogenanntes „small molecule" oder ein Biologikum handelt, ist die Einführung von Generika oder Biosimilars möglich. Für Generika ist in der Regel eine bezugnehmende Zulassung erforderlich, d. h., der Generikahersteller kann sich auf die Zulassungsunterlagen des Originalprodukts beziehen und muss insbesondere die Bioäquivalenz für sein Produkt nachweisen. Biosimilars müssen zentral durch die EMA zugelassen werden, und je nach Anwendungsgebiet sind die Anforderungen für die Zulassung unterschiedlich. Es muss die Ähnlichkeit im Vergleich zum Referenzprodukt in Bezug auf Qualität, Wirksamkeit und Sicherheit nachgewiesen werden (*EMA* 2005).

Je nach Attraktivität des Wirkstoffs – die vom Bedarf und vom Umsatz, ggf. auch vom technischen Aufwand zur Herstellung abhängig ist – werden nach Ablauf der Marktexklusivität von mehr oder weniger vielen Anbietern Generika bzw. Biosimilars in den Markt gebracht. Für den Originalhersteller bedeutet die Einführung von Generika häufig das Ende des Produktlebenszyklus und einen Einbruch des Umsatzes für das betreffende Produkt. Für die GKV bedeutet die Einführung in der Regel, dass die Ausgaben für den Wirkstoff sinken, weil die Generika billiger angeboten werden und durch Rabattverträge noch billiger werden können. Es ist allerdings auch möglich, dass die Ausgaben zunächst steigen, weil bei hohem ungedecktem Bedarf

auch der Verbrauch steigt und dies durch die gesunkenen Kosten je DDD nicht kompensiert werden kann (*Häussler* et al. 2009). Durch die Einführung von Generika sind auch strukturelle Veränderungen möglich, insbesondere in Märkten mit konkurrierenden Analog-Wirkstoffen. Hier kann die Einführung günstiger Generika dazu führen, dass andere Wirkstoffe, die als Standard gelten, Anteile verlieren. Diese Entwicklung war nach Einführung von Pantoprazol-Generika bei den Protonenpumpen-Inhibitoren zu beobachten (siehe ▶ Kap. A02) und deutet sich nach Einführung von Atorvastatin-Generika bei den Statinen an (siehe ▶ Kap. C10).

Im Folgenden wird gezeigt, wie sich der Markt für Wirkstoffe, welche in den letzten beiden Jahren (2011/2012) ihren Patentschutz verloren haben, entwickelt hat. Die Auflistung beschränkt sich dabei auf Wirkstoffe, die 2010 mindestens 50 Mio. Euro Jahresumsatz (AVP) aufwiesen und für die ein Generikum im Zeitraum November 2010 bis Dezember 2012 auf den Markt gekommen ist. ◻ Tab. 2.9 gibt eine Übersicht zu den betrachteten 20 Wirkstoffen.

Für zwei der betrachteten Wirkstoffe zeigte sich eine deutliche Ausweitung des Verbrauchs in Folge der Einführung für Generika. Für den ATII-Antagonsisten Valsartan kamen die ersten Generika im November 2011 auf dem Markt. Von 2011 nach 2012 stieg der Verbrauch in Folge dessen um 43,1%, gegenüber dem Jahr 2010 war das ein Anstieg um 49,8%. Für das Antiepileptikum Levetiracetam lief das Patent im März 2011 aus, gegenüber 2010 kam es zu einem Verbrauchsanstieg um 19,9%, und auch 2012 war die Zunahme mit 19,1% weiterhin hoch. Der Verbrauch hatte sich somit von 2010 nach 2012 um insgesamt 42,9% erhöht. Auch für 13 weitere der 20 betrachteten Wirkstoffe war der Verbrauchsanstieg gegenüber 2010 positiv. Einen auffälligen Verbrauchsrückgang von 2010 nach 2012 zeigte sich für den Aromatasehemmer Anastrozol (–13,6%) und den

43

■ **Tab. 2.9** Umsätze, Mengen, Generika- und Rabattquoten im Jahr 2012 für Wirkstoffe mit Patentauslauf zwischen November 2010 und Dezember 2012 mit mind. 50 Mio. Euro Umsatz im Jahr 2010.

Wirkstoff	ATC-Kode	Markteintritt erstes Generikum	Umsatz (Mio. Euro)			DDD (Mio.)			Anteil Umsatz Generika (%)	Anteil DDD Generika (%)	Anteil DDD unter Rabatt (Original) (%)
			2010	2011	2012	2010	2011	2012	2012	2012	2012
Quetiapin	N05AH04	01.04.2012	326,9	369,4	286,6	39,9	44,9	47,9	15,1	33,9	0,1
Levetiracetam	N03AX14	01.03.2011	215,1	235,0	187,1	37,7	45,2	53,8	50,3	69,1	54,9
Candesartan	C09CA06	01.05.2012	209,4	213,8	158,2	445,8	461,6	492,8	26,6	48,7	41,0
Pramipexol	N04BC05	17.12.2010	214,0	145,9	129,2	17,7	18,6	19,8	31,6	59,7	0,0
Candesartan und Diuretika	C09DA06	01.05.2012	165,3	171,0	129,1	148,9	153,3	159,0	26,3	45,6	40,6
Olanzapin	N05AH03	01.10.2011	290,7	272,9	116,6	35,4	36,0	36,0	36,4	74,9	47,1
Mycophenolatmofetil	L04AA06	15.11.2010	113,4	115,3	113,3	7,4	7,7	8,0	6,7	10,4	53,1
Memantin	N06DX01	01.10.2012	101,0	106,4	108,1	26,2	27,9	29,2	3,5	5,0	41,2
Valsartan und Diuretika	C09DA03	15.11.2011	166,9	149,3	80,2	150,3	144,2	172,7	54,5	79,9	1,3
Valsartan	C09CA03	15.11.2011	116,2	115,2	71,2	225,7	236,3	338,1	63,0	84,5	1,6
Rivastigmin	N06DA03	01.05.2012	55,5	61,5	58,0	10,3	11,8	12,1	8,2	11,4	0,0
Ribavirin	J05AB04	15.06.2012	57,3	47,1	57,8	1,9	1,6	2,0	3,3	3,9	47,6
Ibandronsäure	M05BA06	15.07.2011	78,2	68,6	57,5	24,0	24,4	23,4	23,3	21,3	0,0
Latanoprost	S01EE01	01.02.2012	62,6	57,6	52,9	63,0	58,3	65,1	31,5	43,3	66,6
Donepezil	N06DA02	15.01.2012	102,6	99,9	45,1	25,5	26,6	27,8	42,6	74,3	7,3

Tab. 2.9 (Fortsetzung)

Wirkstoff	ATC-Kode	Markteintritt erstes Generikum	Umsatz (Mio. Euro)			DDD (Mio.)			Anteil Umsatz Generika (%)	Anteil DDD Generika (%)	Anteil DDD unter Rabatt (Original) (%)
			2010	2011	2012	2010	2011	2012	2012	2012	2012
Irbesartan	C09CA04	15.08.2012	55,9	52,2	44,8	80,3	75,6	70,3	6,3	11,7	22,8
Galantamin	N06DA04	01.12.2011	65,0	59,6	40,4	14,4	14,0	13,6	66,8	75,5	10,4
Anastrozol	L02BG03	15.02.2011	149,0	73,6	34,4	24,8	22,3	21,4	67,8	90,3	2,6
Letrozol	L02BG04	15.07.2011	109,4	84,1	31,3	18,2	17,6	17,1	50,2	84,0	0,0
Exemestan	L02BG06	15.07.2011	53,5	44,4	20,0	8,1	8,3	8,4	58,4	83,3	0,0

Quelle: IGES Berechnungen nach NVI (INSIGHT Health)

ATII-Antagonsisten Irbesartan (−12,5%). Während für Aromatasehmmer der Markt allgemein stagniert, kam es bei den ATII-Antagonisten zu einer Verschiebung zugunsten der therapeutischen Alternativen, für die bereits früher im Betrachtungszeitraum Generika auf den Markt kamen, wie das bereits erwähnte Valsartan.

Wie zu erwarten, kommt es trotz der allgemeinen Mengenausweitung zu einem Rückgang der Umsätze. Nur in drei der betrachteten Wirkstoffmärkte kam es von 2010 nach 2012 zu einem Umsatzanstieg. Hier spielt die relativ späte Einführung der Generika im Betrachtungszeitraum eine Rolle. Für die drei Wirkstoffe Rivastigmin, Ribavirin und Memantin kam es erst zwischen Mai 2012 und Oktober 2012 zur Einführung von Generika. Bei Wirkstoffen mit schwacher Verbrauchsentwicklung und hohem Generikaanteil war der Umsatzrückgang besonders ausgeprägt. So ging beispielsweise für die drei Aromatasehemmer zur Behandlung des Mammakarzinoms der Umsatz von 2010 nach 2012 deutlich zurück (für Anastrozol um 76,9%, Letrozol um 71,4% und Exemestan um 62,7%). Hier zeigte sich auch die größte Marktdurchdringung für Generika. Gemessen am Verbrauch wurden Generikaquoten von über 80% im Jahr 2012 erreicht. Im Vergleich zum Jahr 2010 ging der durchschnittliche Umsatz (AVP) je DDD über alle drei Wirkstoffe betrachtet von 6,11 Euro je DDD auf 1,83 Euro je DDD zurück. Zu dieser Entwicklung mag auch beigetragen haben, dass die drei Wirkstoffe in Konkurrenz zueinander stehen, was zu einem besonders intensiven Wettbewerb geführt haben könnte.

Deutliche Steigerungen der Verbrauchsanteile von Generika konnten auch für das bei Schizophrenie und wahnhaften Störungen verwendete atypische Neuroleptikum Olanzapin sowie für den vor allem bei Hypertonie eingesetzten ATII-Antagonsisten Valsartan (auch in Kombination mit Diuretika) festgestellt werden. In beiden Fällen stieg der Verbrauchsanteil von generischen Wirkstoffen innerhalb eines Jahres nach Markteintritt des ersten Generikums auf über 75%. Auch für das Antiepileptikum Levetiracetam sowie den ATII-Antagonisten Candesartan konnte innerhalb eines Jahres eine deutliche Verschiebung des Verordnungsgeschehens hin zu generischen Präparaten festgestellt werden.

Für Ibandronsäure wurden im Juli 2011 die ersten Generika eingeführt; dennoch waren die Generikaanteile 2012 mit rund 21% noch gering. Noch geringere Generikaraten von nur 10,4% wurden 2012 für Mycophenolatmofetil beobachtet, obwohl Generika bereits im November 2010 auf den Markt kamen. Für den zur Verhütung einer Transplantatabstoßung eingesetzten Wirkstoff wurden Rabattverträge für das Originalprodukt abgeschlossen. Im Jahr 2012 wurden 53,1% des Verbrauchs für das patentfreie Originalprodukt im Rahmen von Rabattverträgen abgegeben. Darüber hinaus ist möglicherweise bei einem Anwendungsgebiet wie dem von Mycophenolatmofetil der verordnende Arzt zurückhaltender bei der Substitution des Originals mit einem Generikum.

Als Beispiele für Fälle mit beanspruchten Teilpatenten seien hier das atypische Neuroleptikum Quetiapin und der Cholinesterasehemmer Rivastigmin genannt. Quetiapin gehörte zu den umsatzstärksten Wirkstoffen der GKV in den letzten Jahren. Trotz Einführung von Generika im ersten Quartal 2012 auch durch große Generikahersteller belief sich der Verbrauchsanteil von generischen Quetiapin nur auf ein Drittel (33,9%). Dies war auf Patentstreitigkeiten bezüglich der retardierten Zubereitungsform von Quetiapin zurückzuführen. Erst im November 2012 wurde der Streit zugunsten der Generikahersteller entschieden (*N.N.* 2012). Für den Wirkstoff Rivastigmin stehen seit Mai 2012 Generika zur Verfügung. Dennoch wurde die Mehrheit des Verbrauchs (71,3%) als patentgeschützte Darreichungsform abgegeben, nämlich das transdermale Pflaster.

Literatur

Albrecht M, Bleß H-H, Brenck A, Haustein R, de Millas C (2011) Generika in Deutschland: Wettbewerb fördern – Wirtschaftlichkeit stärken. Studie im Auftrag von Pro Generika. http://www.progenerika.de/downloads/9634/IGES-Studie18102011_ko.pdf (30.05.2012).

BKK Bundesverband (2007) Arzneimittel-Vertragspolitik Dezember 2007.

EMA (2005) Guideline on Similar Biological Medicinal Products. http://www.emea.europa.eu/docs/en_GB/document_library/Scientific_guideline/2009/09/WC500003517.pdf

European Comission (2009) Pharmaceutical Sector Inquiry – Final Report. http://ec.europa.eu/competition/sectors/pharmaceuticals/inquiry/ (30.05.2012).

Häussler B, Höer A, Hempel E, Storz P (2006) Arzneimittel-Atlas 2006. Urban und Vogel, München.

Häussler B, Höer A, Hempel E, Klein S (2009) Arzneimittel-Atlas 2009. Urban und Vogel, München.

Kanavos P, Costa-i-Font J, Merkur S, Gemmill M (2004) The Economic Impact of Pharmaceutical Parallel Trade: A Stakeholder Analysis. The Health and Social Care discussion paper series, London School of Economics and Political Science, Januar 2004. http://www2.lse.ac.uk/LSEHealthAndSocialCare/LSEHealth/pdf/Workingpapers/Paper.pdf (09.08.2011).

N.N. (2012) Astra Zeneca verliert Streit um Quetiapin retard. Apotheke Adhoc. http://www.apotheke-adhoc.de/nachrichten/nachricht-detail/astra-zeneca-verliert-streit-um-quetiapin-retard/ (23.04.2013).

N.N. (2011) Korrespondenz: Tabletten teilen: Geld sparen mit Tablettenbruch? Arznei-Telegramm 42: 30–31.

3 Umsatzveränderungen in einzelnen Indikationsgruppen

ARIANE HÖER, SILVIA KLEIN, KATARINA DATHE, ANNE ZIMMERMANN

Bei der Analyse der zehn identifizierten Komponenten in den einzelnen Indikationsgruppen wird im Folgenden die Frage leitend sein, ob die ermittelten Veränderungen plausibel erklärbar sind vor dem Hintergrund verschiedener Einflüsse, die für den Gebrauch von Arzneimitteln als konstitutiv gelten können:

» Die Demographie und Epidemiologie bilden die Grundlage für den Bedarf an Arzneimitteln.
» Die Pharmazie stellt Arzneimittel zur Verfügung und vermarktet diese industriell.
» Die Medizin entwickelt kurative und präventive Behandlungskonzepte, die u. a. auch den Einsatz von Arzneimitteln zum Gegenstand haben.
» Patienten, Ärzte und Apotheker sammeln mit Arzneimitteln praktische Erfahrungen und wirken auf dieser Basis ebenfalls auf den Verbrauch von Arzneimitteln ein. Apothekern fallen im Rahmen von Steuerungsansätzen wie der Aut-idem-Regelung sowie der Abgabe von Parallelimporten ebenfalls umsatzwirksame Entscheidungen zu.
» Das Gesundheitssystem und die Gesundheitspolitik definieren Behandlungsmöglichkeiten, auch in Abgrenzung zu anderen Sozialsystemen (z. B. Pflege). Die Politik stellt Finanzmittel zur Verfügung und schafft Anreizsysteme bei Ärzten und Patienten mit dem Ziel sparsamer Mittelverwendung.

In den einzelnen Indikationsgruppen wurden daher systematisch folgende Betrachtungen angestellt, um die Effekte der genannten Faktoren empirisch zu identifizieren:

1. Eine systematische Beschreibung der Entwicklung der verschiedenen Wirkstoffe einer Indikationsgruppe, insbesondere im Hinblick auf ihr therapeutisches Einsatzgebiet und ihre Leistungsfähigkeit. Vor diesem Hintergrund lässt sich verstehen, welche ärztlichen Überlegungen hinter den jeweiligen Verordnungen stehen und wodurch Mengenveränderungen oder Strukturverschiebungen motiviert sein könnten.

2. Eine Beschreibung der Entwicklung des gesamten Verbrauchs in einer Indikationsgruppe und in den einzelnen Teil-Indikationsgruppen. Dabei kann in der Regel ein relevanter Ausschnitt aus dem Lebenszyklus einer Indikationsgruppe betrachtet werden. Damit bietet sich die Möglichkeit, die Veränderungen des Verbrauchs im Berichtsjahr dahingehend zu beurteilen, ob es sich um eine zu erwartende oder um eine außergewöhnliche Veränderung handelt. Eine kräftige Steigerung im Berichtsjahr hat z. B. eine andere Bedeutung, wenn die Steigerungsraten in den vorausgehenden Jahren bereits kräftig gewesen sind. In diesem Fall kann davon ausgegangen werden, dass ein Therapieprinzip nachhaltig Anerkennung genießt und dass der Behandlungsbedarf noch nicht gedeckt ist. Wenn einer kräftigen Steigerung Jahre vorausgingen, in denen ein konstanter Verbrauch zu beobachten war, müssen besondere Effekte in Betracht gezogen werden, beispielsweise zunehmende Verbräuche aufgrund der Tatsache, dass die Verordnungen in einer anderen Indikationsgruppe wegen einer Markt-

rücknahme plötzlich zurückgegangen sind.

3. Die Betrachtung der „Bedarfsgerechtigkeit" spiegelt den realen Verbrauch in einer Indikationsgruppe an dem Verbrauch, der zu erwarten wäre auf der Basis der Häufigkeit der Erkrankungen, die mit diesen Arzneimitteln zu behandeln sind, und den Empfehlungen von medizinischen Leitlinien zum Einsatz dieser Arzneimittel bei den entsprechenden Erkrankungen. Daraus kann in einzelnen Indikationsgruppen erklärt werden, ob eine Zunahme des Verbrauchs z. B. als Kompensation einer Unterversorgung interpretiert werden kann oder ob andere Gründe dafür verantwortlich sind, wie die Schaffung neuer Behandlungsmöglichkeiten – alternativ oder zusätzlich – im ambulanten Bereich.

4. Die Betrachtung der Umsatzdynamik öffnet schließlich die Perspektive für alle übrigen Komponenten, die mit Ausnahme der Preiskomponente Effekte der Bemühungen von Ärzten und Patienten um eine wirtschaftliche Inanspruchnahme von Arzneimitteln beschreiben.

Auf dieser Grundlage wurde nach Erklärungsmustern gesucht, die aus wissenschaftlicher Sicht und aufgrund praktischer Erfahrungen der Autoren eine hohe Plausibilität haben. Die Vielfalt der im Rahmen dieser Analyse präsentierten, eigenen empirischen Befunde sowie der Befunde aus zahlreichen Studien unterstützt die Gültigkeit dieser Erklärungsmuster.

Bei diesem Vorgehen handelt es sich nicht um eine wissenschaftliche Beweisführung im engeren Sinne, sondern um die Aufstellung von Hypothesen, die aus Sicht der Autoren eine erhebliche Ausgangsvalidität haben. Durch die Darstellung dieser Erklärungsmuster und Hypothesen in den folgenden Abschnitten wird eine öffentliche Diskussion über die Entwicklungsdynamik des Arzneimittelverbrauchs in der GKV ermöglicht. Diese geht weit über das bisher bekannte Niveau der Unterstellung hinaus, dass diese Dynamik durch die Tendenz zur Verordnung von Scheininnovationen bedingt sei.

Für eine wissenschaftliche Verifizierung einzelner Hypothesen sind gesonderte Studien erforderlich, die im Wesentlichen aus dem Inventar der Versorgungsforschung stammen.

3.1 A02 Mittel bei säurebedingten Erkrankungen

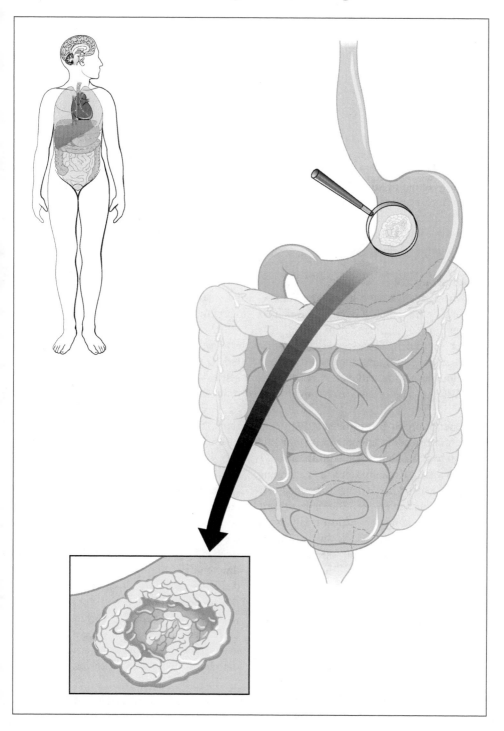

3.1.1 Entwicklung der Indikationsgruppe

In der Indikationsgruppe der Mittel bei säurebedingten Erkrankungen werden verschiedene Therapieansätze unterschieden, die nachfolgend kurz skizziert werden.

Antazida

Über lange Zeit hinweg standen zur Linderung säurebedingter Beschwerden im Magen-Darm-Trakt lediglich die sogenannten Antazida zur Verfügung, die eine Pufferung der Magensäure ermöglichen. Das Prinzip der mineralischen Antazida kam durch den Gebrauch von Heilerden schon in der Antike zur Anwendung.

H$_2$-Antagonisten

Der Durchbruch in der Behandlung säurebedingter Gesundheitsstörungen im Bereich des Magens und Zwölffingerdarms gelang 1976 mit der Einführung des ersten H$_2$-Antagonisten, dem Cimetidin, mit dem sich die Säuresekretion gezielt durch die selektive Blockade von Histamin-H$_2$-Rezeptoren hemmen lässt.

Protonenpumpen-Inhibitoren (PPI)

Mit Einführung des Omeprazols im Jahr 1989 als erstem Protonenpumpen-Inhibitor (PPI) standen dann Arzneimittel zur Verfügung, deren Effektivität in der Säuresekretionshemmung unübertroffen ist. Die nahezu zeitgleiche Entdeckung der Infektion mit *Helicobacter pylori* als häufiger Ursache des Magenulkus hat dann sogar zu einer kausalen Behandlungsmöglichkeit geführt, bei der PPI unverzichtbarer Bestandteil sind.

Andere Mittel bei Ulkus oder Refluxkrankheit

Unter den übrigen Mitteln, die früher häufiger bei Ulkus- oder Refluxerkrankungen eingesetzt wurden, ist besonders die Entwicklung des Muskarinantagonisten Pirenzepin in den 1970er Jahren zu nennen. Dieser Wirkstoff wurde für eine gezieltere Wirkung am Magen entwickelt, als es mit den bis dahin zur Verfügung stehenden sogenannten Anticholinergika möglich war. Erwähnenswert ist auch die Entwicklung des Sucralfats, welches 1981 in Deutschland eingeführt wurde. Es wird angenommen, dass dieser Wirkstoff lokal eine Schutzschicht an den Ulzera bildet. Einen völlig neuen Wirkmechanismus hatte auch das Misoprostol, ein Prostaglandinderivat, das 1986 auf den Markt kam. Wegen der erheblich besseren Verträglichkeit der PPI spielen diese Wirkstoffe in der Therapie von säurebedingten Erkrankungen jedoch praktisch keine Rolle mehr.

3.1.2 Entwicklung des Verbrauchs

Im Zeitraum von 2003 bis 2011 hat sich der Verbrauch in der Indikationsgruppe gegen säurebedingte Erkrankungen verdreifacht und erreichte 2012 3,0 Mrd. DDD (◻ Abb. 3.1). Jedem GKV-Versicherten wurden 2012 im Mittel 44 DDD säurehemmende Mittel verordnet, womit diese Wirkstoffe zu den am häufigsten gebrauchten Arzneimitteln gehören.[1] Die Verbrauchssteigerung lag 2011 bei 13,5% und erreichte 2012 immer noch 11,5%. Der absolute Verbrauchsanstieg erreichte 2011 mit knapp 323 Mio. DDD seinen bisherigen Gipfel und lag 2012 mit rund 315 Mio. DDD etwas niedriger.

Mehrere Gründe sprechen dafür, dass für die seit über zehn Jahren anhaltende Zunahme des Verbrauchs von Mitteln bei säurebedingten Erkrankungen ein steigender Bedarf der Behandlung der Refluxerkrankung oder der Magenschutztherapie verantwortlich ist (siehe 3.1.3). Der enorme Verbrauchszuwachs in den letzten Jahren ist jedoch kaum durch eine sprunghafte Bedarfssteigerung in den genannten Indikationen zu erklären. Die mitt-

---

1 Zur Kategorisierung der Häufigkeit des Gebrauchs siehe Tabelle 6.3.

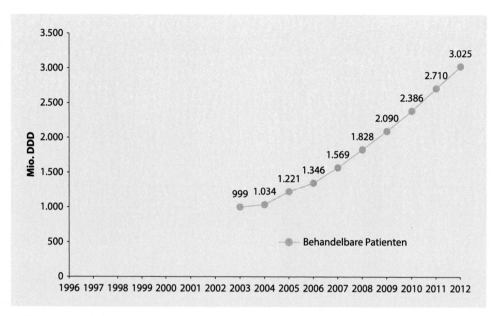

Abb. 3.1 Verbrauch von Arzneimitteln aus der Indikationsgruppe A02 in Mio. DDD im Zeitraum von 2003 bis 2012*.

* Die Darstellung beschränkt sich auf die Jahre 2003 bis 2012, da nur für diesen Zeitraum eine Anwendung der geänderten DDD-Festlegungen möglich ist, die 2008 publiziert wurden (Fricke et al. 2008). Durch diese Änderungen kommt es zu erheblichen Abweichungen gegenüber den Angaben im Arzneimittel-Atlas 2008.
Quelle: IGES-Berechnungen nach NVI (INSIGHT Health)

leren Preise je DDD sind im Beobachtungszeitraum jährlich gesunken: für die PPI 2012 im Durchschnitt um 10% (von 0,29 auf 0,26 Euro) und damit deutlich geringer als noch im Vorjahr mit 23%. Außer Rabeprazol stehen inzwischen alle PPI in generischer Form zur Verfügung. Die Preise gingen 2011 am stärksten für Esomeprazol und Omeprazol zurück, nämlich um 23 bzw. 12%. Für Pantoprazol sank der mittlere AVP je DDD 2011 um 18%, 2012 jedoch nur noch um 5%. Die anhaltenden Preissenkungen allein erklären die hohe Verbrauchszunahme aber nicht befriedigend, denn auch 2006 sind die Preise gesunken, während der Verbrauch vergleichsweise weniger deutlich anstieg. Die Verbrauchssteigerung fiel jedoch mit der Einführung der Bonus-Malus-Regelung zusammen, die allerdings 2007 für die PPI nicht angewendet wurde und 2008 durch die Leitsubstanz-

regelung ersetzt wurde. Der Verbrauchsanstieg im Jahr 2009 ist umso bemerkenswerter, als Pantoprazol und Omeprazol in bestimmten Wirkstärken und Packungsgrößen seit dem Sommer 2009 rezeptfrei erhältlich sind (EMA 2009, 7. AMVVÄndV), was offenbar nicht zu einem Rückgang des zu Lasten der GKV verordneten Verbrauchs geführt hat.

Der massive Verbrauchsanstieg ist seit 2009 ganz überwiegend durch Pantoprazol bedingt, dessen Patentschutz 2009 ablief. Bis auf Esomeprazol, für das es seit 2010 Generika gibt, ist für alle anderen PPI der Verbrauch seit 2010 zurückgegangen. Der in DDD angegebene Verbrauchsanstieg stellt allerdings zumindest teilweise einen Artefakt dar: Zwar ist die DDD für Omeprazol und Pantoprazol mit jeweils 20 mg identisch; dennoch lässt sich vermuten, dass die DDD der beiden Wirkstoffe nicht äquivalent ist:

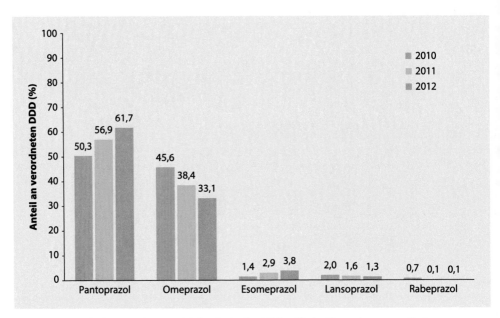

Abb. 3.2 Anteile der verordneten DDD für die Analog-Wirkstoffe des Therapieansatzes „Protonenpumpen-Inhibitoren (PPI)" für 2010 bis 2012.
Quelle: IGES-Berechnungen nach NVI (INSIGHT Health).

So liegt für Omeprazol der Verbrauchsanteil der Wirkstärke 20 mg bei rund 57%; bei Pantoprazol erreicht diese Wirkstärke jedoch nur 31% des Verbrauchs. Für diese Annahme spricht auch, dass die Vergleichsgrößen in der Festbetragsgruppe der PPI für Omeprazol und Pantoprazol mit 23,2 bzw. 29,9 nicht identisch sind. Interessant ist, dass die mittleren AVP je DDD für die beiden Wirkstoffe 2012 mit 0,24 € bzw. 0,30 € ziemlich exakt diesen Vergleichsgrößen entsprachen.

Wie zuvor erwähnt, dominieren unter den Wirkstoffen gegen säurebedingte Erkrankungen PPI, deren Anteil am Verbrauch im Zeitraum von 2010 bis 2012 von 95,7 auf 97,3% gestiegen ist. Der Verbrauchsanteil der H_2-Antagonisten sank von 4,1 auf 2,5%. Andere Wirkstoffgruppen sind praktisch ohne Bedeutung.

Bei der Gruppe der PPI ist es in den letzten beiden Jahren zu erheblichen Verschiebungen zwischen den Verbrauchsanteilen gekommen (Abb. 3.2). In der Vergangenheit

war Omeprazol der dominante Wirkstoff, gefolgt von Pantoprazol. Mit Einführung der Pantoprazol-Generika im Jahr 2009 hat sich das Verhältnis inzwischen komplett umgedreht. Während der Verbrauchsanteil von Omeprazol im Beobachtungszeitraum von rund 46 auf 33% zurückging, stieg der Anteil von Pantoprazol von 50 auf knapp 62% an. Der Anteil der übrigen PPI lag insgesamt bei 5,2%. Zu der Bevorzugung von Pantoprazol dürfte einerseits der derzeit günstige Preis je DDD beigetragen haben, der sich allerdings relativiert, wenn berücksichtigt wird, dass die DDD von Omeprazol und Pantoprazol nicht äquivalent sind (s. o.). Hinzu kommen möglicherweise auch qualitative Aspekte. So wird beispielsweise diskutiert, dass Pantoprazol das für bestimmte Arzneimittelwechselwirkungen (hier: Clopidogrel) relevante Enzym CYP 2C19 nicht hemmen soll (*NN* 2009a). Zu diesem Sachverhalt gab die EMA inzwischen bekannt, dass bei der Hemmung des Clopidogrel-Effekts nicht von einem Klasseneffekt der PPI auszugehen ist und Clopidogrel-Präparate daher lediglich eine Warnung hinsichtlich der gemeinsamen Anwendung mit Omeprazol oder Esomeprazol tragen müssen (*EMA* 2010).

3.1.3 Regionale Unterschiede im Verbrauch

Beim Verbrauch von Mitteln gegen säurebedingte Erkrankungen, der vor allem den Verbrauch von PPI anzeigt, waren 2012 erhebliche regionale Unterschiede zu beobachten (☐ Abb. 3.3). In Mecklenburg-Vorpommern war der Pro-Kopf-Verbrauch mit 60 DDD am höchsten. Der niedrigste Verbrauch wurde mit 37 DDD je Versicherten in der KV-Region Hamburg beobachtet. Die höchste Zuwachsrate war im Saarland zu beobachten, wo der Verbrauch im Vergleich zum Vorjahr um 14% anstieg. Die multiple Regressionsanalyse zeigt, dass sich der unterschiedliche Pro-Kopf-Verbrauch weitgehend (Bestimmtheitsmaß 0,87) durch die Unterschiede im Verbrauch anderer Arzneimittel – insbesondere von antithrombotischen Mitteln – dem Anteil der Personen über 55 Jahren sowie dem Anteil von Personen mit einem BMI über 30 in der jeweiligen Region erklären lässt (▶ Kap. 3). Der Zusammenhang mit dem Anteil adipöser Menschen ist plausibel, da Übergewicht ein Risikofaktor sowohl für das Entstehen einer gastroösophagealen Refluxerkrankung als auch die Ausprägung der Symptomatik ist (*Herold* 2010, *Nocon* et al. 2007). Im Alter zwischen 60 und 69 Jahren ist die Prävalenz der Refluxerkrankung am höchsten und die Symptomatik am schwersten (*Nocon* et al. 2006). Auch der Zusammenhang mit dem Verbrauch von antithrombotischen Mitteln (▶ Kap. 3.4) ist plausibel, denn den größten Anteil an diesen Mitteln hat die Acetylsalicylsäure, die bei Daueranwendung das Risiko für Ulzera im Magen-Darm-Bereich erhöht.

3.1.4 Epidemiologie, Bedarf und Angemessenheit der Versorgung

Zu den Indikationen, bei denen Wirkstoffe der Indikationsgruppe „Mittel bei säurebedingten Erkrankungen" eingesetzt werden, gehört vor allem die gastroösophageale Refluxerkrankung (GERD). Weitere Indikationen sind Ulzera des Magens und des Darms sowie die Gastritis, insbesondere durch eine Infektion mit *Helicobacter pylori*. Darüber hinaus werden vor allem die PPI zur Magenschutztherapie bei gleichzeitiger Anwendung von NSAR verwendet. Auch bei der Dyspepsie, die nicht immer klar von der Refluxösophagitis zu trennen ist, werden die hier betrachteten Wirkstoffe eingesetzt. Die PPI gelten hier als Mittel der Wahl, obwohl sie für diese Indikation nicht zugelassen sind (*NN* 2008a, b).

Angaben zur Prävalenz einer *Helicobacter pylori*-Infektion werden in verschiedenen Regionen Deutschlands von 21% für den Großraum Hannover bis zu 44% für das Bundesland Sachsen-Anhalt angegeben. Bei etwa 17% der Patienten, die von einer *Helicobacter pylori*-Infektion betroffen sind, entwickelt sich eine gastroduodenale Ulkuskrankheit und in seltenen Fällen (<1%) sogar ein Magenkarzinom (*RKI* 2013). Die Inzidenz des Ulkus wird im Bundesgesundheitssurvey 1998 mit 0,17% angegeben, die der Gastritis mit 0,5%. Bei rund 70 bis 80% der Ulzera (*Caspary* et al. 1996) bzw. bei etwa 15% der Gastritis-Fälle ist von einer *Helicobacter pylori*-Infektion als Ursache auszugehen[2] (*Rugge* 2008). Ein nachgewiesenes Ulkus, das durch eine *Helicobacter pylori*-Infektion hervorgerufen wird, ist in jedem Fall mit einer Eradikationstherapie zu behandeln.

---

2 Einer Untersuchung von *Weck* et al. 2009 zufolge dürfte diese Zahl jedoch noch deutlich höher liegen, ohne dass dort jedoch konkret quantifizierbare Aussagen gemacht werden.

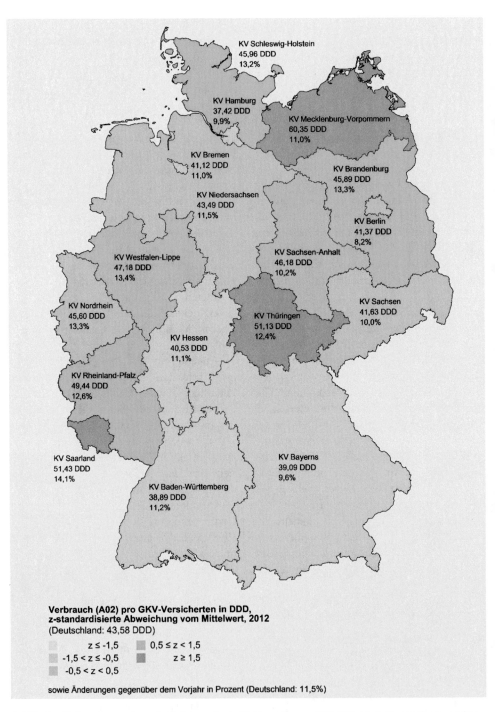

KV Schleswig-Holstein
45,96 DDD
13,2%

KV Hamburg
37,42 DDD
9,9%

KV Mecklenburg-Vorpommern
60,35 DDD
11,0%

KV Bremen
41,12 DDD
11,0%

KV Brandenburg
45,89 DDD
13,3%

KV Niedersachsen
43,49 DDD
11,5%

KV Berlin
41,37 DDD
8,2%

KV Westfalen-Lippe
47,18 DDD
13,4%

KV Sachsen-Anhalt
46,18 DDD
10,2%

KV Nordrhein
45,60 DDD
13,3%

KV Sachsen
41,63 DDD
10,0%

KV Thüringen
51,13 DDD
12,4%

KV Hessen
40,53 DDD
11,1%

KV Rheinland-Pfalz
49,44 DDD
12,6%

KV Saarland
51,43 DDD
14,1%

KV Bayerns
39,09 DDD
9,6%

KV Baden-Württemberg
38,89 DDD
11,2%

**Verbrauch (A02) pro GKV-Versicherten in DDD,
z-standardisierte Abweichung vom Mittelwert, 2012**
(Deutschland: 43,58 DDD)

	$z \leq -1,5$		$0,5 \leq z < 1,5$
	$-1,5 < z \leq -0,5$		$z \geq 1,5$
	$-0,5 < z < 0,5$		

sowie Änderungen gegenüber dem Vorjahr in Prozent (Deutschland: 11,5%)

Abb. 3.3 Verbrauch von Arzneimitteln aus der Indikationsgruppe „A02 Mittel bei säurebedingten Erkrankungen" in DDD je Versicherten im Jahr 2012 und Änderung gegenüber dem Vorjahr nach KV-Region.

Quelle: IGES-Berechnungen nach NVI (INSIGHT Health)

Tendenziell wird eher von einer abnehmenden Zahl an behandlungsbedürftigen Ulzera für die Zukunft auszugehen sein, da sich durch die drastische Therapie des *Helicobacter pylori*-Keims in den vergangenen Jahren ein Kohorteneffekt eingestellt hat. Das heißt, das Risiko der Ansteckung mit diesem Keim nimmt bevölkerungsbezogen ab und damit auch das Risiko, behandlungsbedürftige Gastritiden und Ulzera zu entwickeln (*Parsonnet* 1995). Bei einer Gastritis, die nicht mit einer Infektion durch *Helicobacter pylori* vergesellschaftet ist, liegt nicht immer ein Behandlungsbedarf vor. Daher ergeben sich für die Population der GKV insgesamt ca. 141.000 Patienten mit einer Behandlungsindikation Ulkus oder *Helicobacter pylori*-bedingter Gastritis. Beim Ulkus wurde eine Mindestbehandlungsdauer von 28, bei Gastritis von sieben Tagen angenommen (*Wolff und Weihrauch* 2009, *Deutsche Gesellschaft für Verdauungs- und Stoffwechselkrankheiten* 2008).

Die Prävalenz der Refluxkrankheit wird nach der Leitlinie der Deutschen Gesellschaft für Verdauungs- und Stoffwechselerkrankungen in der erwachsenen Bevölkerung auf 10 bis 20% geschätzt (*Koop* et al. 2005). Auch eine systematische Übersichtsarbeit zur Prävalenz der Refluxkrankheit in Europa (*Dent* et al. 2005) schätzt die Prävalenz zwischen 9,8 und 18%. *Toghanian* et al. (2010) ermittelten ebenfalls auf Grundlage europäischer Daten eine Prävalenzrate von 19%, wobei bei 61% der prävalenten Patienten die Störung von einem Arzt diagnostiziert wurde. 31% der Patienten gaben an, unter einer schwereren Symptomatik zu leiden (Symptome an mindestens zwei Tagen pro Woche und nachts bzw. Medikamenteneinnahme mindestens zweimal pro Woche). Bei 41,8% der Patienten in einer der eingeschlossenen Studien bestand diese Symptomatik bereits seit zehn oder mehr Jahren. *Nocon* et al. 2006 verwendeten Daten des Bundesgesundheitssurvey 1998, in dem 18% der Befragten mittelschwere bis schwere Reflux-Symptome angaben. Diese

Prävalenz wurde der Schätzung der Patientenzahl zugrunde gelegt und ein Behandlungsbedarf von 41,8% der Patienten angenommen. Darauf basierend ergibt sich für die GKV-Population eine Zahl von rund 4,3 Mio. behandlungsbedürftigen Patienten.

Auf der Basis dieser Annahmen kann geschätzt werden, dass die Zahl der behandelbaren Patienten von 3,0 Mio. im Jahr 2003 auf ca. 8,5 Mio. im Jahr 2012 angestiegen ist (◻ Abb. 3.4). Der Bedarf für die Behandlung der Patienten mit Ulkus, Gastritis oder einer Refluxkrankheit war bereits 2007 gedeckt. Nicht berücksichtigt werden konnte der Bedarf für die Anwendung von PPI im Sinne einer Magenschutztherapie bei der Verordnung von nichtsteroidalen Antirheumatika sowie bei Dyspepsie, der nur sehr schwer zu schätzen ist. Die Diagnose einer Refluxkrankheit kann auch nicht in jedem Falle objektiviert werden, denn bei bestehender Symptomatik (Sodbrennen) schließt das Fehlen von endoskopisch sichtbaren Veränderungen die Diagnose nicht aus (*Koop* et al. 2005). Es ist daher anzunehmen, dass angesichts der drastisch gesunkenen Preise für PPI die Indikation für deren Verordnung weniger restriktiv als in der Vergangenheit gestellt wird. Die Berechnung der Zahl der behandelbaren Patienten geht davon aus, dass jeder Patient für die Dauer der Behandlung mit täglich einer DDD versorgt wird. Wie bereits ausgeführt, ist eventuell diese Annahme insbesondere für Pantoprazol nicht korrekt, bei dem etwa zwei Drittel des Verbrauchs auf die Darreichungsformen der Wirkstärke 40 mg entfallen (DDD = 20 mg). Vor dem Hintergrund der diskutierten Einschränkungen kann die Zunahme des Verbrauchs an säurehemmenden Arzneimitteln plausibel sein.

Da Studien zum tatsächlichen Bedarf der Magenschutztherapie und bei Dyspepsie fehlen, lässt sich nicht klären, ob der aktuelle Verbrauch als Überversorgung interpretiert werden muss. In den USA wird die jährliche Inzidenz symptomatischer Ulzera bei Patien-

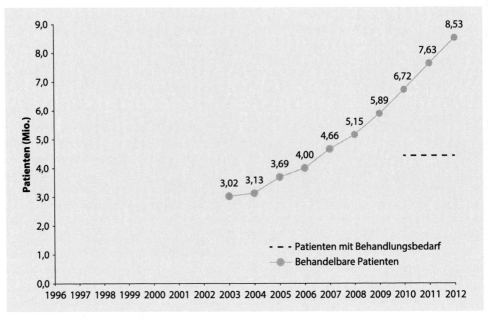

Abb. 3.4 Behandlungsbedarf von säurebedingten Erkrankungen (A02).
Quelle: IGES-Berechnungen nach NVI (INSIGHT Health)

ten unter nichtsteroidalen Antirheumatika auf 2 bis 4% und von entsprechenden Komplikationen auf 1 bis 2% geschätzt (*Cheskin* 2001). Das Risiko für diese Komplikationen – wie Blutungen – ist bei multimorbiden und älteren Patienten am höchsten.

Auch in der Zukunft ist aus mehreren Gründen nur mit einer langsamen Sättigung des Bedarfs zu rechnen: Mit zunehmender Alterung der Bevölkerung wird voraussichtlich auch das Risiko für die Entwicklung von Ulzera sowie der Bedarf an nichtsteroidalen Antirheumatika zur symptomatischen Behandlung von Gelenkerkrankungen steigen, der wiederum eine Magenschutztherapie erforderlich macht. Auch das Risiko für die Refluxkrankheit nimmt mit dem Lebensalter zu und korreliert zudem positiv mit dem Body-Mass-Index, wie in einer weiteren Auswertung der Nurses-Health-Studie festgestellt wurde (*Jacobson* et al. 2006). Für die Zukunft ist in Deutschland nicht nur von einer Zunahme der Zahl älterer, sondern auch der

Zahl übergewichtiger Menschen auszugehen. Zudem wird die Refluxkrankheit vermutlich auch häufiger diagnostiziert, weil von einer erhöhten Wahrnehmung dieser früher oft als „Sodbrennen" bezeichneten Störung ausgegangen werden muss. Allerdings werden in diesem Zusammenhang Rebound-Phänomene diskutiert: Das Absetzen nach einer mehrwöchigen PPI-Medikation könnte demnach dazu führen, dass die ursprüngliche Symptomatik erneut auftritt, was letztlich zu einer Art Abhängigkeit und Dauergebrauch führen kann (*NN* 2009b). Dieses Phänomen kann bei bestimmten Patientengruppen, die PPI nicht nur vorübergehend oder bei akuten Beschwerden einnehmen, auch zu einer Erhöhung der verordneten Mengen an PPI beitragen; das Ausmaß dieses Effekts lässt sich aber derzeit nicht abschätzen. In der Leitlinie zur Behandlung der Refluxkrankheit wird empfohlen, die Behandlung nach einer mehrwöchigen PPI-Therapie ausschleichend abzusetzen (*Koop* et al. 2005).

3.1.5 Analyse der Ausgabendynamik

Die Ausgaben für die Indikationsgruppe A02 lagen 2012 bei 627 Mio. Euro (■ Tab. 3.1). Die Ausgaben gingen damit, wie bereits in den Vorjahren, weiter zurück. Unter den Komponenten der Ausgabenentwicklung der Indikationsgruppe verringerte sich die Bedeutung der Verbrauchskomponente im Vergleich zu den Vorjahren weiterhin leicht. So führte sie 2012 nur zu einer Ausgabenerhöhung von 70 Mio. Euro, was unter der Ausgabensteige-

rung von 91 Mio. Euro im Vorjahr lag. Wie in den vorherigen Jahren wurde der verbrauchsbedingte Ausgabenanstieg durch Einsparungen überkompensiert. Insgesamt gingen die Ausgaben 2012 deutlich weniger zurück (–13,4 Mio. Euro) als im Vorjahr (–154,4 Mio. Euro) (■ Abb. 3.5). Die höchsten Einsparungen waren, wie schon im Vorjahr, durch die Preis-Komponente bedingt; sie fielen 2012 jedoch deutlich geringer aus als 2011. An zweiter Stelle stand die Ausgabenminderung durch Einsparungen aufgrund der Herstellerkomponen-

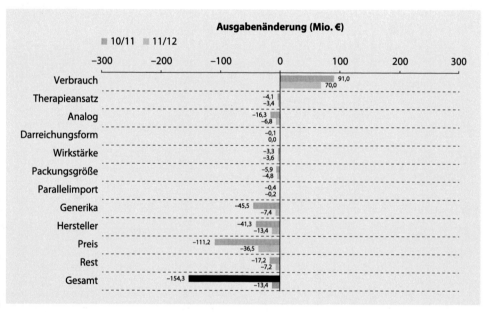

■ **Abb. 3.5** Komponenten der Ausgabenänderung im Jahr 2012 für die Indikationsgruppe „A02 Mittel bei säurebedingten Erkrankungen".

Quelle: IGES-Berechnungen nach NVI (INSIGHT Health)

■ **Tab. 3.1** Ausgabenentwicklung in der Indikationsgruppe „A02 Mittel bei säurebedingten Erkrankungen" in den Jahren 2011 und 2012

Ausgaben (Mio. Euro)		Änderung gegenüber Vorjahr (Mio. Euro)		Prozentuale Veränderung gegenüber Vorjahr		Anteil an Gesamtausgaben (%)	
2011	2012	2010 vs. 2011	2011 vs. 2012	2010 vs. 2011	2011 vs. 2012	2011	2012
640,76	627,39	–154,35	–13,38	–19,41	–2,09	2,35	2,40

Quelle: IGES-Berechnungen nach NVI (INSIGHT Health)

te. Durch diese wurden 2012 mit 13,4 Mio. Euro weniger eingespart als im Vorjahr mit 41,3 Mio. Euro. Grund dafür war die Erhöhung des Anteils rabattierter Arzneimittel in der Indikationsgruppe. Auch die Einsparungen durch einen höheren Anteil Generika waren 2012 mit 7,4 Mio. Euro sehr viel geringer als im Vorjahr mit 45,5 Mio.

Für Esomeprazol erhöhte sich der Verbrauchsanteil von Generika von 86% in 2011 auf 95% in 2012. Zudem stieg der Anteil an verordnetem generischem Pantoprazol 2012, ausgehend von einem Vorjahresanteil von 99,3%, nochmals geringfügig (99,7%).

Für Einsparungen durch Analog-Wettbewerb sorgte erneut der steigende Verbrauchsanteil von Pantoprazol. Die Einsparungen durch die Analog-Komponente waren jedoch 2012 mit 7 Mio. Euro geringer als im Vorjahr mit 16 Mio. Euro.

Fazit zur Indikationsgruppe „A02 Mittel bei säurebedingten Erkrankungen"

Ausgaben	Ausgabenrückgang
Prominenteste Komponente(n)	Verbrauch, Preis, Generikasubstitution, Hersteller
Verbrauch	Überdurchschnittliches Wachstum Bedingt durch Preissenkungen ist eine wenig restriktive Indikationsstellung für die Verordnung von PPIs anzunehmen.
Therapieansätze	Entfällt
Analog-Wettbewerb	Generisches Pantoprazol und Esomeprazol werden vermehrt verordnet
Sonstiges	Ausgabenrückgang durch Preiskomponente

Literatur

AMVVÄndV (2009) Siebte Verordnung zur Änderung der Arzneimittelverschreibungsverordnung. http://www.buzer.de/gesetz/8905/index.htm (10.08.2011).

Caspary WF, Arnold R, Bayerdorffer E et al. (1996) Diagnostik und Therapie der Helicobacter-pylori-Infektion. Zschr Gastroenterol 34: 392–401.

Cheskin LJ. (2001) Nonsteroidal anti-inflammatory drugs, cyclooxygenase inhibitors, and the risk of gastrointestinal complications. The American Journal of Managed Care 7: Sup.: S395–S393.

Dent J, El-Serag H B, Wallander MA, Johansson S (2005) Epidemiology of gastrooesophageal reflux disease: a systematic review. Gut 54: 710–717.

Deutsche Gesellschaft für Verdauungs- und Stoffwechselkrankheiten (2008) Helicobacter pylori und gastroduodenale Ulkuskrankheit. Leitlinie der Deutschen Gesellschaft für Verdauungs- und Stoffwechselkrankheiten (DGVS) in Zusammenarbeit mit der Deutschen Gesellschaft für Hygiene und Mikrobiologie, Gesellschaft für Pädiatrische Gastroenterologie und Ernährung, Deutschen Gesellschaft für Rheumatologie. http://www.awmf.org/uploads/tx_szleitlinien/021-001_S3_Helicobacter_pylori_und_gastroduodenale_Ulkuskrankheit_12-2008_12-2013.pdf (10.08.2011).

DIMDI (Hrsg.) (2006, 2007, 2008) Anatomisch-therapeutisch-chemische-Klassifikation mit Tagesdosen. Amtliche Fassung des ATC-Index mit DDD-Angaben für die Bundesrepublik Deutschland im Jahr 2006 (bzw. 2007, 2008).

Edwards SJ, Lind T, Lundell L (2001) Systematic review of proton pump inhibitors for the acute treatment of reflux oesophagitis. Aliment Pharmacol Ther 15:1729–1736.

EMEA (2009) Europäischer öffentlicher Beurteilungsbericht Pantozol Control. http://www.ema.europa.eu/docs/de_DE/document_library/EPAR_-_Summary_for_the_public/human/001013/WC500038580.pdf (10.08.2011).

EMA (2010) Interaction between clopidogrel and proton-pump inhibitors. Öffentliche Stellungnahme vom 17.03.2010. http://www.ema.europa.eu/humandocs/PDFs/EPAR/Plavix/17494810en.pdf (10.08.2011).

Fricke U, Günther J, Zawinell A (2008) Anatomisch-chemisch-therapeutische Klassifikation mit Tagesdosen für den deutschen Arzneimittelmarkt. Herausgegeben vom Wissenschaftlichen Institut der Ortskrankenkassen (WIdO).

Herold G (Hrsg., 2010) Innere Medizin. Verlag Gerd Herold.

Jacobson BC, Smers SC, Fuchs CS, Kelly CP, Camargo CA Jr (2006) Body-mass index and symptoms of gastroesophageal reflux in women. N Engl J Med 354: 2340–2348.

Koop H, Schepp W, Müller-Lissner S et al. (2005) Gastroösophageale Refluxkrankheit – Ergebnisse einer evidenzbasierten Konsensuskonferenz der Deutschen Gesellschaft für Verdauungs- und Stoffwechselkrankheiten. Zschr Gastroenterol 43: 163–164.

NN (2007) Bonus-Malus gilt nicht mehr für PPI-Präparate. Ärzte-Zeitung vom 26.02.2007. http://www.aerztezeitung.de/news/article/439879/bonus-malus-gilt-nicht-ppi-praeparate.html?sh=1&h=66140533 (10.08.2011).

NN (2008a) Therapie der Dyspepsie (I). Arznei-Telegramm 39: 82–85.

NN (2008b) Therapie der Dyspepsie (II). Arznei-Telegramm 39: 95–97.

NN (2009a) Clopidogrel (Plavix, Iscover). Probleme mit Protonenpumpenhemmern? Arznei-Telegramm 40: 22.

NN (2009b) Protonenpumpenhemmer: Beschwerderebound nach Absetzen? Arznei-Telegramm 40: 90.

Nocon M, Keil T, Willich SN (2006) Prevalence and sociodemographics of reflux symptoms in Germany – results from a national survey. Alimentary Pharmacology & Therapeutics 23: 1601–1605.

Nocon M, Labenz J, Jaspersen D, Meyer-Sabellek et al. (2007). Association of body mass index with heartburn, regurgitation and esophagitis: results of the Progression of Gastroesophageal Reflux Disease study. J Gastroenterol Hepatol 22: 1728–1731.

Parsonnet J (1995) The incidence of Helicobacter pylori infection. Alimentary Pharmacology & Therapeutics 9; Suppl 2: 45–51.

RKI (2013) Epidemiologisches Bulletin, Überblick zu aktuellen Projekten des Nationalen Referenzzentrums fur Helicobacter pylori, Heft 3, 24–25.

Rugge M, Kim JG, Mahachai V et al. (2008) OLGA gastritis staging in young adults and country-specific gastric cancer risk. Int J Surg Pathol. 16: 150–154.

Toghanian S, Wahlqvist P, Johnson DA, Bolge SC, Liljas B (2010) The burden of disrupting gastro-oesophageal reflux disease: a database study in US and European cohorts. Clin Drug Investig 30(3): 167–178.

Weck MN, Gao L, Brenner H (2009) Helicobacter pylori infection and Chronic Atrophic Gastritis. Associations according to Severity of disease. Epidemiology 20: 569–574.

WHO (2008) ATC Index 2007. WHO Collaborating Centre for Drug Statistics Methodology.

Wolff HP, Weihrauch TR (2009) Internistische Therapie 2008, 2009. 17. Aufl. München: Elsevier.

3.2   A10 Antidiabetika

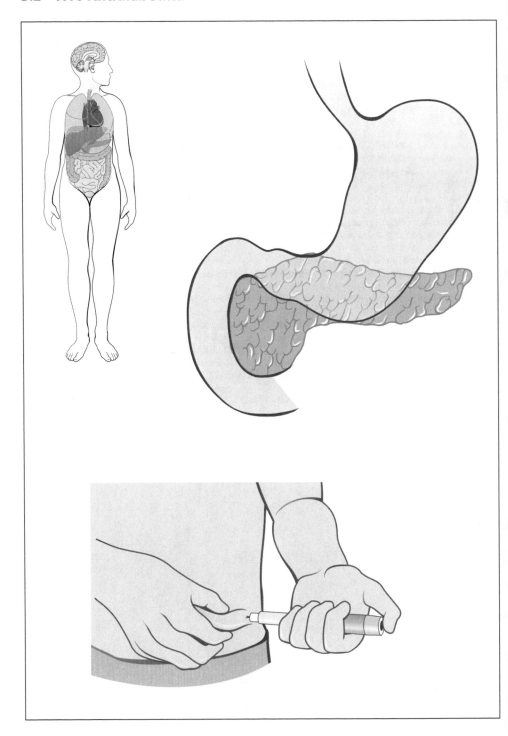

3.2.1 Entwicklung der Indikationsgruppe

Zur Indikationsgruppe der Antidiabetika gehört die Teil-Indikationsgruppe der Insuline, die gespritzt werden müssen. Sie sind zur Behandlung des Typ-1-Diabetes zwingend erforderlich, kommen aber auch bei Typ-2-Diabetikern zum Einsatz. Die zweite Teil-Indikationsgruppe enthält alle anderen Antidiabetika außer den Insulinen. Diese umfassen überwiegend die oralen Antidiabetika (OAD) und sind in der Regel nur zur Behandlung des Typ-2-Diabetes geeignet.

Insuline

Die Therapie des Typ-1-Diabetes war bis zum Beginn des 20. Jahrhunderts auf diätetische Maßnahmen beschränkt. Zwar war bereits bekannt, dass ein Insulinmangel die Ursache der Erkrankung war, doch gelang es erst Frederick Grant Banting und Charles Best im Jahre 1923 an der Universität Toronto, Insulin aus Bauchspeicheldrüsen von Hunden und Kälbern so zu extrahieren, dass es für den therapeutischen Einsatz beim Menschen geeignet war. Bis im Jahr 1982 gentechnisch hergestelltes Humaninsulin eingeführt wurde, kam Insulin vom Schwein oder Rind zum Einsatz, welches durch Zusatz weiterer Stoffe (z. B. Protamin) in der Wirkdauer modifiziert werden konnte. Um die gleichzeitige Gabe von kurz und länger wirkenden Formen zu vereinfachen, werden auch sogenannte Mischinsuline angewendet. Durch gentechnische Veränderung des Humaninsulins stehen inzwischen auch sogenannte Insulinanaloga zur Verfügung, die sich vor allem hinsichtlich der Zeit bis zum Wirkungseintritt und der Wirkdauer vom Humaninsulin unterscheiden. 1996 wurde das Insulin lispro eingeführt, dessen Wirkung im Vergleich zu Humaninsulin etwas rascher einsetzt und weniger lang anhält. Ihm folgten 1999 Insulin aspart und 2004 Insulin glulisin als ebenfalls schnell wirkende Insulinanaloga. Mit Insulin glargin und Insulin detemir wurden 2000 und 2004 zwei besonders lang wirkende Insulinanaloga eingeführt.

Andere Antidiabetika

Der Entwicklung der Sulfonylharnstoffe als orale Antidiabetika im Jahr 1942 lag die Beobachtung zugrunde, dass einige antibakteriell wirksame Sulfonamide Hypoglykämien erzeugen. Als Ergebnis systematischer Forschungen wurde zunächst Carbutamid als erster therapeutisch anwendbarer Sulfonylharnstoff bei Typ-2-Diabetes eingeführt, später jedoch aufgrund schwerer Nebenwirkungen vom Markt genommen. Zu Beginn der 1950er Jahre wurde Tolbutamid, das keine unerwünschten bakteriostatischen Eigenschaften mehr besitzt, für die breite Anwendung zugelassen. Anfang der 1970er Jahre kamen Glibenclamid und andere verwandte Substanzen auf den Markt.

In den 1960er Jahren wurde die Wirkstoffgruppe der Biguanide eingeführt. Die Wirkstoffe Buformin und Phenformin sind heute wegen der Gefahr bedrohlicher Nebenwirkungen nicht mehr im Handel. Metformin, das 1968 in Deutschland in den Handel kam, erlebt jedoch seit Ende der 90er Jahre eine Renaissance, zu der insbesondere die United Kingdom Prospective Diabetes Study (UKPDS) beigetragen haben dürfte. Sie zeigte, dass Metformin bei übergewichtigen Typ-2-Diabetikern die Letalität senkt (*UKPDS Group* 1998). Wann immer möglich, wird heute die medikamentöse Therapie des Typ-2-Diabetes mit Metformin begonnen (*Matthaei* et al. 2009).

1999 wurde mit den Gliniden eine neue Substanzklasse in Deutschland eingeführt, die ähnlich wie die Sulfonylharnstoffe die Insulinfreisetzung aus der Bauchspeicheldrüse fördern. Die Gruppe der Glitazone oder Thiazolidindione wurde im Jahr 2000 durch Einführung von Rosiglitazon und Pioglitazon begründet. Diese Wirkstoffe werden auch als Insulinsensitizer bezeichnet und weisen einen

Tab. 3.2 Neue Wirkstoffe in der Indikationsgruppe „A10 Antidiabetika" im Zeitraum von 2008 bis 2012.

Jahr (Markteinführung)	Wirkstoff	Teil-Indikationsgruppe	Therapieansatz
2008	Vildagliptin	Andere Antidiabetika	DPP-4-Inhibitoren
2009	Liraglutid	Andere Antidiabetika	GLP-1-Rezeptor-Agonisten
2009	Saxagliptin	Andere Antidiabetika	DPP-4-Inhibitoren
2011	Linagliptin	Andere Antidiabetika	DPP-4-Inhibitoren
2012	Dapagliflozin	Andere Antidiabetika	SGLT2-Inhibitoren

Quelle: IGES

von den Sulfonyharnstoffen abweichenden Wirkmechanismus auf. Für Rosiglitazon musste 2010 wegen des Verdachts auf erhöhte kardiovaskuläre Risiken der Vertrieb eingestellt werden (*BfArM* 2010).

Im Jahr 2007 wurden die ersten Vertreter der Wirkstoffgruppe der Dipeptidyl-Peptidase-4-Inhibitoren (DPP-4-Inhibitoren) oder Gliptine sowie der GLP-1-Rezeptor-Agonisten eingeführt. Diese Wirkstoffgruppen zielen auf völlig andere Angriffspunkte als die bisher angewendeten. Erster Vertreter der DPP-4-Hemmer ist das Sitagliptin, es folgten Vildagliptin (2008) und Saxagliptin (2009) (Tab. 3.2). Linagliptin wurde zwar 2011 zugelassen, wurde allerdings vom Markt genommen, weil der Hersteller befürchtete, dass der Ausgang des frühen Nutzenbewertungsverfahrens zu einem zu niedrigen Erstattungsbetrag führen würde (*NN* 2011). Die DPP-4-Inhibitoren werden in Form von Tabletten eingenommen und verzögern den Abbau körpereigener Inkretine, die ebenfalls die Insulinfreisetzung aus der Bauchspeicheldrüse erhöhen. Gliptine werden in Kombination mit anderen Antidiabetika gegeben, in der Regel Metformin, Glitazone oder Sulfonylharnstoffe. Der erste GLP-1-Rezeptor-Agonist ist das Exenatid (Tab. 3.2), ein künstlich hergestelltes Peptid, das Ähnlichkeit mit dem körpereigenen Inkretin GLP-1 (Glucagon-like peptide 1) hat. 2009 folgte Liraglutid. Exenatid und Liraglutid werden zu-

sätzlich zur Gabe von Metformin oder Sulfonylharnstoffen injiziert.

Das 2012 eingeführte Dapagliflozin ist der erste Vertreter der SGLT2-Inhibitoren (Tab. 3.2). Bei den SGLT2 (Sodium Glucose Linked Transporter) handelt es sich um Transportproteine, die in der Niere Glukose im Austausch gegen Natrium aus dem Urin rückresorbieren. Dapagliflozin hemmt den SGLT2, wodurch vermehrt Glukose mit dem Urin ausgeschieden wird und der Blutzuckerspiegel sinkt.

Seit einigen Jahren sind fixe Kombinationen oraler Antidiabetika auf dem Markt. Diese Entwicklung begann mit Einführung einer Kombination aus Metformin und Rosiglitazon im Jahr 2003. Inzwischen stehen zahlreiche weitere fixe Kombinationen mit Gliptinen, Glitazonen, Metformin oder Sulfonylharnstoffen zur Verfügung.

3.2.2 Entwicklung des Verbrauchs

Von den Antidiabetika wurden im Jahr 2012 jedem GKV-Versicherten im Mittel rund 30 DDD verordnet. Damit gehören die Antidiabetika zu den besonders häufig verordneten Arzneimitteln. Der Verbrauch von Antidiabetika hat sich in der Zeit von 1996 bis 2012 nahezu verdoppelt. Bis 2008 war ein steileres Verbrauchswachstum zu beobachten. Seit dem Jahr 2009 hat sich der Verbrauchszuwachs im

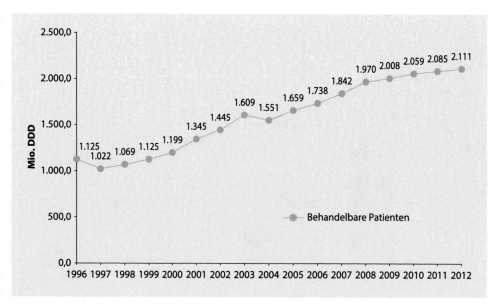

Abb. 3.6 Verbrauch von Arzneimitteln aus der Indikationsgruppe „A10 Antidiabetika" in Mio. DDD im Zeitraum von 1996 bis 2012.

Quelle: IGES nach AVR (1996 bis 2002), IGES-Berechnungen nach NVI (INSIGHT Health) (ab 2003)

Vergleich zu den Vorjahren deutlich abgeschwächt. Der Verbrauchszuwachs erreichte 2011 und 2012 mit 27 bzw. 26 Mio. DDD die niedrigsten Werte seit 2004 (Abb. 3.6).

Sowohl für die „anderen Antidiabetika" als auch die Insuline war zwischen 2010 und 2012 nur geringes Wachstum von etwa 1% zu beobachten (Tab. 3.3). Der Verbrauchsanteil der „anderen Antidiabetika" ist sehr viel höher als der der Insuline, da Typ-2-Diabetes, welcher in erster Linie mit diesen Arzneimitteln behandelt wird, sehr

viel häufiger auftritt als Typ-1-Diabetes (siehe Abschn. 3.2.1).

Im Wesentlichen ist der seit 1996 beobachtete Verbrauchsanstieg vermutlich auf zwei Ursachen zurückzuführen: Einerseits auf eine Zunahme medikamentös behandelter Diabetiker, andererseits auf einen erhöhten Verbrauch bei bereits behandelten Diabetikern, um eine möglichst gute Einstellung des Blutzuckers zu erreichen, wie er durch Zielwerte, beispielsweise in Disease-Management-Programmen (DMP), vorgegeben ist.

Tab. 3.3 Übersicht der Menge der verordneten DDD in den Teil-Indikationsgruppen der Indikationsgruppe „A10 Antidiabetika" in den Jahren 2010 bis 2012.

Teil-Indikationsgruppe	DDD 2010 (Mio.)	DDD 2011 (Mio.)	DDD 2012 (Mio.)	Differenz 2010 vs. 2011 (%)	Differenz 2011 vs. 2012 (%)
Andere Antidiabetika	1.254,51	1.269,99	1.282,83	1,23	1,01
Insuline	804,23	815,26	828,10	1,37	1,58
Summe	2.058,74	2.085,25	2.110,93	1,29	1,23

Quelle: IGES-Berechnungen nach NVI (INSIGHT Health)

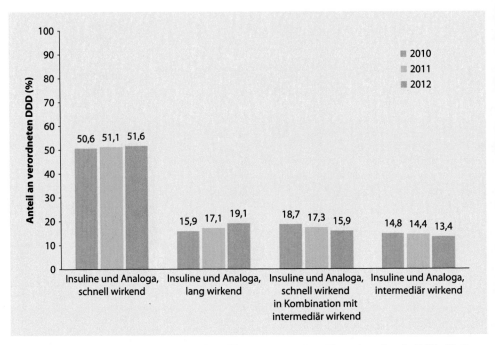

□ **Abb. 3.7** Anteile der verordneten DDD in der Indikationsgruppe A10 – Therapieansätze der Teil-Indikationsgruppe „Insuline" für 2010 bis 2012.
Quelle: IGES-Berechnungen nach NVI (INSIGHT Health)

Innerhalb der Teil-Indikationsgruppe der Insuline nahm auch 2012 der Verbrauchsanteil von lang wirkenden Insulinen weiterhin zu. Die Verbrauchsanteile von Mischinsulinen (Therapieansatz „Insuline und Analoga intermediär wirkend in Kombination mit schnell wirkend") der intermediär wirkenden Insuline nahm entsprechend ab, der Anteil von schnell wirkenden Insulinen änderte sich kaum (□ Abb. 3.7). Diese Verschiebungen zwischen den zum Einsatz kommenden Insulinformen spiegeln eine Zunahme der intensivierten Insulintherapie wider, bei der verzögert wirkendes Insulin (intermediär oder lang wirkend) mit einem schnell wirkenden kombiniert wird. Diese Form der Behandlung gilt als Therapie der Wahl bei Typ-1-Diabetes und ermöglicht bei Typ 2-Diabetes einen flexibleren Lebensstil als die konventionelle Insulintherapie mit Mischinsulinen (*Martin* et al. 2007, *Matthaei* et al. 2009).

In der Gruppe der schnell wirkenden Insuline setzte sich der Rückgang des Anteils von Humaninsulin fort, der zwischen 2010 und 2012 von 53 auf 47% fiel. Die Anteile der Insulinanaloga stiegen entsprechend an (□ Abb. 3.8).

Bei den „anderen Antidiabetika" blieb der Anteil von Metformin stabil (□ Abb. 3.9). Damit endet der seit 2005 für Metformin von 36 auf 47% beobachtete Anstieg des Verbrauchsanteils zunächst. Metformin ist bei allen Typ-2-Diabetikern mit Bedarf für eine medikamentöse Therapie indiziert, bei denen keine Kontraindikation für Metformin besteht (*Matthaei* et al. 2008, *AkdÄ* 2009). Der Anteil der Sulfonylharnstoff-Monopräparate fiel zwischen 2010 und 2012 deutlich von 36 auf 30%. Leicht rückläufig waren auch die Verbrauchsanteile der Glinide. Die Glitazone (Thiazolidindione) sind entsprechend Arzneimittelrichtlinie seit Herbst 2010 nicht

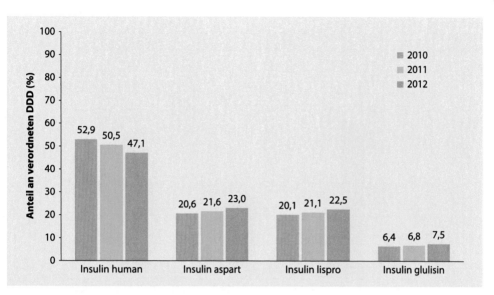

■ **Abb. 3.8** Anteile der verordneten DDD in der Indikationsgruppe A10 – Wirkstoffe der Teil-Indikationsgruppe „Insuline"/Therapieansatz „Schnell wirkende Insuline" für 2010 bis 2012.

Quelle: IGES-Berechnungen nach NVI (INSIGHT Health)

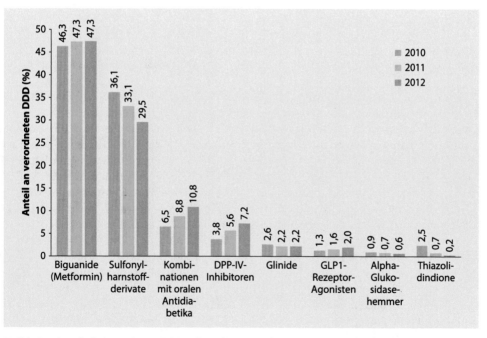

■ **Abb. 3.9** Anteile der verordneten DDD in der Indikationsgruppe A10 – Therapieansätze der Teil-Indikationsgruppe „Andere Antidiabetika" für 2010 bis 2012. Dargestellt sind nur Therapieansätze mit einem Anteil von mindestens 0,2%.

Quelle: IGES-Berechnungen nach NVI (INSIGHT Health)

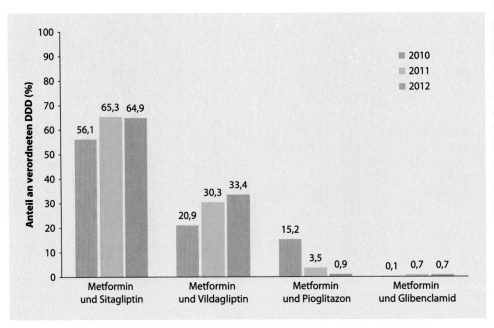

Abb. 3.10 Anteile der verordneten DDD in der Indikationsgruppe A10 – Wirkstoffe der Teil-Indikations-gruppe „andere Antidiabetika"/Therapieansatz „Kombinationen von oralen Antidiabetika" für 2010 bis 2012. Dargestellt sind nur Wirkstoffe mit einem Verbrauchsanteil von über 0,5%.
Quelle: IGES-Berechnungen nach NVI (INSIGHT Health)

mehr verordnungsfähig, weshalb ihr Verord-nungsanteil seit 2011 unter 1% liegt. Für die fixen Kombinationen von oralen Antidiabeti-ka, die DPP-4-Hemmer und GLP-1-Rezeptor-Agonisten stiegen die Verbrauchsanteile er-neut an: die Kombinationen erreichten 2012 fast 11%, die DPP-4-Hemmer und GLP-1-Re-zeptor-Agonisten zusammen mit 9% einen beinahe ebenso großen Anteil. Die Zunahme der Anteile dieser neuen Wirkstoffgruppen muss sicher auch in Zusammenhang mit dem Verordnungsausschluss der Glitazone gese-hen werden. Dieser führte auch dazu, dass innerhalb des Therapieansatzes der Kombina-tionen von oralen Antidiabetika die Anteile der Fixkombinationen mit den DPP-4-Hem-mern Sitagliptin und Vildagliptin (jeweils mit Metformin) von 74,1 im Jahr 2010 auf 95,7% im Jahr 2011 und 98,3% im Jahr 2012 anstieg (◻ Abb. 3.10). Unter den Monopräparaten der DPP-4-Hemmer führte 2012 mit einem

Verbrauchsanteil von 73% das Sitagliptin. Der Anteil des 2009 eingeführten Saxagliptin lag 2012 stabil bei 15%, während Vildagliptin sei-nen Anteil auf 12% erhöhte.

Die DPP-4-Hemmer (inkl. Fixkombina-tionen) und die GLP-1-Rezeptor-Agonisten konnten seit ihrer Einführung im Jahr 2007 ein Verbrauchswachstum von knapp 7 auf 255 Mio. DDD verbuchen. Aufgrund der frühen Nutzenbewertung wurde bereits das Linaglip-tin in Deutschland vom Markt genommen. Vom G-BA sind alle DDP-4-Hemmer des Bestandsmarkts incl. der Kombinationen zur frühen Nutzenbewertung aufgerufen worden (*GBA* 2011). Es bleibt abzuwarten, wie sich die Beschlüsse zur Nutzenbewertung auf die bisher beobachtete Entwicklung der neueren Antidiabetika auswirken werden.

In der zweitgrößten Gruppe innerhalb der Teil-Indikationsgruppe der anderen Anti-diabetika, den Sulfonylharnstoffen, haben nur noch zwei Wirkstoffe eine praktische Bedeutung: Es dominiert das Glimepirid, dessen Verbrauchsanteil sich zwischen 2010 und 2012 von 81% auf fast 84% erhöhte; entsprechend ging der Anteil des Glibenclamids zurück. Zum bevorzugten Einsatz von Glimepirid gibt es unterschiedliche Einschätzungen. Die Leitlinie zur Therapie des Typ-2-Diabetes (*Leitliniengruppe Hessen* 2008) empfiehlt das Glibenclamid als Mittel der ersten Wahl. Die Empfehlungen der Deutschen Diabetesgesellschaft (DDG) argumentieren, dass es keinen eindeutigen Nachweis für den Nachteil einer Therapie mit einem bestimmten Sulfonylharnstoff gebe (*Matthaei* et al. 2009). Auch die Therapieempfehlungen der *AkdÄ* (2009a) nennen keinen Sulfonylharnstoff, der bevorzugt gegenüber den anderen eingesetzt werden solle. An anderer Stelle wird jedoch die Bevorzugung des Glimepirids als fragwürdig bezeichnet (*AkdÄ* 2009b).

3.2.3 Regionale Unterschiede im Verbrauch

Der Verbrauch an Antidiabetika variiert stark zwischen den Regionen. Er reicht von 25 DDD pro GKV-Versicherten in Baden-Württemberg bis 47 DDD in Sachsen-Anhalt (◘ Abb. 3.11). Der höchste Zuwachs war 2012 mit 4,5% in Schleswig-Holstein zu beobachten. Der durchschnittliche Verbrauch in Deutschland liegt bei 30 DDD. Bei einzelner Betrachtung der möglichen Einflussfaktoren der regionalen Diabetesprävalenz (Daten zur regionalen Prävalenz von 2009 entsprechend *RKI* 2011), dem Anteil der Bevölkerung mit einem Anteil über 55 Jahren bzw. einem BMI über 30 (siehe Kapitel Methoden) zeigt der Anteil der älteren Bevölkerung in der linearen Regression den größten Zusammenhang mit dem Verbrauch ($R^2 = 0,87$), gefolgt vom Anteil der Bevölkerung mit Adipositas und der regionalen Diabetesprävalenz ($R^2 = 0,62$ bzw. 0,61). Im multiplen Regressionsmodell ver-

bleiben lediglich der Anteil der Älteren und die Diabetesprävalenz als signifikante Einflussfaktoren, die die beobachteten Unterschiede weitgehend erklären.

3.2.4 Epidemiologie, Bedarf und Angemessenheit der Versorgung

Nach den aktuellen Ergebnissen der „Studie zur Gesundheit Erwachsener in Deutschland" (DEGS) beträgt die Prävalenz des bekannten Diabetes 7,2% (Frauen: 7,4%; Männer: 7,0%) bei Erwachsenen im Alter von 18 bis 79 Jahren (*Kurth* 2012). Hinzu kommen je nach diagnostischen Kriterien weitere 0,7 bis 2,1% Erwachsene mit bisher unbekanntem Diabetes (*Kurth* 2012).

Der Kinder- und Jugend-Gesundheitssurvey des RKI (KiGGS), bei dem zwischen 2003 und 2006 knapp 18.000 Kinder und Jugendliche befragt und untersucht wurden, ergab, dass 0,14% aller 0- bis 17-Jährigen an Diabetes erkrankt sind. Dabei traten weder signifikante Unterschiede zwischen Mädchen und Jungen und den verschiedenen Altersgruppen noch zwischen unterschiedlichem sozialen oder Migrationsstatus oder unterschiedlicher Region auf (*Kamtsiuris* et al. 2007).

Basierend auf den aktuellen Prävalenzen aus DEGS und KiGGS ist im Jahr 2012 mit ca. 4,5 Mio. Typ-2- und ca. 0,5 Mio. Typ-1-Diabetikern in der GKV-Bevölkerung zu rechnen (bekannter Diabetes).

Für Typ-1-Diabetiker ist in jedem Fall von einem Behandlungsbedarf auszugehen. Für Typ-2-Diabetiker wurde mithilfe der Daten von *Turner* et al. (1999) ein leitliniengemäßer Behandlungsbedarf in Höhe von 85% modelliert. In der GKV muss also mit insgesamt rund 4,3 Mio. Diabetikern gerechnet werden, die eine Behandlung mit Antidiabetika benötigen.

Es wurde davon ausgegangen, dass alle 0,5 Mio. Typ-1-Diabetiker mit Insulin behan-

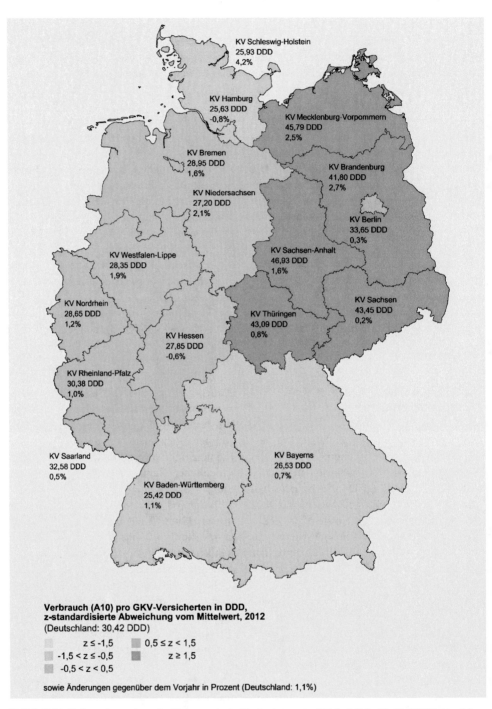

KV Schleswig-Holstein
25,93 DDD
4,2%

KV Hamburg
25,63 DDD
-0,8%

KV Mecklenburg-Vorpommern
45,79 DDD
2,5%

KV Bremen
28,95 DDD
1,6%

KV Brandenburg
41,80 DDD
2,7%

KV Niedersachsen
27,20 DDD
2,1%

KV Berlin
33,65 DDD
0,3%

KV Westfalen-Lippe
28,35 DDD
1,9%

KV Sachsen-Anhalt
46,93 DDD
1,6%

KV Nordrhein
28,65 DDD
1,2%

KV Sachsen
43,45 DDD
0,2%

KV Thüringen
43,09 DDD
0,8%

KV Hessen
27,85 DDD
-0,6%

KV Rheinland-Pfalz
30,38 DDD
1,0%

KV Saarland
32,58 DDD
0,5%

KV Bayerns
26,53 DDD
0,7%

KV Baden-Württemberg
25,42 DDD
1,1%

**Verbrauch (A10) pro GKV-Versicherten in DDD,
z-standardisierte Abweichung vom Mittelwert, 2012**
(Deutschland: 30,42 DDD)

	$z \leq -1{,}5$		$0{,}5 \leq z < 1{,}5$
	$-1{,}5 < z \leq -0{,}5$		$z \geq 1{,}5$
	$-0{,}5 < z < 0{,}5$		

sowie Änderungen gegenüber dem Vorjahr in Prozent (Deutschland: 1,1%)

◨ **Abb. 3.11** Verbrauch von Arzneimitteln aus der Indikationsgruppe „A10 Antidiabetika" in DDD je Versicherten im Jahr 2012 und Änderung gegenüber dem Vorjahr nach KV-Region.

Quelle: IGES-Berechnungen nach NVI (INSIGHT Health)

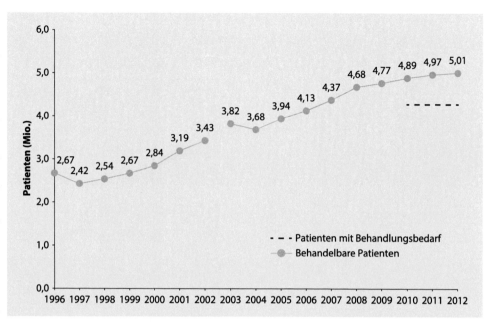

Abb. 3.12 Behandlungsbedarf mit Antidiabetika (A10).
Quelle: Berechnungen nach AVR (1996 bis 2002) und NVI (INSIGHT Health) (2003 bis 2012)

delt werden. Eine Modellierung ergab, dass darüber hinaus 32% aller Typ-2-Diabetiker mit Insulin behandelt werden (Mono- oder Kombinationstherapie). Insgesamt muss also 1,9 Mio. Diabetikern täglich mindestens eine DDD eines Insulins zur Verfügung stehen. Weiterhin ist bei 69% aller Typ-2-Diabetiker von einem Behandlungsbedarf mit „anderen Antidiabetika" auszugehen (Mono- oder Kombinationstherapie). Als benötigte Menge wurden täglich 1,25 DDD vorausgesetzt, da viele Patienten mehr als ein „anderes Antidiabetikum" erhalten und die Dosierung bei einigen Wirkstoffen üblicherweise höher als eine DDD pro Tag ist.[3] Die insgesamt verordnete Menge von Antidiabetika hätte demnach 2012 für 5,01 Mio. Patienten ausgereicht. Die

unter den genannten Annahmen berechnete Zahl behandelbarer Patienten liegt höher als der geschätzte Bedarf (▣ Abb. 3.12).

Die geschätzte Prävalenz bekannter Diabetiker beruht auf aktuellen Erhebungen des RKI und unterschätzt die Prävalenz vermutlich kaum. Allerdings stellen die Annahmen zum Bedarf der täglichen DDD-Mengen nur eine Näherung dar: Bricht man die Betrachtung auf die Teil-Indikationsgruppen herunter, dann hätte die Menge der verordneten Insuline von 828 Mio. DDD für 2,27 Mio. Patienten gereicht, es wurde allerdings nur ein Bedarf für 1,9 Mio. Patienten berechnet. Eine DDD Insulin entspricht 40 I.E. Der tägliche Bedarf für Insulin liegt üblicherweise zwischen 0,5 und 1 I.E. pro kg Körpergewicht bei Typ-1-Diabetikern und zwischen 0,3 und 1 I.E. pro kg Körpergewicht bei Typ-2-Diabetikern. Bei einem Körpergewicht von 70 kg entspricht dies 35 und 70 bzw. 12 und 70 I.E. (*Häussler* et al. 2010). Es ist anzunehmen, dass die getroffenen Annahmen zum tägli-

---

3 Für Glimepirid beispielsweise ist die DDD mit 2 mg festgelegt. Verordnungen mit Wirkstärken bis zu 2 mg hatten jedoch 2009 einen Verordnungsanteil von nur rund 33%. Die am häufigsten verordnete Wirkstärke war 3 mg mit einem Verordnungsanteil von rund 35%.

☐ **Tab. 3.4** Ausgabenentwicklung in der Indikationsgruppe „A10 Antidiabetika" in den Jahren 2011 und 2012.

Indikations-/Teil-Indikationsgruppe	Ausgaben (Mio. Euro)		Änderung gegenüber Vorjahr (Mio. Euro)		Prozentuale Veränderung gegenüber Vorjahr		Anteil an Gesamtausgaben (%)	
	2011	2012	2010 vs. 2011	2011 vs. 2012	2010 vs. 2011	2011 vs. 2012	2011	2012
Insuline	999,13	993,46	−57,90	−5,67	−5,48	−0,57	3,74	3,72
Andere Antidiabetika	592,24	664,66	10,55	72,42	1,81	12,23	2,21	2,49
Gesamt	1.591,37	1.658,11	−47,36	66,75	−2,89	4,19	5,95	6,21

Quelle: IGES-Berechnungen nach NVI (INSIGHT Health)

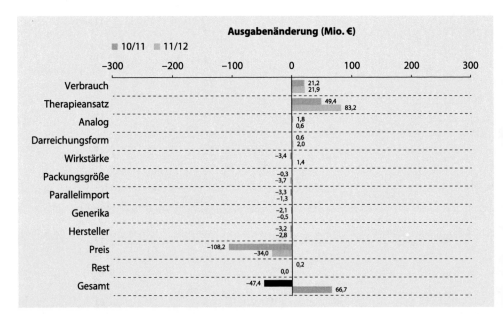

☐ **Abb. 3.13** Komponenten der Ausgabenänderung im Jahr 2012 für die Indikationsgruppe „A10 Antidiabetika".
Quelle: IGES-Berechnungen nach NVI (INSIGHT Health)

chen Insulinbedarf zu niedrig sind und im Durchschnitt mehr als 40 I.E. Insulin benötigt werden.

Die rund 1.283 Mio. DDD der anderen Antidiabetika, die 2012 verordnet wurden, hätten unter den getroffenen Annahmen zur Behandlung von 2,8 Mio. Patienten gereicht, was sogar geringfügig unter dem hier geschätzten Bedarf von 3,1 Mio. Patienten liegt.

3.2.5 Analyse der Ausgabendynamik

☐ Tabelle 3.4 zeigt die Ausgabenentwicklung in der Indikationsgruppe „A10 Antidiabetika". Im Vergleich zum Vorjahr kam es 2012 zu einem Ausgabenanstieg. Wie schon 2011 wurde für die Teil-Indikationsgruppe der „anderen Antidiabetika" ein Anstieg der Ausgaben beobachtet und die Ausgaben für Insuline gingen zurück.

In den Jahren 2011 und 2012 waren vor allem drei Komponenten auffällig (□ Abb. 3.13): Die Verbrauchskomponente wies 2012 mit Mehrausgaben von 22 Mio. Euro einen vergleichbaren Wert wie 2011 (21 Mio. Euro) auf. Die Therapieansatz-Komponente erklärte, ähnlich wie 2010 und 2011, auch 2012 einen Großteil der Mehrausgaben. Sie war 2012 mit knapp 50 Mio. Euro im Vergleich zu 83 Mio. Euro im Jahr 2011 deutlich niedriger. Ursache waren in beiden Jahren insbesondere höhere Verbrauchsanteile von fixen Kombinationen, DPP-4-Hemmern und GLP-1-Rezeptor-Agonisten. Erhebliche Preissenkungen kompensierten auch 2012 einen geringeren Teil der Mehrausgaben als 2012 (–34 vs. 108 Mio. Euro) Der Ausgabenrückgang durch die Preis-Komponente ist 2012 überwiegend auf eine Erhöhung der Individualrabatte, insbesondere im Bereich der Teilindikationsgruppe der „anderen Antidiabetika", zurückzuführen.

Fazit zur Indikationsgruppe „A10 Antidiabetika"

Ausgaben	Anstieg
Prominenteste Komponente(n)	Therapieansatz, Preis, Verbrauch
Verbrauch	Unterdurchschnittliches Wachstum
Therapieansätze	Therapieoptimierung: Höherer Anteil von fixen Kombinationen, Gliptinen und GLP-1-Rezeptor-Agonisten
Analog-Wettbewerb	Ohne Bedeutung
Sonstiges	Ausgabenrückgang durch Preis-Komponente

Literatur

AkdÄ (2009a) Empfehlungen zur antihyperglykämischen Therapie des Diabetes mellitus Typ 2. 2. Auflage. Arzneiverordnung in der Praxis, Band 36, Sonderheft 1. http://www.akdae.de/30/40/10/Diabetes.pdf (09.04.2010).

AkdÄ (Hrsg., 2009b) Arzneiverordnungen. Medizinische Medien Informations GmbH, Neu-Isenburg.

BfArM (2010) Rosiglitazon: Das BfArM ordnet Vertriebseinstellung an. Pressemitteilung 11/10 vom 23.09.2010. http://www.bfarm.de/DE/BfArM/Presse/mitteil2010/pm11-2010.html (12.04.2011).

Bundesministerium für Gesundheit (2006) Bekanntmachung eines Beschlusses des Gemeinsamen Bundesausschusses über eine Änderung der Arzneimittel-Richtlinie/AMR. BAnz. Nr. 184 (S. 6527) vom 28.09.2006.

Ellert U, Wirz J, Ziese, T (2006) Telefonischer Gesundheitssurvey des Robert Koch-Instituts (2. Welle). Beiträge zur Gesundheitsberichterstattung des Bundes, publiziert vom Robert Koch-Institut.

G-BA (2011) G-BA veranlasst Nutzenbewertung von Arzneimitteln aus dem Bestandsmarkt. Pressemitteilung des G-GA vom 7. Juni 2012. http://www.g-ba.de/institution/presse/pressemitteilungen/439/ (05.03.2013).

Hauner H, Köster I, Schubert I (2007) Trends in der Prävalenz und ambulanten Versorgung von Menschen mit Diabetes mellitus: Eine Analyse der Versichertenstichprobe AOK Hessen/KV Hessen im Zeitraum von 1998 bis 2004. Dtsch Ärztebl 104: A-2799/B-2469/C-2397.

Häussler B (2011) DMP: Wirkungen und Nebenwirkungen – Folgenabschätzung. Monitor Versorgungsforschung, Vol. 4, Kongress-Special 2: 18–21.

Häussler B, Hagenmeyer E, Storz P, Jessel S (2006) Weißbuch Diabetes in Deutschland. Bestandsaufnahme und Zukunftsperspektiven der Versorgung einer Volkskrankheit. Stuttgart, New York: Thieme.

Häussler B, Klein S, Hagenmeyer E (2010) Weißbuch Diabetes in Deutschland. Bestandsaufnahme und Zukunftsperspektiven. Stuttgart, New York: Thieme.

Heidemann C, Du Y, Scheidt-Nave C (2011) Diabetes mellitus in Deutschland. GBE kompakt 2(3) Berlin: Robert Koch-Institut: http://www.rki.de/DE/Content/Gesundheitsmonitoring/Gesundheitsberichterstattung/GBEDownloadsK/2011_

3_diabetes.pdf?__blob=publicationFile (25.04.2012).

International Diabetes Federation (2010) IDF Diabetes Atlas http://www.diabetesatlas.org/content/eur-data (24.02.2010).

Kamtsiuris P, Atzpodien K, Ellert U, Schlack R, Schlaud M (2007) Prävalenz von somatischen Erkrankungen bei Kindern und Jugendlichen in Deutschland. Ergebnisse des Kinder- und Jugendgesundheitssurveys (KiGGS) Bundesgesundheitsblatt Gesundheitsforschung Gesundheitsschutz 50 (5–6): 686–700.

Kurth BM (2012) Erste Ergebnisse aus der „Studie zur Gesundheit Erwachsener in Deutschland" (DEGS) Bundesgesundheitsblatt. DOI 10.1007/s00103-011-1504-1505.

Leitliniengruppe Hessen (2008) Hausärztliche Leitlinie Diabetes mellitus Typ 2. http://www.leitlinien.de/leitlinienanbieter/deutsch/pdf/hessendiabetes (17.03.2010).

Martin S, Dreyer M, Kiess W, Lüdecke H-J, Müller UA, Schatz H, Waldhäusl W (2007) Evidenzbasierte Leitlinie der DDG - Therapie des Diabetes mellitus Typ 1. http://www.deutsche-diabetes-gesellschaft.de/redaktion/mitteilungen/leitlinien/EBL_Dm_Typ1_Update_2007.pdf (12.04.2011).

Matthaei S, Bierwirth R, Fritsche A, Gallwitz B, Häring H-U et al. (2009) Medikamentöse antihyperglykämische Therapie des Diabetes mellitus Typ 2. Diabetologie 4: 32–64.

Meisinger C, Strassburger K, Heier M, Thorand B, Baumeister SE, Giani G, Rathmann W (2010) Prevalence of undiagnosed diabetes and impaired glucose regulation in 35–59-year-old individuals in Southern Germany: the KORA F4 Study. Diabetic Medicine 27, 360–362.

NN (2007a) Neues Wirkprinzip bei Typ-2-Diabetes: Inkretinmimetikum Exenatide (Byetta). arznei-telegramm 38: 43–45.

NN (2007b) Neues orales Antidiabetikum: DPP-IV-Hemmer Sitagliptin (Januvia). arznei-telegramm 38: 56–57.

NN (2012) Kein Linagliptin für Deutschland, Ärzte Zeitung, 26. April 2012. URL: http://www.aerztezeitung.de/politik_gesellschaft/arzneimittelpolitik/article/811884/kein-linagliptin-deutschland.html (30.05.2012).

Rathmann W, Haastert B, Icks A, Löwel H, Meisinger C et al. (2003) High prevalence of undiagnosed diabetes mellitus in Southern Germany: Target populations for efficient screening. The KORA survey 2000. Diabetologia 46: 182–189.

RKI, Statistisches Bundesamt (2006) Gesundheitsberichterstattung des Bundes. Gesundheit in Deutschland. Berlin.

RKI (2011) Daten und Fakten: Ergebnisse der Studie „Gesundheit in Deutschland aktuell 2009". Beiträge zur Gesundheitsberichterstattung des Bundes. Berlin.

Schauder P, Berthold H, Eckel H, Ollenschläger G (Hrsg.) (2006) Zukunft sichern: Senkung der Zahl chronisch Kranker. Köln: Deutscher Ärzte Verlag.

Stefan N (2009) Individualisierte Prävention des Typ-2-Diabetes. Bundesgesundheitsblatt 52: 677–682.

Thefeld W (1999) Prävalenz des Diabetes mellitus in der erwachsenen Bevölkerung Deutschlands. Gesundheitswesen 61; Sonderheft 2: S85–S89.

Turner RC, Cull CA, Frighi V, Holman RR (1999) Glycemic control with diet, sulfonylurea, metformin, or insulin in patients with type 2 diabetes mellitus: progressive requirement for multiple therapies (UKPDS 49). UK Prospective Diabetes Study (UKPDS) Group. JAMA; 281 (21): 2005–2012.

UKPDS (UK Prospective Diabetes Study) Group (1998) Effect of intensive blood-glucose control with metformin on complications in overweight patients with type 2 diabetes (UKPDS 34). Lancet 352: 837–853.

3.3 A16 Andere Mittel für das alimentäre System und den Stoffwechsel

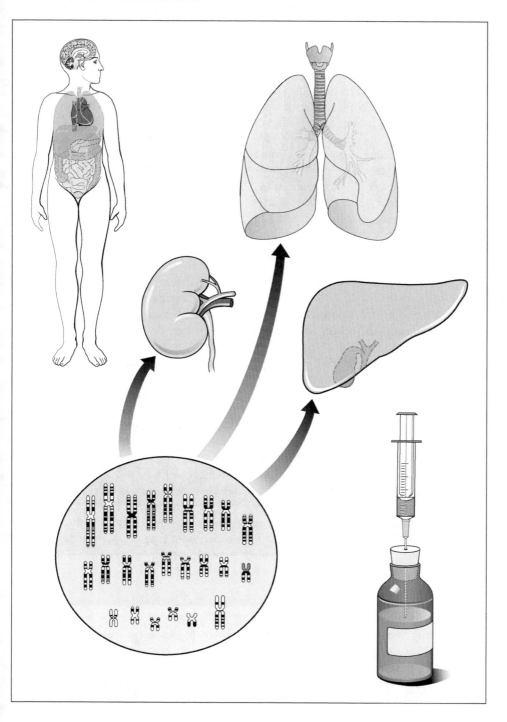

3.3.1 Entwicklung der Indikationsgruppe

Die Indikationsgruppe der anderen Mittel für das alimentäre System und den Stoffwechsel ist sehr inhomogen und umfasst verschiedene Teil-Indikationsgruppen. Sie ist außerdem als relativ neu anzusehen, da mehr als die Hälfte der zu ihr gehörenden Wirkstoffe noch nicht länger als zehn Jahre zur Verfügung stehen.

Die älteste Teil-Indikationsgruppe, die Mittel zur Behandlung der Azidose, findet bereits seit Jahrzehnten Anwendung. Zu ihren wichtigsten Vertretern in der ambulanten Arzneimitteltherapie gehört das Natriumhydrogencarbonat, das bei der metabolischen Azidose eingesetzt wird, welche durch eine chronische Niereninsuffizienz bedingt ist. Diese Störung ist zudem die häufigste, die mit Mitteln aus dieser Indikationsgruppe behandelt wird.

Ansonsten fallen in die Indikationsgruppe A16 überwiegend sehr seltene angeborene Stoffwechselstörungen (siehe ▶ Abschn. 3.3.4). Die meisten der nachfolgend genannten Arzneimittel gehören dementsprechend zur Gruppe der Orphan Drugs.

Zunächst wurden vergleichsweise einfache chemische Verbindungen für die Therapie zur Verfügung gestellt. Seit den 1960er Jahren wird Zinkacetat bei Morbus Wilson eingesetzt, einer Kupferspeicherkrankheit, die unbehandelt zur Schädigung der Leber und des Nervensystems führt. Seit Ende der 1970er Jahre wird Natriumphenylbutyrat zur Behandlung von Stoffwechselstörungen des Harnstoffzyklus erprobt. Bei diesen Störungen führt die Ansammlung von Ammoniak zu schweren Hirnschäden. 1999 wurde Natriumphenylbutyrat zugelassen und gehört damit in Europa zu den ersten Arzneimitteln mit Orphan-Drug-Status, der von der EMA seit dem Jahr 2000 zuerkannt wird. 1983 wurde Levocarnitin eingeführt. Es wird bei verschiedenen Formen des Carnitinmangels eingesetzt. Seit 1998 steht Mercaptamin zur Be-

handlung der nephropathischen Zystinose zur Verfügung. Der Morbus Gaucher Typ 1 kann seit 2003 auch mit dem Wirkstoff Miglustat behandelt werden – allerdings nur, wenn eine Enzymsubstitution mit Imiglucerase bzw. Velaglucerase alfa (s. u.) nicht durchgeführt werden kann. Der Wirkstoff wurde 2009 auch zur Behandlung der Niemann-Pick-C-Krankheit, einer erblichen neurodegenerativen Lipidspeicherkrankheit, zugelassen. Der NAGS (N-Acetylglutamat-Synthase)-Mangel kann seit 2004 mit Carglumsäure therapiert werden, die Tyrosinämie Typ 1 seit 2005 mit dem Wirkstoff Nitisinon. Seit 2009 kann Sapropterin zur Behandlung der Hyperphenylalaninämie bei Patienten mit Phenylketonurie eingesetzt werden.

Bei vielen der angeborenen Stoffwechselerkrankungen sind bestimmte körpereigene Enzyme defekt oder fehlen. Dadurch lagern sich Stoffwechselprodukte in verschiedenen Organen ab und schädigen diese. Mit den Fortschritten der Biotechnologie wurde es prinzipiell möglich, diese Enzyme in größeren Mengen herzustellen. Für einige Erkrankungen stehen inzwischen Enzympräparate zur Substitution zur Verfügung: 1998 wurde die Imiglucerase zur Behandlung des Morbus Gaucher Typ 1 eingeführt. Seit 2010 steht zur Substitution auch der Wirkstoff Velaglucerase alfa (◻ Tab. 3.5) zur Verfügung. Seit 2001 kann der Morbus Fabry mit Agalsidase alfa und beta behandelt werden, seit 2003 die Mukopolysaccharidose Typ 1 mit Laronidase, seit 2006 der Morbus Pompe und die Mukopolysaccharidose Typ 6 (M. Maroteaux-Lamy) mit Alglucosidase alfa bzw. Galsulfase (◻ Tab. 3.5).

3.3.2 Entwicklung des Verbrauchs

Aus der Indikationsgruppe der anderen Mittel für das alimentäre System und den Stoffwechsel wurden jedem Versicherten der GKV 2012 im Durchschnitt lediglich etwa 0,015 DDD verordnet. Wirkstoffe aus dieser Indikations-

◻ **Tab. 3.5** Neue Wirkstoffe in der Indikationsgruppe A16 im Zeitraum von 2008 bis 2012.

Jahr (Markteinführung)	Wirkstoff	Teil-Indikationsgruppe
2009	Sapropterin	Hyperphenylalaninämie
2010	Velaglucerase alfa	Morbus Gaucher Typ 1

Quelle: IGES

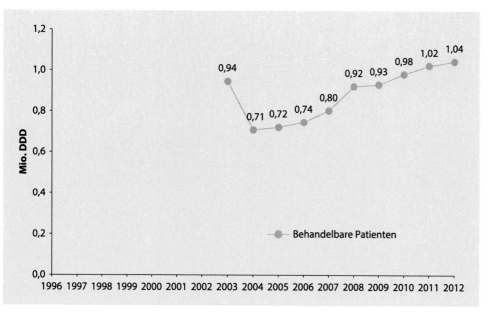

◻ **Abb. 3.14** Verbrauch von Arzneimitteln aus der Indikationsgruppe „A16 Andere Mittel für das alimentäre System und den Stoffwechsel" in Mio. DDD im Zeitraum von 2003 bis 2012.
Quelle: IGES-Berechnungen nach NVI (INSIGHT Health)

gruppe gehören damit zu den sehr selten verordneten Arzneimitteln.

Der Verbrauch in DDD von Mitteln aus dieser Indikationsgruppe hat 2010 die Millionengrenze knapp erreicht und seitdem nur geringfügig überschritten (◻ Abb. 3.14). Der Anstieg seit 2004 ist bedingt durch verschiedene Wirkstoffe, die innerhalb der letzten zehn Jahre in den Markt eingeführt wurden. Durch diese Wirkstoffe steht den betroffenen Patienten teilweise erstmals eine medikamentöse Therapieoption zur Verfügung. 2012 stieg der Verbrauch gegenüber dem Vorjahr um 2%.

Der höchste Verbrauch wurde für die Mittel bei Carnitinmangel beobachtet. Auf diese Teil-Indikationsgruppe, die den Wirkstoff Levocarnitin umfasst, entfielen rund 55% des Verbrauchs der gesamten Indikationsgruppe. Mit fast 12% folgen die Mittel zur Behandlung des Morbus Fabry. Die Wachstumsraten sind in den verschiedenen Teil-Indikationsgruppen sehr unterschiedlich (◻ Abb. 3.15, ◻ Tab. 3.6). Da die Mittel aus den meisten Teil-Indikationsgruppen bei seltenen erblichen Stoffwechselkrankheiten eingesetzt werden und sie dauerhaft zur Substitution benötigt werden, spiegeln die beobachteten

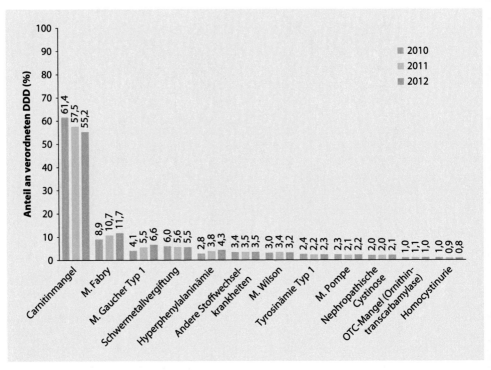

◘ Abb. 3.15 Anteile der Teil-Indikationsgruppen an den verordneten DDD in der Indikationsgruppe „A16 Andere Mittel für das alimentäre System und den Stoffwechsel" für 2010 bis 2012. Dargestellt sind nur die Teil-Indikationsgruppen mit einem Anteil von über 1% in einem Beobachtungsjahr.
Quelle: IGES-Berechnungen nach NVI (INSIGHT Health)

Verbrauchsänderungen letztlich allein den Bedarf an diesen Arzneimitteln wider. Da außerdem nur wenige Patienten mit diesen Wirkstoffen behandelt werden, führt bereits eine geringe Änderung ihrer Zahl zu erheblichen relativen Verbrauchsänderungen (◘ Tab. 3.6). Eine Ausnahme bildet lediglich die Verbrauchsentwicklung für die Mittel zur Behandlung des Morbus Gaucher Typ 1. Hier kam es 2009 zu einem Verbrauchsrückgang um 14% gegenüber dem Vorjahr. Ursache war ein Lieferengpass des Herstellers der Imiglucerase seit dem Sommer 2009. Für die betroffenen Patienten stand somit weltweit nicht die benötigte Menge zur Verfügung. Inzwischen ist der Lieferengpass behoben, jedoch hat der Verbrauch von Imiglucerase im Jahr 2012 noch nicht wieder das Niveau des Jahres 2008

erreicht. Der Verbrauchsanstieg in dieser Teil-Indikationsgruppe wurde seit 2010 vor allem durch das Miglustat sowie die Velaglucerase getragen.

In kaum einer der Teil-Indikationsgruppen gibt es unterschiedliche Therapieansätze. Lediglich in zwei Teil-Indikationsgruppen stehen mindestens zwei verschiedene Wirkstoffe zur Auswahl. So umfasst die Teil-Indikationsgruppe der Mittel bei Morbus Gaucher Typ 1 die Wirkstoffe Imiglucerase, Miglustat und Velaglucerase alfa. Der Anteil von Miglustat am Verbrauch in DDD stieg im beobachteten Zeitraum von rund 38% auf 42% an (◘ Abb. 3.16). Dieser Anstieg des Verbrauchsanteils ist zumindest teilweise Folge des Lieferengpasses für Imiglucerase: Der Verbrauch von Miglustat stieg dementsprechend kom-

☐ Tab. 3.6 Übersicht der Menge der verordneten DDD in den Teil-Indikationsgruppen der Indikationsgruppe A16 in den Jahren 2010 bis 2012.

Teil-Indikationsgruppe der Mittel bei	DDD 2010 (Mio.)	DDD 2011 (Mio.)	DDD 2012 (Mio.)	Differenz 2010 vs. 2011 (%)	Differenz 2011 vs. 2012 (%)
Carnitinmangel	0,602	0,587	0,575	−2,5	−2,0
M. Fabry	0,088	0,109	0,122	24,2	11,6
M. Gaucher Typ 1	0,040	0,056	0,069	40,5	22,5
Schwermetallvergiftung	0,059	0,057	0,058	−2,4	0,7
Hyperphenylalaninämie	0,027	0,039	0,045	44,1	15,0
Andere Stoffwechselkrankheiten	0,033	0,035	0,036	5,5	2,3
M. Wilson	0,030	0,035	0,034	16,4	−2,2
Tyrosinämie Typ 1	0,024	0,023	0,024	−4,1	5,5
M. Pompe	0,022	0,022	0,023	−2,2	7,7
Nephropathische Cystinose	0,020	0,021	0,022	5,0	3,2
Ornithintranscarbamylase-Mangel	0,009	0,011	0,011	13,7	−0,2
Homocystinurie	0,010	0,009	0,008	−8,9	−3,9
Mucopolysaccharidose Typ 2	0,004	0,005	0,006	33,2	16,0
NAGS-Mangel	0,007	0,007	0,003	−1,8	−47,7
Mucopolysaccharidose Typ 1	0,003	0,003	0,003	−7,7	7,1
Mukopolysaccharidose Typ 6	0,003	0,003	0,003	17,4	−8,1
Summe	**0,980**	**1,021**	**1,042**	**4,2**	**2,0**

Quelle: IGES-Berechnungen nach NVI (INSIGHT Health)

pensatorisch an, und die Verbrauchsanteile gingen ab 2011 nur teilweise zurück an Imiglucerase. Der Anstieg von Miglustat ist allerdings sicher auch bedingt durch die Zulassungserweiterung für die Behandlung von Patienten mit Niemann-Pick-C-Erkrankung. Die Velaglucerase alfa erreichte 2012 einen Verbrauchsanteil von 18%. Auch das Enzym Agalsidase beta aus der Teil-Indikationsgruppe der Mittel bei Morbus Fabry ist seit 2009 von einem Lieferengpass betroffen, der auch 2011 noch anhielt (*NN* 2011). Seit Anfang 2012 stehen weitere Produktionskapazitäten zur Verfügung und es wurde begonnen, den Engpass zu beheben (*Reuters* 2012). Spürbar war der Engpass besonders für die US-amerikanischen Patienten, weil Agalsidase alfa in den USA bisher nicht zugelassen wurde und daher für die Patienten als Ausweichmöglichkeit nicht zur Verfügung stand. Im GKV-Markt ging der Verbrauchsanteil von Agalsidase beta 2010 von 58,5 auf unter 10% zurück, lag 2011 nur noch bei knapp 6% und erreichte auch 2012 nicht mehr als 10%, während der Anteil der Agalsidase alfa sich jeweils komplementär verhielt.

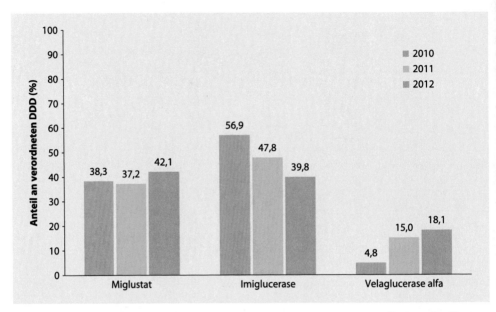

◻ Abb. 3.16 Anteile der verordneten DDD in der Indikationsgruppe A16 – Wirkstoffe der Teil-Indikationsgruppe „Morbus Gaucher Typ 1" für 2010 bis 2012.
Quelle: IGES-Berechnungen nach NVI (INSIGHT Health)

3.3.3 Regionale Unterschiede im Verbrauch

Für die Indikationsgruppe der Mittel für das alimentäre System und den Stoffwechsel zeigen sich erhebliche Unterschiede im Pro-Kopf-Verbrauch. Dieser ist im Osten Deutschlands sehr viel höher als im Westen und erreichte 2012 mit 0,027 DDD in Mecklenburg-Vorpommern den höchsten Wert (◻ Abb. 3.17). In der KV-Region Bremen wurde dagegen nur ein Verbrauch von 0,008 DDD je Versicherten beobachtet. Bestimmend für den Verbrauch ist die Teil-Indikationsgruppe der Mittel gegen Carnitinmangel (◻ Tab. 3.7). Hauptanwendungsgebiet von Levocarnitin ist der Ausgleich eines durch Dialyse induzierten Levocarnitinmangels. Für 2012 lässt sich allerdings keinerlei Korrelation zwischen der von *Frei und Schober-Halstenberg* (2008) für 2006 genannten Prävalenz von Dialysepatienten und den beobachteten regionalen Unterschieden im Verbrauch von Levocarnitin feststellen. Ein signifikanter Zusammenhang findet sich in der Regressionsanalyse lediglich in Bezug auf den Anteil der über 55-Jährigen ($R^2 = 0,44$).

3.3.4 Epidemiologie, Bedarf und Angemessenheit der Versorgung

Die Arzneimittel aus der Indikationsgruppe der anderen Mittel für das alimentäre System und den Stoffwechsel werden für eine Reihe verschiedener Erkrankungen eingesetzt. Im Hinblick auf die Ausgaben spielen die angeborenen Stoffwechselkrankheiten die wichtigste Rolle (siehe ► 3.3.5). Daher sollen im Folgenden beispielhaft für einige lysosomale Speicherkrankheiten Epidemiologie, Bedarf und Angemessenheit der Versorgung dargestellt werden.

Als lysosomale Speicherkrankheiten werden verschiedene genetisch bedingte Stoffwechselerkrankungen bezeichnet, die durch

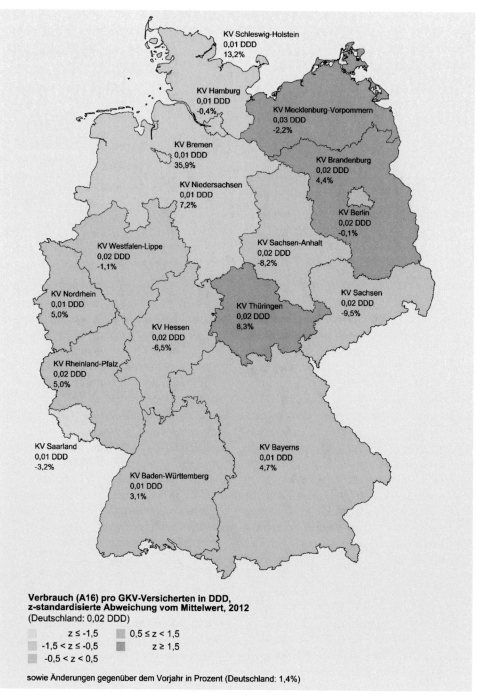

Verbrauch (A16) pro GKV-Versicherten in DDD, z-standardisierte Abweichung vom Mittelwert, 2012
(Deutschland: 0,02 DDD)

$z \leq -1{,}5$	$0{,}5 \leq z < 1{,}5$
$-1{,}5 < z \leq -0{,}5$	$z \geq 1{,}5$
$-0{,}5 < z < 0{,}5$	

sowie Änderungen gegenüber dem Vorjahr in Prozent (Deutschland: 1,4%)

Abb. 3.17 Verbrauch von Arzneimitteln aus der Indikationsgruppe „A16 Andere Mittel für das alimentäre System und den Stoffwechsel" in DDD je Versicherten im Jahr 2012 und Änderung gegenüber dem Vorjahr nach KV-Region.

Quelle: IGES-Berechnungen nach NVI (INSIGHT Health)

□ **Tab. 3.7** Menge der verordneten DDD in den Teil-Indikationsgruppen der Indikationsgruppe „A16 Andere Mittel für das alimentäre System und den Stoffwechsel" und behandelbare Patienten in den Jahren 2010 und 2011.

Teil-Indikationsgruppe der Mittel bei	DDD 2011 (Tsd.)	DDD 2012 (Tsd.)	Behandelbare Patienten (2011)	Behandelbare Patienten (2012)
M. Fabry	108,9	121,5	298	333
M. Gaucher Typ 1	56,4	69,0	154	189
M. Pompe	21,7	23,4	59	64
Mukopolysaccharidose Typ 2	5,3	6,1	15	17
Mukopolysaccharidose Typ 6	3,0	2,8	8	8
Hyperphenylalaninämie	39,2	45,0	107	123
Mukopolysaccharidose Typ 1	2,9	3,2	8	9
Summe	**237,4**	**271,1**	**650**	**743**

Quelle: IGES-Berechnungen nach NVI (INSIGHT Health)

einen progressiven Verlauf gekennzeichnet sind (u. a. Lipidspeicherkrankheiten, Mukopolysaccharidosen, Glykogenosen). Sie manifestieren sich an unterschiedlichen Organsystemen und verursachen daher sehr unterschiedliche Krankheitsbilder. In den Niederlanden wurden Neugeborene über mehrere Jahre hinweg auf lysosomale Speicherkrankheiten gescreent. Die Autoren ermittelten eine Prävalenz von 14 pro 100.000 Lebendgeborenen für alle lysosomalen Erkrankungen zusammen (*Poorthuis* 1999). Damit handelt es sich um sehr seltene Erkrankungen. Die meisten dieser Krankheiten werden symptomatisch behandelt (*Beck* 2001); zusätzlich steht für einige Erkrankungen eine Enzymersatztherapie zur Verfügung.

M. Gaucher, M. Fabry und die Niemann-Pick-C-Krankheit gehören zu den Lipidspeicherkrankheiten. Durch einen Enzymdefekt reichern sich Lipide in den Körperzellen an. Hauptsymptom der viszeralen Form des M. Gaucher (Typ 1) ist die Vergrößerung von Leber und Milz. Anämie, Thrombopenie und Gelenkschmerzen sind die Folgen. M. Gaucher (Typ 1) ist unter den lysosomalen Speicherkrankheiten mit einer Präva-

lenz von 0,90 pro 100.000 Lebendgeborene in den Niederlanden relativ häufig (*Poorthuis* 1999). Andere Quellen gehen von einer Prävalenz in Höhe von 2,00 bis 3,33 pro 100.000 in der Gesamtbevölkerung aus (*Belmatoug* et al. 2002, *Stirnemann* et al. 2003, *Levrat* et al. 2007, *Orphanet* 2012). Das würde bedeuten, dass es in der GKV insgesamt zwischen 1.400 und 2.300 Betroffene gäbe, andere Schätzungen gehen von 1.800 bis 3.600 Patienten im Bereich der GKV aus (*Bertsche* 2005).

M. Fabry verursacht Angiokeratome, Schmerzen, Missempfindungen in den Extremitäten, gestörte Schweißproduktion und bei Erwachsenen Herzrhythmusstörungen sowie eine Nierenschädigung bis hin zur Niereninsuffizienz. Männliche Betroffene entwickeln meist bereits im Kindesalter Symptome. Die Variabilität der klinischen Symptomatik ist breit, insbesondere bei Frauen. Entsprechend hoch ist das Spektrum an möglichen Differenzialdiagnosen. So schwanken auch die publizierten Prävalenzangaben, je nach untersuchtem Patientengut und Diagnostik, deutlich: *Poorthuis* et al. (1999) ermittelten eine Prävalenz von 0,21 pro 100.000 Neugeborene bzw. 0,42 pro 100.000 männliche Neugeborene in den Niederlanden. Nach *Deegan* et al. (2006) reichen die Schätzungen zur Inzidenz von 0,25 bis 2,50 pro 100.000 männliche Lebendgeborene. In einem gendiagnostischen Screening männlicher Neugeborener in Italien wurde eine Inzidenz von 0,03% festgestellt (*Spada* et al. 2006) – allerdings ist unbekannt, ob alle positiv Identifizierten zukünftig tatsächlich von der Erkrankung betroffen sein werden. Die Prävalenz liegt deutlich höher unter Patienten mit linksventrikulärer Hypertrophie, mit Dialysepflicht, mit vorausgegangener Nierentransplantation und Schlaganfall (*Linthorst* et al. 2010). Auf Basis dieser Angaben ergeben sich zwischen 150 und 1.750 Betroffene, mit denen im Bereich der GKV gerechnet werden kann. Da die korrekte Diagnose aufgrund des komplexen Erscheinungsbildes jedoch oftmals erst nach vielen Jahren gestellt wird, ist mit einer hohen Dunkelziffer an unentdeckten Patienten zu rechnen (*Hoffmann und Mayatepek* 2009). In Deutschland wurde die Erkrankung bei 500 Patienten diagnostiziert, was rund 430 GKV-Versicherten entspricht (Heinzl 2008).

Die Niemann-Pick-Typ-C-Krankheit (NP-C) ist ebenfalls eine vererbbare Lipidspeicherkrankheit. Durch fortschreitende neurologische Schädigungen ist die Lebenserwartung der Patienten stark reduziert. Aufgrund des vielfältigen Erscheinungsbildes wird die Krankheit nicht immer erkannt (*Sévin* 2007) und die Dunkelziffer ist vermutlich hoch. In den westlichen Ländern wird von einer Zahl von ca. einem Patienten pro 120.000 bis 150.000 Menschen ausgegangen (*Vannier und Millat* 2003) Dies entspricht bezogen auf die deutsche GKV-Bevölkerung etwa 470 bis 1.700 Patienten mit NP-C. Andere Schätzungen gehen allerdings von Prävalenzen in Höhe von einem von 40.000 Neugeborenen aus (*Orphanet* 2012).

M. Hurler, M. Hunter und M. Maroteaux-Lamy gehören zu den Mukopolysaccharidosen (MPS). Sie verursachen grobe Gesichtszüge, eine Vergrößerung der Zunge, verdickte Haut, Hornhauttrübung, Schwellung der Leber und der Milz sowie Gelenkkontrakturen. Bei M. Hurler (MPS Typ 1) kommen Minderwuchs und mentale Retardierung hinzu, bei M. Hunter (MPS Typ 2) ebenfalls Minderwuchs, Schwerhörigkeit und Organvergrößerung. M. Hurler ist mit einer Prävalenz von 1,07 bis 1,3 Patienten pro 100.000 Lebendgeborener die häufigste Erkrankung unter den Mukopolysaccharidosen (*Moore* et al. 2008, *Poorthuis* 1999, *Orphanet* 2012). Für M. Hunter wurde eine Prävalenz von 0,6 bis 0,67 pro 100.000 Lebendgeborene (*Orphanet* 2012, *Poorthuis* 1999) bzw. 1,30 pro 100.000 männliche Neugeborene ermittelt (*Poorthuis* 1999). Mit einer Prävalenz in Höhe von 0,16 pro 100.000 Neugeborener ist M. Maroteaux-Lamy (MPS Typ 6) noch seltener (*Orphanet* 2012). Demnach sind im Bereich der GKV ca. 1.200 Betroffene mit M. Hurler, 650 mit M. Hunter und 110 mit M. Maroteaux-Lamy zu erwarten.

M. Pompe ist eine Glykogenose (Typ 2) mit Funktionsstörungen des Herzens und der Muskulatur. Betroffene Kinder sterben meist innerhalb des ersten Lebensjahres. Bei Jugendlichen und Erwachsenen kann die Muskelschwäche zu Atemstörungen führen, diese Patienten können ein mittleres Lebensalter erreichen. In den Niederlanden wurde für die infantile Form eine Häufigkeit von 0,72 pro 100.000 Neugeborene und für die Form mit einem späteren Krankheitsausbruch eine Prävalenz von 1,75 pro 100.000 Neugeborene ermittelt. Für beide Formen zusammen ergibt sich eine Prävalenz in Höhe von 2,50 pro 100.000 (*Ausems* et al. 1999). Frauen scheinen etwa gleich häufig betroffen zu sein wie Männer (*Hagemans* et al. 2005). Viele Patienten sind auf Beatmung und Rollstuhl angewiesen. Auf die GKV übertragen bedeuten diese Zahlen ca. 1.750 Patienten.

Eine häufigere angeborene Stoffwechselkrankheit ist die Phenylketonurie (PKU). Die betroffenen Patienten können die Aminosäure Phenylalanin nicht regelrecht verstoff-

Tab. 3.8 Ausgabenentwicklung in der Indikationsgruppe „A16 Andere Mittel für das alimentäre System und den Stoffwechsel" in den Jahren 2011 und 2012. Angegeben sind nur Teil-Indikationsgruppen mit Ausgaben von mindestens 1 Mio. Euro.

Indikations-/ Teil-Indikationsgruppe	Ausgaben (Mio. Euro)		Änderung gegenüber Vorjahr (Mio. Euro)		Prozentuale Veränderung gegenüber Vorjahr		Anteil an Gesamtausgaben (%)	
	2011	2012	2010 vs. 2011	2011 vs. 2012	2010 vs. 2011	2011 vs. 2012	2011	2012
M. Fabry	66,21	74,44	9,77	8,23	17,32	12,43	0,25	0,28
M. Gaucher Typ1	60,31	70,30	15,30	10,0	33,99	16,57	0,23	0,26
M. Pompe	25,21	27,42	−2,20	2,22	−8,04	8,79	0,09	0,10
Mucopolysaccharidose Typ 2	14,87	16,62	1,81	1,75	13,86	11,74	0,06	0,06
Mukopolysaccharidose Typ 6	10,14	9,17	0,96	−0,96	10,41	−9,52	0,04	0,03
Hyperphenylalaninämie	6,44	7,37	1,53	0,93	31,03	14,36	0,02	0,03
Mucopolysaccharidose Typ 1	4,61	4,98	−0,71	0,37	−13,29	8,11	0,02	0,02
Tyrosinämie Typ 1	3,36	3,54	−0,40	0,18	−10,72	5,33	0,01	0,01
Carnitinmangel	2,15	2,07	−0,09	−0,08	−3,97	−3,50	0,01	0,01
Ornithintranscarbamylase-Mangel	1,57	1,55	0,11	−0,03	7,53	−1,65	0,01	0,01
Gesamte Indikationsgruppe	**197,49**	**219,79**	**25,99**	**22,30**	**15,15**	**11,29**	**0,74**	**0,82**

Quelle: IGES-Berechnungen nach NVI (INSIGHT Health)

wechseln, wodurch diese sich im Körper anreichert und unbehandelt zu schweren geistigen Entwicklungsstörungen und Epilepsie führt. Neben der klassischen PKU werden mildere Varianten der Erkrankung als Hyperphenylalaninämie (HPA) diagnostiziert. Patienten mit klassischer PKU müssen lebenslang eine strenge Eiweißdiät einhalten. Ein entsprechendes Screening wird bei allen Neugeborenen durchgeführt, weshalb verlässliche Zahlen für Deutschland vorliegen. Nach dem nationalen Screeningreport der Deutschen Gesellschaft für Neugeborenenscreening (DGNS) für 2009 tritt die PKU mit einer Häufigkeit von 1:11.085 auf (*DGNS* 2011). Eine ähnliche Häufigkeitsverteilung wurde bei einer Untersuchung nach Stoffwechselkrank-

heiten im südwestdeutschen Raum für den Zeitraum 1999 bis 2009 identifiziert; hier liegt die Prävalenz für PKU bei 1:12.755 (Lindner et al. 2011). Für die GKV sind etwa 6.300 Patienten mit PKU anzunehmen.

Die Anzahl der Patienten, bei denen derzeit ein Behandlungsbedarf besteht, lässt sich anhand der existierenden Daten für Deutschland nur schwer schätzen, anhand der verbrauchten Menge der Wirkstoffe kann jedoch die ungefähre Zahl der behandelbaren Patienten berechnet werden. Insgesamt ist für alle beschriebenen Krankheitsbilder von etwa 12.000 bis 14.800 betroffenen Patienten auszugehen. Die in ◨ Tab. 3.7 aufgeführten Teil-Indikationsgruppen zur Behandlung der oben beschriebenen Erkrankungen machen 95%

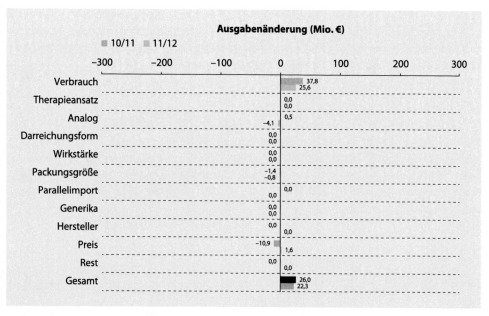

Abb. 3.18 Komponenten der Ausgabenänderung im Jahr 2012 für die Indikationsgruppe „A16 Andere Mittel für das alimentäre System und den Stoffwechsel".
Quelle: IGES-Berechnungen nach NVI (INSIGHT Health)

der Ausgaben für die Indikationsgruppe aus. Unter der Annahme, dass jeder Betroffene eine DDD am Tag verordnet bekommt, konnten mit Mitteln dieser Teil-Indikationsgruppen im Jahr 2011 insgesamt 650 und im Jahr 2012 insgesamt 743 Patienten behandelt werden. Da die Enzyme nach Körpergewicht dosiert werden und die Dosierung je nach Symptomatik unterschiedlich sein kann, kann die Zahl der behandelbaren Patienten durchaus auch höher liegen als hier geschätzt. Es ist davon auszugehen, dass die Zahlen der behandelbaren Patienten in den nächsten Jahren ansteigen werden, jedoch wird dieser Zuwachs wegen der relativen Seltenheit der Erkrankungen begrenzt sein. Die Enzymersatztherapie ist für die Patienten notwendig, um das Fortschreiten der Erkrankung zu verzögern und die Symptome besser zu kontrollieren. Von einer Überversorgung ist nicht auszugehen, da der Zugang zur Therapie in der Regel über entsprechende Zentren erfolgt. Ob eine Unterversorgung vorliegt, kann auf Basis der vorliegenden Informationen nicht beurteilt werden. Es ist jedoch zu vermuten, dass nicht bei jedem betroffenen Patienten die richtige Diagnose gestellt wurde und daher diese Patienten auch nicht korrekt behandelt werden können.

3.3.5 Analyse der Ausgabendynamik

Die Ausgaben für die Indikationsgruppe sind im Jahr 2012 im Vergleich zum Vorjahr um 22 Mio. Euro gestiegen. Dies stellt einen leichten Rückgang des Ausgabenzuwachses im Vergleich zum Vorjahr (26 Mio. Euro) dar (◻ Tab. 3.8).

Die betrachtete Indikationsgruppe besteht – bis auf wenige Ausnahmen – aus Teil-Indikationsgruppen, welche jeweils aus einem Wirkstoff gebildet werden. Da diese Teil-Indikationsgruppen untereinander nicht austauschbar sind, sollten sich Ausgabenänderungen hauptsächlich in der Verbrauchs- und der Preis-Komponente abbilden. Tatsächlich ist die Verbrauchs-Komponente für 2011 wie auch für 2012 jeweils die augenfälligste Komponente (■ Abb. 3.18). Im Jahr 2012 fiel sie, im Vergleich zum Vorjahr, leicht geringer aus (25,6 Mio. Euro vs. 37,8 Mio. Euro). Anders als 2011 sind geringe Einsparungen durch den erhöhten Verbrauchsanteil eines günstigeren Analogwirkstoffs feststellbar. Durch einen höheren Anteil von Miglustat wurden Einsparungen von 4,1 Mio. Euro bewirkt.

Die Preis-Komponente wies, anders als 2011, einen positiven Wert auf. Dies ist insbesondere auf den Wegfall des Sondereffektes der höheren Herstellerabgaben (Erhöhung des Zwangsrabatts für patentgeschützte Arzneimittel durch das AMNOG) zurückzuführen. Am stärksten trugen die Teil-Indikationsgruppen der Mittel bei Morbus Gaucher Typ 1 bzw. Morbus Fabry zu der Preiskomponente bei.

Die höchsten Verbrauchs-Komponenten für die Teil-Indikationsgruppen wurden ebenfalls bei den Mitteln für Morbus Gaucher und denen für Morbus Fabry festgestellt (15,2 Mio. Euro bzw. 8,9 Mio. Euro).

Fazit zur Indikationsgruppe „A16 Andere Mittel für das alimentäre System und den Stoffwechsel"

Ausgaben	Anstieg
Prominenteste Komponente(n)	Verbrauch, Preis
Verbrauch	Überdurchschnittlicher Zuwachs Neue Behandlungsmöglichkeiten durch die Einführung von Enzymen zur Substitution bei seltenen Stoffwechselkrankheiten
Therapieansätze	Ohne Bedeutung
Analog-Wettbewerb	Ohne Bedeutung
Sonstiges	Ausgabenanstieg durch Preiskomponente

Literatur

Ausems MG, Verbiest J, Hermans MP et al. (1999) Frequency of glycogen storage disease type II in The Netherlands: implications for diagnosis and genetic counselling. Eur J Hum Genet 6: 713–716.

Beck M (2001) Therapie lysosomaler Speicherkrankheiten. Dtsch Ärztebl 98; A 2188–2192.

Belmatoug N, Caubel I, Stirnemann J, Billette de Villemeur T (2002) La Maladie de Gaucher. J Soc Biol 2: 141–149.

Bertsche T, Schulz M (2005) Miglustat bei Morbus Gaucher. Pharmazeutische Zeitung 15. http://www.pharmazeutische-zeitung.de/index.php?id=27711 (02.06.2009).

BfArM (2009) Wichtige Information über den Stand der Versorgung mit Cerezyme® (Imiglucerase): Aktualisierte zeitlich begrenzte Behandlungsempfehlungen. http://www.bfarm.de/cln_012/nn_1339704/SharedDocs/Publikationen/ DE/Pharmakovigilanz/roteHandBriefe/2009/ infobrief__cerezyme2,templateId=raw,property= publicationFile.pdf/infobrief_cerezyme2.pdf (18.03.2010).

Deegan PB, Baehner AF, Barba Romero MA, Hughes DA, Kampmann C, Beck M (2006) Natural history of Fabry disease in females in the Fabry Outcome Survey. J Med Genet 4: 347–352.

DGNS (2011) Nationaler Screeningreport 2009. http://www.screening-dgns.de/PDF/Screeningreport_2009.pdf. Seite 8. (04.04.2012).

Frei U, Schober-Halstenberg HJ (2008). Nierenersatztherapie in Deutschland. Bericht über Dialysebehandlung und Nierentransplantation in Deutschland. 2006/2007. Berlin: QuaSi-Niere.

Hagemans ML, Winkel LP, Hop WC, Reuser AJ, Van Doorn PA, Van der Ploeg AT (2005) Disease severity in children and adults with Pompe disease related to age and disease duration. Neurology 12: 2139–2141.

Heinzl S (2008) Morbus Fabry. Patienten durchlaufen Diagnosemarathon. Dtsch. Ärztebl 105: A1245.

Hoffmann B, Mayatepek E (2009) Morbus Fabry – oft gesehen, selten erkannt. Deutsches Ärzteblatt 106(26): 440–447.

Levrat V, Forest I, Fouilhoux A, Guffon N (2007) Gaucher disease in childhood. Rev Med Interne 28; Suppl 2: S183–186.

Lindner M, Gramer G, Haege G et al. (2011) Efficacy and outcome of expanded newborn screening for metabolic diseases – Report of 10 years from South-West Germany. Orphanet Journal of Rare Diseases 2011, 6:44, 1–10.

Linthorst GE, Bouwman MG, Wijburg FA, Aerts JM, Poorthuis BJ, Hollak CE (2010) Screening for Fabry disease in high-risk populations: a systematic review. J Med Genet 47(4): 217–222.

Moore D, Connock MJ, Wraith E, Lavery C (2008) The prevalence of and survival in mucopolysaccharidosis I: Hurler, Hurler-Scheie and Scheie syndromes in the UK. OJRD 3: 24.

NIH (2001) National Institutes of Health Consensus Development Conference Statement: Phenylketonuria: Screening and Management, Oct 16–18, 2000. National Institutes of Health Consensus Development Panel. Pediatrics 108: 972–982.

NN (2009) Medizin-Telegramm. Morbus Niemann-Pick Typ C (NP-C). Miglustat als erste Therapieoption bei NP-C zugelassen. http://www.medizin-telegramm.com/mediapool/45/451382/data/2009/12-2009/12.07.09_Morbus_Niemann-Pick_Typ_C_NP-C_.pdf (02.03.2010).

NN (2011) Kein Zufall: Lieferengpässe bei Arzneimitteln nehmen zu. Arznei-Telegramm 42: 93–95.

Orphanet (2012) Orphanet Berichtsreihe, Prävalenz seltener Erkrankungen: Bibliographische Angaben, November 2012. Nr. 1, http://www.orpha.net/orphacom/cahiers/docs/DE/Pravalenzen_seltener_Krankheiten_Alphabetische_Liste.pdf.

Poorthuis BJ, Wevers RA, Kleijer WJ et al. (1999) The frequency of lysosomal storage diseases in The Netherlands. Hum Genet 105: 151–156.

Reuters (2012) Update 1 – Sanofi starts shipping Fabrazyme from new plant. http://www.reuters.com/article/2012/03/01/sanofi-idUSL5E8I8I820120301 (06.03.2013)

Sanderson S, Green A, Preece MA, Burton H (2006) The incidence of inherited metabolic disorders in the West Midlands, UK. Arch Dis Child 91: 896–899.

Spada M, Pagliardini S, Yasuda M et al. (2006) High incidence of later-onset fabry disease revealed by newborn screening. Am J Hum Genet 1: 31–40.

Stirnemann J, Caubel I, Kettaneh A, Fain O, Belmatoug N (2003) Aspects épidemiologiques, cliniques, biologiques et thérapeutiques de la maladie des Gaucher. Presse Med 32: 503–511.

Vanier MT, Millat G (2003) Niemann-Pick disease type C. Clin Genet 64(4): 269–281.

vfa (2011) Orphan Drugs. http://www.vfa.de/orphans (29.04.2011).

3.4 B01 Antithrombotische Mittel

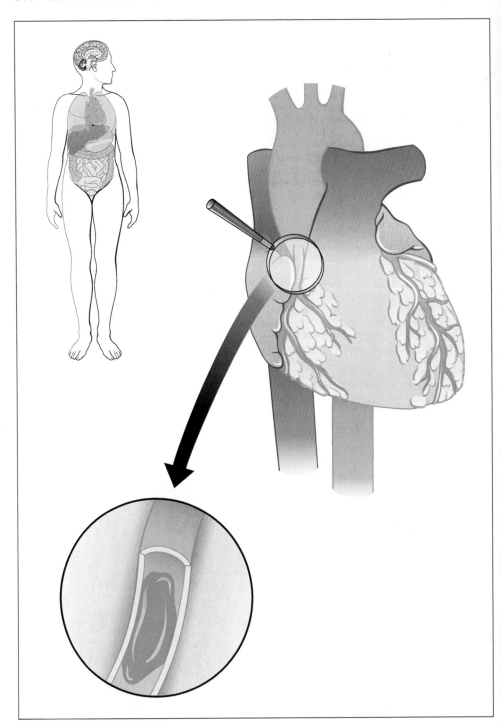

3.4.1 Entwicklung der Indikationsgruppe

Zu dieser Indikationsgruppe gehören Mittel gegen erhöhte Gerinnungsneigung, die überwiegend zur Vermeidung, teilweise aber auch zur Behandlung von Blutgerinnseln eingesetzt werden, welche z. B. am Herzen zum Infarkt führen, im Gehirn zum Schlaganfall, in der Lunge zur Embolie und in den Beinen zur Beinvenenthrombose. Als weitere Teil-Indikationsgruppe sind Arzneimittel entwickelt worden, die zur Fibrinolyse geeignet sind, also zur Auflösung von Blutgerinnseln, die sich bereits gebildet haben, sowie die Teil-Indikationsgruppe der Mittel bei PAVK.

3.4.1.1 Teil-Indikationsgruppe der Mittel gegen erhöhte Thromboseneigung

Nach der Erstbeschreibung eines thrombotischen Geschehens im Jahr 1701 durch *Blankart* und der wissenschaftlichen Beschreibung des Phänomens 150 Jahre später durch *Virchow* dauerte es noch bis weit in das 20. Jahrhundert, bis Medikamente zur Behandlung und Prävention von thromboembolischen Ereignissen zur Verfügung standen. Seither hat es eine Reihe von verschiedenen Therapieansätzen gegeben, die zum Teil wieder verworfen wurden.

Vitamin-K-Antagonisten

Im Jahr 1939 kam man dem gerinnungshemmenden Naturstoff Dicoumarol durch einen Zufall auf die Spur: Nach dem Verzehr von verdorbenem Silagefutter kam es bei Kühen zu hämorrhagischen Störungen. Die Erforschung der Ursache führte schließlich zur Isolierung des Dicoumarols. Dicoumarol wurde ab 1949 in Deutschland therapeutisch verwendet. Seit den 1950er Jahren werden die heute noch üblichen Abkömmlinge des Dicoumarols zur kontrollierten Hemmung der Blutgerinnung genutzt, wie sie z. B. nach einem Herzinfarkt oder Herzklappenersatz

erforderlich sind: Phenprocoumon und Warfarin. Ihre Anwendung erfordert eine regelmäßige Kontrolle der Blutgerinnungswerte und ggf. eine Therapieanpassung.

Heparine

Die routinemäßige Anwendung der Heparine, die bereits 1928 erstmals beim Menschen eingesetzt wurden, etablierte sich erst zu Beginn der 1970er Jahre. Die Einführung des ersten niedermolekularen Heparins (Dalteparin) im Jahr 1985 hat die Anwendung dieser Wirkstoffgruppe wesentlich erleichtert; der breitere Einsatz der Indikationsgruppe unter ambulanten Bedingungen war möglich. Niedermolekulare Heparine werden vor allem eingesetzt, um postoperativ die Thrombosebildung zu hemmen, aber auch zur Behandlung und Prävention von tiefen Venenthrombosen und Lungenembolien anderer Ursache.

Direkte Thrombininhibitoren

Als direkte Thrombininhibitoren werden Wirkstoffe bezeichnet, die das Thrombin, einen der wichtigsten Blutgerinnungsfaktoren, direkt hemmen. Dazu gehört das Hirudin aus dem Speichel von Blutegeln. Inzwischen stehen mit Lepirudin (1997), Desirudin (1998) und Bivalirudin (2004) chemisch bzw. gentechnisch hergestellte Hirudine für die Anwendung zur Verfügung. Hirudine müssen – wie die Heparine – parenteral, also in Form von Injektionen eingesetzt werden. Als direkter, parenteraler Thrombininhibitor kam 2005 das Argatroban auf den Markt, das jedoch nur stationär eingesetzt wird. Erleichterung in der Anwendung versprach man sich von der Einführung des Ximelagatrans, das ebenfalls direkt den Gerinnungsfaktor Thrombin hemmt, aber als Tablette angewendet werden kann. Aufgrund von Leberschäden wurden jedoch Ximelagatran sowie dessen Wirkform Melagatran im Februar 2006 vom Markt genommen. Es folgten mit Dabigatranetexilat (2008), und Apixaban (2011) wei-

□ Tab. 3.9 Neue Wirkstoffe in der Indikationsgruppe „B01 Antithrombotische Mittel" im Zeitraum von 2008 bis 2012.

Jahr (Markt-einführung)	Wirkstoff	Teil-Indikationsgruppe	Therapieansatz
2008	Dabigatranetexilat	Erhöhte Thromboseneigung	Direkte Thrombininhibitoren
2008	Rivaroxaban	Erhöhte Thromboseneigung	Andere antithrombotische Mittel
2009	Prasugrel	Erhöhte Thromboseneigung	Thrombozytenaggregations-hemmer
2011	Ticagrelor	Erhöhte Thromboseneigung	Thrombozytenaggregations-hemmer
2011	Epoprostenol	Pulmonale Hypertonie	Prostacyclinanaloga
2011	Apixaban	Erhöhte Thromboseneigung	Direkte Thrombininhibitoren

Quelle: IGES

tere Wirkstoffe, die oral eingenommen werden (□ Tab. 3.9).

Acetylsalicylsäure (ASS)

Der immer noch wichtigste Thrombozytenaggregationshemmer (TAH) ist die Acetylsalicylsäure (ASS), die zur Prophylaxe von Herzinfarkt und Schlaganfall breite Anwendung findet. Bereits 1954 wurde der hemmende Effekt von ASS auf die Thrombozytenaggregation entdeckt. Eine Renaissance erlebt derzeit das Dipyridamol, das in Kombination mit ASS zur Prophylaxe des Schlaganfalls verwendet wird. Dipyridamol war 1959 als „Koronartherapeutikum" eingeführt worden.

ADP-P2Y12-Antagonisten

Eine weitere Gruppe von TAH greift am Adenosin(ADP)rezeptor P2Y12 der Thrombozyten an: 1980 und 1998 wurden mit den Thienopyridinen Ticlopidin und Clopidogrel weitere TAH am Markt eingeführt, die ebenfalls zur Prophylaxe von Herzinfarkt und Schlaganfall eingesetzt werden. 2009 und 2011 kamen Prasugrel bzw. Ticagrelor auf den Markt, die in Kombination mit ASS zur Prävention von thrombotischen Ereignissen bei akutem Koronarsyndrom eingesetzt werden (□ Tab. 3.9).

GPIIb/IIIa-Antagonisten

Die Glykoprotein-(GP-)IIb/IIIa-Rezeptorantagonisten sind eine weitere Gruppe thrombozytenaggregationshemmender Wirkstoffe für spezielle Indikationen (z. B. drohender Herzinfakt bei instabiler Angina pectoris). Seit 1995 wurden die Wirkstoffe Abciximab, Tirofiban und Eptifibatid auf den Markt gebracht. Diese Arzneimittel blockieren den GPIIb/IIIa-Rezeptor und verhindern dadurch die Anlagerung von Fibrin an die Blutplättchen. GPIIb/IIIa-Antagonisten werden überwiegend in der stationären Versorgung angewendet.

Prostaglandine

Das 1993 eingeführte Prostaglandin-Analogon Iloprost hemmt ebenfalls durch Wirkung auf die Blutplättchen die Thrombozytenaggregation. Es wird nur bei sehr speziellen Indikationen wie der Thrombangiitis obliterans eingesetzt.

Andere antithrombotische Mittel

2008 wurde das Rivaroxaban eingeführt, welches als Tablette eingenommen wird. Ähnlich wie die direkten Thrombininhibitoren hemmt der Wirkstoff gezielt einen bestimmten Blutgerinnungsfaktor, nämlich den Faktor Xa. Bei bekanntem, angeborenem Antithrombin-III-Mangel wird in bestimmten Situationen (z. B. vor Operationen) das Antithrombin substituiert; der Einsatz erfolgt hauptsächlich stationär. Bislang stand dafür nur Antithrombin zur Verfügung, das aus menschlichem Blut gewonnen wurde. 2008 wurde ein rekombinantes Antithrombin eingeführt, das aus der Milch transgener Ziegen isoliert wird.

3.4.1.2 Teil-Indikationsgruppe der Mittel bei PAVK

Diese Teil-Indikationsgruppe umfasst lediglich den 2007 eingeführten Wirkstoff Cilostazol, der bei Claudicatio intermittens („Schaufensterkrankheit") eingesetzt wird, welche als Symptom der peripheren arteriellen Verschlusskrankheit (PAVK) auftritt. Der bereits seit 1988 in Japan und 1999 in den USA erhältliche Wirkstoff führt u. a. zu einer Hemmung der Thrombozytenaggregation und einer Gefäßerweiterung.

3.4.1.3 Teil-Indikationsgruppe der Mittel zur Fibrinolyse

Mit den zur Auflösung von Thromben, beispielsweise bei Herzinfarkt oder Schlaganfall, eingesetzten Fibrinolytika, die seit den 1950er Jahren entwickelt wurden, steht eine weitere wichtige Klasse von Gerinnungshemmern zur Verfügung. Mit Drotrecogin alfa steht seit 2002 ein körpereigenes Eiweiß (rekombinantes aktiviertes Protein C) zur Verfügung. Das aktivierte Protein C wirkt den Prozessen entgegen, die bei einer schweren Sepsis zu einer erheblichen Störung der Blutgerinnung führen können. Die Wirkstoffe dieser Teil-Indikationsgruppe werden meist stationär eingesetzt, sodass die hier berichteten Daten zum ambulanten Verbrauch nur einen kleinen Ausschnitt des Verordnungsgeschehens darstellen.

3.4.1.4 Weitere Teil-Indikationsgruppen

Zur Indikationsgruppe gehören einige weitere Teil-Indikationsgruppen, deren Bedeutung in der ambulanten Versorgung wegen des geringen Verbrauchs zu vernachlässigen ist. Zu nennen sind hier die Teil-Indikationsgruppen von Mitteln bei kongenitalem Protein-C-Mangel, bei pulmonaler Hypertonie sowie bei Sepsis mit den Wirkstoffen Protein C und Treprostinil. Der 2011 neu eingeführte Wirkstoff Epoprostenol gehört zur Teil-Indikationsgruppe der Mittel bei pulmonaler Hypertonie (◻ Tab. 3.9).

3.4.2 Entwicklung des Verbrauchs

Antithrombotische Mittel gehören zu den sehr häufig angewendeten Arzneimitteln: Im Jahr 2012 wurden jedem GKV-Versicherten im Durchschnitt gut 21 DDD verordnet.

Der Verbrauch an antithrombotischen Mitteln hat sich von 1996 bis 2003 verfünffacht (◻ Abb. 3.19), was im Wesentlichen auf den zunehmenden Verbrauch von ASS zurückzuführen war.

Im Jahr 2004 war beim Verbrauch ein markanter Einbruch zu beobachten, der durch den Umstand erklärbar ist, dass seit dem 1. Januar 2004 der Apothekenverkaufspreis (AVP) für die meisten ASS-Präparate dieser Indikationsgruppe unter dem minimalen Zuzahlungsbetrag von fünf Euro liegt und somit vermutlich von vielen Patienten ASS als nicht verschreibungspflichtiges Arzneimittel selbst bezahlt wird. Seit 2004 steigt der Verbrauch der antithrombotischen Mittel wieder an, wobei eine recht stetige Entwicklung zu beobachten ist. Der ambulante Verbrauch geht fast ausschließlich auf die Teil-Indikationsgruppe der Mittel gegen erhöhte Thromboseneigung zurück und in weitem Abstand folgen die Mittel bei PAVK (◻ Tab. 3.10).

Zwischen den Therapieansätzen in der Teil-Indikationsgruppe der antithrombotischen Mittel hat es zwischen 2010 und 2012 Verschiebungen gegeben: Der Therapieansatz ASS dominierte zwar immer noch den Verbrauch, ging jedoch von rund 50 auf 45% des

89

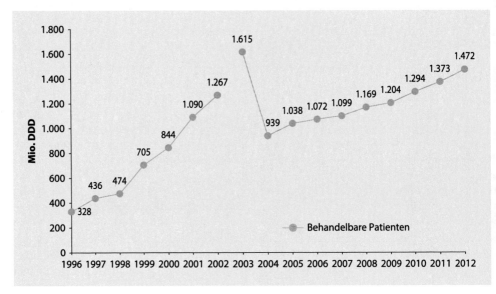

■ **Abb. 3.19** Verbrauch von Arzneimitteln aus der Indikationsgruppe B01 in Mio. DDD im Zeitraum von 1996 bis 2012.
Quelle: IGES nach AVR (1996 bis 2002), IGES-Berechnungen nach NVI (INSIGHT Health) (ab 2003)

■ **Tab. 3.10** Übersicht der Menge der verordneten DDD in den Teil-Indikationsgruppen der Indikationsgruppe B01 in den Jahren 2010 bis 2012.

Teil-Indikationsgruppe	DDD 2010 (Mio.)	DDD 2011 (Mio.)	DDD 2012 (Mio.)	Differenz 2010 vs. 2011 (%)	Differenz 2011 vs. 2012 (%)
Mittel gegen erhöhte Thromboseneigung	1288,21	1367,31	1466,02	6,14	7,22
PAVK	5,46	6,02	5,94	10,35	−1,32
Pulmonale Hypertonie	0,00	0,01	0,05	471,81	318,30
Fibrinolytika	0,08	0,07	0,02	−16,23	−76,82
Summe	**1.293,7**	**1.373,3**	**1.472,0**	**6,16**	**7,19**

Quelle: IGES-Berechnungen nach NVI (INSIGHT Health)

Verbrauchs zurück. Die Verbrauchsanteile der meisten anderen Gruppen blieben stabil. Für die direkten Faktor Xa- und Thrombin-Inhibitoren war jedoch ein Anstieg von 0,04 auf 4,5% zu beobachten (■ Abb. 3.20). Ursache ist, dass die Zulassung von Dabigatran (April 2011), Rivaroxaban (September 2011) und Apixaban (Dezember 2012) um die Anwen-dung zur Prophylaxe von Thromboembolien bei Vorhofflimmern erweitert wurde. Für dieses Anwendungsgebiet ist die Zielpopulation sehr viel größer (► Abschn. 3.4.5), und der Verbrauch dieser Wirkstoffe stieg von 0,5 Mio. DDD im Jahr 2010 auf fast 66 Mio. DDD im Jahr 2012 an. Diese Wirkstoffe stellen eine Alternative in erster Linie zu den

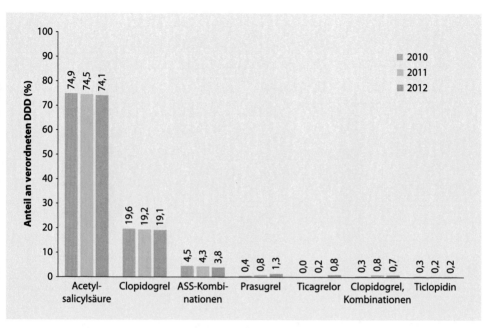

Abb. 3.20 Anteile der verordneten DDD in der Indikationsgruppe B01 – Therapieansätze der Teil-Indikationsgruppe „Mittel gegen erhöhte Thromboseneigung" für 2010 bis 2012. Dargestellt sind nur Therapieansätze mit einem Verbrauchsanteil von mindestens 1%.
Quelle: IGES-Berechnungen nach NVI (INSIGHT Health)

Vitamin-K-Antagonisten dar. Der Verbrauch lag 2012 bei knapp 388 Mio. DDD. Er stieg von 2011 auf 2012 um rund 9 Mio. DDD und damit deutlich geringer als 2011, als der Zuwachs noch bei rund 22 Mio. DDD lag. Daraus kann als Hinweis interpretiert werden, dass ein erheblicher Bedarf an den neuen sogenannten »NOACs« (New Oral Anti-Coagulants) besteht. Als Vorteil wird bei den neuen Wirkstoffen gesehen, dass die bei den Vitamin-K-Antagonisten regelmäßig notwendige Überprüfung der Gerinnungswerte nicht erforderlich ist. Um den Wirkstoff Dabigatran gab es um den Jahreswechsel 2011/2012 eine Diskussion über die Zahl gemeldeter Blutungskomplikationen (*NN* 2011). Diese Diskussion mag zu der beobachteten Entwicklung der Verbrauchsanteile von Rivaroxaban und Dabigatran beigetragen haben: Obwohl Dabigatran die Zulassungserweiterung früher erhielt als Rivaroxaban, stieg der Verbrauch

von Rivaroxaban zwischen 2011 und 2012 von 0,7 auf 48,7 Mio. DDD, der von Dabigatran jedoch von 2,7 auf nur 16,8 Mio. DDD. Daher lag 2011 der Verbrauchsanteil von Rivaroxaban nur bei rund 20%, 2012 jedoch bei 74%, während es sich für Dabigatran genau umgekehrt verhielt (Abb. 3.21). Die FDA geht davon aus, dass es sich bei der vergleichsweise hohen Zahl gemeldeter Blutungen unter Dabigatran um ein typisches Beispiel von erhöhter Meldungsbereitschaft handelt. Eine sogenannte Mini-Sentinel-Analyse kam zu der Einschätzung, dass die Blutungsrate unter Dabigatran nicht höher ist als unter dem Vitamin-K-Antagonisten Warfarin (*Southworth* et al. 2013).

Zur besseren Vergleichbarkeit mit früheren Ausgaben des Arzneimittel-Atlas werden die Therapieansätze „ASS" und „ADP-P2Y12-Antagonisten" zusammengefasst dargestellt: Es zeigten sich zwischen 2010 und 2012 sehr

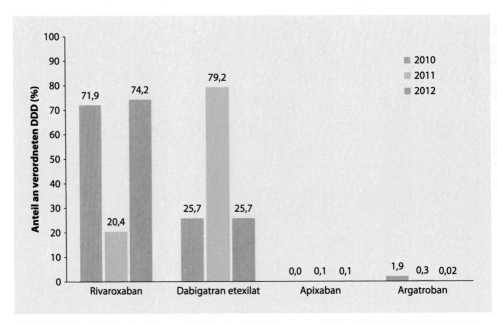

◘ Abb. 3.21 Anteile der verordneten DDD in der Indikationsgruppe B01 – Wirkstoffe der Teil-Indikationsgruppe „Mittel gegen erhöhte Thromboseneigung"/Therapieansätze „Direkte Faktor Xa- und Thrombin-Inhibitoren" für 2010 bis 2012.
Quelle: IGES-Berechnungen nach NVI (INSIGHT Health)

stabile Verhältnisse (◘ Abb. 3.22). Weiterhin dominiert ASS mit einem Anteil von etwa drei Viertel der verbrauchten DDD. Der Anteil der Kombinationen ASS mit Dipyridamol ging leicht zurück auf 3,8%. Der Anteil von Clopidogrel lag bei knapp 20%. Der Verbrauchsanteil von Clopidogrel-Generika, welche seit August 2008 zur Verfügung stehen, stieg zwischen 2011 und 2012 auf 90%. Der absolute Verbrauch dieser Wirkstoffe war 2012 mit rund 22 Mio. DDD deutlich geringer als mit rund 39 Mio. DDD im Vorjahr. Das absolut höchste Wachstum verzeichnete 2012 ASS mit fast 13 Mio. DDD. Der Verbrauch der neuen ADP-P2Y12-Antagonisten Prasugrel und Ticragrelor ist zwischen 2011 und 2012 von 4,6 auf 9,9 Mio. DDD gestiegen. An diesem Anstieg hatte Ticagrelor einen Anteil von fast 6 Mio. DDD. Für Ticagrelor liegt seit Januar 2011 der Beschluss zur frühen Nutzenbewertung vor, der für bestimmte Patienten-

gruppen einen nicht quantifizierbaren Zusatznutzen attestiert (*BMG* 2012a).

3.4.3 Regionale Unterschiede im Verbrauch

Für die Indikationsgruppe der antithrombotischen Mittel fällt ein ausgeprägtes Ost-West-Gefälle in Bezug auf den Pro-Kopf-Verbrauch im Jahr 2012 auf (◘ Abb. 3.23). Mit Ausnahme Berlins wurden 2012 jedem Versicherten in den östlichen Ländern zwischen 25 und 27 DDD verordnet. In den westlichen Ländern erhielt jeder Versicherte im Mittel zwischen 17 und 23 DDD, lediglich im Saarland wurden mit 26 DDD je Versicherten höhere Mengen verordnet. Antithrombotische Mittel werden vor allem bei Herz-Kreislauf-Erkrankungen eingesetzt. Diese sind bei älteren Menschen häufiger. Wichtige

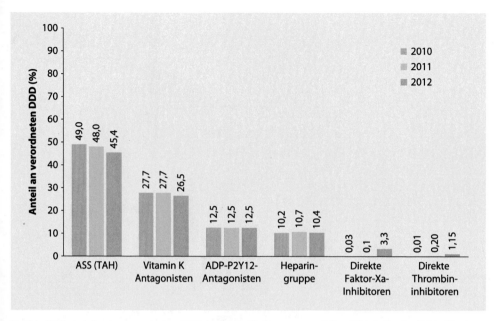

◘ Abb. 3.22 Anteile der verordneten DDD in der Indikationsgruppe B01 – Wirkstoffe der Teil-Indikationsgruppe „Mittel gegen erhöhte Thromboseneigung"/Therapieansätze „ASS" und „ADP-P2Y12-Antagonisten" für 2010 bis 2012.

Quelle: IGES-Berechnungen nach NVI (INSIGHT Health)

Risikofaktoren sind die arterielle Hypertonie sowie erhöhte Blutfettwerte. Es ist außerdem zu erwarten, dass der Verbrauch von der Prävalenz der ischämischen Herzkrankheit beeinflusst wird. Bei jeweils einzelner Betrachtung der Faktoren (Anteil der über 55-Jährigen (► Kap. 6), Krankenhausfälle wegen ischämischer Herzerkrankungen im Jahr 2011 (*Statistisches Bundesamt* 2013), Prävalenz von Hypertonie und erhöhten Blutfetten im Jahr 2010 (*RKI* 2012)) findet sich insbesondere in Bezug auf das Alter und die Prävalenz der Hypertonie eine deutliche Korrelation. Die multivariate Regressionsanalyse zeigt, dass sich ein Großteil (Bestimmtheitsmaß = 0,84) der regionalen Unterschiede insbesondere durch die Prävalenz der Hypertonie erklären lässt. Die Häufigkeit von Krankenhausfällen wegen ischämischer Herzerkrankung erklärt die Unterschiede in weitaus geringerem Maße, die Prävalenz von erhöh-

ten Blutfettwerten korreliert dagegen kaum mit dem Verbrauch von antithrombotischen Mitteln.

3.4.4 Epidemiologie, Bedarf und Angemessenheit der Versorgung

Als häufigste Indikation für den ambulanten Einsatz von Wirkstoffen der Indikationsgruppe B01 müssen angesehen werden:

》 Die Prophylaxe des erneuten Auftretens eines Herzinfarkts oder Schlaganfalls (Sekundärprophylaxe) bzw. die Prophylaxe von Herzinfarkt und Schlaganfall bei Vorläuferstadien der Erkrankung (vor allem ischämische Herzerkrankung) oder beim Vorliegen bestimmter Risikofaktoren (z. B. Vorhofflimmern).

》 Die Prophylaxe und Behandlung von tiefen Beinvenenthrombosen.

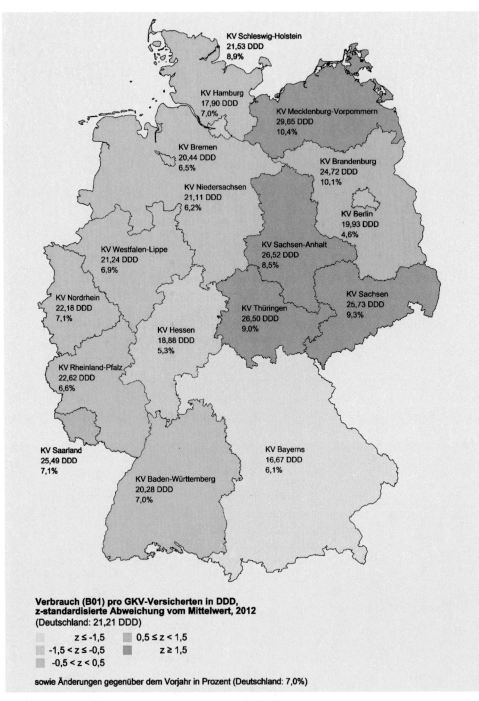

KV Schleswig-Holstein
21,53 DDD
8,9%

KV Hamburg
17,90 DDD
7,0%

KV Mecklenburg-Vorpommern
29,65 DDD
10,4%

KV Bremen
20,44 DDD
6,5%

KV Brandenburg
24,72 DDD
10,1%

KV Niedersachsen
21,11 DDD
6,2%

KV Berlin
19,93 DDD
4,6%

KV Westfalen-Lippe
21,24 DDD
6,9%

KV Sachsen-Anhalt
26,52 DDD
8,5%

KV Nordrhein
22,18 DDD
7,1%

KV Sachsen
25,73 DDD
9,3%

KV Thüringen
26,50 DDD
9,0%

KV Hessen
18,88 DDD
5,3%

KV Rheinland-Pfalz
22,62 DDD
6,6%

KV Saarland
25,49 DDD
7,1%

KV Bayerns
16,67 DDD
6,1%

KV Baden-Württemberg
20,28 DDD
7,0%

**Verbrauch (B01) pro GKV-Versicherten in DDD,
z-standardisierte Abweichung vom Mittelwert, 2012**
(Deutschland: 21,21 DDD)

$z \leq -1{,}5$ | $0{,}5 \leq z < 1{,}5$
$-1{,}5 < z \leq -0{,}5$ | $z \geq 1{,}5$
$-0{,}5 < z < 0{,}5$

sowie Änderungen gegenüber dem Vorjahr in Prozent (Deutschland: 7,0%)

◻ **Abb. 3.23** Verbrauch von Arzneimitteln aus der Indikationsgruppe „B01 Antithrombotische Mittel" in DDD je Versicherten im Jahr 2012 und Änderung gegenüber dem Vorjahr nach KV-Region.

Quelle: IGES-Berechnungen nach NVI (INSIGHT Health)

In der Altersgruppe der 18-Jährigen und Älteren ist nach dem telefonischen Gesundheitssurvey Gesundheit in Deutschland aktuell (GEDA) für die ischämische Herzerkrankung bei Frauen von einer Prävalenz von 6,6% und bei Männern von 9,9% auszugehen (*RKI* 2012). Dies entspricht ca. 5,0 Mio. Patienten in der GKV.

Nach einer aktuellen Untersuchung liegt die Prävalenz von Vorhofflimmern bei Erwachsenen in Deutschland zwischen 35 und 74 Jahren bei 2,5%, wobei mit steigendem Alter die Häufigkeit von Vorhofflimmern zunimmt (*Schnabel* et al. 2012). Übertragen auf die deutsche GKV-Bevölkerung ist nach den Daten von *Schnabel* et al. mit knapp über 1 Mio. Versicherten mit Vorhofflimmern zu rechnen; diese Zahl dürfte eher eine Unterschätzung sein, da Personen ≥75 Jahre aufgrund fehlender Prävalenzangaben nicht berücksichtigt wurden. Zudem ist zusätzlich von einer hohen Zahl an Versicherten auszugehen, bei denen Vorhofflimmern nicht diagnostiziert ist, da die asymptomatische und paroxysmale (vorübergehende) Form zu einem hohen Prozentsatz nicht entdeckt wird (*Steinbeck* und *Wichmann* 2009). Hieraus lässt sich aber lediglich eine generelle Unterdeckung des Bedarfs annehmen. 17% der Patienten mit Vorhofflimmern haben gleichzeitig eine koronare Herzkrankheit (KHK; *Fuster* et al. 2006) und werden daher schon in den Analysen zum Behandlungsbedarf für Patienten mit ischämischer Herzkrankheit erfasst. Von den Patienten mit Vorhofflimmern, aber ohne KHK, leiden ungefähr 15% unter idiopathischem Vorhofflimmern (*Herold* 2010). Diese Angaben korrespondieren gut mit den Angaben des Kompetenznetzes Vorhofflimmern, wonach bei 90% der registrierten Patienten ein hohes bis sehr hohes Schlaganfallrisiko besteht (*Kompetenznetz Vorhofflimmern* 2009) und auf jeden Fall eine Behandlung mit Antikoagulanzien aus der Indikationsgruppe B01 erfolgen sollte (*Bergert* et al. 2011; *Camm* et al. 2012). Im Sinne einer konservativen Schätzung wurde angenommen, dass bei 85% der Patienten ein Behandlungsbedarf besteht. Dies entspricht in der GKV ungefähr 710.000 Patienten mit Behandlungsbedarf.

Nach einer systematischen Übersichtsarbeit (*Bernard* et al. 2005) kann für die tiefe Beinvenenthrombose eine Inzidenz von rund 120 Fällen pro 100.000 Personen pro Jahr geschätzt werden, darunter rund 60 Fälle von daraus resultierender Lungenembolie. Die in den Studien angegebenen Inzidenzen liegen zwischen ca. 100 und 180 Fällen pro Jahr pro 100.000 Personen. Für den Bereich der GKV sind also jährlich 70.000 bis 125.000 Fälle von tiefen venösen Thrombosen zu erwarten. Für Patienten mit tiefer Venenthrombose bzw. Lungenembolie wurde die Behandlungsdauer nach Art der Indikation (z. B. isolierte distale tiefe Venenthrombose, Rezidivthrombose oder Thrombose bei Malignom) entsprechend den Angaben von *Blättler* et al. (2003) berechnet. Die Anteile der zu berücksichtigenden Patientengruppen wurden nach *Bernard* et al. (2005) sowie *White* (2003) modelliert. Danach sind beispielsweise 8 bis 22% der tiefen Venenthrombosen Rezidive, und 15% treten bei Patienten mit Malignomen auf. Unter Berücksichtigung der unterschiedlichen Therapiedauer (sechs Wochen bei isolierter tiefer Venenthrombose, zwölf Monate bei Rezidivthrombose) wurde eine Zahl zwischen ca. 32.000 und 68.000 GKV-Patienten mit Behandlungsbedarf ermittelt.

Der ambulante Bedarf an Heparinen für die postoperative Thromboseprophylaxe wird an dieser Stelle nicht berücksichtigt, da entsprechende Daten für die Bedarfsschätzung fehlen.

Der Ermittlung des Behandlungsbedarfs in der GKV lag die Annahme zugrunde, dass bei ischämischer Herzkrankheit von einem kontinuierlichen Bedarf von täglich 1 DDD für ca. 5,0 Mio. Patienten auszugehen ist. 710.000 Versicherte haben behandlungsbedürftiges Vorhofflimmern. Hinzu kommen

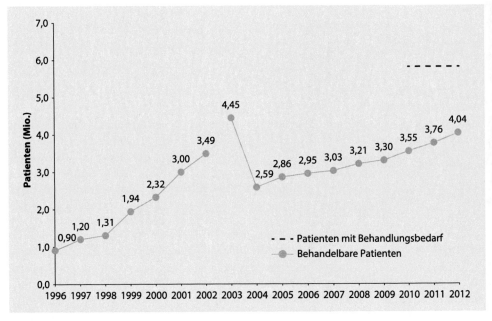

□ **Abb. 3.24** Behandlungsbedarf mit antithrombotischen Mitteln (B01).
Quelle: IGES-Berechnungen nach Angaben AVR (1996 bis 2002) und NVI (INSIGHT Health) (2003 bis 2011)

32.000 und 68.000 Versicherte, die täglich eine DDD aus der Indikationsgruppe der antithrombotischen Mittel zur Behandlung einer tiefen Venenthrombose bzw. Lungenembolie benötigen.

Insgesamt besteht ambulant bei etwa 5,8 Mio. Patienten der GKV ein Behandlungsbedarf mit Arzneimitteln aus der Indikationsgruppe der antithrombotischen Mittel. Dieser Bedarf wurde durch die Menge der verordneten DDD rein rechnerisch nicht gedeckt (□ Abb. 3.24). Hierbei ist zu berücksichtigen, dass der Verbrauch von Acetylsalicylsäure zur Thrombozytenaggregationshemmung, der von den Patienten selbst bezahlt wird, nicht in diesen Verbrauch eingeht. In Zusammenhang damit soll auf den Einbruch der Zahl der behandelbaren Patienten im Jahr 2004 hingewiesen werden, der auf entsprechende strukturelle Maßnahmen der Erstattungs- und Zuzahlungsregelungen zurückzuführen war (► Abschn. 3.4.2).

3.4.5 Analyse der Ausgabendynamik

Anders als in den vorherigen Berichtsjahren, in denen die Ausgaben im Vergleich zum Vorjahr zurückgingen, stiegen die Ausgaben in der Indikationsgruppe der antithrombotischen Mittel 2012 mit 124 Mio. Euro deutlich an (□ Tab. 3.11). Die höchste Ausgabensteigerung wurde 2012 durch die Therapieansatz-Komponente bewirkt, die mit einem Wert von 100,5 Mio. Euro einen mehr als doppelt so hohen Wert aufwies wie 2011 (□ Abb. 3.25). Verantwortlich dafür ist der höhere Anteil von direkt wirkenden Faktorenhemmern (Thrombin, Faktor X) in der Teilindikationsgruppe der Mittel bei erhöhter Thrombozytenaggregationsneigung. Neben der Therapieansatz-Komponente sorgte die Verbrauchs-Komponente für einen deutlichen Ausgabenzuwachs, welcher sich im Rahmen des Vorjahres bewegte (57,7 Mio. Euro vs. 51,1 Mio. Euro). Auch hier ist der gestiegene

Tab. 3.11 Ausgabenentwicklung in der Indikationsgruppe „B01 Antithrombotische Mittel" in den Jahren 2011 und 2012.

Indikations-/ Teil-Indikations- gruppe	Ausgaben (Mio. Euro)		Änderung gegen- über Vorjahr (Mio. Euro)		Prozentuale Ver- änderung gegen- über Vorjahr		Anteil an Ge- samtausgaben (%)	
	2011	2012	2010 vs. 2011	2011 vs. 2012	2010 vs. 2011	2011 vs. 2012	2011	2012
Erhöhte Thrombo- zytenaggregations- neigung	766,75	888,31	−45,76	121,56	−5,63	15,85	2,87	3,33
PAVK	11,78	11,46	0,09	−0,32	0,80	−2,72	0,01	0,01
Thrombolyse	3,14	3,36	−0,42	0,22	−11,80	7,16	0,01	0,01
Kongenitaler Protein-C-Mangel	2,24	3,73	0,47	1,49	26,86	66,35	0,01	0,01
Pulmonale Hypertonie	2,03	3,29	0,71	1,26	53,81	61,91	0,04	0,04
Gesamt	785,95	910,16	−44,90	124,21	−5,40	15,8	2,94	3,41

Quelle: IGES-Berechnungen nach NVI (INSIGHT Health)

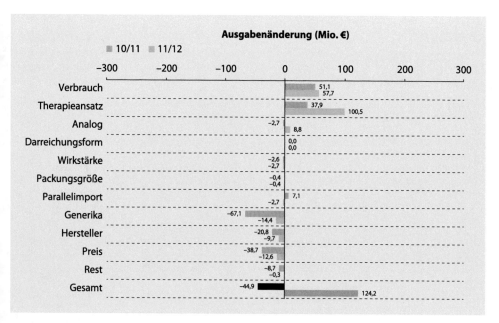

Abb. 3.25 Komponenten der Ausgabenänderung im Jahr 2012 für die Indikationsgruppe „B01 Antithrom- botische Mittel".
Quelle: IGES-Berechnungen nach NVI (INSIGHT Health)

Verbrauch in der Teilindikationsgruppe der Mittel bei erhöhter Thrombozytenaggregationsneigung als Ursache zu nennen. Der Ausgabenanstieg wurde 2012 nur in sehr geringem Umfang durch die Generika- bzw. Herstellerkomponente kompensiert. Die Generika-Komponente zeigt an, dass der im Vergleich zu 2011 nochmals gestiegene Verbrauchsanteil

von Clopidogrel-Generika (▶ siehe 3.1) zu Einsparungen in Höhe von 14,4 Mio. Euro führte. Auch 2012 wurden die Ausgaben durch Preissenkungen bzw. höhere individuelle Rabatte gemindert. Mit 12,6 Mio. Euro fielen die Einsparungen jedoch niedriger aus als in 2011 mit 38,7 Mio. Euro.

Fazit zur Indikationsgruppe „B01 Antithrombotische Mittel"

Ausgaben	Anstieg
Prominenteste Komponente(n)	Therapieansatz, Verbrauch
Verbrauch	Überdurchschnittliches Wachstum
Therapieansätze	Therapieoptimierung: Höherer Anteil von Faktor X- und Thrombin-inhibitoren
Analog-Wettbewerb	Geringe Bedeutung
Sonstiges	Geringer Ausgabenrückgang durch Preiskomponente

Literatur

Bernard E, Lafuma A, Ravaud R (2005) Epidemiology of venous thromboembolic disease. Presse Med 34: 415–419.
Bergert FW, Braun M, Clarius H, Ehrenthal K, Feßler J, Gross J, Hintze J, Hüttner U, Kluthe B, Liesenfeld A, Luther E, Seffrin J, Vetter G, Popert U, Ludt S, Schubert I (2011) Hausärztliche Leitlinie Kardiovaskuläre Prävention. Version 1.00 vom 02.08.2011.
Blättler W, Gerlach HE, Partsch H, Marshall M, Hertel T (2003) Diagnostik und Therapie der tiefen Bein- und Beckenvenenthrombose. AWMF – Arbeitsgemeinschaft wissenschaftlicher medizinischer Fachgesellschaften. www.uni-duesseldorf.de/WWW/AWMF/ll/037-002.htm (11.06.2006).
BMG (2011) Bekanntmachung [1919 A] eines Beschlusses des Gemeinsamen Bundesausschusses über eine Änderung der Arzneimittel-Richtlinie (AM-RL): Anlage III – Übersicht der Verordnungseinschränkungen und -ausschlüsse Clopidogrel in Kombination mit Acetylsalicylsäure bei akutem Koronarsyndrom. BAnz Nr. 20: 501.
Camm AJ, Lip GYH (UK), De Caterina R, SavelievaI, Atar D, Hohnloser SH, Hindricks G, Kirchhof P (2012) 2012 focused update of the ESC Guidelines for the management of atrial fibrillation. European Heart Journal 33: 2719–2747.

Fuster V, Rydén LE, Cannom DS et al. (2006) ACC/AHA/ESC 2006 Guidelines for the management of patients with atrial fibrillation. Executive Summary. J Am Coll Cardiol 48; 854–906.
Go AS, Hylek EM, Phillips KA et al. (2001) Prevalence of diagnosed atrial fibrillation in adults: National Implications for rhythm management and stroke prevention: the Anticoagulation and Risk Factors in Atrial Fibrillation (ATRIA) Study. JAMA 285: 2370–2375.
Herold G (2010) Innere Medizin. Köln: Herold.
Kompetenznetz Vorhofflimmern (2009) Presseinformation vom 9. Februar 2009. http://www.kompetenz netz-vorhofflimmern.de/aktuelles/ 2009/02/ Presseinfo_AFNET-Register_020209.pdf (23.03.2009).
Lakshminarayan K, Anderson DC, Herzog CA, Qureshi AI (2008) Clinical epidemiology of atrial fibrillation and related cerebrovascular events in the United States. Neurologist 14: 143–150.
NN (2007) Cilostazol (Pletal) bei Claudicatio intermittens. arznei-telegramm 38: 27–28.
NN (2011) Im Blickpunkt: Dabigatran (Pradaxa) – Überwiegt der Nutzen oder der Schaden? arznei-telegramm 42: 103–104.
RKI (2012) Daten und Fakten: Ergebnisse der Studie „Gesundheit in Deutschland aktuell 2010". Beiträge zur Gesundheitsberichterstattung des Bundes. Berlin.

Schnabel RB, Wilde S, Wild PS, Munzel T, Blanken-
berg S. (2012) Vorhofflimmern: Prävalenz und
Risikofaktorenprofil in der Allgemeinbevölke-
rung. Dtsch Arztebl Int 109: 293–299.
RKI (2012) Gesundheit in Deutschland aktuell. Public
USE File GEDA 2010.
Southworth MR, Reichmann ME, Unger EF (2013)
Perspective – Dabigatran and postmarketing
reports of bleeding. N Engl J Med: DOI: 10.1056/
NEJMp1302834.

Statistisches Bundesamt (2013) Krankenhausstatistik
– Diagnosedaten der Patienten und Patientinnen
in Krankenhäusern.
Steinbeck G, Wichmann HE (2009) Kompetenznetz
Vorhofflimmern. Prävalenz von Vorhofflimmern
in der Normalbevölkerung. http://www.kompe-
tenz netz-vorhofflimmern.de/mediziner/projekte/
bereich_a/a2/Infoblatt-A2.pdf (03.03.2010).
White RH (2003) The epidemiology of venous throm-
boembolism. Circulation 107: 4–8.

3.5   B02 Antihämorrhagika

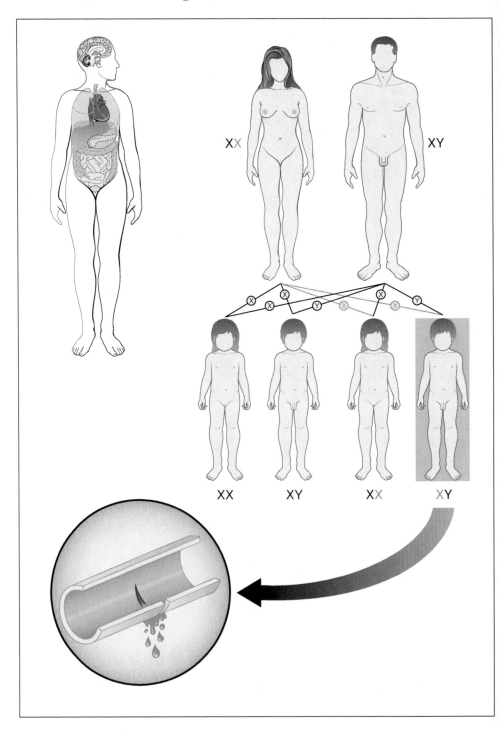

3.5.1 Entwicklung der Indikationsgruppe

Bei den Antihämorrhagika handelt es sich um eine heterogene Gruppe von Mitteln zur Behandlung bzw. Vorbeugung von Störungen des Gerinnungssystems, die in der Regel mit Blutungen (Hämorrhagien) oder einer vermehrten Blutungsneigung einhergehen. Diesen Störungen können die unterschiedlichsten Ursachen zugrunde liegen. Von größter Bedeutung ist die Behandlung vor allem der angeborenen Störungen des Gerinnungssystems, die auch als Hämophilie bezeichnet werden: Bei diesen Störungen müssen bestimmte Gerinnungsfaktoren substituiert werden, um die Blutgerinnung zu normalisieren. Darüber hinaus werden bei den Antihämorrhagika weitere Teil-Indikationsgruppen unterschieden, die im Folgenden dargestellt werden.

Mittel bei Hämophilie

Die allererste Beschreibung einer adäquaten Therapie in Form einer Bluttransfusion bei einem Jungen mit Hämophilie stammt aus dem Jahr 1840. Hinweise auf Anerkennung dieser Therapie finden sich etwa 1926. Später lernte man, dass zur Behandlung der Hämophilie die Gabe bestimmter Blutprodukte erforderlich ist (*Ingram* 1976). Nachdem Cohn in den 1940er Jahren eine Methode zur Fraktionierung von Blutplasma entwickelt hatte, kam man diesem Ziel ein Stück näher. Einen Durchbruch stellte die 1964 von Pool beschriebene Kryopräzipitation dar: Damit stand ein Produkt zur Verfügung, das die Patienten zu Hause lagern und sich bei Bedarf selbst applizieren konnten (*Ingram* 1976, *Giangrande* 2000, *Liras* 2008). Allerdings erhöhte das erforderliche Poolen von Blutspenden das Risiko von Virusinfektionen beispielsweise mit dem HI-Virus oder dem Hepatitis-C-Virus. Abhilfe schafften hier die rekombinant hergestellten Faktoren, die seit den 1990er Jahren eingesetzt werden können

(*Giangrande* 2000, *Liras* 2008):[4] So steht seit 1993 mit Octocog alfa ein rekombinanter Faktor VIII zur Anwendung bei Hämophilie A (Faktor VIII-Mangel) zur Verfügung, seit 1996 mit Eptacog alfa ein rekombinanter Faktor VII, der u. a. bei Hemmkörperhämophilie eingesetzt wird, d. h. bei Bildung von Antikörpern z. B. nach wiederholter Gabe von Faktor VIII-Präparaten. Im Jahr 1999 kamen mit Nonacog alfa (Faktor IX) und Moroctocog alfa (Faktor VIII) zwei weitere rekombinante Gerinnungsfaktoren auf den Markt.

Mittel bei unspezifischen Gerinnungsstörungen

Von größter Bedeutung für die ambulante Versorgung ist innerhalb dieser Teil-Indikationsgruppe der Therapieansatz Vitamin K. Dieses Vitamin ist ein essenzieller Kofaktor für die Synthese bestimmter Gerinnungsfaktoren. Zu Gerinnungsstörungen, die durch einen Vitamin-K-Mangel bedingt sind, kommt es vor allem bei Überdosierung von Vitamin-K-Antagonisten (▶ Kap. 3.4). Vitamin K wird außerdem prophylaktisch bei Neugeborenen verabreicht. Zu nennen ist außerdem der Therapieansatz der Aminosäuren mit Tranexamsäure und Aminomethylbenzoesäure, die bei Hyperfibrinolyse eingesetzt werden, d. h. bei einem überschießenden Abbau des Gerinnungsfaktors Fibrin. Zu der Teil-Indikationsgruppe gehören außerdem verschiedene Mittel, die lokal zur Blutstillung eingesetzt werden (Hämostatika), wie beispielsweise Kollagen.

Mittel bei idiopathischer thrombozytopenischer Purpura

Diese Teil-Indikationsgruppe umfasst zwei Wirkstoffe, die bei der thrombozytopenischen Purpura (Morbus Werlhof) eingesetzt werden. Bei dieser Autoimmunerkrankung werden

---

4 Auch zur Erhöhung der Sicherheit von Spenderprodukten wurden Maßnahmen getroffen. Zur Übertragung von Virusinfektionen durch Blutprodukte kam es daher in der Vergangenheit nur noch in Einzelfällen (*Funk* et al. o. J.).

☐ **Tab. 3.12** Neue Wirkstoffe in der Indikationsgruppe „B02 Antihämorrhagika" im Zeitraum von 2008 bis 2012.

Jahr (Markteinführung)	Wirkstoff	Teil-Indikationsgruppe	Therapieansatz
2009	Romiplostim	Idiopathische thrombo-zytopenische Purpura	Thrombopoetin-Rezeptor-Agonisten
2010	Eltrombopag	Idiopathische thrombo-zytopenische Purpura	Thrombopoetin-Rezeptor-Agonisten
2010	Conestat alfa	Hereditäres Angioödem	Proteinasehemmer

Quelle: IGES

Thrombozyten in der Milz zerstört, wodurch es zu einer vermehrten Blutungsneigung kommt. Ein auffälliges Symptom sind fleckförmige Einblutungen in die Haut. Mit Romiplostim (2009) und Eltrombopag (2010) wurden zwei Wirkstoffe zur Anwendung bei dieser Störung eingeführt (☐ Tab. 3.12). Als Thrombopoietin-Rezeptor-Agonisten führen beide zu einer vermehrten Thrombozytenbildung.

Weitere Teil-Indikationsgruppen
Zur Teil-Indikationsgruppe der Mittel bei Alfa1-Antitrypsinmangel gehört das Alfa1-Antitrypsin zur Substitution bei dieser Störung. Die Teil-Indikationsgruppe der Mittel bei hereditärem Angioödem umfasst den rekombinanten Wirkstoff Conestat alfa, der 2010 eingeführt wurde (☐ Tab. 3.12). Damit kann der Mangel des sogenannten C1-Inhibitors behoben werden, der bei dieser Störung besteht.

3.5.2 Entwicklung des Verbrauchs

Antihämorrhagika gehören zu den sehr selten verordneten Arzneimitteln. Im Durchschnitt erhielt jeder Versicherte im Jahr 2012 nur 0,1 DDD aus dieser Indikationsgruppe.

Der Verbrauch ist seit Jahren stabil und beträgt seit 2004 im Mittel 6,7 Mio. DDD jährlich. Es ist allerdings ein leicht abnehmender Trend zu erkennen (☐ Abb. 3.26). Den größten Anteil am gesamten Verbrauch hat mit fast 91% die Teil-Indikationsgruppe der Mittel bei unspezifischen Gerinnungsstörungen (☐ Tab. 3.13). Hier nahm der Verbrauch in den letzten beiden Jahren jeweils um rund 5% ab.

Innerhalb der Teil-Indikationsgruppe der Mittel bei unspezifischen Gerinnungsstörungen zeigten sich relative Verhältnisse. Für Vitamin K betrug der leicht rückläufige Verbrauchsanteil im Beobachtungszeitraum rund 90%. Einziger Wirkstoff dieses Therapieansatzes ist das Phytomenadion. Der Anteil des Therapieansatzes der Aminosäuren stieg dagegen leicht an und lag 2012 bei 7%, während der Anteil der lokalen Hämostatika mit 3% konstant blieb (☐ Abb. 3.27). Ambulant verordnetes Vitamin K wird nahezu ausschließlich zur Vitamin-K-Prophylaxe bei Neugeborenen eingesetzt. Für Vitamin K lässt sich im Zeitraum seit 2005 ein Verbrauchsrückgang feststellen, der kongruent ist mit dem gleichzeitig zu beobachtenden Rückgang der Zahl der Lebendgeburten in Deutschland (*Gesundheitsberichterstattung des Bundes* 2013) sowie mit der Anzahl der Versichertentage in der GKV der unter Einjährigen in dem Zeitraum (*BVA* 2012).

In der Teil-Indikationsgruppe der Mittel bei idiopathischer thrombozytopenischer Purpura ist 2012 der Anteil des 2010 eingeführten Eltrombopag von 18 auf 40% angestiegen, während der Anteil von Romiplostim entsprechend zurückging. Der absolute

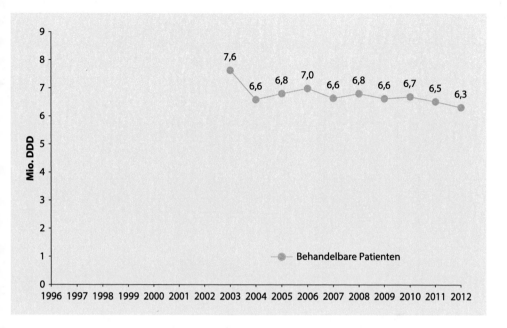

Abb. 3.26 Verbrauch von Arzneimitteln aus der Indikationsgruppe B02 in Mio. DDD im Zeitraum von 1996 bis 2012.
Quelle: IGES-Berechnungen nach NVI (INSIGHT Health)

Tab. 3.13 Übersicht der Menge der verordneten DDD in den Teil-Indikationsgruppen der Indikationsgruppe B02 in den Jahren 2010 bis 2012.

Teil-Indikationsgruppe	DDD 2010 (Mio.)	DDD 2011 (Mio.)	DDD 2012 (Mio.)	Differenz 2010 vs. 2011 (%)	Differenz 2011 vs. 2012 (%)
Unspezifische Gerinnungsstörungen	6,33	6,03	5,74	−4,76	−4,68
Idiopathische thrombozytäre Purpura	0,19	0,26	0,33	36,86	27,81
Hämophilie	0,17	0,23	0,23	34,01	0,82
Summe	6,69	6,52	6,31	−2,57	−3,18

Quelle: IGES-Berechnungen nach NVI (INSIGHT Health)

Verbrauch dieser Teil-Indikationsgruppe hat sich im Beobachtungszeitraum fast verdoppelt (Tab. 3.13).

Die Therapieansätze der Teil-Indikationsgruppe Hämophiliemittel zeigt Abb. 3.28. Hier gab es zwischen 2010 und 2012 kaum nennenswerte Veränderungen. Der Anteil der Faktor VIII-Präparate lag bei rund 70%, der der Faktor IX-Präparate zwischen 14 und 15%. Der Anteil der Faktor XIII-Präparate ging von rund 15 auf 11% zurück. Bei Betrachtung der Anteile muss berücksichtigt werden, dass die Therapieansätze innerhalb der Hämophiliemittel nicht austauschbar sind. Der Verbrauch kann bedarfsabhängig von Jahr zu Jahr schwanken. So stieg der absolute Verbrauch von Faktor XIII- und Faktor IX-Produkten 2011 an, blieb jedoch 2012 sta-

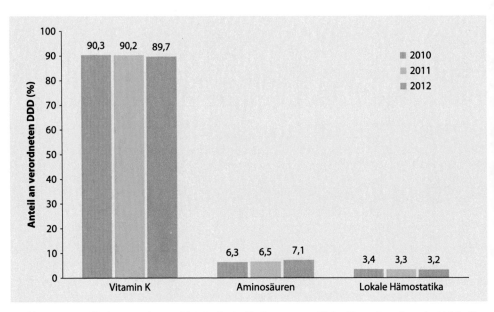

■ **Abb. 3.27** Anteile der verordneten DDD in der Indikationsgruppe B02 – Therapieansätze der Teil-Indikationsgruppe „Mittel bei unspezifischen Gerinnungsstörungen" für 2010 bis 2012.

Quelle: IGES-Berechnungen nach NVI (INSIGHT Health)

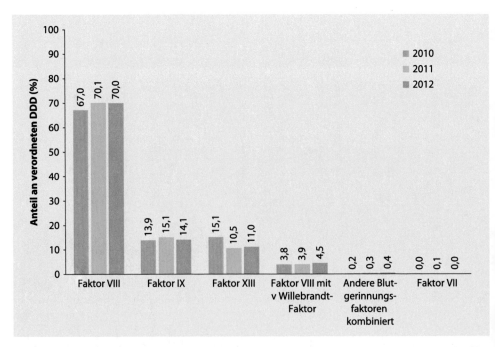

■ **Abb. 3.28** Anteile der verordneten DDD in der Indikationsgruppe B02 – Therapieansätze der Teil-Indikationsgruppe „Mittel bei Hämophilie" für 2010 bis 2012.

Quelle: IGES-Berechnungen nach NVI (INSIGHT Health)

bil, während er bei den Faktor VIII-Präparaten zwischen 2010 und 2012 kaum schwankte.

3.5.3 Regionale Unterschiede im Verbrauch

Für die Antihämorrhagika differiert der Pro-Kopf-Verbrauch in den KV-Regionen zwischen 0,070 DDD in Brandenburg bzw. Westfalen-Lippe und 0,125 DDD in Bremen (■ Abb. 3.29). Ein eindeutiges geographisches Muster ist nicht zu erkennen. Der Verbrauch wird vor allem durch die Teil-Indikationsgruppe der Mittel bei unspezifischen Gerinnungsstörungen bestimmt, d. h. durch den Verbrauch an Vitamin K. Es dominierten in allen KV-Regionen Produkte, die zur Prophylaxe und Therapie der Vitamin-K-Mangelblutung bei Neugeborenen eingesetzt werden. Die prophylaktische Gabe von Vitamin K bei Neugeborenen erfolgt nur teilweise ambulant. Setzt man den Verbrauch aus der Teil-Indikationsgruppe der Mittel bei unspezifischen Gerinnungsstörungen in Bezug zur Anzahl der Lebendgeburten in Krankenhäusern 2011 (*Statistisches Bundesamt* 2013) – jeweils unter Berücksichtigung der Anzahl der GKV-Versicherten in der Region – so fällt eine gewisse Korrelation zwischen beiden Parametern auf, die auch signifikant ist. Zumindest teilweise ($R^2 = 0{,}273$) lassen sich somit die regionalen Unterschiede durch die Geburtenhäufigkeit erklären.

3.5.4 Epidemiologie, Bedarf und Angemessenheit der Versorgung

Im Folgenden soll eine Bedarfsschätzung für die Therapieansätze der Teil-Indikationsgruppe der Mittel bei Hämophilie vorgenommen werden. Die Mittel werden bei den unterschiedlichsten angeborenen und erworbenen Gerinnungsstörungen (Koagulopathien) eingesetzt.

Beim Von-Willebrand-Syndrom handelt es sich um eine angeborene, selten um eine erworbene (z. B. durch hämatologische Systemerkrankungen, Tumore) Störung der Hämostase mit Blutungsneigung, die sowohl bei Männern als auch bei Frauen vorkommt (*Sucker* et al. 2004). Die Hämophilien A und B kommen als X-chromosomal vererbte Erkrankungen überwiegend bei Männern vor und sind bei Frauen sehr selten.

In Deutschland wird seit 1978 ein Hämophilie-Register betrieben, in das Daten aus Zentren eingehen, die Hämophilie-Patienten behandeln. 2008/2009 wurden 9.101 Patienten mit Hämophilie A (43,7%) und B (7,6%) sowie schwerer Von-Willebrand-Erkrankung (48,7%) gemeldet (*Schramm* und *Krebs* 2010). Übertragen auf die Bevölkerung der GKV 2012 ist von ca. 3.200 Versicherten mit Hämophilie A, knapp 600 Versicherten mit Hämophilie B und 3.800 Versicherten mit schwerer Von-Willebrand-Erkrankung bzw. insgesamt etwa 7.600 Versicherten auszugehen, die in Hämophiliezentren und Behandlungseinrichtungen versorgt werden. Vermutlich unterschätzen die Angaben aus dem Hämophilie-Register die Gesamtprävalenz, da nicht alle Patienten gemeldet werden bzw. nicht alle Patienten in Zentren behandelt werden, die an der Registrierung teilnehmen. Bei Patienten mit Von-Willebrand-Syndrom ist zu beachten, dass nur die Patienten mit schwerer Erkrankung erfasst werden. Die milde Form (Typ 1) des Von-Willebrand-Syndroms ist mit einer Häufigkeit von 1 : 100 die häufigste Blutungsstörung (*Bundesärztekammer* 2003).

Der Behandlungsbedarf ist sowohl bei Hämophilie A und B als auch beim Von-Willebrand-Syndrom sehr unterschiedlich. Hämophilie A und B treten in unterschiedlicher Ausprägung auf (mild, mittelschwer und schwer); auch beim Von-Willebrand-Syndrom werden verschiedene Typen (Typ 1 bis 3) entsprechend der Symptomatik (leicht, mittelschwer, schwer) unterschieden. Eine dauerhafte Substitution zur Vorbeugung von

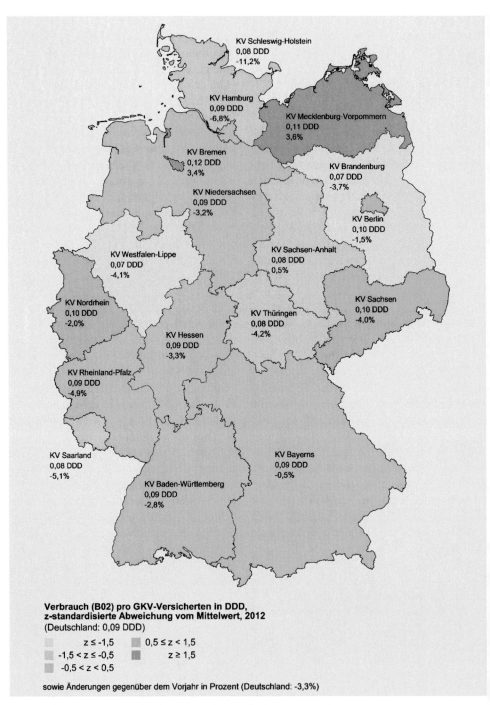

KV Schleswig-Holstein
0,08 DDD
-11,2%

KV Hamburg
0,09 DDD
-6,8%

KV Mecklenburg-Vorpommern
0,11 DDD
3,6%

KV Bremen
0,12 DDD
3,4%

KV Brandenburg
0,07 DDD
-3,7%

KV Niedersachsen
0,09 DDD
-3,2%

KV Berlin
0,10 DDD
-1,5%

KV Westfalen-Lippe
0,07 DDD
-4,1%

KV Sachsen-Anhalt
0,08 DDD
0,5%

KV Nordrhein
0,10 DDD
-2,0%

KV Sachsen
0,10 DDD
-4,0%

KV Thüringen
0,08 DDD
-4,2%

KV Hessen
0,09 DDD
-3,3%

KV Rheinland-Pfalz
0,09 DDD
-4,9%

KV Saarland
0,08 DDD
-5,1%

KV Bayerns
0,09 DDD
-0,5%

KV Baden-Württemberg
0,09 DDD
-2,8%

**Verbrauch (B02) pro GKV-Versicherten in DDD,
z-standardisierte Abweichung vom Mittelwert, 2012**
(Deutschland: 0,09 DDD)

$z \leq -1,5$ $0,5 \leq z < 1,5$
$-1,5 < z \leq -0,5$ $z \geq 1,5$
$-0,5 < z < 0,5$

sowie Änderungen gegenüber dem Vorjahr in Prozent (Deutschland: -3,3%)

◘ **Abb. 3.29** Verbrauch von Arzneimitteln aus der Indikationsgruppe „B02 Antihämorrhagika" in DDD je Versicherten im Jahr 2012 und Änderung gegenüber dem Vorjahr nach KV-Region.

Quelle: IGES-Berechnungen nach NVI (INSIGHT Health)

Tab. 3.14 Ausgabenentwicklung in der Indikationsgruppe „B02 Antihämorrhagika" in den Jahren 2011 und 2012.

Indikations-/ Teil-Indikationsgruppe	Ausgaben (Mio. Euro)		Änderung gegenüber Vorjahr (Mio. Euro)		Prozentuale Veränderung gegenüber Vorjahr		Anteil an Gesamtausgaben (%)	
	2011	2012	2010 vs. 2011	2011 vs. 2012	2010 vs. 2011	2011 vs. 2012	2011	2012
Hämophilie	139,09	141,80	36,63	2,71	35,75	1,95	0,52	0,53
Idiopathische thrombozytäre Purpura	21,77	27,50	4,82	5,73	28,41	26,33	0,08	0,10
Unspezifische Gerinnungsstörungen	4,24	4,22	−0,03	−0,02	−0,73	−0,54	0,02	0,02
Alfa1-Antitrypsinmangel	0,80	0,92	0,14	0,13	21,18	15,94	0,00	0,00
Gesamt	165,90	174,44	41,55	8,54	33,41	5,15	0,62	0,65

Quelle: IGES-Berechnungen nach NVI (INSIGHT Health)

Blutungen wird nur bei den schweren Verlaufsformen durchgeführt; bei leichteren Formen beschränkt man sich auf eine Therapie bei Bedarf, z. B. bei auftretenden Blutungen oder vor operativen Eingriffen (*Bundesärztekammer* 2003). Bei den meisten Patienten mit Von-Willebrand-Syndrom Typ 1 ist eine medikamentöse Behandlung nur selten oder gar nicht erforderlich (*Schneppenheim* o. J.).

Der tatsächliche Bedarf lässt sich daher für diese Patienten nicht abschätzen. Abgesehen davon könnte die Bedarfsgerechtigkeit der Versorgung anhand der vorliegenden Verordnungsdaten (in Apotheken abgegebene Produkte) nicht beurteilt werden, weil der Großteil der Hämophilieprodukte nicht über Apotheken vertrieben wird.

3.5.5 Analyse der Ausgabendynamik

In der Indikationsgruppe war 2012 mit 8,5 Mio. ein deutlich geringerer Anstieg der Ausgaben zu beobachten als noch 2011 mit 41,6 Mio. Euro, wie in ▢ Tab. 3.14 zu sehen ist. Hauptverantwortlich für die weiterhin steigenden Ausgaben in 2012 war vor allem der Anstieg in der Teil-Indikationsgruppe der Hämophiliemittel mit rund 2,71 Mio. Euro.

Haupttreiber der Ausgabenentwicklung waren, wie schon in den Vorjahren, nahezu ausschließlich Steigerungen im Verbrauch (▢ Abb. 3.30). Die positive Verbrauchskomponente in Höhe von 7,1 Mio. Euro ist insbesondere auf die Teil-Indikationsgruppen der Mittel bei Hämophilie sowie der Mittel bei idiopathischer thrombozytopenischer Purpura zurückzuführen, die mit 1,15 bzw. 6,9 Mio. Euro zu der Komponente beitrugen. Die Therapieansatz-Komponente war 2012 positiv, allerdings sehr viel geringer als im Vorjahr und zeigt an, dass insbesondere der Verbrauchsanteil von Therapieansätzen mit höherem Erstattungspreis anstieg. Beispiele hierfür sind die gestiegenen Anteile des Therapieansatzes „Faktor VIII" bei den Hämophiliemitteln. Die Preiskomponente spielte, anders als 2011, keine Rolle für die Ausgabenentwicklung. Alle anderen Komponenten sind in dieser Indikationsgruppe ebenfalls ohne Bedeutung.

Ausgabenänderung (Mio. €)

◼ 10/11 ◼ 11/12

	-300	-200	-100	0	100	200	300
Verbrauch					41,1 / 7,1		
Therapieansatz					6,0 / 2,0		
Analog				-0,2 / 0,6			
Darreichungsform				0,1 / 0,0			
Wirkstärke				-1,0 / 0,3			
Packungsgröße				0,0 / 0,0			
Parallelimport				0,1 / 0,1			
Generika				0,0 / 0,0			
Hersteller				-0,5 / 0,0			
Preis				-6,4 / 0,4			
Rest				0,4 / 0,2			
Gesamt				41,6 / 8,5			

▣ **Abb. 3.30** Komponenten der Ausgabenänderung im Jahr 2012 für die Indikationsgruppe „B02 Antihämorrhagika".
Quelle: IGES-Berechnungen nach NVI (INSIGHT Health)

Fazit zur Indikationsgruppe „B02 Antihämorrhagika"

Ausgaben	Überdurchschnittlicher Zuwachs
Prominenteste Komponente(n)	Verbrauch
Verbrauch	Insgesamt Rückgang, aber überdurchschnittlicher Anstieg bei den Hämophiliemitteln
Therapieansätze	Ohne Bedeutung
Analog-Wettbewerb	Ohne Bedeutung
Sonstiges	Entfällt

Literatur

Bundesärztekammer, Vorstand und Wissenschaftlicher Beirat (Hrsg.) (2003) Leitlinien zur Therapie mit Blutkomponenten und Plasmaderivaten. Deutscher Ärzteverlag, Köln. http://www.drk-blutspende.de/pdf/leitlinie.pdf (09.06.2011).

BVA (2012) – Risikostrukturausgleich – GKV-Leistungsausgabendaten je Versichertentag nach Alter und Geschlecht, Satzart 40 und Satzart 100.

Funk MB, Günay S, Lohmann A, Witzenhausen C, Henseler O. (o. J.) Hämovigilanz-Bericht 1997–2008. http://www.pei.de/cln_092/nn_158264/SharedDocs/Downloads/fachkreise/haemovigilanz/publikationen/haemovigillanz-bericht-1997-2008,templateId=raw,property=publicationFile.pdf/haemovigillanz-bericht-1997-2008.pdf (30.06.2011).

Gesundheitsberichterstattung des Bundes (2013) Lebendgeborene, Totgeborene, Gestorbene und Saldo der Lebendgeborenen und Gestorbenen. http://www.gbe-bund.de/gbe10/i?i=187D (11.03.2013).

Giangrande PLF (2000) The history of blood transfusion. Br J Haematol 110: 758–767.

Ingram GIC (1976) The history of haemophilia. J Clin Path 29: 469–479.

Liras A (2008) Recombinant proteins in therapeutics: haemophilia treatment as an example. Int Arch Med 1: 4.

Schneppenheim R (o. J.) Von Willebrand-Syndrom. Pathophysiologische und molekulare Grundlagen, Diagnostik und Therapie http://www.uke.de/kliniken/haematologie/downloads/klinik-paediatrische-haematologie/klinik_kinderonkologie_von_Willebrand-Syndrom_Uebersicht.pdf (10.08.2011).

Schramm W, Krebs H (2010) Hämophilie-Patienten in Deutschland 2008/2009. Morbidität und Mortalität. Hämostaseologie 4a: S9–S14.

Statistisches Bundesamt (2013) Krankenhausstatistik, Grunddaten.

3.6   B03 Antianämika

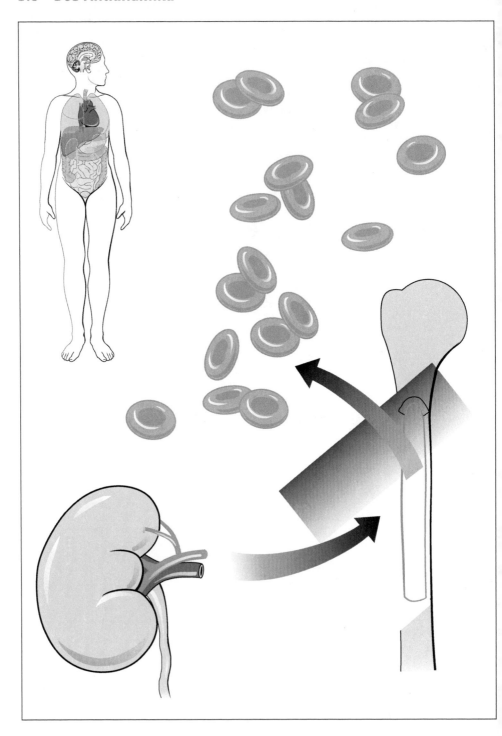

3.6.1 Entwicklung der Indikationsgruppe

Die Indikationsgruppe der Antianämika gliedert sich in das Teil-Indikationsgebiet der „Mittel gegen alimentäre Anämien" und das Teil-Indikationsgebiet „Erythropoetine". Die Mittel gegen alimentäre Anämien werden vor allem bei Mangelzuständen von Eisen, Folsäure oder Vitamin B_{12} eingesetzt, während die Erythropoetine überwiegend bei Patienten mit Nierenversagen – vor allem Dialyse-Patienten – sowie bei Krebs-Patienten eingesetzt werden.

Mittel gegen alimentäre Anämien
Nachdem Mitte des 15. Jahrhunderts Eisen erstmals zur Behandlung von Blutungen eingesetzt wurde, entdeckte *Sydenham* im Jahr 1832 das Krankheitsbild der Anämie, das er erfolgreich mit Eisen behandelte. Erst in den 1930er und 1940er Jahren wurde die Bedeutung von Eisen für den Körper intensiv untersucht, und wichtige Funktionen wie die Beteiligung an Transport und Speicherung von Sauerstoff als Bestandteil des Hämoglobins wurden aufgeklärt. Ab 1950 untersuchte man den Mechanismus der Eisenaufnahme und entwickelte gezielt eisenhaltige Präparate.

Die Aufklärung der Bedeutung von Vitamin B_{12} (auch Cyanocobalamin genannt) und Folsäure für die Blutbildung nahm etwa 20 Jahre in Anspruch. Am Anfang stand 1925 die Entdeckung von *Whipple*, dass durch den Verzehr von Leber die Symptome einer perniziösen Anämie gebessert werden. Etwa 20 Jahre später gelang es, das Vitamin B_{12} aus Leberextrakten zu isolieren. Folsäure wurde 1941 erstmals aus Blattgemüse isoliert.

Erythropoetine
Bereits 1906 wurde die Beteiligung eines humoralen Faktors an der Blutbildung vermutet, der später als Erythropoetin bezeichnet wurde: In den 1950er Jahren wurde das Hormon entdeckt, das von der Niere produziert wird und die Bildung und Reifung roter Blutkörperchen anregt. Erythropoetin wurde 1977 aus der Niere isoliert und lieferte die Grundlage für moderne Behandlungskonzepte der Anämie bei Dialyse- und Krebs-Patienten. Seit 1985 steht gentechnisch hergestelltes Erythropoetin prinzipiell zur Verfügung. Das gentechnische Verfahren ermöglicht die Herstellung des Hormons in Mengen, die für therapeutische Zwecke ausreichen. Im Jahr 1988 wurde gentechnisch hergestelltes Epoetin alfa in Deutschland eingeführt. Ihm folgte im Jahr 1990 Epoetin beta und im Jahr 2001 das Derivat Darbepoetin alfa, das in Abständen von ein bis drei Wochen gegeben wird, während Epoetin alfa und beta ein- bis dreimal wöchentlich verabreicht werden. Bei dem seit 2007 zur Verfügung stehenden Methoxy-Polyethylenglycol-Epoetin beta handelt es sich um ein modifiziertes Epoetin beta, das alle zwei Wochen einmal gespritzt wird. Das ebenfalls seit 2007 zur Verfügung stehende Epoetin delta musste zwei- bis dreimal wöchentlich verabreicht werden; der Hersteller verzichtete Anfang 2009 aus wirtschaftlichen Gründen auf die weitere Zulassung (*EMA* 2009, *Ratner* 2008). Es war damals das einzige Erythropoetin, das mithilfe einer menschlichen Zelllinie produziert wurde. Erythropoetin-Biosimilars wurden erstmals 2007 eingeführt, auch in den Folgejahren kamen neue Biosimilars auf den Markt.

3.6.2 Entwicklung des Verbrauchs

Antianämika müssen als selten verordnete Arzneimittel angesehen werden, von denen jedem Versicherten der GKV 2012 im Mittel 3 DDD verordnet wurden.

Der Verbrauch von Arzneimitteln zur Behandlung von Anämien stieg bis 2003 auf über 300 Mio. DDD an (Abb. 3.31). Im Jahr 2004 brach der Verbrauch drastisch ein und halbierte sich im Vergleich zum Vorjahr

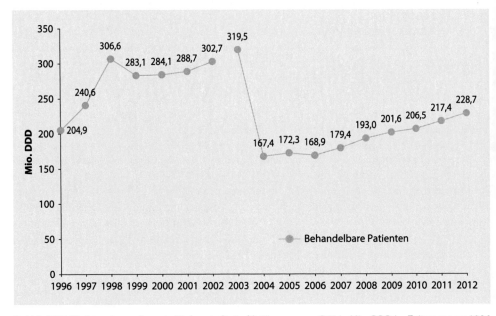

○ **Abb. 3.31** Verbrauch von Arzneimitteln aus der Indikationsgruppe B03 in Mio. DDD im Zeitraum von 1996 bis 2012.
Quelle: IGES nach AVR (1996 bis 2002), IGES-Berechnungen nach NVI (INSIGHT Health) (ab 2003)

nahezu. Seit 2007 wächst der Verbrauch stetig und erreichte 2012 rund 228 Mio. DDD.

Der Rückgang des Verbrauchs 2004 ist ausschließlich auf die Teil-Indikationsgruppe „Mittel gegen alimentäre Anämie" (Eisen-, Folsäure- und Vitamin-B$_{12}$-Präparate) zurückzuführen, die seit Beginn des Jahres 2004 nur noch eingeschränkt verordnungsfähig sind.

Der Verbrauch in der Indikationsgruppe der Antianämika wird durch die Teil-Indikationsgruppe der Mittel gegen alimentäre Anämie bestimmt, auf die 2012 mehr als 92% des Verbrauchs entfielen. Für die Mittel gegen alimentäre Anämie war im Beobachtungszeitraum von 2010 bis 2012 ein Verbrauchsanstieg von jeweils rund 6% zu beobachten (○ Tab. 3.15). Eisenmangelanämien, insbesondere die perniziöse Anämie, sind bei älteren Menschen häufiger (s. u.). Durch die zunehmende Alterung der GKV-Bevölkerung lässt sich der gestiegene Verbrauch zumindest teilweise erklären.

In der Teil-Indikationsgruppe der Erythropoetine ist der Verbrauch bis 2007 gestiegen, geht jedoch seit 2008 zurück. Auch in den vergangenen beiden Jahren war der Verbrauch weiterhin rückläufig (○ Tab. 3.15). Für die Zukunft ist allenfalls eine Stabilisierung des Verbrauchs zu erwarten, da die Indikationsstellung zur Anwendung dieser Wirkstoffe eingeschränkt wurde. In Bezug auf den ambulanten Verbrauch der Erythropoetine soll an dieser Stelle noch einmal darauf hingewiesen werden, dass bei den Analysen für den Arzneimittel-Atlas lediglich die Verordnungen berücksichtigt werden können, die von Apotheken abgegeben und über Apothekenrechenzentren mit den Kassen abgerechnet wurden. Informationen zu den abgegebenen Mengen über andere Vertriebswege, die beispielsweise bei der Versorgung von Dialyse-Patienten relevant sind, liegen nicht vor.

Innerhalb der Teil-Indikationsgruppe der Mittel gegen alimentäre Anämie zeigten sich

■ Tab. 3.15 Übersicht der Menge der verordneten DDD in den Teil-Indikationsgruppen der Indikationsgruppe B03 in den Jahren 2010 bis 2012.

Teil-Indikationsgruppe	DDD 2010 (Mio.)	DDD 2011 (Mio.)	DDD 2012 (Mio.)	Differenz 2010 vs. 2011 (%)	Differenz 2011 vs. 2012 (%)
Mittel gegen alimentäre Anämie	186,96	198,55	211,19	6,20	6,36
Erythropoetine	19,50	18,89	17,56	–3,17	–7,05
Summe	**206,5**	**217,4**	**228,7**	**5,32**	**5,20**

Quelle:IGES-Berechnungen nach NVI (INSIGHT Health)

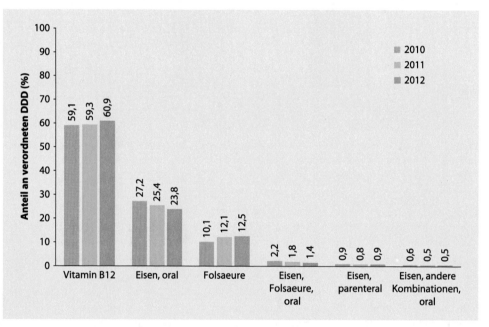

■ Abb. 3.32 Anteile der verordneten DDD in der Indikationsgruppe B03 – Therapieansätze der Teil-Indikationsgruppe „Mittel gegen alimentäre Anämie" für 2010 bis 2012.
Quelle: IGES-Berechnungen nach NVI (INSIGHT Health)

relativ stabile Verhältnisse. Dominant ist Vitamin B_{12} mit einem Verbrauchsanteil von rund 60%, gefolgt von Eisen und Folsäure. Erkennbar ist ein Trend zur Zunahme der Verbrauchsanteile von Vitamin B_{12} und Folsäure und zur Abnahme bei Eisen (■ Abb. 3.32). Bei der Interpretation des Verbrauchsanteils von Vitamin B_{12} ist zu berücksichtigen, dass eine Einzeldosis 1 bis 3 mg betragen kann, was 50 bis 150 DDD entspricht. Da in den ersten Wochen der Be-

handlung die Verabreichung häufig zwei- bis dreimal wöchentlich erfolgt, werden erheblich mehr DDD verabreicht als beispielsweise bei einer Behandlung mit Eisen. Darüber hinaus sind einige der Vitamin-B_{12}-Präparate neben der Behandlung der perniziösen Anämie auch zur Behandlung der Trigeminusneuralgie oder der Polyneuropathie zugelassen.

In der Teil-Indikationsgruppe „Erythropoetine" sind keine unterschiedlichen Thera-

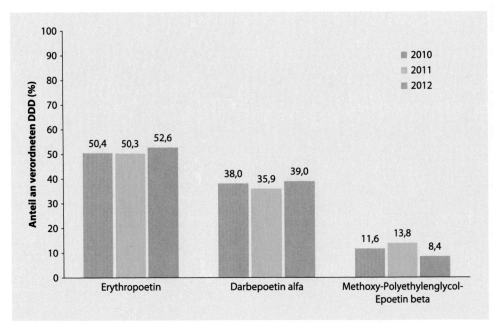

■ Abb. 3.33 Anteile der verordneten DDD in der Indikationsgruppe B03 – Wirkstoffe der Teil-Indikationsgruppe „Erythropoetin" für 2010 bis 2012.
Quelle: IGES-Berechnungen nach NVI (INSIGHT Health)

pieansätze zu finden. Für den Zeitraum von 2010 bis 2012 zeigt sich keine einheitliche Entwicklung. Der Anteil von Erythropoetin lag bei rund 50% des Verbrauchs (der ATC-Kode B03XA01 fasst die Wirkstoffe Epoetin alfa und beta sowie deren Biosimilars zusammen) (■ Abb. 3.33). Das Darbepoetin alfa erreichte 2012 einen Anteil von 39%, und die restlichen 8,4% entfielen auf Methoxy-Polyethylenglycol-Epoetin beta. Ein relevanter Unterschied zwischen den Erythropoetinen ist die Häufigkeit der Injektion, die bei Epoetin alfa und beta in der Regel bei dreimal wöchentlich liegt, bei den anderen Erythropoetinen einmal alle ein bis zwei Wochen. Bei den meisten Dialysepatienten sind diese Unterschiede allerdings zweitrangig, da ohnehin mehrmals in der Woche während der Dialyse ein venöser Zugang besteht und über diesen auch ggf. die Injektion von Erythropoetin erfolgen kann.

Seit 2007 stehen Biosimilars für Erythropoetin (B03XA01) zur Verfügung. Der Anteil von Biosimilars erhöhte sich – zumindest bei den über Apotheken abgegebenen Wirkstoffen – nur langsam. Ihr Anteil stieg auch 2012 weiter an, allerdings geringer als in den Vorjahren. Bezogen auf *alle* Erythropoetine stieg der Verbrauchsanteil 2012 von knapp 27% auf knapp 30%; bezogen auf das Erythropoetin (B03XA01) lag der Verbrauchsanteil der Biosimilars 2012 bei rund 56%. Die Rahmenvorgaben nach § 84 Abs. 7 SGB V sahen für 2012 vor, dass der Anteil der Biosimilars bei mindestens 35% (Zielwert) am Verbrauch aller erythropoesestimulierenden Wirkstoffe liegen soll (Rahmenvorgaben 2011). Für 2013 wurde dieser Zielwert auf 39% erhöht (Rahmenvorgaben 2012).

3.6.3 Regionale Unterschiede im Verbrauch

Bei den Antianämika schwankte der Verbrauch je Versicherten in den KV-Regionen 2012 zwischen 2,4 DDD in Bayern und 5,8 DDD in Mecklenburg-Vorpommern. Ein ähnlich hoher Verbrauch wie in Mecklenburg-Vorpommern war nur noch in Brandenburg zu beobachten. Verbrauchsbestimmend ist für die Antianämika die Teil-Indikationsgruppe der Mittel gegen alimentäre Anämie (◻ Tab. 3.15) und hier wiederum der Therapieansatz Vitamin B_{12}. Hier dominieren parenterale Zubereitungen, die bei Vitamin B_{12}-Mangelzuständen bzw. den dadurch verursachten Anämien (z. B. der perniziösen Anämie) verordnet werden. Die perniziöse Anämie tritt überwiegend bei älteren Menschen auf. Dementsprechend findet sich auch eine nicht stark ausgeprägte, aber signifikante Korrelation (R^2 = 0,36) zwischen dem Verbrauch von Mitteln bei alimentärer Anämie und dem Anteil der über 55-Jährigen. Die Korrelation ist zwischen dem Verbrauch von Vitamin B_{12} und dem Anteil der über 55-Jährigen noch etwas stärker ausgeprägt (R^2 = 0,48).

3.6.4 Epidemiologie, Bedarf und Angemessenheit der Versorgung

Hinsichtlich der Epidemiologie soll für die Teil-Indikationsgruppe der „Mittel gegen alimentäre Anämie" vor allem die Eisenmangel-Anämie dargestellt werden. In einem Survey von *Niederau* et al. (1998) wurde eine Prävalenz von 6,8% bei Frauen und 2,4% bei Männern ermittelt. Daraus ergibt sich für die Population der über 20-Jährigen in der GKV eine Anzahl von 2,7 Mio. behandlungsbedürftigen Patienten. Nach *Goddard* et al. (2000) ist die tägliche Gabe von Eisen für drei bis vier Wochen ausreichend, sodass zur Versorgung dieser Patienten mindestens 57 Mio. DDD an

Eisenpräparaten im Jahr benötigt werden. Tatsächlich wurden rund 56 Mio. DDD verordnet. Bei der Behandlung von Eisenmangel-Anämien stimmten also 2012 Bedarf und Verbrauch überein.

Ein Bedarf für Erythropoetin besteht in der Regel bei Dialyse-Patienten. Er kann darüber hinaus bei schwer niereninsuffizienten Patienten bestehen, die noch nicht dialysepflichtig sind, sowie bei Krebs-Patienten, bei denen sich aufgrund der Behandlung mit Zytostatika eine Anämie entwickelt hat. Für die Anwendung von Erythropoetinen bei Krebs-Patienten wurden allerdings Warnungen und Einschränkungen herausgegeben (*BfArM* 2007). Zwei Untersuchungen aus dem Jahr 2006 haben ergeben, dass bei niereninsuffizienten Patienten die Anwendung von Erythropoetin zur Anhebung des Hämoglobins auf Normalwerte (13–15 g/dl) keine Vorteile gegenüber subnormalen Werten (10,5–11,5 g/dl) in Bezug auf die Progression der Nephropathie und kardiovaskuläre Komplikationen bietet (*Drüeke* et al. 2006, *Singh* et al. 2006). Diese Ergebnisse führten ab 2010 zu einer entsprechenden Empfehlung in der Nationalen Versorgungsleitlinie „Nierenerkrankungen bei Diabetes" zum zurückhaltenden Einsatz von Erythropoetin (*BÄK* et al. 2011).

Auf der Basis einer Erhebung der Daten von rund 110.000 Patienten aus allgemeinmedizinischen Praxen in Großbritannien (*de Lusignan* et al. 2005) wurde die Prävalenz der chronischen Nierenerkrankung und der behandlungsbedürftigen Anämie ermittelt. Insgesamt errechnet sich hier eine Prävalenz von rund 4,6% für Nierenfunktionsstörungen des Grades 3 oder höher (entsprechend der US-amerikanischen National Kidney Foundation). Nach den international maßgeblichen K/DOQI Guidelines (*National Kidney Foundation* 2002) sowie den „European best practice guidelines for the management of anaemia in patients with chronic renal failure" (*NN* 1999) sind von diesen Patienten rund 3,8% als behandlungsbedürftig bezüglich einer Anämie anzusehen (*Lusignan* et al. 2005). Für die GKV-Versichertenpopulation ergibt sich daraus eine geschätzte Prävalenz von 166.000 Personen, die als kontinuierlich behandlungsbedürftig eingestuft werden können. 2006 gab es in Deutschland 66.508 Dialyse-Patienten (*Frei* und *Schober-Halstenberg* 2008). Bezieht man die Zahlen für die Verteilung der Stadien 3 und 4 nach *Lusignan* et al. (2005) sowie den Anteil des Behandlungsbedarfs von 3,8% auf diese Patientenzahl, so errechnen sich 215.000 GKV-Patienten mit einer behandlungsbedürftigen Anämie. Legt man die Ergebnisse des NHANES III (National Health and Nutrition Examination Survey) aus den USA zur Prävalenz der behandlungsbedürftigen Anämie bei niereninsuffizienten Patienten zugrunde (*Hsu* et al. 2003), so ergibt sich eine geschätzte Prävalenz von 202.000 GKV-Versicherten. Aus einem Review von *Zhang* et al. (2008) kann zwar die Prävalenz der Niereninsuffizienz (7,2% bei Personen über 30 Jahren) abgelesen werden, aber nicht nach Graden bzw. nach antianämischem Behandlungsbedarf.

Insgesamt wurden im Jahr 2010 etwa 480.000 inzidente Krebsfälle an die epidemiologischen Krebsregister in Deutschland gemeldet (*GEKID* 2013). Für 2012 wurden basierend auf den Meldedaten etwa 486.000 Krebsneuerkrankungen erwartet (*RKI* und *GEKID* 2012). In der ECAS-Studie („European Cancer Anaemia Survey") wurden rund 13.000 Krebsfälle analysiert. Von diesen erhielten etwa 8.500 eine Chemotherapie, und von diesen wiederum waren 75% mindestens einmal während des Surveys anämisch (*Ludwig* et al. 2004). Auf dieser Grundlage lässt sich allerdings die Zahl der Krebs-Patienten in der GKV mit behandlungsbedürftiger Anämie nicht schätzen, denn als anämisch galten in der Studie alle Patienten mit einem Hämoglobinwert unter 12 g/dl. Dieser Wert stellt jedoch keine zwingende Behandlungsindikation dar. Die Behandlung kann bei Krebs-Patienten mit Erythropoetin, aber auch mit Bluttransfusionen erfolgen. Mittlerweile wurden – u. a. von der EMA und der FDA – Warnungen vor dem Einsatz von Erythropoetin bei verschiedenen Krebsarten ausgesprochen. Studien hatten zuvor ergeben, dass die Mortalität bei Patienten erhöht ist, die neben einer Bluttransfusion Erythropoetin erhielten (*EMA* 2008, *Bohlius* et al. 2008).

Abgesehen von der o. g. Einschränkung lässt sich der tatsächliche Bedarf an Erythropoetin aus folgenden Gründen kaum abschätzen:

》 Abhängig vom Ansprechen auf die Therapie ist die Dosierung sehr variabel.

》 Eine Therapie mit Erythropoetin ist bei Krebs-Patienten nur unter bestimmten Bedingungen indiziert.

》 Eine Therapie mit Erythropoetin erfolgt bei Krebs-Patienten nur so lange, wie die Hemmung der Blutbildung durch die Zytostatika anhält, d. h. bis ein bestimmter Hämoglobinwert erreicht wird, und in der Regel nicht länger als vier Wochen nach Beendigung der Chemotherapie.

》 Bei Nichtansprechen auf die Behandlung mit Erythropoetin soll die Therapie abgebrochen werden.

Aus den genannten Gründen kann auch die Zahl der mit den verordneten DDD behandelbaren Patienten nicht geschätzt werden. Ein weiterer Grund ist, dass nur der Verbrauch von Erythropoetin-Präparaten erfasst wurde, die von Apothekenrechenzentren mit der GKV abgerechnet wurden. Viele Dialysezentren beziehen jedoch Erythropoetin direkt von den Herstellern und Versorgungseinrichtungen für Dialyse-Patienten, wie beispielsweise von dem Kuratorium für Dialyse und Nierentransplantation e. V. (KfH) oder der Patienten-Heimversorgung Gemeinnützige Stiftung (PHV).

3.6.5 Analyse der Ausgabendynamik

Die Ausgaben für Arzneimittel gegen Anämie gingen – wie schon in den Vorjahren – zu-

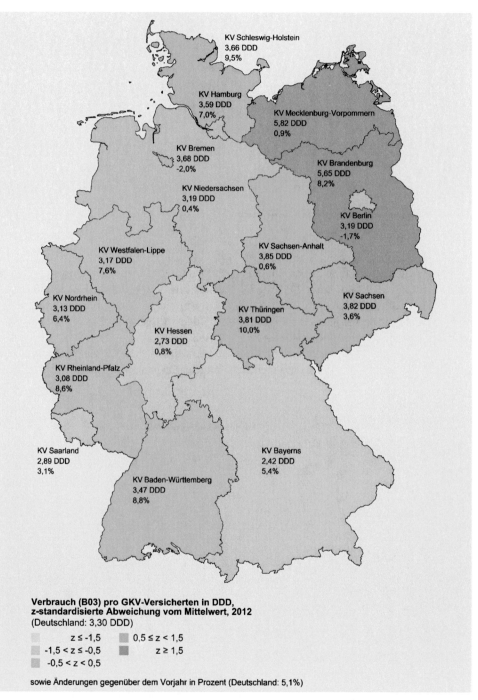

KV Schleswig-Holstein
3,66 DDD
9,5%

KV Hamburg
3,59 DDD
7,0%

KV Mecklenburg-Vorpommern
5,82 DDD
0,9%

KV Bremen
3,68 DDD
-2,0%

KV Brandenburg
5,65 DDD
8,2%

KV Niedersachsen
3,19 DDD
0,4%

KV Berlin
3,19 DDD
-1,7%

KV Westfalen-Lippe
3,17 DDD
7,6%

KV Sachsen-Anhalt
3,85 DDD
0,6%

KV Nordrhein
3,13 DDD
6,4%

KV Thüringen
3,81 DDD
10,0%

KV Sachsen
3,82 DDD
3,6%

KV Hessen
2,73 DDD
0,8%

KV Rheinland-Pfalz
3,08 DDD
8,6%

KV Saarland
2,89 DDD
3,1%

KV Bayerns
2,42 DDD
5,4%

KV Baden-Württemberg
3,47 DDD
8,8%

Verbrauch (B03) pro GKV-Versicherten in DDD,
z-standardisierte Abweichung vom Mittelwert, 2012
(Deutschland: 3,30 DDD)

$z \leq -1,5$ $0,5 \leq z < 1,5$
$-1,5 < z \leq -0,5$ $z \geq 1,5$
$-0,5 < z < 0,5$

sowie Änderungen gegenüber dem Vorjahr in Prozent (Deutschland: 5,1%)

Abb. 3.34 Verbrauch von Arzneimitteln aus der Indikationsgruppe „B03 Antianämika" in DDD je Versicherten im Jahr 2012 und Änderung gegenüber dem Vorjahr nach KV-Region.

Quelle: IGES-Berechnungen nach NVI (INSIGHT Health)

Tab. 3.16 Ausgabenentwicklung in der Indikationsgruppe „B03 Antianämika" in den Jahren 2011 und 2012.

Indikations-/Teil-Indikations-gruppe	Ausgaben (Mio. Euro)		Änderung gegenüber Vorjahr (Mio. Euro)		Prozentuale Veränderung gegenüber Vorjahr		Anteil an Gesamtausgaben (%)	
	2011	2012	2010 vs. 2011	2011 vs. 2012	2010 vs. 2011	2011 vs. 2012	2011	2012
Erythropoetine	189,57	168,77	−30,70	−20,80	−13,94	−10,97	0,71	0,63
Mittel gegen alimentäre Anämie	60,3	65,17	0,72	4,87	1,20	8,08	0,23	0,24
Gesamt	249,86	233,93	−29,99	−15,93	−12,74	−2,89	0,93	0,88

Quelle: IGES-Berechnungen nach NVI (INSIGHT Health)

rück. Der Ausgabenrückgang ist 2012 schwächer ausgefallen als 2011. So sanken die Ausgaben 2012 um 15,9 Mio. Euro, 2011 verringerten sie sich um 30,0 Mio. Euro. (Tab. 3.16). In beiden Jahren war vor allem die Teil-Indikationsgruppe der Erythropoetine für die Entwicklung verantwortlich, welche auch bestimmend für die Ausprägung der Komponenten der Ausgabenentwicklung ist. Für die Jahre 2011 und 2012 bietet sich ein vergleichbares Bild: Insbesondere die Verbrauchskomponente sowie die Preiskomponente sind relevant für den Ausgabenrückgang (Abb. 3.34, Abb. 3.35).

So wurden 2012 9,2 Mio. Euro durch Verbrauchsrückgang eingespart und damit fast

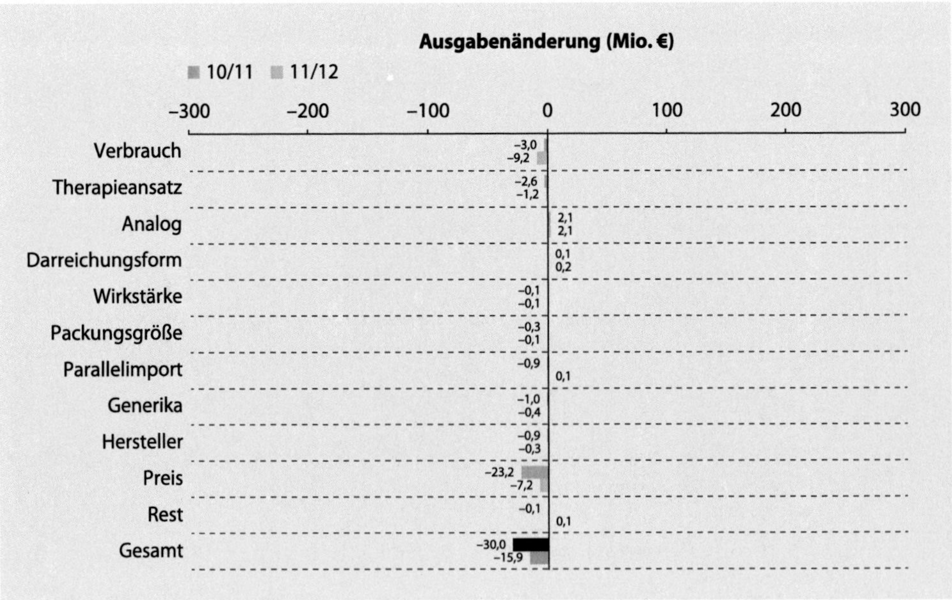

Abb. 3.35 Komponenten der Ausgabenänderung im Jahr 2012 für die Indikationsgruppe „B03 Antianämika".
Quelle: IGES-Berechnungen nach NVI (INSIGHT Health)

dreimal mehr als 2011 mit 3,0 Mio. Euro. Die Therapie-Ansatzkomponente führte 2012 zu geringeren Einsparungen (1,2 Mio. Euro) als 2011 (2,6 Mio. Euro).

Der Wert der Analogkomponente war mit 2,1 Mio. Euro genauso hoch wie im Vorjahr und beruhte, wie schon in 2011, auf dem gestiegenen Verbrauchsanteil von Methoxy-Polyethylenglycol-Epoetin beta. Die Preiskomponente wies 2012 einen Wert von 7,2 Mio. Euro auf. Dies stellt einen deutlichen Rückgang der Einsparungen durch Preissenkungen im Vergleich zum Vorjahr 2011 (23,2 Mio. Euro) dar. Grund für die niedrigeren preisbedingten Einsparungen war das Fehlen von Sondereinspareffekten wie das Anheben der Herstellerabgaben, die noch 2011 als Änderung gegenüber dem Vorjahr auffielen. Alle übrigen Komponenten leisteten keinen nennenswerten Beitrag zur Ausgabenentwicklung.

Fazit zur Indikationsgruppe „B03 Antianämika"

Ausgaben	Rückgang
Prominenteste Komponente(n)	Verbrauch, Preis
Verbrauch	Überdurchschnittliches Wachstum insgesamt, Rückgang in der Teil-Indikationsgruppe der Erythropoetine
Therapieansätze	Ohne Bedeutung
Analog-Wettbewerb	Ohne Bedeutung
Sonstiges	Ausgabenrückgang durch Preiskomponente

Literatur

BfArM (2007) Erythropoetin: Ergebnisse klinischer Studien an onkologischen Patienten mit oder ohne Anämie. http://www.bfarm.de/cln_029/nn_421158/DE/Pharmakovigilanz/risikoinfo/2007/erythropoetin.html_nnn=true (19.03.2010).

Bohlius J, Brillant C, Clarke M et al. (2008) Recombinant human erythropoiesis stimulating agents in cancer patients: individual patient data meta-analysis on behalf of the EPO IPD Meta-Analysis Collaborative Group. 50th American Society of Hematology (ASH) Annual Meeting and Exposition, December 6–9, 2008, San Francisco.

Bundesärztekammer (BÄK), Kassenärztliche Bundesvereinigung (KBV), Arbeitsgemeinschaft der Wissenschaftlichen Medizinischen Fachgesellschaften (AWMF) (2011) Nationale Versorgungs-Leitlinie Nierenerkrankungen bei Diabetes im Erwachsenenalter, 1. Auflage, Version 1.3. http://www.diabetes.versorgungsleitlinien.de (03.04.2012).

Drüeke TB, Locatelli F, Clyne N et al. (2006) Normalization of hemoglobin level in patients with chronic kidney disease and anemia. N Engl J Med 355(20):2071–2084.

EMA (2008) Questions and answers on epoetins and the risk of tumor growth and blood clots in the veins. http://www.ema.europa.eu/pdfs/human/press/pr/33396208en.pdf (12.05.2010).

EMA (2009) Public Statement on Dynepo (epoetin delta). http://www.ema.europa.eu/humandocs/PDFs/EPAR/dynepo/12666909en.pdf (24.03.2010).

Frei U, Schober-Halstenberg HJ (2008) Nierenersatztherapie in Deutschland. Bericht über Dialysebehandlung und Nierentransplantation in Deutschland 2007/2008. Berlin: QuaSi-Niere gGmbH.

GEKID (2013) InstantAtlas™. http://www.ekr.med.uni-erlangen.de/GEKID/Atlas/CurrentVersion/Inzidenz/atlas.html (12.04.2013).

Goddard AF, McIntyre AS, Scott BB (2000) Guidelines for the management of iron deficiency anaemia. British Society of Gastroenterology. Gut 46 Suppl 3–4: IV1–IV5.

Hsu CY, McCulloch CE, Curhan GC (2002) Epidemiology of anemia associated with chronic renal insufficiency among adults in the United States: results from the Third National Health and Nutrition Examination Survey. J Am Soc Nephrol 13 (2): 504–510.

Ludwig H, Van Belle S, Barrett-Lee P et al. (2004) The European Cancer Anaemia Survey (ECAS): a large, multinational, prospective survey defining the prevalence, incidence, and treatment of anaemia in cancer patients. Eur J Cancer 40: 2293–2306.

Lusignan S de, Chan T, Stevens P et al. (2005) Identifying patients with chronic kidney disease from general practice computer records. Fam Pract 22: 234–241.

National Kidney Foundation (2002) K/DOQI Clinical practice guidelines for chronic kidney disease: evaluation, classification, and stratification. Kidney Disease Outcomes Quality Initiative (KDOQI). http://www.kidney.org/professionals/kdoqi/guidelines_ckd/toc.htm (15.06.2006).

Niederau C (1998) Screening for hemochromatosis and iron deficiency in employees and primary care patients in Western Germany. Ann Intern Med 128: 337–345.

NN (1999) European best practice guidelines for the management of anaemia in patients with chronic renal failure. Working Party for European Best Practice Guidelines for the Management of Anaemia in Patients with Chronic Renal Failure. Nephrol Dial Transplant 14 Suppl 5: 1–50.

Rahmenvorgaben (2011) Rahmenvorgaben nach § 84 Abs. 7 SGB V – Arzneimittel – für das Jahr 2012 vom 30. September 2011. Deutsches Ärzteblatt 108: A2565–A2569.

Rahmenvorgaben (2012) Rahmenvorgaben nach § 84 Abs. 7 SGB V – Arzneimittel – für das Jahr 2012 vom 19. Oktober 2012. Deutsches Ärzteblatt 109: A2431–A2435.

Ratner M (2008) Shire dumps Dynepo. Nature Biotechnology 26: 1322–1323.

RKI, GEKID (Hrsg.) (2012) Krebs in Deutschland 2007/2008 8. überarbeitete Auflage, Berlin: Robert Koch-Institut, Gesellschaft der epidemiologischen Krebsregister in Deutschland e.V.

Singh AK, Szczech L, Tang KL et al. (2006) Correction of anemia with epoetin alfa in chronic kidney disease. N Engl J Med 355(20): 2085–2098.

Zhang QL, Rothenbacher D (2008) Prevalence of chronic kidney disease in population-based studies: systematic review. BMC Public Health Apr 11; 8: 117.

3.7 C02, C03, C07, C08, C09 Mittel zur Behandlung der Hypertonie

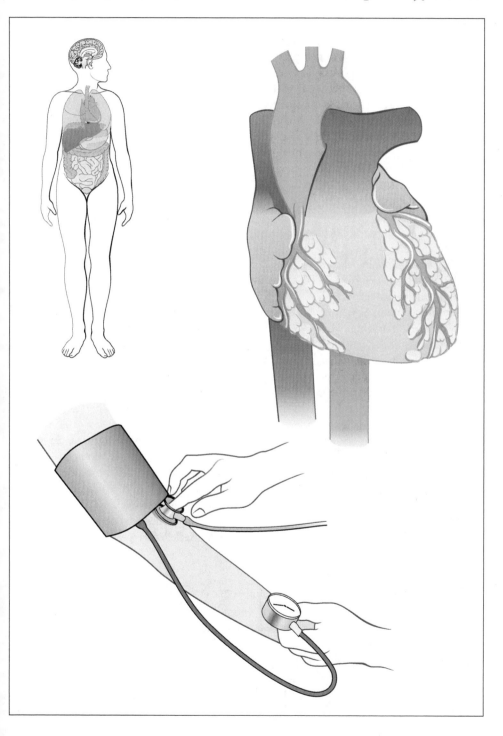

3.7.1 Entwicklung der Indikationsgruppe

Bei der Behandlung der arteriellen Hypertonie (Bluthochdruck) findet eine Reihe von Wirkstoffgruppen Verwendung. Abweichend von der im Arzneimittel-Atlas üblichen Definition von Indikations- und Teil-Indikationsgruppen umfasst die Indikationsgruppe der Mittel zur Behandlung der Hypertonie nicht nur eine, sondern mehrere therapeutische Untergruppen der ATC-Klassifikation. Die verschiedenen therapeutischen Untergruppen

» C02 Antihypertonika
» C03 Diuretika
» C07 Beta-Adrenozeptor-Antagonisten (Betablocker)
» C08 Calciumkanalblocker
» C09 Mittel mit Wirkung auf das Renin-Angiotensin-System

werden im folgenden Abschnitt als Teil-Indikationsgruppen betrachtet.

Mit Ausnahme der Teil-Indikationsgruppe der Antihypertonika, die nahezu ausschließlich bei der Therapie der Hypertonie eingesetzt werden, haben alle anderen Teil-Indikationsgruppen zusätzliche Indikationen bei weiteren Erkrankungen des Herz-Kreislauf-Systems und in anderen Gebieten.

3.7.1.1 Teil-Indikationsgruppe der Antihypertonika (C02)

Die Antihypertonika enthalten einige der ältesten, aber auch einen der neuesten Therapieansätze zur Behandlung der Hypertonie.

Ein Vertreter der zentral wirkenden antiadrenergen Wirkstoffe (Antisympathotonika), das Alkaloid Reserpin, stand bereits 1952 als blutdrucksenkendes Mittel zur Verfügung. Von Bedeutung sind heute noch das 1960 entdeckte α-Methyldopa, das vor allem bei Hypertonie in der Schwangerschaft eingesetzt wird, sowie das ebenfalls in den 1960er Jahren synthetisierte Clonidin, das heute auch gegen Entzugserscheinungen bei Alkohol- oder Opioidabhängigkeit Verwendung findet.

In der Teil-Indikationsgruppe der Antihypertonika haben heute die Alphablocker die größte Bedeutung, als deren erster Vertreter zu Beginn der 1970er Jahre das Prazosin synthetisiert wurde. Ihm folgte 1989 das besser verträgliche Doxazosin. Alphablocker hemmen die Wirkung der Katecholamine Adrenalin und Noradrenalin an den Alpha-Rezeptoren, über welche an den Blutgefäßen eine vasokonstriktorische und damit blutdruckerhöhende Wirkung vermittelt wird. Die Patientengruppe, die am häufigsten Alphablocker zur Therapie der Hypertonie erhält, sind Männer mit benigner Prostatahyperplasie, weil die Symptome dieser Erkrankung durch Alphablocker ebenfalls positiv beeinflusst werden (siehe 3.9).

Die neueste Entwicklung unter den Antihypertonika stellen die Endothelin-Rezeptor-Antagonisten dar: 2002 wurde der Wirkstoff Bosentan eingeführt, 2006 folgte das Sitaxentan und 2008 das Ambrisentan (◻ Tab. 3.17). Diese Wirkstoffe werden zur Behandlung der pulmonalen arteriellen Hypertonie eingesetzt, einer

◻ **Tab. 3.17** Neue Wirkstoffe in der Indikationsgruppe „C02, C03, C07, C08, C09" im Zeitraum von 2008 bis 2012.

Jahr (Markteinführung)	Wirkstoff	Teil-Indikationsgruppe	Therapieansatz
2008	Ambrisentan	Pulmonale Hypertonie	Endothelin-Rezeptorantagonisten
2012	Azilsartan medoxomil	Hypertonie	AT-II-Antagonisten

Quelle: IGES

Erkrankung der Lungengefäße, die in keinem Zusammenhang mit der arteriellen Hypertonie steht, bei der alle übrigen Wirkstoffe dieser Teil-Indikationsgruppe eingesetzt werden.

3.7.1.2 Teil-Indikationsgruppe der Diuretika (C03)

Diuretika führen zu einer erhöhten Harnproduktion (Diurese) der Niere. Die wichtigsten Therapieansätze in dieser Gruppe stellen die Thiaziddiuretika und die Schleifendiuretika dar.

Zur Behandlung der Hypertonie kommen hauptsächlich die Thiaziddiuretika zum Einsatz. Als deren erster Vertreter wurde 1959 das Chlorothiazid eingeführt. Einer der wichtigsten Vertreter der Thiaziddiuretika ist heute das Hydrochlorothiazid, das ebenfalls bereits 1959 synthetisiert wurde. Es wird fast ausschließlich in Form fixer Kombinationen mit anderen blutdrucksenkenden Mitteln eingesetzt. Ebenfalls 1959 wurde mit Furosemid das erste Schleifendiuretikum entwickelt. Es folgten Piretanid (1982), Azosemid (1986) und Torasemid (1992). Schleifendiuretika haben im Vergleich zu Thiaziddiuretika eine wesentlich stärkere diuretische Wirkung.

Weder für Thiazid noch für Schleifendiuretika ist vollständig bekannt, über welchen Mechanismus sie ihre blutdrucksenkende Wirkung entfalten. Weitere Indikationen für Diuretika sind neben der Hypertonie auch Ödeme, vor allem durch Herzinsuffizienz.

Als weiterer Therapieansatz sind die Aldosteron-Antagonisten zu nennen, deren erster Vertreter, das Spironolacton, in den 1960er Jahren entwickelt wurde. Im Jahr 2004 kam Eplerenon auf den Markt, das im Vergleich zu Spironolacton eine wesentlich spezifischere Wirkung aufweist. Spironolacton wird bei primären und sekundären Formen des Hyperaldosteronismus eingesetzt, Eplerenon zusätzlich zu Standardtherapien bei Linksherzinsuffizienz. Als Antagonist des Vasopressins (Antidiuretisches Hormon, ADH) kam 2009 der Wirkstoff Tolvaptan in

der Indikationsgruppe neu auf den Markt. Er wird jedoch ebenfalls nicht bei Hypertonie eingesetzt, sondern bei Hyponatriämie, die durch einen Überschuss des Hormons ausgelöst wird.

3.7.1.3 Teil-Indikationsgruppe der Betablocker (C07)

Schon 1948 wurde von *Ahlquist* die Theorie der Alpha- und Beta-Rezeptoren formuliert: Über Alpha-Rezeptoren wird an den Blutgefäßen eine Vasokonstriktion und damit Blutdrucksteigerung bewirkt, die sich durch eine Alpha-Rezeptorblockade verhindern lässt (s. o.). Durch Blockade der Beta-Rezeptoren kommt es bei Patienten mit Bluthochdruck zu einer Blutdrucksenkung, woran verschiedene Mechanismen beteiligt sind, die bis heute nicht komplett aufgeklärt sind. Gezielt entwickelt wurden Betablocker zu Beginn der 1960er Jahre zunächst von dem späteren Nobelpreisträger *James Whyte Black*. Als Folge seiner Forschungsarbeiten kam 1964 das noch heute gebräuchliche Propranolol auf den Markt. Es hemmt sowohl $Beta_1$- als auch $Beta_2$-Rezeptoren. Zur Behandlung der Hypertonie werden heute sogenannte $beta_1$-selektive Rezeptorblocker bevorzugt. Der heute am häufigsten eingesetzte Vertreter dieser Gruppe, das Metoprolol, wurde in Deutschland 1976 eingeführt.

Weitere Indikationen für Betablocker sind neben der Hypertonie unter anderem koronare Herzkrankheit, tachykarde Herzrhythmusstörungen und Prophylaxe eines erneuten Herzinfarkts.

3.7.1.4 Teil-Indikationsgruppe der Calciumkanalblocker (C08)

Als erster Calciumkanalblocker wurde 1963 in Deutschland das Verapamil auf den Markt gebracht. Damals war seine koronardilatierende Wirkung – also eine Erweiterung der Herzkranzgefäße – bekannt, weshalb es zunächst nur bei Angina pectoris eingesetzt wurde. Erst 1967 fand *Fleckenstein* heraus, dass Verapamil zu einer Verminderung der Konzentration von Calciumionen in Herzmuskelzellen führt, 1969 wurde der Begriff Calciumantagonisten eingeführt.

Relevante Therapieansätze sind die Phenylalkylamine, zu denen das Verapamil gehört, sowie das in der Wirkung verwandte Diltiazem – einziger Vertreter des Therapieansatzes der Benzothiazepin-Derivate. Die Hauptindikation dieser Therapieansätze ist weniger die Hypertonie, sondern vielmehr die symptomatische Therapie der Angina pectoris sowie bestimmte Herzrhythmusstörungen wie supraventrikuläre Tachykardien oder Vorhofflattern bzw. -flimmern. Von größter Bedeutung ist inzwischen der Therapieansatz der Dihydropyridine, deren erster Vertreter Nifedipin bereits in den 1960er Jahren entwickelt wurde und zunächst ebenfalls zur Behandlung der Angina pectoris zum Einsatz kam. Nifedipin wirkt blutdrucksenkend, ist aber zur Behandlung der Hypertonie nur in retardierter Form geeignet, da es sonst zu einer reflektorischen Erhöhung der Herzschlagfrequenz kommen kann. Dies ist nicht nur unerwünscht, sondern kann auch schädlich sein, weshalb die Gabe von nicht retardiertem Nifedipin bei Bluthochdruck heute nicht mehr indiziert ist. Seit Mitte der 1980er Jahre wurde eine Reihe von Dihydropyridinen auf dem deutschen Markt eingeführt (1985 Nimodipin und Nitrendipin, 1990 Nisoldipin, Nicardipin und Isradipin, 1991 Felodipin, 1992 Nilvadipin, 1994 Amlodipin, 1998 Lacidipin, 2000 Lercanidipin, 2004 Manidipin). Amlodipin, Felodipin, Lacidipin, Lercanidipin, Nitrendipin und Nilvadipin haben den Vorteil, dass sie wegen ihres langsamen Wirkungseintritts sowie ihrer langen Wirkdauer nicht oder kaum zu einer reflektorischen Erhöhung der Herzschlagfrequenz führen.

3.7.1.5 Teil-Indikationsgruppe der Mittel mit Wirkung auf das Renin-Angiotensin-System (C09)

Das Renin-Angiotensin-System ist von zentraler Bedeutung für die Regulation des Blutdrucks. Bereits 1898 hat man in Nierenextrakten das Renin entdeckt. 1940 wurde erstmals das Angiotensinogen beschrieben, in den 50er Jahren das Angiotensin-Konversionsenzym (ACE). Renin führt zur Bildung von Angiotensin I aus Angiotensinogen, und ACE wandelt Angiotensin I in Angiotensin II (AT II) um, das über zahlreiche Mechanismen den Blutdruck erhöht und zu Umbauprozessen an Herz und Blutgefäßen führt, aber auch die Nierenfunktion beeinflusst.

Mit der Einführung von Wirkstoffen, die direkt in das Renin-Angiotensin-System eingreifen, begann in den späten 70er Jahren eine neue Ära in der Behandlung des Bluthochdrucks. Heute stehen drei verschiedene Wirkstoffgruppen zur Verfügung: die ACE-Hemmer, die Angiotensin-Rezeptor-Antagonisten (AT-II-Antagonisten) und die Renin-Inhibitoren.

ACE-Hemmer

Die Entwicklung der ACE-Hemmer ist auf die Entdeckung von Peptiden mit blutdrucksenkender Wirkung im Gift von brasilianischen Grubenottern zurückzuführen. Als wirksamstes unter ihnen erwies sich das Teprotid, das jedoch aufgrund seiner Eiweißstruktur nur intravenös verabreicht werden konnte. Nach gezielter Entwicklung von oral wirksamen ACE-Hemmern wurde 1977 der Wirkstoff Captopril vorgestellt: der erste therapeutisch anwendbare ACE-Hemmer, der in Deutschland seit 1981 verfügbar ist und heute noch als ein Standardwirkstoff unter den ACE-Hemmern gilt. In der Folgezeit wurden weitere ACE-Hemmer mit abgewandelter Struktur eingeführt. Seit der Veröffentlichung der CONSENSUS-Studie im Jahr 1987 (The CONSENSUS Trial Study Group) ist die Gabe von ACE-Hemmern bei

Herzinsuffizienz unumstritten. ACE-Hemmer gehören zu den Mitteln der Wahl zur Behandlung fast aller Formen der Hypertonie. Zudem verzögern sie bei Diabetikern die Verschlechterung der Nierenfunktion (nephroprotektive Wirkung).

AT-II-Antagonisten
Während die ACE-Hemmer die Bildung von Angiotensin II (AT II) hemmen, blockieren die AT-II-Antagonisten die Wirkung von Angiotensin II am Rezeptor. Als erster Vertreter wurde 1995 das Losartan in Deutschland eingeführt, bereits 1996 und 1997 folgten weitere AT-II-Antagonisten.

Die Mittel mit Wirkung auf das Renin-Angiotensin-System werden oft in Kombination mit Diuretika verordnet. Daher stehen sowohl die ACE-Hemmer als auch die AT-II-Antagonisten zusätzlich in fixen Kombinationen mit Diuretika zur Verfügung.

Renin-Inhibitoren
Mit dem Wirkstoff Aliskiren ist seit 2007 erstmals ein Renin-Inhibitor verfügbar. Wie bereits beschrieben, steht Renin am Anfang der Kaskade des Renin-Angiotensin-Systems. Aliskiren hemmt das Renin, wodurch letztlich die Bildung von Angiotensin II gehemmt wird (*EMA* 2007).

3.7.2 Entwicklung des Verbrauchs

Mit 207 DDD, die durchschnittlich jedem Versicherten der GKV im Jahr 2012 verordnet wurden, sind die Mittel zur Behandlung der Hypertonie die am häufigsten verordnete Indikationsgruppe. Bezogen auf die Teil-Indikationsgruppen verbraucht jeder Versicherte im Mittel 109 DDD eines Mittels mit Wirkung auf das Renin-Angiotensin-System, 33 DDD eines Betablockers, 29 DDD eines Calciumkanalblockers, 28 DDD eines Diuretikums und rund 5 DDD eines Antihypertonikums.

Der Verbrauch in dieser Indikationsgruppe stieg seit 1996 von rund 6 Mrd. DDD auf gut 14 Mrd. DDD im Jahr 2012, hat sich also in diesem Zeitraum mehr als verdoppelt. Ab dem Jahr 2001 gab es ein relativ stetiges Wachstum, das in den Jahren 2005 bis 2008 mit rund 900 Mio. DDD pro Jahr besonders kräftig ausfiel. Seit dem Jahr 2009 hat sich der Verbrauchszuwachs deutlich abgeschwächt und lag 2011 und 2012 jeweils nur noch bei gut 300 Mio. DDD, d. h. rund 2% Mehrverbrauch im Vergleich zum Vorjahr (Abb. 3.36). Dies deutet auf eine sich abzeichnende Bedarfssättigung hin. Die Gruppe mit dem stärksten Wachstum ist seit langem die der Mittel mit Wirkung auf das Renin-Angiotensin-System: Das Verbrauchswachstum fiel ab 1997 regelmäßig durch zweistellige Zuwachsraten auf, wurde jedoch seit 2009 deutlich gebremst und erreichte 2012 nur noch rund 3,7% (Tab. 3.18). Den größten Anteil am Verbrauch haben seit 1998 ebenfalls die Mittel mit Wirkung auf das Renin-Angiotensin-System; dieser betrug 2012 über 54%. Die Anteile der Betablocker, Diuretika und Calciumkanalblocker lagen jeweils etwa um 15%. Eine untergeordnete Rolle spielen seit langem die Antihypertonika.

Der hohe Anteil der Mittel mit Wirkung auf das Renin-Angiotensin-System erklärt sich dadurch, dass sie zur initialen Monotherapie bei den meisten Patienten geeignet sind (*AkdÄ* 2009). Abgesehen vom sogenannten „ACE-Hemmer-Husten" und der Entwicklung von Hyperkaliämien sind unerwünschte Wirkungen bei ACE-Hemmern selten. Betablocker werden bevorzugt bei Hypertonie-Patienten mit koronarer Herzkrankheit und Herzinsuffizienz eingesetzt. Diuretika sind in niedriger Dosierung ebenfalls relativ nebenwirkungsarm. Sie werden oft in fixen Kombinationen verordnet. Durch den Verbrauchsanstieg der Mittel mit Wirkung auf das Renin-Angiotensin-System ist auch der Diuretika-Verbrauch in der Vergangenheit angestiegen; seit 2011 stagnierte er jedoch, auch unter

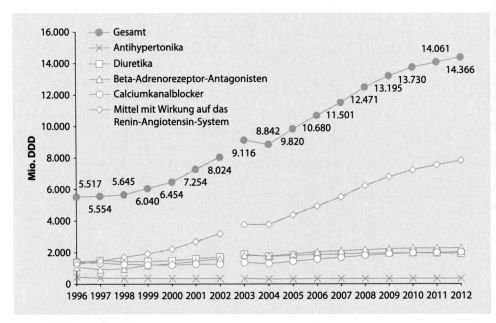

Abb. 3.36 Verbrauch von Arzneimitteln aus der Indikationsgruppe „C02, C03, C07, C08, C09 Mittel zur Behandlung der Hypertonie" in Mio. DDD im Zeitraum von 1996 bis 2012.

Quelle: IGES nach AVR (1996 bis 2002) und NVI (INSIGHT Health) (ab 2003)

Tab. 3.18 Übersicht der Menge der verordneten DDD in den Teil-Indikationsgruppen der Indikationsgruppe „C02, C03, C07, C08, C09" in den Jahren 2010 bis 2012.

Teil-Indikationsgruppe	DDD 2010 (Mio.)	DDD 2011 (Mio.)	DDD 2012 (Mio.)	Differenz 2010 vs. 2011 (%)	Differenz 2011 vs. 2012 (%)
C09 Mittel mit Wirkung auf das Renin-Angiotensin-System	7.221,2	7.542,4	7.824,5	4,45	3,74
C07 Beta-Adrenorezeptor-Antagonisten	2.255,3	2.265,2	2.267,1	0,44	0,08
C08 Calciumkanalblocker	1.961,0	1.979,0	2.017,3	0,92	1,94
C03 Diuretika	1.956,3	1.941,1	1.919,6	−0,78	−1,10
C02 Antihypertonika	336,0	333,0	337,4	−0,88	1,31
Summe	**13.729,8**	**14.060,8**	**14.366,0**	**2,41**	**2,17**

Quelle: IGES-Berechnungen nach NVI (INSIGHT Health)

Berücksichtigung der Fixkombinationen. Calciumkanalblocker können u. a. bei Patienten mit arterieller Verschlusskrankheit bevorzugt eingesetzt werden (*Leitliniengruppe Hessen* 2010). Das enorme Wachstum bei den Mitteln mit Wirkung auf das Renin-Angiotensin-System als auch bei der Gruppe der Calciumkanalblocker wurde sicher auch durch den Preisverfall gefördert: Zwischen 2005 und 2012 sank der mittlere AVP je DDD für die Mittel mit Wirkung auf das Renin-Angiotensin-System von 0,41 auf 0,24 Euro; der Preis für die Calciumkanalblocker ging von 0,35 auf 0,14 Euro zurück. Eine weitere Welle von Preisrückgängen ist aktuell für die AT-II-Antagonisten zu beobachten: Die Einführung der Losartan-Generika im Jahr 2010 hatte nur geringe Auswirkungen auf das Preisniveau der AT-II-Antagonisten insgesamt. Seit Einführung der Valsartan-Generika Ende 2011 sowie der Candesartan- und Irbesartan-Generika 2012 kommen die Preise ins Rutschen. Der mittlere AVP je DDD für AT-II-Antagonisten (excl. Fixkombinationen) ging 2012 von 0,54 auf 0,39 Euro zurück. Mit der Einführung dieser Generika ist nun ein Großteil des Verbrauchs von AT-II-Antagonisten generikafähig. Bezogen auf dieses Segment lag der Anteil der Generika 2012 bei fast 65%.

Bei den Mitteln mit Wirkung auf das Renin-Angiotensin-System zeigten sich zwischen 2010 und 2012 weitgehend stabile Verhältnisse. Den größten Anteil am Verbrauch stellten die ACE-Hemmer: Er betrug inklusive der fixen Kombinationen mit Diuretika bzw. Calciumkanalblockern gut 72%, während knapp 24% auf die AT-II-Antagonisten einschließlich der fixen Kombinationen entfielen. Die Anteile der ACE-Hemmer sind leicht rückläufig, die der AT-II-Antagonisten nehmen dagegen leicht zu, was sicher durch die Generika-Einführungen noch ein wenig verstärkt werden dürfte. Auffällig ist der sehr langsame Rückgang der Anteile von Fixkombinationen mit Diuretika. Weitere Therapie-ansätze sind von untergeordneter Bedeutung. (◌ Abb. 3.37) Die AT-II-Antagonisten werden vor allem bei Unverträglichkeit von ACE-Hemmern empfohlen (*AkdÄ* 2009), in anderen Publikationen wird diese Einschränkung nicht so deutlich (*Deutsche Hochdruckliga* 2008). Ein therapieresistenter Husten tritt bei 5 bis 20% der Patienten auf (*Jackson* 2001). Dem tragen auch die Arzneimittel-Vereinbarungen in einigen Kassenärztlichen Vereinigungen (KV) Rechnung (z. B. für 2011 in den KVen Bayern, Baden-Württemberg, Sachsen und Thüringen), die für den Verbrauchsanteil der AT-II-Antagonisten Zielwerte zwischen 20 und 25% festgelegt haben. In diesem Bereich liegen auch die beobachteten Anteile der AT-II-Antagonisten an den Mitteln mit Wirkung auf das Renin-Angiotensin-System. Mit der Verfügbarkeit von Sartan-Generika wird vermutlich diese Diskussion zunehmend unbedeutend.

Innerhalb der ACE-Hemmer setzte sich die Entwicklung der vergangenen Jahre weiterhin fort: Ramipril erhöhte seinen dominanten Anteil erneut und erreichte 2012 einen Verbrauchsanteil von fast 78%. Auf Enalapril und Lisinopril entfielen rund 13 bzw. 7%. Ramipril ist seit 2004 generisch verfügbar und hatte unter den ACE-Hemmern 2010 mit 0,06 Euro den niedrigsten mittleren AVP je DDD. Allerdings muss berücksichtigt werden, dass die mittlere Verordnungsmenge bei ACE-Hemmern von der festgelegten DDD abweichen kann. So wurden beispielsweise für Versicherte der AOK Mecklenburg-Vorpommern folgende mittlere tägliche Verordnungsmengen berechnet: Ramipril 3,5 DDD, Enalapril 1,87 DDD und Lisinopril 1,81 DDD (*Grimmsmann* und *Himmel* 2009). Dadurch relativieren sich die tatsächlichen Tagestherapiekosten erheblich, und es kann angenommen werden, dass die Unterschiede zwischen den Wirkstoffen minimal sind.

Die Verbrauchsanteile der verschiedenen AT-II-Antagonisten zeigt ◌ Abb. 3.38. Auffälligstes Ereignis ist der sprunghafte Anstieg

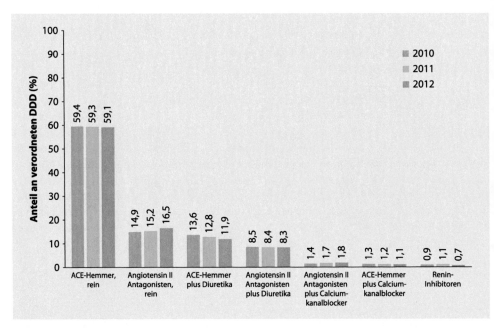

Abb. 3.37 Anteile der Therapieansätze an den verordneten DDD in der Teil-Indikationsgruppe „C09 Mittel mit Wirkung auf das Renin-Angiotensin-System" für 2010 bis 2012.

Quelle: IGES-Berechnungen nach NVI (INSIGHT Health)

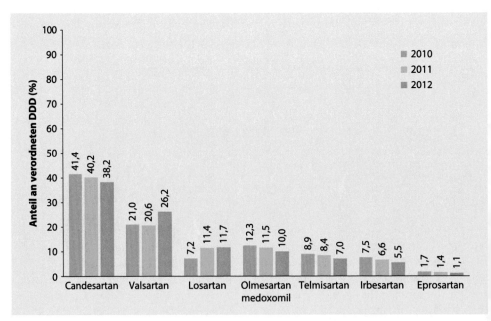

Abb. 3.38 Anteile der verordneten DDD für die Wirkstoffe des Therapieansatzes „Angiotensin-II-Antagonisten, rein" für 2010 bis 2012.

Quelle: IGES-Berechnungen nach NVI (INSIGHT Health)

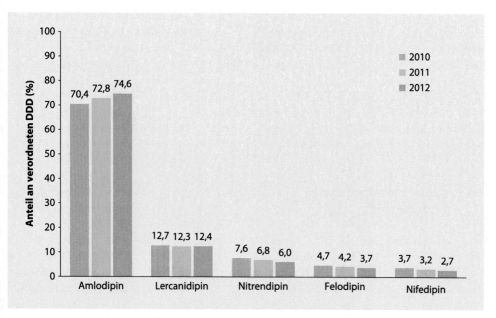

■ **Abb. 3.39** Anteile der verordneten DDD für die Wirkstoffe des Therapieansatzes „Dihydropyridine" für 2010 bis 2012 Dargestellt sind lediglich die Anteile von Wirkstoffen mit einem Anteil von mindestens 1%.
Quelle: IGES-Berechnung nach NVI (INSIGHT Health)

des Anteils von Valsartan von rund 21 auf gut 26%. Mit Ausnahme von Losartan ging für alle anderen Sartane der Verbrauchsanteil zurück. Das 2012 neu eingeführte Azilsartan medoxomil erreichte lediglich einen Anteil von 0,3%. Da 2012 weitere Generika verfügbar wurden, sind für die Zukunft nochmals erhebliche Verschiebungen der Anteile zu erwarten.

Unter den Therapieansätzen der Betablocker gab es zwischen 2010 und 2012 ebenfalls kaum Veränderungen. Der Anteil der größten Gruppe, der selektiven Betablocker, stieg erneut geringfügig an und liegt nun bei fast 81%. Innerhalb des Therapieansatzes der selektiven Betablocker lag 2012 der Anteil von Metoprolol stabil bei 50%; die Anteile von Bisoprolol bzw. Nebivolol änderten sich ebenfalls kaum und lagen bei rund 38 bzw. 8%. Damit entfiel auf die beiden Leitsubstanzen der Wirkstoffgruppe (Metoprolol und Bisoprolol) der Großteil des Verbrauchs.

Unter den Therapieansätzen der Calciumkanalblocker stieg der Anteil der Dihydropyridine 2012 nochmals an und erreichte gut 94%. Die Bedeutung der Calciumkanalblocker vom Verapamiltyp sowie von Diltiazem in der Therapie hat deutlich abgenommen: Für sie – ebenfalls wie für Diltiazem – sind in den vergangenen Jahren nicht nur die Anteile am Verbrauch, sondern auch die absoluten Mengen erheblich zurückgegangen, nämlich insgesamt von rund 263 Mio. auf 116 Mio. DDD von 2003 bis 2012, ohne dass ein Ende dieser Entwicklung absehbar ist. Der Verbrauch der Dihydropyridine hat sich in diesem Zeitraum dagegen von ca. 1,1 Mrd. auf fast 1,9 Mrd. DDD erhöht. In diesem Therapieansatz erhöhte das Amlodipin erneut seinen Verbrauchsanteil auf nun fast 75%, während die Anteile aller anderen Dihydropyridine zurückgingen (■ Abb. 3.39). Entscheidend für den Einsatz eines Calciumkanalblockers bei Hypertonie ist in erster Linie seine Wirkdauer (s. o.). Amlodipin steht seit 2004 als Generikum zur Verfügung und gehört zu den Wirkstoffen mit der längsten Wirkdauer. Für diesen Wirkstoff liegen mittlerweile die meisten Erfahrungen aus Studien vor (*AKdÄ* 2009), und er ist in den Rahmenvorgaben nach § 84 Abs. 7 SGB V einer der beiden Leitsubstanzen in der Gruppe der Calciumantagonisten (*Rahmenvorgaben* 2012).

3.7.3 Regionale Unterschiede im Verbrauch

Der Verbrauch von Mitteln zur Behandlung der Hypertonie zeigte 2012 erhebliche regionale Differenzen: Wurden in der KV-Region Hamburg im Mittel nur 165 DDD je GKV-Versicherten verbraucht, so lag der Pro-Kopf-Verbrauch in Mecklenburg-Vorpommern mit 301 DDD um 82% höher (Abb. 3.40). Diese Unterschiede dürften durch Unterschiede in der Morbidität bedingt sein. Ein Indikator für die Herz-Kreislauf-Morbidität ist die Altersstruktur, da das Risiko für Bluthochdruck und kardiovaskuläre Erkrankungen wie Herzinsuffizienz und Herzinfarkt mit dem Alter steigt. In der univariaten Regressionsanalyse zeigt sich daher auch, dass der Anteil der über 55-Jährigen mit hoher Signifikanz einen Großteil der Variation erklärt (R2 = 0,90). Auch die selbst berichtete 12-Monats-Prävalenz einer Hypertonie (RKI 2012a) bzw. einer entsprechenden Medikation erklärt in hohem Maße und signifikant die regionalen Unterschiede (R2 = 0,81). Prüft man beide Einflussvariablen im multivariaten Regressionsmodell, so verliert die Hypertonie-Prävalenz allerdings ihre Signifikanz. Dies ist auch nicht verwunderlich, da der Anteil der über 55-Jährigen auch in hohem Maße die regionalen Unterschiede der Hypertonie-Prävalenz erklärt (R2 = 0,85).

3.7.4 Epidemiologie, Bedarf und Angemessenheit der Versorgung

Mit Ausnahme der Indikationsgruppe der Antihypertensiva werden die Wirkstoffe der übrigen genannten Indikationsgruppen zwar überwiegend, aber nicht nur zur Behandlung der Hypertonie eingesetzt, wie beispielsweise ACE-Hemmer oder Betablocker zur Behandlung der Herzinsuffizienz, Diuretika bei Ödemen. Der durch diese Indikationen verursachte Bedarf wird hier nicht berücksichtigt.

Entsprechend einer Auswertung des Bundesgesundheitssurveys 1998 (*Thefeld* 2000, *Jahnsen* et al. 2008) ist von aktuell rund 27,6 Mio. GKV-Versicherten auszugehen, bei denen eine Hypertonie diagnostiziert wurde. Aus den Daten des telefonisch durchgeführten GEDA (Gesundheit in Deutschland aktuell) kann eine 12-Monats-Prävalenz von 16,3 Mio. GKV-Versicherten berechnet werden. Allerdings zeigen diese Daten eher eine Unterschätzung an, da sie auf der Selbstauskunft zu einem bereits diagnostizierten Bluthochdruck beruhen (*RKI* 2012b). Nach den aktualisierten Empfehlungen der Deutschen Hochdruckliga sollten bei allen Patienten mit einem Blutdruck über 140/90 mmHg unabhängig von weiteren Risikofaktoren oder Komorbiditäten medikamentöse und nichtmedikamentöse blutdrucksenkende Maßnahmen erfolgen. Für niereninsuffiziente Patienten werden die Interventionsschwellen niedriger, für Patienten ab 80 Jahren höher angegeben (*DHL* 2011). Entsprechend den Angaben aus dem 1998 durchgeführten Bundesgesundheitssurvey (*Thefeld* 2000) wurden die Prävalenzen für Blutdruckwerte über 140/90 mmHg in den unterschiedlichen Altersgruppen zugrunde gelegt. Auf dieser Grundlage errechnet sich, dass in der GKV aktuell rund 24,6 Mio. Versicherte unter 80 Jahren sind, die einer Therapie des Bluthochdrucks bedürfen, wobei vereinfachend davon ausgegangen wird, dass eine medikamentöse Therapie erforderlich ist. Da jedoch

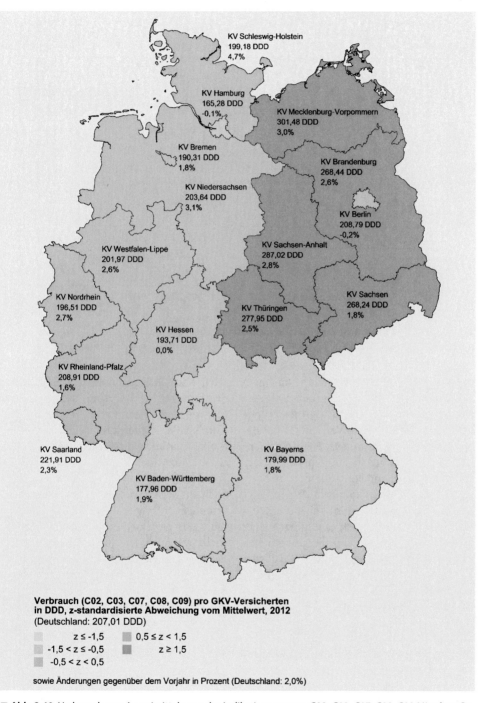

Abb. 3.40 Verbrauch von Arzneimitteln aus der Indikationsgruppe „C02, C03, C07, C08, C09 Mittel zur Behandlung der Hypertonie" in DDD je Versicherten im Jahr 2012 und Änderung gegenüber dem Vorjahr nach KV-Region.

Quelle: IGES-Berechnungen nach NVI (INSIGHT Health)

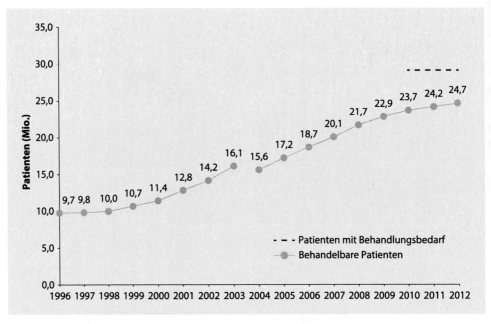

■ **Abb. 3.41** Behandlungsbedarf mit Mitteln zur Blutdrucksenkung C02–C09.
Quelle: IGES-Berechnungen nach Angaben AVR (1996 bis 2002) und NVI (INSIGHT Health) (2003 bis 2011)

auch bei 80-Jährigen und Älteren von einem antihypertensiven Behandlungsbedarf auszugehen ist, werden für diese Altersgruppe zusätzlich rund 3,0 Mio. Versicherte mit Behandlungsbedarf vermutet. Ebenso ist anzunehmen, dass bereits antihypertensiv medikamentös behandelte Patienten mit erfolgreicher Blutdruckkontrolle (Werte unter 140/90 mmHg) weiterhin behandlungsbedürftig sind. Hier handelt es sich nach einer Auswertung aus dem Bundesgesundheitssurvey um 1,6 Mio. Versicherte mit täglicher Verwendung von Blutdrucksenkern. In der Summe kann man demnach 29,2 Mio. Versicherte mit medikamentösem Behandlungsbedarf annehmen.

Um anhand des Verbrauchs der Indikationsgruppen, die zur Behandlung der Hypertonie eingesetzt werden (■ Abb. 3.41), zu schätzen, wie viele Patienten in der GKV wegen Hypertonie hätten behandelt werden können, wurde angenommen, dass für alle Versicherten, die eine Therapie mit einem fixen Kombinationspräparat erhalten, diese damit ausreichend versorgt sind, d. h. dass hier von einem Bedarf von 1 DDD einer fixen Kombination täglich auszugehen ist. Darüber hinaus wurde davon ausgegangen, dass Versicherte im Mittel 1,8 DDD täglich benötigen. Der Mittelwert von 1,8 DDD wurde empirisch auf der Grundlage einer großen Studie ermittelt (Pittrow et al. 2004): Hier wurde im Jahr 2001 bei einer Praxispopulation untersucht, wie hoch der Anteil der Patienten ist, die jeweils mit einem, zwei, drei oder vier und mehr unterschiedlichen Wirkstoffen behandelt wurden. Unter diesen Annahmen ist erkennbar, dass im Verlauf der vergangenen Jahre eine deutliche Annäherung an den Bedarf zu verzeichnen war. 2012 konnten rund 24,2 Mio. Versicherte behandelt werden – bei einem geschätzten Bedarf von 29,2 Mio. Versicherten. Wie bereits erwähnt, ist von einem zusätzlichen Bedarf für Patienten mit Herzinsuffizienz oder Ödemen auszugehen.

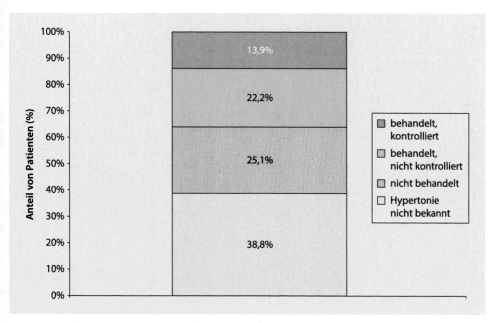

Abb. 3.42 Versorgung von Patienten mit Hypertonie.
Quelle: IGES-Berechnungen nach Löwel et al. (2006)

Ein internationaler Vergleich (*Wolf-Meier* et al. 2003) zeigte, dass die mittleren Blutdruckwerte und die Rate der Hypertoniker in Deutschland höher liegen als in anderen europäischen Ländern (England, Finnland, Italien, Spanien, Schweden), den USA und Kanada. In einer Studie zur Hypertonie-Prävalenz und antihypertensiven Behandlung, die auf der Auswertung verfügbarer repräsentativer Querschnittsstudien in Deutschland basiert (MONICA-, KORA- und SHIP-Studien), wurde eine unzureichende Versorgung der Patienten mit Hypertonie festgestellt (*Löwel* et al. 2006): Fast 39% der Patienten mit Hypertonie wussten nicht, dass ihr Blutdruck zu hoch ist. Ein Viertel der Patienten mit erhöhtem Blutdruck wurde nicht behandelt. Insgesamt erhielten nur 36% der Patienten mit erhöhtem Blutdruck eine medikamentöse Therapie (Abb. 3.42). Die Daten für Deutschland stammen aus den Jahren 1998 bis 2001. Neuere Daten sind angekündigt, wurden jedoch bislang nicht publiziert (*RKI* 2012b). Es ist zu vermuten, dass hier durch die Zunahme des Verbrauchs in den vergangenen Jahren Verbesserungen erreicht wurden. Die Studien wurden zur selben Zeit durchgeführt wie die von *Pittrow* et al. (2004). Es ist anzunehmen, dass wahrscheinlich bei freier Kombination von blutdrucksenkenden Mitteln durchschnittlich 1,8 DDD täglich nicht ausreichen, um eine befriedigende Blutdruckkontrolle zu erreichen. Darüber hinaus muss davon ausgegangen werden, dass für einige Wirkstoffe üblicherweise deutlich mehr als eine DDD täglich verordnet wird, beispielsweise für ACE-Hemmer und hier insbesondere Ramipril (*Grimmsmann* und *Himmel* 2009; siehe 3.7.2). Da die ACE-Hemmer mit rund 50% den größten Anteil am Verbrauch der Indikationsgruppe haben (Tab. 3.18), muss man annehmen, dass trotz der enormen Ausweitung der Verordnungsmengen in den letzten Jahren der medizinisch begründbare Bedarf an Mitteln zur Behandlung des Bluthochdrucks immer noch nicht gedeckt ist. Neben

□ **Tab. 3.19** Ausgabenentwicklung in der Indikationsgruppe „C02, C03, C07, C08, C09 Mittel zur Behandlung der Hypertonie" in den Jahren 2011 und 2012.

Indikations-/ Teil-Indikationsgruppe	Ausgaben (Mio. Euro)		Änderung gegenüber Vorjahr (Mio. Euro)		Prozentuale Veränderung gegenüber Vorjahr		Anteil an Gesamt- ausgaben (%)	
	2011	2012	2010 vs. 2011	2011 vs. 2012	2010 vs. 2011	2011 vs. 2012	2011	2012
C09 Mittel mit Wirkung auf das Renin-Angiotensin-System	1.855,02	1.567,56	−56,37	−287,46	−2,95	−15,50	6,94	5,87
C07 Beta-Adrenorezeptor-Antagonisten	487,51	476,03	−35,644	−11,48	−6,81	−2,35	1,82	1,78
C03 Diuretika	287,99	293,05	−16,44	5,06	−5,40	1,76	1,08	1,10
C02 Antihypertonika	259,09	271,59	−8,17	12,51	−3,06	4,83	0,97	1,02
C08 Calciumkanalblocker	218,89	210,95	−21,81	−7,94	−9,06	−3,63	0,82	0,79
Gesamt	3.108,50	2.819,18	−35,64	−289,31	−6,81	−9,31	11,65	10,54

Quelle: IGES-Berechnungen nach NVI (INSIGHT Health)

den hier genannten Untersuchungen liegen keine weiteren Analysen zum tatsächlichen mittleren Bedarf vor. Die Ergebnisse klinischer Studien können nicht ohne Weiteres auf die GKV-Population übertragen werden.

3.7.5 Analyse der Ausgabendynamik

Die Indikationsgruppe mit den höchsten Ausgaben sind weiterhin die Mittel zur Behandlung der Hypertonie. Im Jahr 2012 betrug ihr Anteil an den Gesamtausgaben für Fertigarzneimittel 10,7% (□ Tab. 3.19), was einen geringfügigen Rückgang zum Vorjahr darstellt. Die Gesamtausgaben für die Indikationsgruppe sanken 2012 im Vergleich zum Vorjahr um 294,1 Mio. Euro. 2011 war der Ausgabenrückgang mit 138,4 Mio. Euro nur etwa halb so hoch.

Abgesehen von der Generika- sowie der Preiskomponente stellen sich die Komponenten der Ausgabenentwicklung für die Jahre 2012 und 2011 ähnlich dar: In beiden Jahren war die Verbrauchskomponente mit Abstand die prominenteste Komponente bezüglich der Ausgabensteigerungen. Bedingt durch einen geringeren Verbrauchsanstieg erhöhte sie die Ausgaben 2012 jedoch weniger (78,4 Mio. Euro) als 2011 (94,8 Mio. Euro) (□ Abb. 3.43). Diese Ausgabenerhöhung konnte durch andere Komponenten 2011 mehr als ausgeglichen werden. Hierbei ist vor allem die Generikakomponente hervorzuheben. Sie senkte 2012 die Ausgaben um 248,3 Mio. Euro und damit etwa fünffach stärker als 2011 mit 46,8 Mio. Euro.

Als weitere Komponenten, die zu Einsparungen führten, sind die Analog-, die Preisund die Parallelimport-Komponente zu nennen. Der höhere Anteil von günstigeren Analogwirkstoffen führte zu Einsparungen von 48,5 Mio. Euro, was eine geringe Steigerung zum Vorjahr darstellt (33,2 Mio. Euro). Die Einsparungen durch die Preiskomponente waren mit einem Wert von 36,0 Mio. Euro deut-

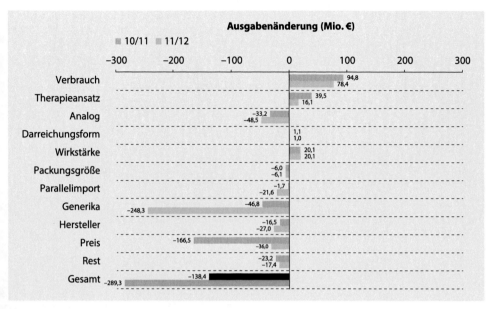

Abb. 3.43 Komponenten der Ausgabenänderung im Jahr 2012 für die Indikationsgruppe „C02, C03, C07, C08, C09 Mittel zur Behandlung der Hypertonie".
Quelle: IGES-Berechnungen nach NVI (INSIGHT Health)

lich geringer als 2011, weil die Einsparungen durch den erhöhten Herstellerrabatt bereits in den vergangenen beiden Jahren als Änderungen gegenüber dem Vorjahr abgebildet wurden. Ein höherer Anteil an geringeren Wirkstärken, abgebildet durch die positive Ausprägung der Wirkstärkekomponente, führte ebenfalls zu Mehrausgaben, welche dem Wert des Vorjahres entsprachen (20,1 Mio. Euro).

Zu den Komponenten haben die einzelnen Teil-Indikationsgruppen in unterschiedlichem Maße beigetragen (Tab. 3.20). Die Verbrauchskomponente war auch 2012 überwiegend durch die Mittel mit Wirkung auf das Renin-Angiotensin-System bedingt (74,1 Mio. Euro). Zu den Einsparungen durch Analog-Wettbewerb trugen, wie schon in den Vorjahren, ebenfalls die Mittel mit Wirkung auf das Renin-Angiotensin-System sowie die Calciumkanalblocker bei: Hier stiegen die Verbrauchsanteile einiger Sartane an, insbesondere von Valsartan, für das bereits Ende 2011 Generika eingeführt wurden, die deutlich

preisgünstiger als das Original waren. Die höchsten Einsparungen durch Generikasubstitution bewirkten 2012 mit deutlichem Abstand die Mittel mit Wirkung auf das Renin-Angiotensin-System mit einem Wert von 240,4 Mio. Euro. Zurückzuführen sind diese Einsparungen vor allem auf die Sartan-Generika, die in 2011 und 2012 eingeführt wurden (Valsartan, Candesartan, Irbesartan). Zu den Preissenkungen trugen die Mittel mit Wirkung auf das Renin-Angiotensin-System am stärksten bei, wobei hier reale Preissenkungen wie auch individuelle Rabattverträge mit den Kassen als Ursache zu nennen sind. Anders als 2011 kam es 2012 bei den Teilindikationsgruppen der Calciumkanalblocker und Betablocker zu Mehrausgaben durch eine positive Preiskomponente Die positive Wirkstärkekomponente wurde durch die Betablocker, Diuretika und die Renin-Angiotensin-System-Hemmstoffe bewirkt: Der Anteil von niedrigen Wirkstärken stieg insbesondere für die Wirkstoffe Bisoprolol, Ramipril und Amlodipin an.

◪ **Tab. 3.20** Komponenten der Ausgabenänderung im Jahr 2012 für die Teil-Indikationsgruppen C02 Antihypertonika, C03 Diuretika, C07 Betablocker, C08 Calciumkanalblocker, C09 Mittel mit Wirkung auf das Renin-Angiontensin-System absteigend sortiert nach „Ausgabenänderung gesamt".

Komponente	C09 Mittel mit Wirkung auf das Renin-Angiotensin-System	C07 Beta-Adreno-rezeptor-Antagonisten	C08 Calcium-kanal-blocker	C03 Diuretika	C02 Antihyper-tonika	Gesamt (C02, C03, C07, C08, C09)
Verbrauch	62,7	0,4	4,1	−3,2	14,4	78,4
Therapieansatz	21,1	−3,1	−3,1	3,7	−2,4	16,1
Analog-Wett-bewerb	−48,7	−0,2	−5,9	5,0	1,3	−48,5
Darreichungsform	0,0	0,5	0,7	0,0	−0,1	1,0
Wirkstärke	8,5	6,7	2,0	2,5	0,5	20,1
Packungsgröße	−4,1	−0,8	−0,2	−0,9	−0,1	−6,1
Parallelimport	−21,4	0,0	−0,1	−0,1	−0,1	−21,6
Generika	−240,8	−5,0	−1,7	−0,6	−0,1	−248,3
Hersteller	−9,0	−8,5	−4,4	−3,5	−1,6	−27,0
Preis	−48,0	4,4	3,0	3,0	1,5	−36,0
Rest	−7,8	−5,8	−2,3	−0,8	−0,8	−17,4
Ausgabenände-rung gesamt	−287,5	−11,5	−7,9	5,1	12,5	−289,3

Quelle: IGES-Berechnungen nach NVI (INSIGHT Health)

Fazit zur Indikationsgruppe „C02, C03, C07, C08, C09 Mittel zur Behandlung der Hypertonie"

Ausgaben	Rückgang
Prominenteste Komponente(n)	Generika, Verbrauch, Analog-Wettbewerb
Verbrauch	Durchschnittliches Wachstum
Therapieansätze	Von untergeordneter Bedeutung
Analog-Wettbewerb	Wirtschaftlich motivierte Erhöhung der Anteile generisch verfügbarer Sartane, insbesondere Valsartan
Sonstiges	Hoher Ausgabenrückgang insbesondere durch Generikasubstitution

Literatur

Leitliniengruppe Hessen (2010) Hausärztliche Leitlinie Hypertonie. URL: http://www.pmvforschungs-gruppe.de/pdf/03_publikationen/hypertonie_ll.pdf (12.03.2013).

Deutsche Hochdruckliga (DHL), Deutsche Gesellschaft für Hypertonie und Prävention (2011) Neue Entwicklungen in der Hochdrucktherapie. http://www.hochdruckliga.de/bluthochdruck-behandlung-leitlinien.html (03.04.2012).

EMA (2007) Rasilez. Scientific Discussion. http://www.ema.europa.eu/humandocs/PDFs/EPAR/rasilez/H-780-en6.pdf (12.05.2008).

Grimmsmann T, Himmel W (2009) Inwieweit bilden definierte Tagesdosen (DDD) die tatsächlich verordneten Tagesdosen ab? Eine Analyse ambulanter Verordnungsdaten. Gesundheitswesen 7: 1–7.

Jackson EK (2001) Renin and angiotensin. In: Hardman JG, Limbird LE (Hrsg.) Goodman & Gilman's The Pharmacological Basis of Therapeutics. New York: McGraw-Hill: 809–841.

Janhsen K, Strube H, Starker A (2008) Hypertonie. Gesundheitsberichterstattung des Bundes, Heft 43. Berlin: Robert Koch-Institut.

Löwel H, Meisinger C et al. (2006) Epidemiologie der arteriellen Hypertonie in Deutschland. Ausgewählte Ergebnisse bevölkerungsrepräsentativer Querschnittsstudien. Dtsch Med Wochenschr 131: 2586–2591.

Pittrow D, Kirch W, Bramlage P et al. (2004) Patterns of antihypertensive drug utilization in primary care. Eur J Clin Pharmacol 60: 135–142.

Rahmenvorgaben (2012) Rahmenvorgaben nach § 84 Abs. 7 SGB V – Arzneimittel – für das Jahr 2012 vom 19. Oktober 2012. Deutsches Ärzteblatt 109: A2431–A2435.

RKI (2012a) Gesundheit in Deutschland aktuell. Public USE File GEDA 2010.

RKI (2012b) Beiträge zur Gesundheitsberichterstattung des Bundes Daten und Fakten: Ergebnisse der Studie Gesundheit in Deutschland aktuell 2010. http://www.rki.de/DE/Content/Gesundheitsmonitoring/Gesundheitsberichterstattung/GBEDownloadsB/GEDA2010.pdf;jsessionid=1DEE07EAFC87138700D8DBE38BCAFF62.2_cid372?__blob=publicationFile (25.04.2013).

The CONSENSUS Trial Study Group (1987) Effects of enalapril on mortality in severe congestive heart failure. Results of Cooperative North Scandinavian Enalapril Survival Study (CONSENSUS). N Engl J Med 316: 1429–1435.

Thefeld W (2000) Verbreitung der Herz-Kreislauf-Risikofaktoren Hypercholesterinämie, Übergewicht, Hypertonie und Rauchen in der Bevölkerung. Bundesgesundheitsblatt Gesundheitsforschung Gesundheitsschutz 43: 415–423.

Yusuf S, Sleight P, Pogue J et al. (2000) Effects of an angiotensin-converting-enzyme inhibitor, ramipril, on cardiovascular events in highrisk patients. The Heart Outcomes Prevention Evaluation Study Investigators. N Engl J Med 342: 145–153.

Wolf-Maier K, Cooper RS et al. (2003) Hypertension prevalence and blood pressure levels in 6 European countries, Canada, and the United States. JAMA 289: 2363–2369.

3.8   C10 Lipidsenkende Mittel

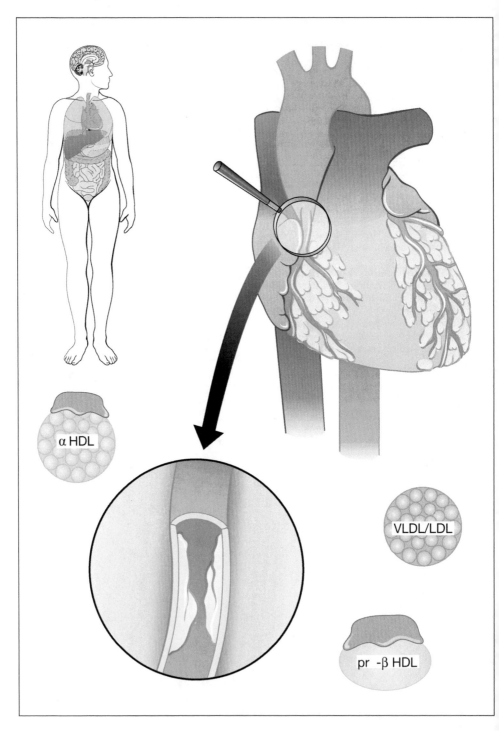

3.8.1 Entwicklung der Indikationsgruppe

Der Zusammenhang zwischen erhöhter Lipidkonzentration im Blut und erhöhten kardiovaskulären Risiken wurde in den 1960er Jahren auf der Basis von großen epidemiologischen Studien entdeckt. Zur pharmakotherapeutischen Beeinflussung der Blutfette stehen seit langem die Wirkstoffe Colestyramin und Colestipol zur Verfügung. Beide sind Ionenaustauscher, die im Darm Gallensäuren binden. Deshalb müssen Gallensäuren von der Leber neu synthetisiert werden, wodurch es mit der Zeit zu einer Senkung des Blutcholesterins kommt. Da diese Wirkstoffe nicht resorbiert werden, sind sie sehr sicher, aber ihre Anwendung geht häufig mit subjektiv unangenehmen gastrointestinalen Störungen einher. Die Indikationsgruppe der lipidsenkenden Mittel wird heute dominiert von den Statinen.

Fibrate

Als erstes Fibrat wurde Clofibrat 1967 in den USA zugelassen. Über Jahre hinweg war es das am häufigsten eingesetzte Mittel zur Lipidsenkung. In Deutschland wurden 1978 die Wirkstoffe Bezafibrat und Fenofibrat eingeführt, denen 1984 das Gemfibrozil folgte. Wie die lipidsenkende Wirkung der Fibrate zustande kommt, ist noch weitgehend unklar.

Statine

Statine wurden ursprünglich aus einem Pilz isoliert, ihre hemmende Wirkung auf die Cholesterin-Biosynthese beschrieb man 1976. Der genaue Wirkmechanismus, die Hemmung des Enzyms HMG-CoA-Reduktase, wurde 1978 publiziert. Als erstes Statin wurde 1989 das Lovastatin eingeführt, gefolgt von Simvastatin (1990), Pravastatin (1991), Fluvastatin (1994) und Atorvastatin (1997). Das 1997 eingeführte Cerivastatin musste wegen gehäuft auftretender Muskelschäden (Rhabdomyolyse) 2001 wieder vom Markt genommen werden. 2009 und 2011 wurden mit Rosuvastatin und Pitavastatin weitere Statine in Deutschland eingeführt (◻ Tab. 3.21). Der sehr gute cholesterinsenkende Effekt der Statine war von Beginn an unumstritten. Die 4S-Studie (*Scandinavian Simvastatin Survival Study Group* 1994) kann als Durchbruch für den Beleg der Wirksamkeit der Therapie mit Statinen für die Senkung von Herz-Kreislauf-Risiken bezeichnet werden. Erst die Entwicklung der Statine und ihre umfassende Untersuchung in klinischen Studien hat der Vorbeugung von Komplikationen bei atherosklerotischen Erkrankungen sowie der Sekundärprävention nach Herzinfarkt zu Effektivität und breiter Anwendung verholfen.

Andere Wirkstoffe zur Lipidsenkung

Als weiterer Therapieansatz zur Senkung von Blutfetten sind die Gallensäure-bindenden

◻ **Tab. 3.21** Neue Wirkstoffe in der Indikationsgruppe C10 im Zeitraum von 2008 bis 2012.

Jahr (Markteinführung)	Wirkstoff	Therapieansatz
2008	Colesevelam	Gallensäure-bindende Mittel
2009	Rosuvastatin	Statine
2009	Laropripant (in Kombination mit Nikotinsäure)	Andere Wirkstoffe zur Lipidsenkung
2011	Pitavastatin	Statine

Quelle: IGES

Mittel zu nennen. Zu ihnen gehören zwei der ältesten Lipidsenker überhaupt, Colestyramin und Colestipol, die erstmals in den 1960er und –70er Jahren in der Literatur erwähnt wurden. Im Jahr 2008 wurde dieser Therapieansatz durch den Wirkstoff Colesevelam ergänzt (◻ Tab. 3.21). 2002 wurde der Wirkstoff Ezetimib eingeführt, der zu einer Hemmung der Aufnahme von Cholesterin aus der Nahrung führt.

Andere Wirkstoffe, die zu einer Senkung der Blutfette führen, spielen nur eine untergeordnete Rolle. Zu nennen ist die Nikotinsäure (Niacin), deren lipidsenkende Eigenschaften seit Mitte der 50er Jahre bekannt sind. Seit 2009 steht Nikotinsäure in fixer Kombination mit dem Wirkstoff Laropripant zur Verfügung (◻ Tab. 3.21). Laropripant wirkt nicht auf die Blutfette, kann aber eine typische unerwünschte Wirkung der Nikotinsäure, die Flushsymptomatik, mindern.

Auch für Omega-3-Fettsäuren (Fischöl) wird angenommen, dass sie einen positiven Effekt auf die Blutfette haben.

3.8.2 Entwicklung des Verbrauchs

Von den Lipidsenkern wurden jedem GKV-Versicherten im Jahr 2012 durchschnittlich fast 26 DDD verordnet. Diese Arzneimittel gehören daher zu den besonders häufig verordneten Arzneimitteln. Bereits seit 1996 ist eine stetige Verbrauchszunahme zu beobachten (vgl. Arzneimittel-Atlas 2009). Besonders hohe Verbrauchssteigerungen waren zwischen 2005 und 2009 erkennbar. Ab 2010 ist immer noch ein stetiges, aber deutlich geringeres Wachstum erkennbar (◻ Abb. 3.44). Seit April 2009 gilt die neu gefasste Arzneimittel-Richtlinie (AMRL) des G-BA, in der die Erstattungsfähigkeit von Arzneimitteln

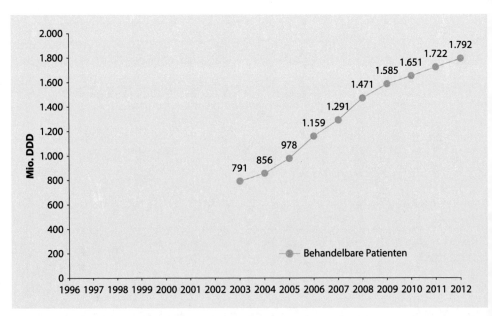

◻ **Abb. 3.44** Verbrauch von Arzneimitteln aus der Indikationsgruppe „C10 Lipidsenkende Mittel" in Mio. DDD im Zeitraum von 2003 bis 2012*. (* Die Darstellung beschränkt sich auf die Jahre ab 2003, da nur für diesen Zeitraum eine Anwendung der geänderten DDD-Festlegungen möglich ist, die 2009 publiziert wurden (Fricke et al. 2009)).

Quelle: IGES-Berechnungen nach NVI (INSIGHT Health)

dargelegt ist: Entsprechend der Anlage 3 sind Lipidsenker nur noch unter bestimmten Bedingungen erstattungsfähig, nämlich nur bei bestehender vaskulärer Erkrankung oder wenn das Risiko für ein kardiovaskuläres Ereignis in den nächsten zehn Jahren voraussichtlich größer als 20% ist (*G-BA* 2010). Diese Einschränkung hat allerdings nicht zu einem Einbruch im Verbrauch der Lipidsenker geführt – im Gegenteil: Der Verbrauch war im zweiten Halbjahr 2009 sogar höher als im Vergleichszeitraum 2008 (zum anzunehmenden Bedarf für eine lipidsenkende Therapie siehe ▶ Abschnitt 3.8.3). Es muss eher angenommen werden, dass der Nachholbedarf nicht mehr so stark wie in den vergangenen Jahren ist und die Bedarfssättigung langsam erreicht wird.

Innerhalb der Therapieansätze der Indikationsgruppe waren im Zeitraum von 2010 bis 2012 keine großen Änderungen zu beobachten: Der größte Anteil des Verbrauchs entfiel mit fast 91% auf die Statine, bei immer noch leicht steigender Tendenz. Es folgten Ezetimib und die Fibrate, deren Anteil sich jeweils verringerte. Alle übrigen Therapieansätze waren praktisch ohne Bedeutung (◻ Abb. 3.45). Der Verbrauch von Ezetimib bzw. der Kombination mit Simvastatin ist bis 2008 kontinuierlich gestiegen, ist seitdem jedoch leicht rückläufig. Ein Grund dafür mag sein, dass man für die durch Ezetimib erreichte höhere Lipidsenkung bislang keine besseren Auswirkungen auf klinische Endpunkte nachweisen konnte (z. B. *NN* 2009). Zudem gilt seit März 2010 ein Therapiehinweis des G-BA (Anlage 4 der AM-RL), der die Anwendung, die als wirtschaftlich angesehen wird, auf eine kleine Patientengruppe eingrenzt (*G-BA* 2010).

Innerhalb des Therapieansatzes der Statine hat sich der Verbrauchsanteil des dominierenden Simvastatin in den letzten Jahren stetig erhöht und erreichte 2011 mit 88% einen Höhepunkt (◻ Abb. 3.46). Mit Einführung von Atorvastatin-Generika im März

2012 ging der Anteil von Simvastatin jedoch auf 85% zurück, während der von Atorvastatin sich von 1 auf 5% erhöhte. Der Generikaanteil lag für Atorvastatin 2012 bereits bei 92%. Der mittlere AVP je DDD lag 2012 mit 0,16 € noch niedriger als der von Simvastatin mit 0,24 €. Bezogen auf alle Statine ging der mittlere AVP je DDD von 0,26 auf 0,24 € zurück. Die Anteile aller anderen Statine gingen zurück: Die absoluten Verbrauchsmengen stiegen 2012 nur für Simvastatin und Atorvastatin, für alle anderen Statine sind die Mengen teilweise schon seit Jahren rückläufig.

Die in der Vergangenheit beobachtete Zunahme des Verbrauchsanteils von Darreichungsformen höherer Wirkstärke hatte sich bereits 2008 abgeschwächt, und seit 2010 liegt der Anteil der Wirkstärken 40, 60 und 80 mg am Verbrauch von Simvastatin bei rund 61%. Die Verordnung höherer Wirkstärken zeigt an, dass die Lipidsenkung teilweise aggressiver betrieben wird. So lautete das Ergebnis einer Metaanalyse, dass das Risiko für kardiovaskuläre Ereignisse einerseits vom individuellen Risiko, andererseits von der absoluten Höhe der LDL-Cholesterinsenkung abhänge (*Cholesterol Treatment Trialists' Collaborators* 2005 und 2010). Von der Deutschen Gesellschaft zur Bekämpfung von Fettstoffwechselstörungen und ihren Folgeerkrankungen e. V. (DGFF, Lipid-Liga) wurde Anfang 2006 eine Zielwert-Kampagne gestartet („LDL-Cholesterin unter Hundert"), um bei Patienten mit koronarer Herzkrankheit und Diabetikern eine Senkung des LDL-Cholesterins unter 100 mg/dl zu erreichen (*NN* 2006). Diese Zielwert-Strategie („treat to target") wird allerdings kontrovers diskutiert, da bisher nicht sicher belegt werden konnte, dass sie einen Vorteil gegenüber der Gabe einer einmal festgesetzten Dosis („fire and forget") hat (*NN* 2011). Dennoch hat die Zielwert-Strategie Eingang in die auch von der Deutschen Gesellschaft für Kardiologie (DGK) unterstützten europäischen Leitlinien zum Dyslipidämie-Management gefunden (*ESC* 2011).

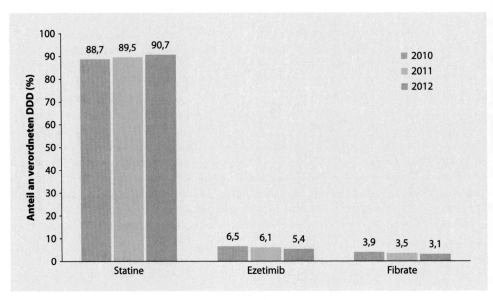

■ **Abb. 3.45** Anteile der Therapieansätze an den verordneten DDD in der Indikationsgruppe „C10 Lipidsenkende Mittel" für 2010 bis 2012. Dargestellt sind nur Therapieansätze mit einem Anteil von mindestens 1%.
Quelle: IGES-Berechnungen nach NVI (INSIGHT Health)

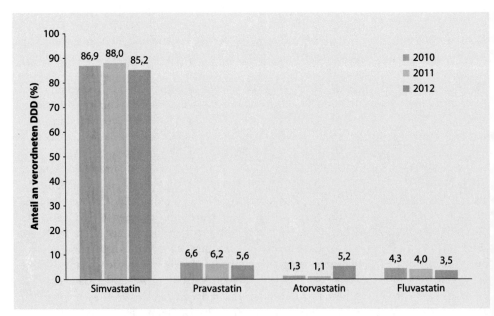

■ **Abb. 3.46** Anteile der verordneten DDD für die Analogwirkstoffe des Therapieansatzes „Statine" für 2010 bis 2012. Dargestellt sind nur Wirkstoffe mit einem Anteil von mindestens 1% im Jahr 2011.
Quelle: IGES-Berechnungen nach NVI (INSIGHT Health)

3.8.3 Regionale Unterschiede im Verbrauch

Für die Lipidsenker war 2012 der Verbrauch im regionalen Vergleich in Hessen mit im Mittel 23 DDD je GKV-Versicherten am niedrigsten. Der höchste mittlere Pro-Kopf-Verbrauch war mit 38 DDD in Mecklenburg-Vorpommern zu beobachten (◘ Abb. 3.47). Für den Verbrauch von Lipidsenkern ist eine Korrelation mit der Herz-Kreislauf-Morbidität (insbesondere der koronaren Herzkrankheit) sowie mit der Prävalenz eines erhöhten Risikos für kardiovaskuläre Ereignisse anzunehmen, da nur dann eine Erstattung durch die GKV möglich ist (s. o.). Zu den Risikofaktoren gehören u. a. Rauchen, erhöhte Blutfettwerte, höheres Alter, Bluthochdruck und Diabetes. Die Altersstruktur der Bevölkerung und der Anteil der Bevölkerung mit einem BMI über 30 können daher als Indikatoren für das Morbiditätsrisiko gesehen werden, das den Verbrauch von Lipidsenkern begründet. In der univariaten Regressionsanalyse findet sich ein signifikanter Einfluss sowohl des Anteils der über 55-Jährigen ($R2 = 0,63$), des Anteils der Personen mit einem BMI über 30 ($R2 = 0,49$) als auch mit der selbst berichteten Prävalenz der Hypertonie incl. zu berücksichtigender Medikation (entsprechend GEDA 2010; RKI 2012a) ($R2 = 0,51$). Im multivariaten Modell verbleibt lediglich der Anteil der über 55-Jährigen als signifikanter Einflussfaktor. Interessanterweise besteht keinerlei Zusammenhang mit Unterschieden zur selbst berichteten Prävalenz von erhöhten Blutfetten incl. Medikation (entsprechend GEDA 2010; RKI 2012a). Da hierbei auch die Selbstauskunft zur Medikation berücksichtigt wurde, wäre eigentlich eine hohe Korrelation mit dem beobachteten Verbrauch zu erwarten. Diese Diskrepanz kann ein Hinweis darauf sein, dass viele Menschen gar nicht wissen, dass sie ein lipidsenkendes Mittel verordnet bekommen.

3.8.4 Epidemiologie, Bedarf und Angemessenheit der Versorgung

Die Indikationsgruppe der lipidsenkenden Mittel wird eingesetzt bei therapiebedürftigen Fettstoffwechselstörungen, vor allem bei Hypercholesterinämie, sowie zur Prävention von kardiovaskulären Ereignissen bei Patienten mit koronarer Herzkrankheit oder Zustand nach Herzinfarkt. Für diese Patienten ist in jedem Fall eine Behandlungsindikation gegeben (*BÄK* et al. 2011).

Nach Ergebnissen der Gesundheitssurveys des Robert Koch-Instituts von 1998 und 2010 (*Wiesner* et al. 1999, *RKI* 2012b) ist in der GKV von 1,6 Mio. Versicherten auszugehen, die in der Vergangenheit einen Herzinfarkt erlebt haben, sowie von rund 5,1 Mio. Versicherten, bei denen eine koronare Herzkrankheit bekannt ist.

Erhöhte Fettstoffwechselwerte allein sind noch keine ausreichende Indikation für eine medikamentöse Behandlung (*Leitliniengruppe Hessen* 2006), erst beim Vorliegen weiterer Risikofaktoren ist diese angezeigt. In der Leitlinie der Leitliniengruppe Hessen wird das 10-Jahres-Risiko für ein kardiovaskuläres Ereignis in vier Risikoklassen eingeteilt (niedrig; unter 10%: moderat; 10–20%: mäßig erhöht; über 20%: hoch). Es wird eine Risikoabschätzung nach dem in Deutschland generierten PROCAM-Score empfohlen, welcher auf dem international gebräuchlichen SCORE (*Systemic Coronary Risk Estimation*) beruht (*ESC* 2011). Eine Therapie kann man ab einem moderaten Risiko erwägen, also beim Vorliegen von mindestens zwei Risikofaktoren. Ab einem Risiko von 20% ist eine medikamentöse Therapie mit lipidsenkenden Mitteln in der Regel indiziert. Wie bereits erwähnt, spiegeln sich diese Empfehlungen auch in der Arzneimittel-Richtlinie nach § 92 des SGB V wider (*G-BA* 2011). Zur Bestimmung des Risikos werden Alter, Geschlecht, Gesamtcholesterin, systolischer Blutdruck und Raucherstatus herangezogen. Anhand von Ergebnissen des

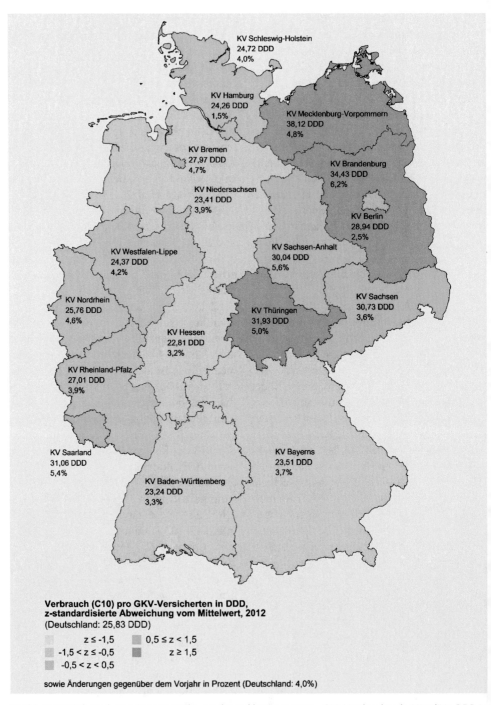

Verbrauch (C10) pro GKV-Versicherten in DDD, z-standardisierte Abweichung vom Mittelwert, 2012
(Deutschland: 25,83 DDD)

z ≤ -1,5	0,5 ≤ z < 1,5
-1,5 < z ≤ -0,5	z ≥ 1,5
-0,5 < z < 0,5	

sowie Änderungen gegenüber dem Vorjahr in Prozent (Deutschland: 4,0%)

◻ Abb. 3.47 Verbrauch von Arzneimitteln aus der Indikationsgruppe „C10 Lipidsenkende Mittel" in DDD je Versicherten im Jahr 2012 und Änderung gegenüber dem Vorjahr nach KV-Region.

Quelle. IGES-Berechnungen nach NVI (INSIGHT Health)

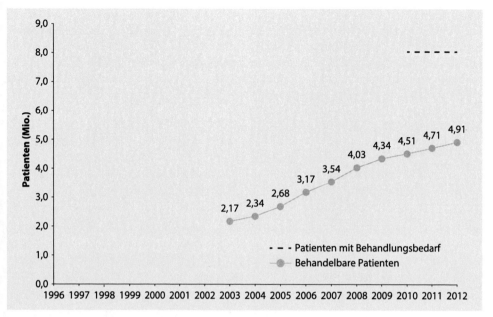

□ **Abb. 3.48** Behandlungsbedarf mit lipidsenkenden Mitteln (C10).
Quelle: IGES-Berechnungen nach NVI (INSIGHT Health) (ab 2003)

Bundesgesundheitssurveys von 1998 (*Thefeld* 2000) bezüglich Cholesterin- und Blutdruckwerten sowie aus dem telefonischen Gesundheitssurvey von 2010 bezüglich des Raucherstatus (*RKI* 2012b) wurde die Zahl von Patienten in der GKV mit Fettstoffwechselstörung (Hyperlipidämie) und einem 10-Jahres-Risiko über 20% für ein kardiovaskuläres Ereignis auf 8,2 Mio. Personen im Jahr 2012 geschätzt.

Man geht davon aus, dass der Behandlungsbedarf der Anzahl der Patienten entspricht, bei denen eine Pharmakotherapie erforderlich ist. Da eine koronare Herzkrankheit in vielen Fällen mit einer Fettstoffwechselstörung assoziiert ist, wird vereinfachend angenommen, dass sich unter den Patienten mit behandlungsbedürftiger Fettstoffwechselstörung auch alle mit koronarer Herzkrankheit bzw. einem Zustand nach Herzinfarkt befinden. Zur Ermittlung der mit den verordneten DDD behandelbaren Patientenzahl wird in Bezug auf die Versorgungsdichte davon aus-

gegangen, dass für jeden Patienten täglich eine DDD verordnet werden muss. Demnach hätten im Jahr 2012 etwa 4,9 Mio. Patienten in der GKV mit lipidsenkenden Mitteln behandelt werden können (□ Abb. 3.48).

Der Behandlungsbedarf von 8,2 Mio. Patienten ist nach der hier durchgeführten Schätzung bei Weitem noch nicht erreicht.[5] Inwieweit die gültigen DDD der üblichen Verordnungspraxis entsprechen, ist weitgehend unklar. Geht man davon aus, dass den Versicherten in der Regel Lipidsenker in der Wirkstärke verordnet werden, die der täglich einzunehmenden Dosis entspricht, die Tabletten also nicht geteilt werden müssen (was

---

5 2009 wurde die DDD-Festlegung für Statine vom WHO Collaborating Centre for Drug Statistics Methodology geändert, sodass sie beispielsweise für Simvastatin von 15 auf 30 mg anstieg. Für die deutsche Version der ATC-Klassifikation wurde diese Änderung übernommen (*Fricke* et al. 2009). Daher weichen die hier berichteten Berechnungen erheblich von denen in früheren Ausgaben des Arzneimittel-Atlas ab.

angesichts der in den letzten Jahren gesunkenen Preise insbesondere bei den Statinen die Regel sein dürfte), dann ist die hier berechnete Zahl behandelbarer Patienten nicht allzu weit von der Realität entfernt: Im Jahr 2012 wurden insgesamt rund 1,84 Mrd. Darreichungsformen von lipidsenkenden Mitteln in der GKV verordnet. Diese hätten ausgereicht, um 5,05 Mio. Patienten täglich mit einer Tablette irgendeines Lipidsenkers versorgen zu können, bzw. um 4,52 Mio. Patienten mit täglich einer Tablette eines Statins versorgen zu

können. Selbst wenn man annimmt, dass die Medikamente nicht regelmäßig eingenommen werden und einige Patienten die verordneten Tabletten teilen, ist davon auszugehen, dass die verordnete Menge den errechneten Bedarf nicht hätte decken können.

3.8.5 Analyse der Ausgabendynamik

Die Ausgabenentwicklung der Jahre 2011 und 2012 der Indikationsgruppe Lipidsenker ist

☐ **Tab. 3.22** Ausgabenentwicklung in der Indikationsgruppe „C10 Lipidsenkende Mittel" in den Jahren 2011 und 2012.

Ausgaben (Mio. Euro)		Änderung gegenüber Vorjahr (Mio. Euro)		Prozentuale Veränderung gegenüber Vorjahr		Anteil an Gesamtausgaben (%)	
2011	2012	2010 vs. 2011	2011 vs. 2012	2010 vs. 2011	2011 vs. 2012	2011	2012
544,08	507,23	−50,43	−36,31	−8,48	−6,86	2,03	1,90

Quelle: IGES-Berechnungen nach NVI (INSIGHT Health)

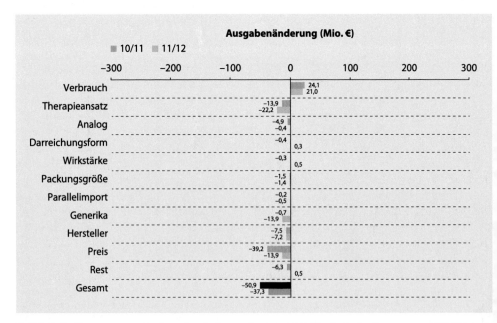

☐ **Abb. 3.49** Komponenten der Ausgabenänderung im Jahr 2012 für die Indikationsgruppe „C10 Lipidsenkende Mittel".

Quelle: IGES-Berechnungen nach NVI (INSIGHT Health)

in ▢ Tab. 3.22 zusammengefasst. Wie schon in den Vorjahren konnte ein Ausgabenrückgang festgestellt werden. Dieser lag mit 36,85 Mio. Euro auf niedrigerem Niveau als 2011 (50,43 Mio. Euro). Auffälligste Komponenten der Ausgabenentwicklung waren, wie schon 2011, die Verbrauchs-, Therapieansatz- und die Preiskomponente (▢ Abb. 3.49). Im Gegensatz zu 2011 spielte auch die Generikakomponente eine wichtige Rolle.

Der Ausgabenanstieg durch den höheren Verbrauch wurde in erheblichem Maße durch andere Komponenten kompensiert, wobei die Ausgabenrückgänge am stärksten von der Therapieansatzkomponente, gefolgt von der Preis- und Generikakomponente verursacht

wurden. Dabei führte die Therapieansatzkomponente zu den höchsten Einsparungen (22,2 Mio. Euro). Die Einsparungen durch die Generikakomponente und die Preiskomponente waren identisch (13,9 Mio. Euro). Die negative Therapieansatzkomponente ist auf einen weiteren leichten Anstieg des Verbrauchsanteils der günstigen Statine (89,5% in 2011 gegenüber 90,7% in 2012) zurückzuführen. Die Einsparungen durch die Preiskomponente basieren vor allem auf den Verträgen zu Individualrabatten. Der Markteintritt und die Verbreitung von generischem Atorvastatin – der Generikaanteil lag 2012 bei 92% des Atorvastatinverbrauchs – ist Hauptgrund für Einsparungen durch Generikasubstitution.

Fazit zur Indikationsgruppe „C10 Lipidsenkende Mittel"

Ausgaben	Rückgang
Prominenteste Komponente(n)	Preis, Verbrauch, Therapieansatz , Generika
Verbrauch	Überdurchschnittliches Wachstum Kompensation von Unterversorgung: Bei Patienten mit einer Indikation zur Behandlung mit lipidsenkenden Mitteln nähert sich die Versorgung dem Bedarf an
Therapieansätze	Kompensation von Unterversorgung: Bedingt durch die absolute Zunahme des Statinverbrauchs geht der Anteil aller anderen Therapieansätze zurück
Analog-Wettbewerb	Einsparungen durch höheren Anteil von Simvastatin und sinkende Anteile höherpreisiger Wirkstoffe
Sonstiges	Ausgabenrückgang durch Preis- und Generikakomponente

Literatur

BÄK, KBV, AWMF (Hrsg.) (2011) Nationale VersorgungsLeitlinie Chronische KHK. Version 1.11. http://www.versorgungsleitlinien.de (03.04.2012).

Cholesterol Treatment Trialists' (CTT) Collaborators (2005) Efficacy and safety of cholesterol-lowering treatment: prospective meta-analysis of data from 90 056 participants in 14 randomised trials of statins. Lancet 366: 1267–1278.

Cholesterol Treatment Trialists' (CTT) Collaborators (2010) Efficacy and safety of more intensive lowering of LDL cholesterol: a meta-analysis of data from 170 000 participants in 26 randomised trials. Lancet 376: 1670–1681.

European Society of Cardiology (ESC), European Atherosclerosis Society (EAS) (2011) ESC/EAS Guidelines for the management of dyslipidemias. European Heart Journal 32: 1769–1818.

Fricke U, Günther J, Zawinell A (2009) Anatomisch-chemisch-therapeutische Klassifikation mit Tagesdosen für den deutschen Arzneimittelmarkt. Herausgegeben vom Wissenschaftlichen Institut der Ortskrankenkassen (WIdO).

G-BA (Gemeinsamer Bundesausschuss) (2011) Anlage III – Übersicht über Verordnungseinschränkungen und -ausschlüsse in der Arzneimittelversorgung durch die Arzneimittel-Richtlinie und aufgrund anderer Vorschriften (§ 34 Abs. 1 Satz 6 und Abs. 3 SGB V). http://www.g-ba.de/

downloads/83-691-242/AM-RL-III-Verordnung seinschr%C3%A4nkung-2011-04-01.pdf (09.05.2011).

G-BA (Gemeinsamer Bundesausschuss) (2010) Bekanntmachung eines Beschlusses des Gemeinsamen Bundesausschusses über eine Änderung der Arzneimittel-Richtlinie (AM-RL) in Anlage IV: Therapiehinweis zu Ezetimib. BAnz Nr. 45 vom 23.03.2010: 1090.

Leitliniengruppe Hessen (2006) Hausärztliche Leitlinie Fettstoffwechselstörung – Dyslipidämie. http://www.leitlinien.de/leitlinienanbieter/deutsch/pdf/hessendyslip (20.03.2009).

NN (2006) Initiative der Lipid-Liga soll Infarkt-Prävention stärken. Ärzte-Zeitung vom 20.02.2006. www.aerztezeitung.de/docs/ 2006/ 02/20/031a0403.asp?cat=/medizin/cholesterin (22.04.2010).

NN (2009) Lipidsenker Ezetimib enttäuscht in Endpunkt-Studie. Deutsches Ärzteblatt 105: A176.

NN (2011) Ist eine intensive Senkung des LDL-Cholesterins vorteilhaft? Arzneimittelbrief 2011, 45: 25–27.

RKI (2012a) Gesundheit in Deutschland aktuell. Public USE File GEDA 2010.

RKI (2012b) Daten und Fakten: Ergebnisse der Studie „Gesundheit in Deutschland aktuell 2010". Beiträge zur Gesundheitsberichterstattung des Bundes. Berlin.

Scandinavian Simvastatin Survival Study Group (1994) Randomised trial of cholesterol lowering in 4444 patients with coronary heart disease: The Scandinavian Simvastatin Survival Study (4S). Lancet 344: 1383–1389.

Thefeld W (2000) Verbreitung der Herz-Kreislauf-Risikofaktoren Hypercholesterinämie, Übergewicht, Hypertonie und Rauchen in der Bevölkerung. Bundesgesundheitsblatt Gesundheitsforschung Gesundheitsschutz 43: 415–423.

Walley T, Folino-Gallo P, Schwabe U, van Ganse E für die EuroMedStat group (2004) Variations and increase in use of statins across Europe: data from administrative databases. BMJ 328: 385–386.

WHO Collaborating Centre for Drug Statistics Methodology (2008) ATC/DDD Alterations and new ATC/DDDs. http://www.whocc.no/filearchive/word/alterations_2009_web.doc (20.03. 2009).

Wiesner G, Grimm J, Bittner E (1999) Zum Herzinfarktgeschehen in der Bundesrepublik Deutschland: Prävalenz, Inzidenz, Trend, Ost-West-Vergleich. Das Gesundheitswesen 61: S72–S78.

3.9 G04 Urologika

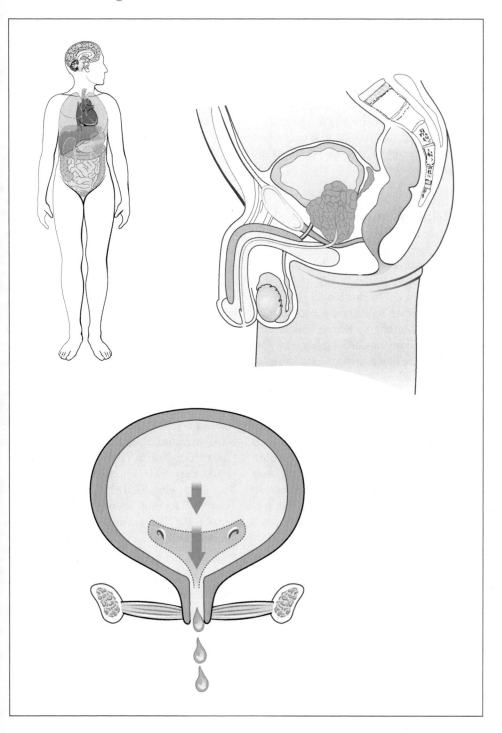

3.9.1 Entwicklung der Indikationsgruppe

Die Indikationsgruppe der Urologika besteht aus mehreren Teil-Indikationsgruppen, von denen als wichtigste die Mittel beim benignen Prostatasyndrom (BPS, auch benigne Prostatahyperplasie) sowie die urologischen Spasmolytika zu nennen sind. Von geringerer Bedeutung sind die Mittel zur Harnansäuerung und gegen Harnkonkremente sowie die sonstigen Urologika.

3.9.2 Mittel beim benignen Prostatasyndrom (BPS)

Alpha-Rezeptorenblocker, die aufgrund ihrer vasodilatierenden Wirkung seit Jahrzehnten zur Behandlung des Bluthochdrucks eingesetzt werden, in dieser Indikation jedoch zunehmend an Bedeutung verlieren, finden auch in der Behandlung des BPS Verwendung. Sie setzen über eine Blockade der Alpha-Rezeptoren die Kontraktion der Prostata herab. Derzeit zählen zu den $Alpha_1$-Blockern, die bei BPS eingesetzt werden, die Wirkstoffe Terazosin, Doxazosin und Alfuzosin. Terazosin und Doxazosin wurden 1985 und 1989 zunächst zur Behandlung des Bluthochdrucks eingeführt. Tamsulosin wurde 1996 als erster Wirkstoff eingeführt, der selektiv an $Alpha_{1A}$-Rezeptoren angreift, wodurch sich seine Wirkung weitgehend auf die Prostata beschränken soll. Auch das 2010 eingeführte Silodosin wirkt selektiv am $Alpha_{1A}$-Rezeptor (◨ Tab. 3.23).

Neben den Alpha-Rezeptorenblockern werden auch Testosteron-5α-Reduktasehemmer bei BPS eingesetzt. Hier sind die 1994 bzw. 2003 eingeführten Wirkstoffe Finasterid und Dutasterid zu nennen. Die 5α-Reduktasehemmer hemmen die Umwandlung von Testosteron in Dihydrotestosteron, wodurch das Prostatavolumen abnimmt.

3.9.3 Mittel bei Inkontinenz

Die Mittel bei Inkontinenz umfassen Wirkstoffe für drei Therapieansätze. Am längsten im Gebrauch sind die Anticholinergika, zu denen Wirkstoffe wie das 1987 eingeführte Oxybutynin gehören, welche die Muskarinrezeptoren blockieren. Durch eine Erschlaffung der Blasenmuskulatur soll der imperative Harndrang vermindert werden. Diese Wirkstoffe werden bei Draginkontinenz eingesetzt. Nachteilig sind die atropinartigen Nebenwirkungen, wie beispielsweise eine Beschleunigung der Herzfrequenz, Mundtrockenheit und Obstipation. Daher wurden Wirkstoffe eingeführt, die spezifischer an den Muskarinrezeptoren der Blase angreifen und daher weniger Nebenwirkungen aufweisen sollen. Der erste dieser Wirkstoffe war Tolterodin (1998). Ihm folgten Solifenacin (2004), Darifenacin (2005) und Fesoterodin (2008). Ein weiterer Therapieansatz wird durch den 2004 eingeführten Serotonin-Wiederaufnahmehemmer Duloxetin definiert, der sowohl zur Behandlung der Belastungsinkontinenz als auch der Depression eingesetzt wird.

◨ **Tab. 3.23** Neue Wirkstoffe in der Indikationsgruppe G04 im Zeitraum von 2008 bis 2012.

Jahr (Markteinführung)	Wirkstoff	Teil-Indikationsgruppe	Therapieansatz
2009	Dapoxetin	Ejaculatio praecox	–
2010	Silodosin	Mittel bei benignem Prostatasyndrom (BPS)	Alpha-Rezptorenblocker

Quelle: IGES

3.9.4 Weitere Teil-Indikationsgruppen

Zu nennen ist hier die Teil-Indikationsgruppe der sonstigen Urologika, die vor allem eine Reihe von Phytopharmaka als Therapieansatz der homöopathischen und pflanzlichen Urologika zusammenfasst.

Eine weitere Teil-Indikationsgruppe stellen die Mittel dar, die bei Harnkonkrementen und Infektionen eingesetzt werden. Für die Teil-Indikationsgruppe der Mittel bei Spasmen und Blasenentleerungsstörungen sei hier beispielhaft das schon sehr lange verwendete Atropin genannt.

Unter den Wirkstoffen, die bei erektiler Dysfunktion eingesetzt werden, finden sich ältere Wirkstoffe wie Yohimbin und Apomorphin. Das Prostaglandin-Analogon Alprostadil wurde 1983 zunächst zur Behandlung von Neugeborenen mit angeborenen Herzfehlern eingeführt. Später fand es auch Anwendung bei erektiler Dysfunktion, wozu der Wirkstoff in den Schwellkörper injiziert werden muss. Ein Durchbruch in der Behandlung dieser Störung gelang 1998 mit Einführung von Sildenafil, welches das Enzym Phosphodiesterase Typ 5 hemmt. Dadurch steht der intrazelluläre Botenstoff cGMP vermehrt zur Verfügung und erleichtert die Erektion. Dem Sildenafil folgten 2003 die Wirkstoffe Tadalafil und Vardenafil; alle drei können als Tablette eingenommen werden. Mittel bei erektiler Dysfunktion werden von der GKV nicht erstattet.

Zur Teil-Indikationsgruppe der Mittel bei Ejaculatio praecox gehört allein der 2009 eingeführte Wirkstoff Dapoxetin, ein Serotonin-Wiederaufnahmehemmer (◼ Tab. 3.23).

3.9.5 Entwicklung des Verbrauchs

Aus der Indikationsgruppe der Urologika wurden jedem Versicherten der GKV 2012 8 DDD verordnet. Damit gehört diese Indikationsgruppe zu den häufig verordneten Arzneimitteln.

Die Verbrauchsentwicklung der Urologika seit 1996 zeigt einen zweiphasigen Verlauf (◼ Abb. 3.50). Geprägt wird das Bild vor allem durch den erheblichen Verbrauchsrückgang im Jahr 2004, der durch den Wegfall der nichtverschreibungspflichtigen Arzneimittel aus der Erstattungsfähigkeit der GKV bedingt ist. Abgesehen von diesem Rückgang ist seit 2001 ein ungebrochener Anstieg des Verbrauchs zu erkennen, der sich von 2007 bis 2009 verstärkte, seit 2010 jedoch wieder abnimmt. Verantwortlich für diesen Anstieg ist vor allem die Teil-Indikationsgruppe der Mittel bei BPS.

Die Mittel bei BPS hatten im Jahr 2012 weiterhin den größten Verbrauchsanteil, der unverändert bei 70% lag. Die Wachstumsrate lag jedoch sowohl 2011 als auch 2012 unter der der Mittel bei Inkontinenz (◼ Tab. 3.24). Als zweite große Teil-Indikationsgruppe sind die Mittel bei Inkontinenz mit einem Verbrauchsanteil von fast 29% zu nennen. Alle übrigen Teil-Indikationsgruppen sind von untergeordneter Bedeutung. Der steigende Verbrauch in den Teil-Indikationsgruppen der Mittel bei BPS sowie der Mittel bei Inkontinenz ist zum Teil auf den steigenden Bedarf einer alternden Bevölkerung zurückzuführen. Bei den BPS-Mitteln lief 2006 für Tamsulosin und Alfuzosin der Patentschutz aus, seit 2007 sehen die Rahmenvorgaben nach § 84 SGB V für die Alpha-Rezeptorenblocker eine Leitsubstanzregelung vor. Die mittleren AVP je DDD sind für diesen Therapieansatz insbesondere in den Jahren 2007 und 2008 – bedingt durch die Einführung der Generika – erheblich gesunken (zwischen 2007 und 2011 von 0,67 auf 0,27 Euro; 2012 lag der mittlere AVP bei 0,27 Euro), was den steilen Verbrauchszuwachs zwischen 2007 und 2009 zumindest unterstützt, vermutlich sogar gefördert hat.

In der größten Teil-Indikationsgruppe, den Mitteln bei BPS, gab es zwischen 2010 und 2012 kaum nennenswerte Verschiebungen zwischen den Anteilen der Therapie-

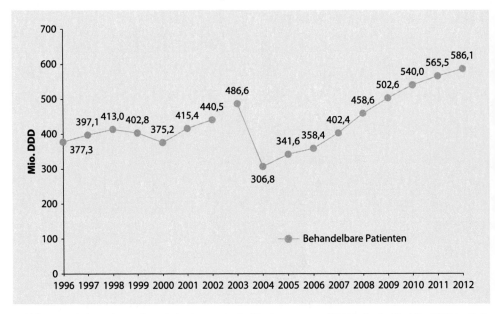

■ **Abb. 3.50** Verbrauch von Arzneimitteln aus der Indikationsgruppe „G04 Urologika" in Mio. DDD im Zeitraum von 1996 bis 2012.
Quelle: IGES nach AVR (1996 bis 2002), IGES-Berechnungen nach NVI (INSIGHT Health) (ab 2003)

■ **Tab. 3.24** Übersicht der Menge der verordneten DDD in den Teil-Indikationsgruppen der Indikationsgruppe G04 in den Jahren 2010 bis 2012.

Teil-Indikationsgruppe	DDD 2010 (Mio.)	DDD 2011 (Mio.)	DDD 2012 (Mio.)	Differenz 2010 vs. 2011 (%)	Differenz 2011 vs. 2012 (%)
Mittel bei benignem Prostata-syndrom (BPS)	378,82	395,51	409,18	4,41	3,45
Mittel bei Inkontinenz	150,92	160,25	168,28	6,18	5,01
Mittel bei Harnsteinen und Infektionen	5,55	5,63	4,77	1,33	−15,25
Sonstige Urologika	4,12	3,60	3,33	−12,60	−7,65
Mittel bei Spasmen und Blasen-entleerungsstörungen	0,34	0,32	0,30	−6,14	−7,41
Mittel bei erektiler Dysfunktion	0,22	0,23	0,23	3,30	−0,02
Gesamt	**539,98**	**565,55**	**586,09**	**4,73**	**3,63**

Quelle: IGES-Berechnungen nach NVI (INSIGHT Health)

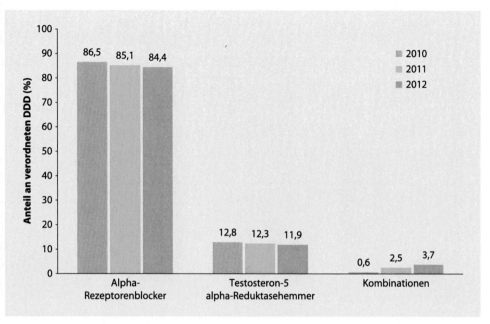

◻ Abb. 3.51 Anteile der verordneten DDD in der Indikationsgruppe G04 – Therapieansätze der Teil-Indikationsgruppe „Mittel bei benignem Prostatasyndrom" für 2010 bis 2012.
Quelle: IGES-Berechnungen nach NVI (INSIGHT Health)

ansätze: Der Anteil der Alpha-Rezeptorenblocker ging weiterhin leicht zurück, während der Anteil der Testosteron-5α-Reduktasehemmer mit rückläufiger Tendenz bei etwa 12% lag (◻ Abb. 3.51). Die Alpha-Rezeptorenblocker sind zur symptomatischen Therapie des BPS geeignet, die Testosteron-5α-Reduktasehemmer auch zur Progressionshemmung (*Berges* et al. 2009a). Auffällig ist der Anstieg der Kombination (Tamsulosin und Dutasterid), die seit 2010 zur Verfügung steht und 2012 fast 4% erreichte. Für die Kombinationstherapie wurde in mehreren Studien eine ergänzende Effektivität in Bezug auf Symptomatik und reduzierte Progression gefunden (*Gabeuv* und *Oelke* 2011).

Innerhalb des Therapieansatzes der Alpha-Rezeptorenblocker war für Tamsulosin im betrachteten Zeitraum weiterhin ein Anstieg des Verbrauchsanteils festzustellen, der 2012 85% erreichte, während die Anteile der anderen Wirkstoffe dieses Therapieansatzes ent-

sprechend zurückgingen, sodass auf Alfuzosin etwa 11 und auf Terazosin rund 3% des Verbrauchs entfielen. Die Alpha-Rezeptorenblocker gelten hinsichtlich der Wirksamkeit als gleichwertig (*Berges* et al. 2009a). Für Tamsulosin wird wegen seiner Prostata-Selektivität (s. o.) eine besonders gute Verträglichkeit angenommen. Der Wirkstoff ist Leitsubstanz für die Alpha-Rezeptorenblocker, was insgesamt den hohen Anteil dieses Wirkstoffs erklärt.

Der Therapieansatz der Testosteron-5α-Reduktasehemmer wird von dem generisch verfügbaren Finasterid dominiert, dessen Verbrauchsanteil zwischen 2010 und 2012 von knapp 87 auf rund 97% stieg.

In der Teil-Indikationsgruppe „Mittel bei Inkontinenz" werden drei Therapieansätze unterschieden, deren Anteile sich zwischen 2010 und 2012 kaum veränderten. Der Verbrauch verteilte sich 2012 beinahe hälftig auf die Anticholinergika (50,3%) und die Mus-

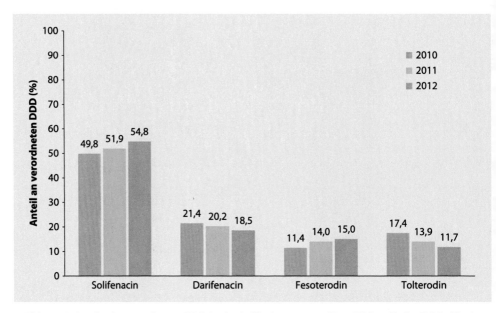

◻ Abb. 3.52 Anteile der verordneten DDD in der Indikationsgruppe G04 – Wirkstoffe der Teil-Indikations-gruppe „Mittel bei Inkontinenz" / Therapieansatz „Muskarinrezeptor-Antagonisten" für 2010 bis 2012.
Quelle: IGES-Berechnungen nach NVI (INSIGHT Health)

karinrezeptor-Antagonisten (47,8%). Unter den Anticholinergika zeigten sich nur geringe Veränderungen. Der Anteil von Trospium-chlorid stieg leicht an und erreichte 2012 etwa 65% des Verbrauchs, der übrige Verbrauch entfiel auf einen konstanten Anteil von Pro-piverin (21%) und den sinkenden Anteil von Oxybutinin (14%). Unter den Muskarinre-zeptor-Antagonisten gab es dagegen zwischen 2009 und 2011 deutliche Verschiebungen zwi-schen den Verbrauchsanteilen (◻ Abb. 3.52). Am häufigsten verordnet wurde Solifenacin, dessen Anteil 2012 nochmals leicht auf rund 55% des Verbrauchs der Gruppe anstieg. Ein geringfügiger Anstieg war auch für das 2008 eingeführte Fesoterodin zu beobachten, so-dass der Anteil 2012 bei 15% lag. Die Anteile von Tolterodin und Darifenacin gingen zu-rück.

Nach den aktuellen deutschen Leitlinien stellen die Wirkstoffe Darifenacin, Oxybuti-nin, Propiverin, Solifenacin, Tolterodin und Trospiumchlorid bei Beachtung der Kontra-indikationen wirksame Therapieoptionen dar (*Deutsche Gesellschaft für Geriatrie* 2009). Probleme der genannten Wirkstoffe sind einerseits mögliche Nebenwirkungen auf die kognitive Funktion und das Herz-Kreislauf-system sowie die subjektiv als störend emp-fundene Mundtrockenheit, die nicht selten ist. Von den neueren Wirkstoffen erhofft man sich in dieser Hinsicht eine bessere Verträg-lichkeit.

3.9.6 Regionale Unterschiede im Verbrauch

Der Verbrauch der Urologika variierte 2012 zwischen im Mittel 7,4 DDD je Versicher-ten in Hessen und 11,4 DDD je Versicherten in der Region Mecklenburg-Vorpommern (◻ Abb. 3.53). Die Urologika werden vorrangig bei BPS und bei Inkontinenz eingesetzt – Stö-rungen, die vor allem ältere Menschen betref-fen. Es ist daher ein Zusammenhang mit dem

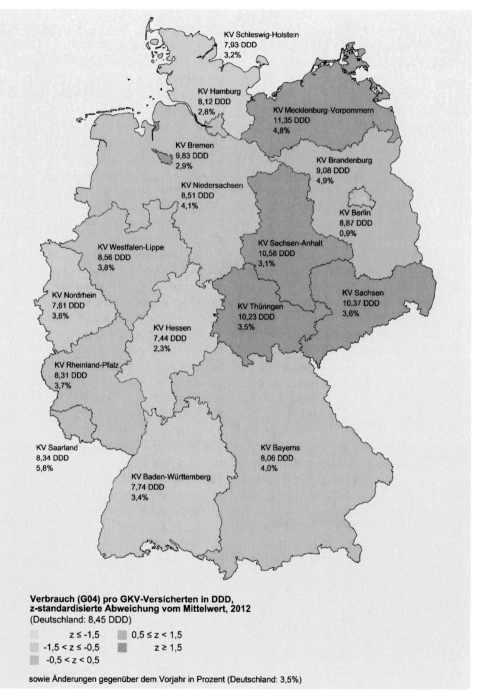

KV Schleswig-Holstein
7,93 DDD
3,2%

KV Hamburg
8,12 DDD
2,8%

KV Mecklenburg-Vorpommern
11,35 DDD
4,8%

KV Bremen
9,83 DDD
2,9%

KV Brandenburg
9,08 DDD
4,9%

KV Niedersachsen
8,51 DDD
4,1%

KV Berlin
8,87 DDD
0,9%

KV Westfalen-Lippe
8,56 DDD
3,8%

KV Sachsen-Anhalt
10,58 DDD
3,1%

KV Nordrhein
7,61 DDD
3,6%

KV Sachsen
10,37 DDD
3,6%

KV Thüringen
10,23 DDD
3,5%

KV Hessen
7,44 DDD
2,3%

KV Rheinland-Pfalz
8,31 DDD
3,7%

KV Saarland
8,34 DDD
5,8%

KV Bayerns
8,06 DDD
4,0%

KV Baden-Württemberg
7,74 DDD
3,4%

**Verbrauch (G04) pro GKV-Versicherten in DDD,
z-standardisierte Abweichung vom Mittelwert, 2012**
(Deutschland: 8,45 DDD)

$z \leq -1,5$

$0,5 \leq z < 1,5$

$-1,5 < z \leq -0,5$

$z \geq 1,5$

$-0,5 < z < 0,5$

sowie Änderungen gegenüber dem Vorjahr in Prozent (Deutschland: 3,5%)

Abb. 3.53 Verbrauch von Arzneimitteln aus der Indikationsgruppe „G04 Urologika" in DDD je Versicherten im Jahr 2012 und Änderung gegenüber dem Vorjahr nach KV-Region.

Quelle: IGES-Berechnungen nach NVI (INSIGHT Health)

Anteil der über 55-Jährigen in der jeweiligen Region zu postulieren, der sich auch tatsächlich in der Regressionsanalyse nachweisen lässt ($R^2 = 0,62$).

3.9.7 Epidemiologie, Bedarf und Angemessenheit der Versorgung

Epidemiologie und Angemessenheit der Versorgung sollen im Folgenden für die größte Teil-Indikationsgruppe, die Mittel bei BPS, sowie für die Indikation Belastungs- und Dranginkontinenz diskutiert werden. Es ist anzunehmen, dass aufgrund der abzusehenden demographischen Entwicklung künftig die Inkontinenz von zunehmender Bedeutung sein wird und sich für diese Störung ein steigender medikamentöser Behandlungsbedarf entwickeln wird.

Nach der Diagnostik-Leitlinie zum BPS der deutschen Urologen (DGU und BDU) (*Berges* et al. 2009b) wird eine Indikation zur Behandlung in der Regel dann gesehen, wenn der Symptom-Index IPSS (International Prostate Symptoms Score) größer als 7 ist und ein Leidensdruck besteht. In einer Repräsentativuntersuchung bei deutschen Männern über 50 Jahren wurde festgestellt, dass man bei 40,5% der Männer im Alter zwischen 50 und 80 Jahren von einem Symptom-Index IPSS über 7 ausgehen kann und 3,2 Mio. mit einer Prostatavergrößerung (> 25 ml) leben; bei 60 bis 90% der Betroffenen herrscht ein deutlicher Leidensdruck (*Berges* 2008, *Berges* et al. 2001). Daraus errechnet sich für die Population der GKV eine Zahl von rund 5,3 Mio. Männern mit BPS und von ca. 4,0 Mio. mit deutlichem Leidensdruck, bei denen die Indikation für eine medikamentöse Therapie gestellt werden könnte. Eine vergleichbare Erhebung aus Dänemark, in der 8.700 Männer ab 50 Jahren zu der Symptomatik befragt wurden, ergab auf die GKV in Deutschland hochgerechnet geschätzte 3,9 Mio. Männer mit IPSS-Werten über 7 (*Norby* et al. 2005).

Zur Abschätzung der Anzahl der Patienten, die mit den verbrauchten Mengen an Urologika behandelt werden können, wurde davon ausgegangen, dass eine tägliche Therapie mit jeweils einer DDD pro Tag erforderlich ist. Die Schätzung der Zahl der Patienten, die mit der verbrauchten Menge an Mitteln gegen BPS hätten behandelt werden können, lag im Jahr 2004 bei etwa 0,6 Mio. Patienten, im Jahr 2012 bei über 1,1 Mio. Patienten (◻ Abb. 3.54). Der mögliche Behandlungsbedarf wird durch den Verbrauch entsprechender Medikamente bei Weitem nicht erreicht. Zur Behandlung des BPS steht neben der medikamentösen Therapie auch eine Reihe von operativen Verfahren zur Verfügung (*Berges* et al. 2009a). Es kann vermutet werden, dass viele Männer die operativen Verfahren gegenüber der konservativen Therapie bevorzugen: Allein die transurethrale Prostataresektion, das Referenzverfahren zur operativen Therapie beim BPS, wird in Deutschland in rund 75.000 Fällen jährlich durchgeführt (*Berges* et al. 2009a). Man kann nicht ausschließen, dass viele Männer selbst bei einem IPSS von über 7 auf eine Behandlung ihrer Symptomatik verzichten oder auf eigene Kosten pflanzliche Präparate einnehmen. Der Rückgang der Zahl behandelbarer Patienten von 2003 bis 2004 von etwa 1 Mio. auf rund 600.000 ist sehr wahrscheinlich dadurch bedingt, dass seit dem 1. Januar 2004 die Wirkstoffe des Therapieansatzes „Sonstige Mittel bei BPS" (überwiegend pflanzliche Mittel) nicht mehr erstattungsfähig sind.

Bei der Harninkontinenz sind verschiedene Formen zu unterscheiden (*Niederstadt, Doering* 2004). Am bekanntesten ist die Belastungsinkontinenz, bei der es zu Harnverlust während körperlicher Anstrengung kommt. Bei der Dranginkontinenz tritt ein starkes Harndranggefühl zusammen mit unwillkürlichem Harnverlust auf. Die Lebensqualität ist bei allen Formen und in allen Schweregraden durch soziale, psychologische,

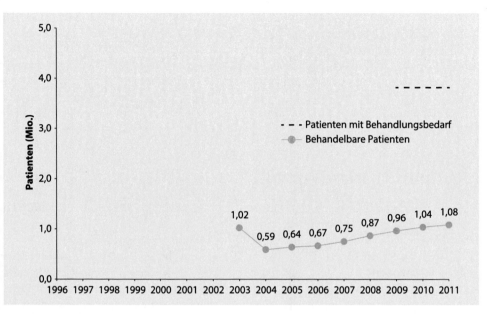

■ **Abb. 3.54** Behandlungsbedarf mit Mitteln bei benignem Prostatasyndrom (BPS) aus der Indikationsgruppe Urologika (G04).
Quelle: IGES-Berechnungen nach NVI (INSIGHT Health)

häusliche, berufliche, körperliche und sexuelle Beeinträchtigungen stark eingeschränkt, und die Situation wird von den Betroffenen als belastend empfunden (*Beutel* 2005). Mit zunehmendem Alter nimmt auch die Häufigkeit der Inkontinenzbeschwerden deutlich zu. Verlässliche Daten zur Prävalenz in der deutschen Bevölkerung zu erhalten, ist schwierig. Das liegt unter anderem daran, dass viele Betroffene keine Hilfe suchen und dass die Definition, ab wann Inkontinenz vorliegt, stark variiert (*Hampel* et al. 2010). Nur etwa 37% der Betroffenen offenbaren sich ihrem Arzt (*Naumann* 2005). Bei Patienten mit Symptomen einer überreaktiven Blase wird nur in etwa der Hälfte der Fälle vom Arzt eine Diagnose gestellt und nur 27% erhalten eine Behandlung (*Goepel* 2002).

Eine repräsentative Umfrage von 1999 ergab, dass durchschnittlich 12,6% der Bevölkerung und 23% der über 60-Jährigen unter Inkontinenz leiden. Frauen waren im Vergleich zu Männern etwa doppelt so häufig

betroffen (*Beutel* 2005). Die internationale EPIC-Studie kam auf Punktprävalenzraten in Höhe von 13,1% für Frauen und 5,4% für Männer (*Irwin* et al. 2006). Dabei sind die Angaben unterschiedlich – je nach Definition von Inkontinenz: Beispielsweise liegt die Prävalenzrate bei Männern zwischen 5 und 15% (*Hampel* et al. 2010). Im Laufe ihres Lebens leidet ca. ein Drittel aller Frauen unter Inkontinenzsymptomen (*Naumann* 2005). Bei Männern schwankt die Angabe zwischen 3 und 11%. Von einer hohen Anzahl unbehandelter oder sich selbst behandelnder Patienten muss daher auch hier ausgegangen werden. Legt man die bei *Beutel* (2005) ermittelte Prävalenzrate von 12,6% zugrunde, ergibt sich für die GKV eine Zahl von 8,8 Mio. Patienten mit Inkontinenz, von denen sich etwa 3,3 Mio. in ärztlicher Behandlung befinden. Da einerseits die Therapie von der Art der Inkontinenz abhängt und andererseits verschiedene auch nichtmedikamentöse Optionen zur Verfügung stehen (wie der häufig ausschließliche

Gebrauch von aufsaugenden Inkontinenzhilfen), kann die Zahl der Patienten mit einem medikamentösen Behandlungsbedarf nicht geschätzt werden. Unter der Annahme, dass jeder Patient zur Behandlung durchschnittlich mit einer DDD pro Tag versorgt werden müsste, hätte man im Jahr 2012 ca. 461.000 Patienten behandeln können.

3.9.8 Analyse der Ausgabendynamik

Die Ausgabenentwicklung für die Indikationsgruppe der Urologika zeigt ◨ Tab. 3.25 im Überblick. Im Jahr 2012 blieben, anders als 2011, die Ausgaben im Vergleich zum Vorjahr nahezu unverändert. Ausgabensteigerungen wurden hauptsächlich durch die Verbrauchskomponente verursacht, welche mit 11,6 Mio. Euro niedriger ausfiel als 2011 (◨ Abb. 3.55). Wie schon 2011 wurde diese Komponente auch 2012 vor allem durch den gestiegenen

Verbrauch in den Teilindikationsgruppen der Mittel bei BPS sowie bei den Mitteln bei Inkontinenz bestimmt (siehe ◨ Tab. 3.24). Ein geringer Ausgabenzuwachs ist auf die Therapieansatzkomponente zurückzuführen, welche 2012 mit 2,6 Mio. Euro niedriger war als 2011 (4,3 Mio. Euro). Dies ist auf einen höheren Verbrauchsanteil der Fixkombination aus Tamsulosin und Dutasterid zurückzuführen. Die höchsten Einsparungen wurden 2012 durch die Analogkomponente erzielt, welche mit 3,8 Mio. Euro fast doppelt so hoch ausfiel wie im Vorjahr (2,1 Mio. Euro). Dies ist auf kleinere Änderungen der Verbrauchsanteile mehrerer Wirkstoffe zurückzuführen, die insgesamt in einem höheren Anteil preisgünstigerer Wirkstoffe resultieren. Bedingt durch Preisrückgänge bzw. eine Erhöhung der Individualrabatte kam es zu Ausgabeneinsparungen von 3,2 Mio. Euro, ausgedrückt in der Preiskomponente. Ohne größere Bedeutung waren 2012 die restlichen Komponenten.

◨ **Tab. 3.25** Ausgabenentwicklung in der Indikationsgruppe „G04 Urologika" in den Jahren 2011 und 2012.

Indikations-/ Teil-Indikationsgruppe	Ausgaben (Mio. Euro)		Änderung gegenüber Vorjahr (Mio. Euro)		Prozentuale Veränderung gegenüber Vorjahr		Anteil an Gesamtausgaben (%)	
	2011	2012	2010 vs. 2011	2011 vs. 2012	2010 vs. 2011	2011 vs. 2012	2011	2012
Mittel bei Inkontinenz	182,60	183,81	−5,59	1,20	−2,97	0,66	0,68	0,69
Mittel bei benignem Prostatasyndrom (BPS)	111,89	112,93	−1,87	1,04	−1,64	0,93	0,42	0,42
Sonstige Urologika	5,00	4,67	−0,71	−0,33	−12,41	−6,63	0,02	0,02
Mittel bei Harnsteinen und Infektionen	4,80	4,20	−0,04	−0,61	−0,76	−12,61	0,02	0,02
Mittel bei erektiler Dysfunktion	1,68	1,63	−0,05	−0,05	−3,10	−3,09	0,01	0,01
Mittel bei Spasmen und Blasenentleerungsstörungen	1,52	1,45	−0,08	−0,07	−5,01	−4,68	0,01	0,01
Gesamt	307,51	308,69	−8.34	1,19	−2,64	−2,70	1,15	1,16

Quelle: IGES-Berechnungen nach NVI (INSIGHT Health)

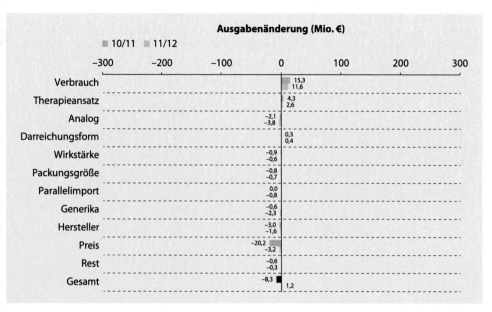

Abb. 3.55 Komponenten der Ausgabenänderung im Jahr 2012 für die Indikationsgruppe „G04 Urologika".
Quelle: IGES-Berechnungen nach NVI (INSIGHT Health)

Fazit zur Indikationsgruppe „G04 Urologika"

Ausgaben	Anstieg
Prominenteste Komponente(n)	Verbrauch
Verbrauch	Überdurchschnittliches Wachstum Kompensation von Unterversorgung: Gestiegener Verbrauch durch Wirkstoffe zur symptomatischen Therapie der Inkontinenz
Therapieansätze	Ohne Bedeutung
Analog-Wettbewerb	Ohne Bedeutung
Sonstiges	Ohne Bedeutung

Literatur

Berges R (2008) Epidemiologie des benignen Prostata-syndroms. Assoziierte Risiken und Versorgungsdaten bei deutschen Männern über 50. Urologe 47: 141–148.

Berges R, Pientka L, Hoefner K et al. (2001) Male lower urinary tract symptoms and related health care seeking in Germany. Eur Urol 39: 682–687.

Berges R, Pientka L (1999) Management of the BPH syndrome in Germany: who is treated and how? Eur Urol 36, Suppl 3: 21–27.

Berges R et al. (2009a) Therapie des Benignen Prostata-Syndroms (BPS). http://www.awmf.org/uploads/tx_szleitlinien/043-035l_S2e_Benignes_Prostata-syndrom_Therapie_Leitlinientext.pdf (02.05.2011).

Berges R et al. (2009b) Diagnostik und Differentialdiagnostik des Benignen Prostata-Syndroms (BPS). http://www.awmf.org/uploads/tx_szleitlinien/043-034l_S2e_Benignes_Prostatasyndrom_Diagnostik_Differenzialdiagnostik_LL-Text.pdf (02.05.2011).

Beutel ME, Hessel A, Schwarz R, Brähler E (2005) Prävalenz der Urininkontinenz in der deutschen Bevölkerung. Urologe [A] 44: 232–238.

Deutsche Gesellschaft für Geriatrie (2009) Harninkontinenz. http://www.awmf.org/uploads/tx_szleitlinien/084-001_S2_Harninkontinenz_09-2009_09-2014.pdf (29.04.2011).

Gabeuv A, Oelke M (2011) Aktuelle Aspekte zur Epidemiologie, Diagnostik und Therapie des Benignen Prostatasyndroms. Aktuelle Urologie 42: 167–178.

Goepel M, Hoffmann JA, Piro M, Rübben H, Michel MC (2002) Prevalence and physician awareness of symptoms of urinary bladder dysfunction. Eur Urol 41(3): 234–239.

Irwin DE, Milsom I, Hunskaar S, Reilly K, Kopp Z, Herschorn S, Coyne K, Kelleher C, Hampel C, Artibani W, Abrams P (2006) Population-Based Survey of Urinary Incontinence, Overactive Bladder, and Other Lower Urinary Tract Symptoms in Five Countries: Results of the EPIC Study. Eur Urol 50: 1306–1315.

Naumann G, Koelbl H (2005) Pharmacotherapy of female urinary incontinence. J Br Menopause Soc. 11: 160–165.

Niederstadt C, Doering TJ (2004) DEGAM-Leitlinie Nr. 5: Harninkontinenz. (gekürzte Fassung für das Internet). www.degam.de/leitlinien/LL_Harninkontinenz.pdf (18.03.2008).

Norby B, Nordling J, Mortensen S (2005) Lower urinary tract symptoms in the danish population: A population-based study of symptom prevalence, health-care seeking behaviour and prevalence of treatment in elderly males and females. Eur Urol 47: 817–823.

3.10 J01 Antibiotika zur systemischen Anwendung

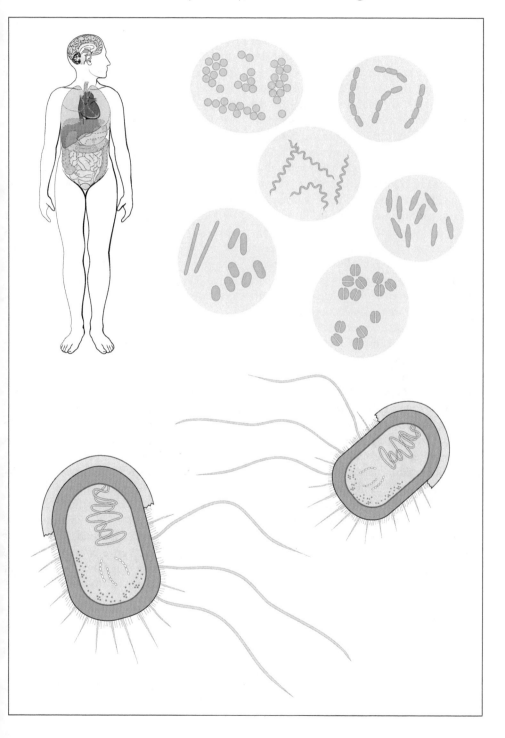

3.10.1 Entwicklung der Indikationsgruppe

Die Einführung von Antibiotika zählt zu den bedeutenden Fortschritten der Medizin des 20. Jahrhunderts. Als erste moderne Stoffe, die antibakteriell wirksam sind und auch heute noch eingesetzt werden, stehen seit 1935 die von *Domagk* erstmals synthetisch hergestellten Sulfonamide zur Verfügung, die zu den Chemotherapeutika gezählt werden. Als Antibiotika wurden ursprünglich nur antibakteriell wirksame Naturstoffe bezeichnet, die von Pilzen oder Bakterien produziert wurden. Als erster dieser Stoffe wurde Penicillin im Jahr 1929 von *Alexander Fleming* im Schimmelpilz *Penicillium notatum* entdeckt. Erst über zehn Jahre später konnte Penicillin isoliert werden, und 1941 wurde es erstmals erfolgreich zur Behandlung einer Sepsis eingesetzt. Bereits während des Zweiten Weltkriegs wurde die Suche nach weiteren antibakteriellen Naturstoffen fortgesetzt und es wurden weitere Antibiotika in anderen Pilzkulturen entdeckt. Als erstes Aminoglykosid wurde 1943 von *Waksman* und *Bugie* das Streptomycin isoliert, mit dem erstmals eine antibiotische Behandlung der Tuberkulose möglich wurde. 1947 folgte die Entdeckung des Chloramphenicols, ein Jahr später wurde mit Chlortetracyclin das erste Antibiotikum aus der Gruppe der Tetrazykline isoliert, 1952 folgte mit Erythromycin das erste Makrolid-Antibiotikum.

Die wichtigste Gruppe unter den Antibiotika sind die Betalaktam-Antibiotika. Zu dieser Gruppe gehören die Penicilline und die 1955 erstmals isolierten Cephalosporine. In den 70er Jahren wurde die Clavulansäure entdeckt, ebenfalls ein Betalaktam, mit der die Inaktivierung von Penicillinen durch bestimmte Bakterien verhindert werden kann. Weitere Betalaktam-Antibiotika sind die 1985 eingeführten Carbapeneme, deren jüngster Vertreter das Doripenem ist (◻ Tab. 3.26). Zu den Cephalosporinen gehört das 2012 eingeführte Ceftarolin fosamil. Beide Wirkstoffe werden ausschließlich stationär eingesetzt.

Eine wichtige Gruppe von Antibiotika stellen auch die synthetischen Chinolone oder Gyrasehemmer dar. Ihre Entwicklung begann 1962 mit Entdeckung der Nalidixinsäure, die jedoch wegen der raschen Resistenzentwicklung heute klinisch nicht mehr relevant ist. Erst mit Einführung des ersten fluorierten Chinolons, dem Norfloxacin, begann die Erfolgsgeschichte dieser Wirkstoffgruppe, als deren Standardwirkstoff heute das 1987 eingeführte Ciprofloxacin gilt.

Neue Entwicklungen

Der breite Einsatz von Antibiotika hat durch die Entwicklung von zahlreichen Resistenzen zu teilweise erheblichen Problemen geführt, sodass es heute insbesondere unter den Erregern der Tuberkulose und bei den Staphylokokken multiresistente Stämme gibt, die sehr schwer zu bekämpfen sind. Daher wird weiterhin nach neuen Antibiotika und antibakteriell wirksamen Stoffen gesucht. Als erster Vertreter der Gruppe der Ketolide wurde 2001 das Telithromycin eingeführt, ein halbsynthetisches Derivat des Erythromycins. Ebenfalls 2001 wurde Linezolid auf den Markt gebracht, der erste Vertreter aus der Gruppe der Oxazolidinone. Im Jahr 2006 kam mit dem Daptomycin ein „zyklisches Lipopeptid"

◻ **Tab. 3.26** Neue Wirkstoffe in der Indikationsgruppe J01 im Zeitraum von 2008 bis 2012.

Jahr (Markteinführung)	Wirkstoff	Therapieansatz
2008	Doripenem	Monobactame, Carbapeneme
2012	Ceftarolin fosamil	Andere Cephalosporine

Quelle: IGES

auf den Markt, das bei komplizierten Haut- und Weichteilinfektionen Anwendung findet. Zur neuen Gruppe der aus den Tetrazyklinen entwickelten Glycylcycline gehört das 2006 eingeführte Tigecyclin.

3.10.2 Entwicklung des Verbrauchs

Im Jahr 2012 wurden jedem Versicherten der GKV durchschnittlich 5,5 DDD an Antibiotika verordnet. Diese Arzneimittelgruppe wird daher den häufig angewendeten Arzneimitteln zugerechnet.

Die Indikationsgruppe der Antibiotika zur systemischen Anwendung wird nur bei Bedarf, also bei Auftreten von bakteriellen Infektionen, für einen begrenzten Zeitraum eingesetzt. Der Verbrauch war bis 2006 weitgehend konstant geblieben und schwankte um einen Wert von jährlich 360 Mio. DDD. Bis 2009 zeigte sich eine ansteigende Entwicklung, die allerdings seit 2010 stagniert. 2012

ist der Antibiotikaverbrauch erstmals seit vielen Jahren wieder etwas zurückgegangen auf 379 Mio. DDD (◻ Abb. 3.56).

Die Schwankungen im Verbrauch wurden in der Vergangenheit dadurch erklärt, dass insbesondere die Häufigkeit von Infektionen der Atemwege von Jahr zu Jahr unterschiedlich sein kann. Eine Rolle spielt bei der Häufigkeit von Atemwegsinfektionen die Stärke der Influenzaaktivität. Die stärkste Aktivität während der Influenzasaison beginnt üblicherweise ab Ende Januar bis Anfang Februar. Zur Charakterisierung der Stärke der Influenzaaktivität werden verschiedene Indikatoren betrachtet. Dazu gehört die Zahl der „Exzesskonsultationen", also der Zahl von Arztbesuchen, die über den erwarteten Wert hinausgeht. Insbesondere bei älteren Menschen und Kindern kann es bei einer Influenza zu bakteriellen Sekundärinfektionen kommen, die einer antibiotischen Behandlung bedürfen. Bei einer heftigen Influenzaaktivität ist daher auch immer von einem erhöhten Verbrauch

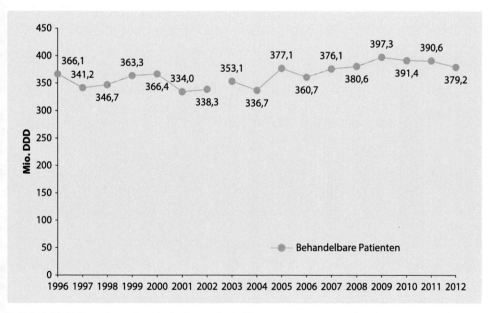

◻ **Abb. 3.56** Verbrauch von Arzneimitteln aus der Indikationsgruppe „J01 Antibiotika zur systemischen Anwendung" in Mio. DDD im Zeitraum von 1996 bis 2012.
Quelle: IGES nach AVR (1996 bis 2002) und NVI (INSIGHT Health) (ab 2003)

an Antibiotika auszugehen. Die Schwankungen im Verbrauch korrelierten in der Vergangenheit in der Regel sehr gut mit der Influenzaaktivität, die in den Saisons 1999/2000, 2002/2003, 2004/2005 und 2008/2009 erhöht war (*Arbeitsgemeinschaft Influenza* 2004 und folgende). Lediglich in den Jahren 2007 und 2008 wurde ein steigender Antibiotikaverbrauch bei nur schwacher Influenzaaktivität beobachtet. In der Saison 2009/2010 wurde eine übliche Influenzaaktivität beobachtet, in den Saisons 2010/11 und 2011/12 war sie moderat. Dies führte jedoch nur 2012 zu einem Rückgang des Antibiotikaverbrauchs. Für die Saison 2011/12 wurde die niedrigste Zahl von Influenza-bedingten Arztbesuchen seit acht Jahren geschätzt. Dies könnte eine Erklärung für den beobachteten Rückgang des Antibiotikaverbrauchs sein. Insgesamt hat sich das Niveau des Antibiotikaverbrauchs seit 2005 leicht erhöht. Entsprechend einem

Bericht zu Antibiotikaverbrauch und Resistenzentwicklung in Deutschland, der allerdings nur den Zeitraum bis 2007 betrachtet, bewegt sich der Verbrauch in Deutschland im europäischen Vergleich im unteren Drittel (*Bundesamt für Verbraucherschutz und Lebensmittelsicherheit* et al. 2008).

Innerhalb der Fülle verschiedener Therapieansätze setzte sich auch 2012 die in der Vergangenheit beobachtete Entwicklung fort (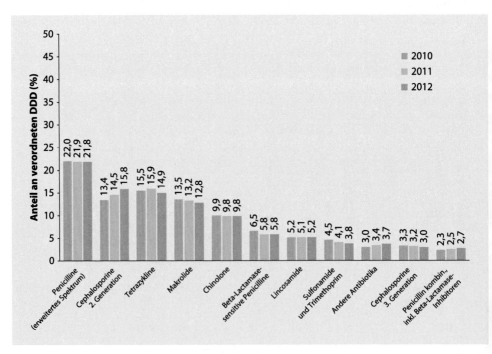 Abb. 3.57). Die Penicilline mit erweitertem Wirkspektrum hielten weiterhin mit rund einem Fünftel den höchsten, jedoch leicht rückläufigen Verbrauchsanteil. Insgesamt entfielen rund drei Viertel des Verbrauchs auf diese Gruppe sowie die Cephalosporine der 2. Generation, Tetrazykline, Makrolide und Chinolone. Ein durchgängiger nennenswerter Anstieg des Verbrauchsanteils war lediglich für Cephalosporine der 2. Generation zu beobachten.

□ **Abb. 3.57** Anteile der Therapieansätze an den verordneten DDD in der Indikationsgruppe „J01 Antibiotika zur systemischen Anwendung" für 2010 bis 2012.
Quelle: IGES-Berechnungen nach NVI (INSIGHT Health)

Bei den fünf am häufigsten verordneten Therapieansätzen gingen 2012 die mittleren Preise (AVP) je DDD nur noch für die Cephalosporine und Chinolone zurück, für die anderen drei Therapieansätze stiegen sie dagegen – wobei hierbei Rabattverträge zwischen den Kassen und Anbietern nicht berücksichtigt sind. Diese Entwicklung zeigt aber, dass in diesen generischen Märkten die Preise irgendwann einen Boden erreicht haben und auch wieder steigen können.

Innerhalb der Therapieansätze gab es kaum Änderungen, weil manche der Ansätze von einem einzigen Wirkstoff dominiert werden: So lag 2012 der Verbrauchsanteil des Amoxicillins bei fast 100% der Penicilline mit erweitertem Wirkspektrum; bei den Tetrazyklinen und den Beta-Lactamase-sensitiven Penicillinen erreichten Doxycyclin bzw. Phenoxymethylpenicillin einen Anteil von über 91 bzw. 93%.

Bei den Cephalosporinen der 2. Generation stieg der Anteil von Cefuroxim geringfügig von 75 auf über 78% an. Der übrige Verbrauch entfiel auf das Cefaclor. In Bezug auf ihre qualitativen Eigenschaften unterscheiden sich Cefuroxim und Cefaclor nur geringfügig. Bezogen auf den mittleren Preis je DDD ist Cefuroxim preisgünstiger als Cefaclor.

Bei den Makroliden gab es nur geringfügige Veränderungen der Verbrauchsanteile. Der Anteil des am häufigsten verordneten Wirkstoffes Clarithromycin lag 2012 stabil bei etwa 37%. Für Roxithromycin und Azithromycin fanden sich mit rund 27 bzw. 25% vergleichbare Verbrauchsanteile. Allerdings zeigte sich für Roxithromycin eine leicht fallende, für Azithromycin eine leicht ansteigende Entwicklung. Der Anteil von Erythromycin lag bei knapp 10% mit leicht fallender Tendenz. Erythromycin, das älteste der Makrolide, wird überwiegend für die Behandlung von Kindern eingesetzt, was sich aus dem hohen Anteil von Saftzubereitungen (62% des Verbrauchs) ablesen lässt.

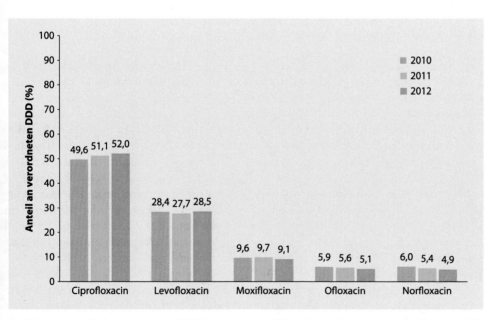

Abb. 3.58 Anteile der verordneten DDD für die Analog-Wirkstoffe des Therapieansatzes „Chinolone" für 2010 bis 2012. Dargestellt sind lediglich die Anteile von Wirkstoffen mit einem Anteil von mindestens 1%. Quelle: IGES-Berechnungen nach NVI (INSIGHT Health)

Innerhalb des Therapieansatzes der Chinolone gab es 2012 wenig Änderungen: Für das am häufigsten verordnete Ciprofloxacin stieg der Verbrauchsanteil geringfügig und lag 2012 bei 52%. In etwa stabil blieben die Anteile von Levofloxacin und Moxifloxacin. Die Anteile der übrigen Chinolone gingen 2012 erneut geringfügig zurück (■ Abb. 3.58). Ciprofloxacin und Levofloxacin werden als Standardchinolone angesehen. Sowohl für Moxifloxacin als auch für Norfloxacin wurde 2008 die Indikation eingeschränkt (*EMA* 2008a, b).

3.10.3 Regionale Unterschiede im Verbrauch

Der Pro-Kopf-Verbrauch an Antibiotika war 2012 in den Regionen unterschiedlich und erreichte maximal 6,1 DDD in Westfalen-Lippe, während in Brandenburg nur 3,4 DDD je GKV-Versicherten beobachtet wurden. Auffällig ist, dass in allen Regionen des Nordwestens Deutschlands die höchsten mittleren Pro-Kopf-Verbräuche beobachtet wurden (■ Abb. 3.59). Die Unterschiede können qualitativ kaum bewertet werden, da der Einsatz von Antibiotika von den verschiedensten Faktoren abhängt. Dazu gehören zuerst die Prävalenz bakterieller Infektionen und das vorherrschende Erregerspektrum. Ein höherer Pro-Kopf-Verbrauch in einer Region sagt also letztlich nur aus, dass in dieser Region bakterielle Infektionen häufiger ambulant mit Antibiotika behandelt werden. Ambulante antibiotische Behandlungen betreffen überwiegend Infektionen der Harnwege und der Atemwege. Bei Kindern treten Infektionen der oberen Atemwege und Mittelohrentzündungen sehr viel häufiger auf als bei Erwachsenen. Auch bei Patienten mit COPD (s. a. ► Kap. R03) sind Infektionen der Atemwege häufiger als bei gesunden Versicherten. Die Bronchialinfektion kann zu Exazerbationen führen, die ggf. antibiotisch behandelt werden müssen (*NVL COPD* 2010). Daher ist zu erwarten, dass der Anteil von Kindern sowie die Häufigkeit von COPD und Harnwegsinfekten den regionalen Antibiotikaverbrauch beeinflussen. Aktuelle Daten zu regionalen Unterschieden in Bezug auf Harnwegsinfekte gibt es für Deutschland nicht. Im Hinblick auf die COPD können ersatzweise die Daten zur selbst berichteten Häufigkeit einer chronischen Bronchitis entsprechend GEDA 2010 herangezogen werden (*RKI* 2012). Für Kinder wurde eine höhere Verordnungsprävalenz von Antibiotika festgestellt als bei Erwachsenen (*Augustin* et al. 2012). Prüft man die Häufigkeit der chronischen Bronchitis sowie den Anteil an Kindern bis 15 Jahren in der GKV als Einflussvariablen im multiplen Regressionsmodell, so erweisen sich beide als signifikant und erklären die beobachteten Unterschiede zu mehr als 60% (Bestimmtheitsmaß = 0,61), wobei die Prävalenz der chronischen Bronchitis die Verbrauchsunterschiede in stärkerem Maße erklärt als der Anteil der Kinder und Jugendlichen.

3.10.4 Epidemiologie, Bedarf und Angemessenheit der Versorgung

Eine Schätzung des Bedarfs für ambulant angewendete Antibiotika im Bereich der GKV ist aufgrund der zahlreichen Unbekannten kaum möglich. Erforderlich wären dazu Daten zur Häufigkeit und Schwere zumindest der häufigsten Infektionen wie Harnwegsinfekte oder Infektionen der Atemwege. In Deutschland gibt es zu diesen in der Regel leicht verlaufenden Infektionen im Gegensatz zu den meldepflichtigen Infektionskrankheiten keine die gesamte Bevölkerung umfassenden epidemiologischen Daten. Kinder sind am häufigsten von infektiösen Atemwegserkrankungen betroffen. Nach dem Nationalen Kinder- und Jugendgesundheitssurvey (KiGGS) hatten 88,5% aller Kinder

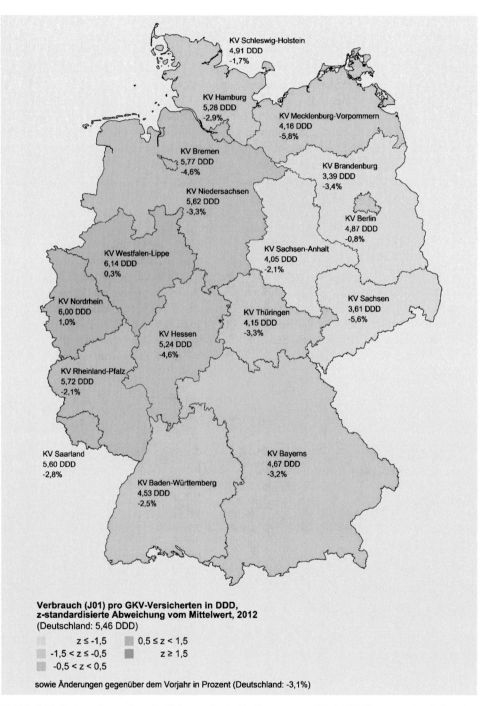

**Verbrauch (J01) pro GKV-Versicherten in DDD,
z-standardisierte Abweichung vom Mittelwert, 2012**
(Deutschland: 5,46 DDD)

$z \leq -1{,}5$	$0{,}5 \leq z < 1{,}5$
$-1{,}5 < z \leq -0{,}5$	$z \geq 1{,}5$
$-0{,}5 < z < 0{,}5$	

sowie Änderungen gegenüber dem Vorjahr in Prozent (Deutschland: -3,1%)

Abb. 3.59 Verbrauch von Arzneimitteln aus der Indikationsgruppe „J01 Antibiotika zur systemischen Anwendung" in DDD je Versicherten im Jahr 2012 und Änderung gegenüber dem Vorjahr nach KV-Region.
Quelle: IGES-Berechnungen nach NVI (INSIGHT Health)

und Jugendlichen zwischen 0 und 17 Jahren in den letzten zwölf Monaten mindestens einen grippalen Infekt (*Bergmann* et al. 2008). Allerdings besteht nur bei einem Teil dieser Infekte ein Behandlungsbedarf. Mangels bevölkerungsbezogener Daten haben wir uns daher darauf beschränkt, die Zahl der Patienten zu schätzen, die mit den ambulant verbrauchten Antibiotika zur systemischen Anwendung hätten behandelt werden können. Für diese Schätzung wurde angenommen, dass die Dauer der antibiotischen Behandlung einer Infektion zehn Tage beträgt und für jeden Tag eine DDD zur Verfügung stehen muss. Da die häufigsten Infektionen (Harnwegsinfekte, Infektionen der Atemwege) nicht selten rezidivieren, nahm man außerdem an, dass im Mittel 1,5 Infektionen pro Jahr zu behandeln sind. Demnach konnten im Jahr 2012 etwa 25 Mio. Patienten der GKV mit Antibiotika zur systemischen Anwendung behandelt werden.

3.10.5 Analyse der Ausgabendynamik

Die Ausgabenentwicklung für die Indikationsgruppe „J01 Antibiotika zur systemischen Anwendung" ist in ▢ Tab. 3.27 dargestellt. Wie schon 2011 konnte ein Rückgang der Ausgaben festgestellt werden. Dieser fiel mit einem Betrag von 7,0 Mio. Euro jedoch deutlich geringer aus als noch im Vorjahr (47,3 Mio. Euro). Ein Blick auf die einzelnen Komponenten der Ausgabenentwicklung zeigt, dass auch 2012 insbesondere die Therapieansatzkomponente für Mehrausgaben in der Indikationsgruppe verantwortlich war (9,0 Mio. Euro) (▢ Abb. 3.60). Diese ist durch den höheren Verbrauchsanteil der Kombinationen von Penicillinen bedingt. Während die Verbrauchskomponente 2011 die Ausgaben nur um 1,3 Mio. Euro senkte, führte der Verbrauchsrückgang 2012 zu Einsparungen von 17,9 Mio. Euro. Während 2011 die Preiskomponente noch Einsparungen von 30,9 Mio.

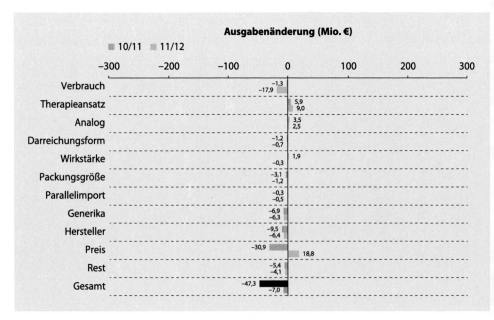

▢ Abb. 3.60 Komponenten der Ausgabenänderung im Jahr 2012 für die Indikationsgruppe „J01 Antibiotika zur systemischen Anwendung".

Quelle: IGES-Berechnungen nach NVI (INSIGHT Health)

◻ **Tab. 3.27** Ausgabenentwicklung in der Indikationsgruppe „J01 Antibiotika zur systemischen Anwendung" in den Jahren 2011 und 2012.

Ausgaben (Mio. Euro)		Änderung gegenüber Vorjahr (Mio. Euro)		Prozentuale Veränderung gegenüber Vorjahr		Anteil an Gesamtausgaben (%)	
2011	2012	2010 vs. 2011	2011 vs. 2012	2010 vs. 2011	2011 vs. 2012	2011	2012
605,12	598,11	−47,34	−7,01	−7,26	−1,16	2,26	2,24

Quelle: IGES-Berechnungen nach NVI (INSIGHT Health)

Euro anzeigte, führte eine positive Preiskomponente zu Mehrausgaben von 18,8 Mio. Euro. Durch den vermehrten Einsatz von Generika konnten auch 2012 weitere Einsparungen in Höhe von 6,3 Mio. Euro erreicht werden. Weiterhin kam es zu einem Ausgabenrückgang von 6,4 Mio. Euro durch einen höheren Anteil auf günstigere Hersteller.

Fazit zur Indikationsgruppe „J01 Antibiotika zur systemischen Anwendung"

Ausgaben	Rückgang
Prominenteste Komponente(n)	Preis, Verbrauch, Therapieansatz
Verbrauch	Verbrauchsrückgang
Therapieansätze	Therapieoptimierung: Erhöhung der Anteile vor allem von Kombinationen von Penicillinen
Analog-Wettbewerb	Ohne Bedeutung
Sonstiges	Ausgabenanstieg durch Preiskomponente

Literatur

Arbeitsgemeinschaft Influenza (2004 und folgende) Saisonberichte. http://influenza.rki.de/Saisonbericht.aspx.

Augustin J, Mangiapane S, Kern W (2012) Antibiotika-Verordnungen im Jahr 2010 im regionalen Vergleich. http://www.versorgungsatlas.de/fileadmin/ziva_docs/26/Antibiotika_Bericht_final_2.pdf (08.05.2013).

Bergmann E, Eis D, Ellert U et al. (2008) Lebensphasenspezifische Gesundheit von Kindern und Jugendlichen in Deutschland. Ergebnisse des Nationalen Kinder- und Jugendgesundheitssurveys (KiGGS). Beiträge zur Gesundheitsberichterstattung des Bundes. Berlin: RKI.

Bundesamt für Verbraucherschutz und Lebensmittelsicherheit, Paul-Ehrlich-Gesellschaft für Chemotherapie e.V., Infektiologie Freiburg (Hrsg.) (2008) GERMAP 2008 – Antibiotika-Resistenz und -Verbrauch. Antiinfectives Intelligence Gesellschaft, für klinisch-mikrobiologische Forschung und Kommunikation mbH, Rheinbach.

EMA (2008a) European Medicines Agency recommends restricting the use of oral moxifloxacin-containing medicines. Pressemitteilung. http://www.ema.europa.eu/pdfs/human/press/pr/38292708en.pdf (12.05.2010).

EMA (2008b) EMEA recommends restricted use of oral norfloxacin-containing medicines in urinary infections. Pressemitteilung. http://www.ema.europa.eu/pdfs/human/press/pr/38026008en.pdf (12.05.2010).

NVL COPD (2010) Bundesärztekammer (BÄK), Kassenärztliche Bundesvereinigung (KBV), Arbeitsgemeinschaft der Wissenschaftlichen Medizinischen Fachgesellschaften (AWMF). Nationale VersorgungsLeitlinie COPD, Version 1.7 URL: http://www.versorgungsleitlinien.de/themen/copd (15.04.2010).

RKI (2012a) Gesundheit in Deutschland aktuell. Public USE File GEDA 2010.

3.11 J05 Antivirale Mittel zur systemischen Anwendung

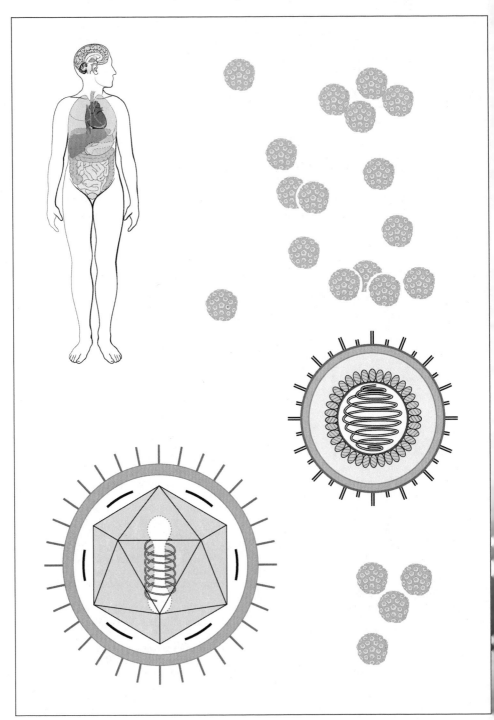

3.11.1 Entwicklung der Indikationsgruppe

Viren bestehen im Wesentlichen aus einem „Bauplan" für sich selbst, einer Hülle sowie einigen wenigen „Werkzeugen" in Form von Proteinen. Diese Werkzeuge sorgen dafür, dass die infizierten Zellen – eines Organismus oder einer Zellkultur – neue Viruspartikel synthetisieren und freisetzen. Nur mit „Hilfe" von Zellen können sich Viren vermehren. Daher sind Infektionen durch Viren erheblich schwieriger zu bekämpfen, ohne den Wirtsorganismus zu schädigen, als Infektionen durch Bakterien. Erfolge einer antiviralen Therapie gelangen erstmals in den 1960er Jahren mit sogenannten Antimetaboliten. Antimetabolite hemmen die Synthese von Stoffen, die für die Vermehrung der Viren essenziell sind, beispielsweise Nukleinsäuren. Das antimetabolitische Wirkprinzip wurde erstmals mit den antibakteriell wirkenden Sulfonamiden entdeckt. Die meisten antiviralen Wirkstoffe sind Antimetaboliten. Neuentwicklungen richten sich zunehmend gezielt gegen bestimmte Virusproteine. Die Indikationsgruppe der antiviralen Mittel zur systemischen Anwendung wird entsprechend dem Wirkspektrum dieser Arzneimittel in verschiedene Teil-Indikationsgruppen unterteilt.

Mittel gegen Herpes- und Varizellenviren

Zu den Herpesviren gehört u. a. das Herpessimplex-Virus, das für den harmlosen Lippenherpes verantwortlich ist, bei immunsupprimierten Patienten jedoch zu schweren Infektionen führen kann. Ebenfalls ein Herpesvirus ist das Varizella-zoster-Virus, das einerseits die Windpocken verursacht, andererseits den Herpes zoster (Gürtelrose). Im Jahr 1962 wurde das Idoxuridin erstmals bei einer durch Herpesviren hervorgerufenen Keratitis (Infektion der Hornhaut des Auges) erfolgreich eingesetzt. 1968 folgte die Synthese von Vidarabin und 1974 von Aciclovir,

das auch heute noch als Standard in dieser Teil-Indikationsgruppe gilt. Ebenfalls seit den 1970er Jahren wurde in der damaligen DDR das Brivudin hergestellt. Als Derivate des Aciclovir kamen 1995 Valaciclovir und Famciclovir auf den Markt, die im Vergleich zum Aciclovir weniger häufig eingenommen werden müssen.

Mittel gegen Cytomegalieviren (CMV)

Das CMV ist ebenfalls ein Herpesvirus. Als erster Wirkstoff, der bei CMV-Infektionen wirksam ist, kam 1989 Ganciclovir auf den Markt. Ihm folgten 1990 und 1997 die in ihrer chemischen Struktur andersartigen Wirkstoffe Foscarnet und Cidofovir. Im Jahr 2002 wurde das Valganciclovir eingeführt, ein oral anwendbares Derivat von Ganciclovir.

Mittel gegen Hepatitis-B-Viren (HBV)

Das 2006 eingeführte Entecavir gehört laut ATC-Klassifikation zu den nukleosidischen Hemmstoffen der reversen Transkriptase (NRTI), die ursprünglich zur Behandlung von HIV-Infektionen entwickelt wurden (s. u.). Entecavir ist jedoch nur für die Behandlung der Hepatitis B zugelassen und wird daher im Arzneimittel-Atlas als erster Wirkstoff der neuen Teil-Indikationsgruppe der Mittel gegen HBV klassifiziert. Auch das 2007 eingeführte Telbivudin gehört zu den NRTI (Tab. 3.28).

Mittel gegen Hepatitis-C-Viren (HCV)

Diese Teil-Indikationsgruppe umfasst nur zwei Therapieansätze: Zum ersten Therapieansatz, den Nukleosiden gegen HCV, gehört nur das 1992 eingeführte Ribavirin. Es ist ein Antimetabolit. Bei Hepatitis C wird es in Kombinationen mit Peginterferon alfa-2 (siehe 3.15) eingesetzt. Außer bei Hepatitis C findet Ribavirin auch Anwendung bei Infektionen durch das Respiratory-Syncytial-Virus. Den zweiten Therapieansatz bilden die Proteasehemmer gegen HCV. Zu ihm gehören bislang die 2011 eingeführten Wirkstoffe

□ Tab. 3.28 Neue Wirkstoffe in der Indikationsgruppe J05 im Zeitraum von 2008 bis 2012.

Jahr (Markteinführung)	Wirkstoff	Teil-Indikationsgruppe	Therapieansatz
2008	Raltegravir	Antiretrovirale Mittel	Integrasehemmer
2008	Etravirin	Antiretrovirale Mittel	NNRTI
2011	Boceprevir	Mittel gegen Hepatitis-C-Viren	Proteasehemmer
2011	Telaprevir	Mittel gegen Hepatitis-C-Viren	Proteasehemmer
2012	Rilpivirin	Antiretrovirale Mittel	NNRTI

Quelle: IGES

Boceprevir und Telaprevir. Es sind die ersten Wirkstoffe, die gezielt gegen das HCV entwickelt wurden. Sie werden in Kombination mit Peginterferon alfa-2 und Ribavirin eingesetzt. Unter dieser Dreifachkombination sind die Heilungsraten bei Patienten mit HCV des Genotyps 1 deutlich höher als bei Behandlung mit der bisher üblichen Zweifachkombination. Es ist davon auszugehen, dass in den nächsten Jahren weitere direkt antiviral wirkende Arzneimittel gegen HCV auf den Markt kommen werden (*Wedemeyer* et al. 2012).

Mittel gegen Influenzaviren
Bereits im Jahr 1963 wurde das Amantadin synthetisiert, das ursprünglich als Sprengstoff dienen sollte. Nachdem man entdeckt hatte, dass es die Vermehrung von Influenzaviren hemmt, wurde es für diese Indikation 1966 in den USA zugelassen. Heute hat es allenfalls noch als Antiparkinsonmittel Bedeutung. Im Jahr 1999 wurde mit Zanamivir der erste Neuraminidasehemmer eingeführt. Zanamivir muss inhaliert werden, während das 2002 auf den Markt gebrachte Oseltamivir als Tablette eingenommen werden kann. Die Neuraminidase ist ein Enzym des Influenzavirus, das für die weitere Verbreitung der Influenzaviren aus infizierten Zellen notwendig ist.

Antiretrovirale Mittel (Mittel gegen HIV)
Als erster Wirkstoff gegen HIV (Humanes Immundefizienz-Virus) wurde 1987 das Zidovudin eingeführt, dem bis heute eine Vielzahl von Wirkstoffen folgte. Ursprünglich war es zur Anwendung bei Krebserkrankungen entwickelt worden. Zidovudin gehört zu den nukleosidischen Hemmstoffen der reversen Transkriptase (NRTI). Die reverse Transkriptase spielt eine zentrale Rolle bei der Virusvermehrung. Ein weiterer Meilenstein waren die Proteasehemmer, als deren erster Vertreter 1996 das Indinavir in den Handel kam. Nun war es möglich, durch die kombinierte Gabe von in der Regel drei Wirkstoffen die Resistenzentwicklung bei den Viren zu verzögern. Die Kombinationstherapie wird als hochaktive antiretrovirale Therapie (HAART) bezeichnet. Weitere Proteasehemmer wurden inzwischen eingeführt, zuletzt 2007 das Darunavir. Mit Nevirapin wurde 1998 der erste nichtnukleosidische Hemmstoff der reversen Transkriptase (NNRTI) zur Verfügung gestellt, dem weitere folgten, zuletzt das Rilpivirin im Jahr 2012 (□ Tab. 3.28). Ein völlig neues Wirkprinzip kam 2002 mit Enfuvirtid in den Handel. Der Fusionshemmer verhindert das Eindringen des Virus in die Zelle und damit dessen Vermehrung. Ein weiteres neues Wirkprinzip begründet seit 2007 der Wirkstoff Maraviroc, der zu den CCR5-Hemmern gehört. Der CCR5-Rezeptor ist eine der Bindungsstellen, über die bestimmte HI-Viren (CCR5-trope HI-Viren) in die Zellen eindringen. Daher sind CCR5-Hemmer nur bei Patienten geeignet, bei denen ausschließlich

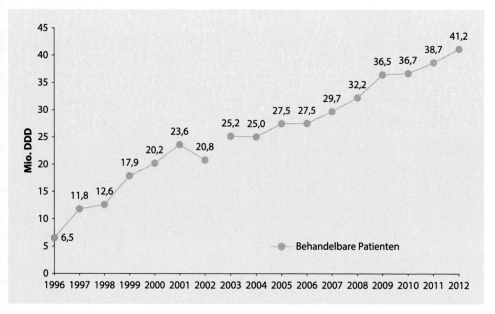

Abb. 3.61 Verbrauch von Arzneimitteln aus der Indikationsgruppe „J05 Antivirale Mittel zur systemischen Anwendung" in Mio. DDD im Zeitraum von 1996 bis 2012.
Quelle: IGES nach AVR (1996 bis 2002), IGES-Berechnungen nach NVI (INSIGHT Health) (ab 2003)

CCR5-trope HI-Viren nachgewiesen werden können. Ein weiteres neues Wirkprinzip verkörpert das 2008 eingeführte Raltegravir, ein sogenannter Integrasehemmer. Eine Besonderheit der HI-Viren ist, dass sie ihren genetischen „Bauplan" dauerhaft in das Genom der befallenen Zelle einfügen. Dazu benötigen sie das Enzym Integrase, dessen Wirkung durch Raltegravir gehemmt wird.

Derzeit stehen mehr als 20 Wirkstoffe zur Behandlung der HIV-Infektion zur Verfügung. Die Verträglichkeit und Praktikabilität von neueren Medikamenten konnte gegenüber den älteren teilweise erheblich verbessert werden, wodurch die Anwendung erleichtert wurde. Einige der antiretroviralen Mittel werden auch zur Behandlung der Hepatitis B eingesetzt, beispielsweise der NRTI Lamivudin. Inzwischen werden hauptsächlich verschiedene Fixkombinationen von antiretroviralen Mitteln verabreicht, die den Patienten die Einnahme erheblich erleichtern.

3.11.2 Entwicklung des Verbrauchs

Die antiviralen Mittel zur systemischen Anwendung gehören zu den sehr selten verordneten Arzneimitteln, von denen jedem Versicherten der GKV 2012 im Durchschnitt 0,6 DDD verordnet wurden.

Der Verbrauch von antiviralen Mitteln zur systemischen Anwendung hat sich zwischen 1996 und 2012 mehr als versechsfacht (Abb. 3.61). Bisher waren drei Phasen der Verbrauchsentwicklung zu beobachten: Von 1996 bis 2001 war der Verbrauchsanstieg relativ steil mit einem Zuwachs von rund 3 Mio. DDD jährlich. Bis 2006 verlief der Verbrauchsanstieg dann erheblich flacher, um anschließend erneut einen ähnlich steilen Verlauf wie bis 2001 zu nehmen.

Vom Verbrauch der antiviralen Mittel entfiel der größte Teil (rund 76%) auf die Teil-Indikationsgruppe der antiretroviralen Mittel. Nennenswerte Anteile am Verbrauch hatten

■ Tab. 3.29 Übersicht der Menge der verordneten DDD in den Teil-Indikationsgruppen der Indikationsgruppe J05 in den Jahren 2010 bis 2012.

Teil-Indikationsgruppe	DDD 2010 (Mio.)	DDD 2011 (Mio.)	DDD 2012 (Mio.)	Differenz 2010 vs. 2011 (%)	Differenz 2011 vs. 2012 (%)
Antiretrovirale Mittel	28,28	29,81	31,27	5,41	4,88
Mittel gegen Herpes- und Varizellenviren	4,21	4,41	4,59	4,90	4,07
Mittel gegen Hepatitis-C-Viren	1,87	1,71	2,63	–8,44	53,99
Mittel gegen Hepatitis-B-Viren	1,90	2,05	2,18	8,20	6,31
Mittel gegen Cytomegalieviren (CMV)	0,36	0,37	0,40	3,28	8,15
Mittel gegen Influenzaviren	0,09	0,31	0,08	248,79	–73,68
Summe	**36,70**	**38,67**	**41,16**	**5,37**	**6,43**

Quelle: IGES-Berechnungen nach NVI (INSIGHT Health)

außerdem die Mittel gegen Herpes- und Varizellenviren sowie die Mittel gegen Hepatitis-Viren (■ Tab. 3.29). Der Verbrauchsanstieg in der gesamten Indikationsgruppe wird – absolut betrachtet – fast ausschließlich von den antiretroviralen Mitteln getragen. Es ist anzunehmen, dass die Verbrauchszunahme auf eine gestiegene Zahl der behandelten Patienten hinweist, allerdings nicht bedingt durch eine Zunahme der Neuerkrankungen, sondern durch die langen Überlebenszeiten, die die Therapie ermöglicht. Möglicherweise erklärt sich die Verbrauchszunahme auch zumindest teilweise durch einen höheren Verbrauch bei den bereits behandelten Patienten, z. B. weil sich die Anzahl der je Patient notwendigen Wirkstoffe erhöht hat. Auffällig ist der drastische Verbrauchszuwachs bei den Mitteln gegen Hepatitis-C-Viren im Jahr 2012, was darauf zurückzuführen ist, dass mit Einführung der Proteasehemmer im Herbst 2011 für eine Gruppe von Patienten eine neue Therapieoption zur Verfügung steht.

Zwischen 2010 und 2012 gab es nur geringfügige Verschiebungen in Bezug auf die Anteile innerhalb der Therapieansätze in der Teil-Indikationsgruppe der antiretroviralen Mittel. Der Anteil der NRTI blieb mit knapp 58% sehr stabil. Der Anteil der Proteasehemmer war rückläufig und erreichte 2012 rund 22%. Der Anteil der Integrasehemmer stieg erneut an und lag 2012 bei fast 7% (■ Abb. 3.62). Entsprechend der aktuellen deutsch-österreichischen S2-Leitlinie stehen für die Ersttherapie bei Patienten mit HIV-Infektion bzw. AIDS Kombinationen aus zwei NRTI mit einem NNRTI, einem Proteasehemmer (Ritonavir-geboostert) oder dem Integrasehemmer Raltegravir zur Verfügung (Leitlinie der DAIG und ÖAG 2012). Es wird keine Variante bevorzugt genannt. Die beobachteten Anteile der Therapieansätze in der Teil-Indikationsgruppe der antiretroviralen Mittel spiegeln dies gut wider: Auf die genannten Therapieansätze entfielen rund 99% des Verbrauchs.

Bedingt durch die Vielzahl der Wirkstoffe und fixen Kombinationen innerhalb des Therapieansatzes der NRTI bietet sich ein recht unübersichtliches Bild der Verbrauchsanteile (■ Abb. 3.63). Zunächst fällt der hohe Anteil von Fixkombinationen auf, deren Anteil insgesamt im Beobachtungszeitraum von rund 70 auf 73% angestiegen ist: Die aktuelle Leitlinie empfiehlt ausdrücklich die Anwendung von Fixkombinationen. Laut Leitlinie sollten

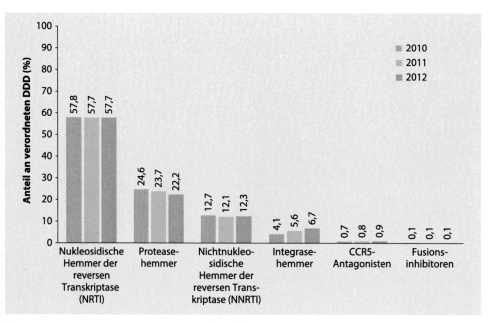

Abb. 3.62 Anteile der verordneten DDD in der Indikationsgruppe J05 – Therapieansätze der Teil-Indikationsgruppe „Antiretrovirale Mittel" für 2010 bis 2012.
Quelle: IGES-Berechnungen nach NVI (INSIGHT Health)

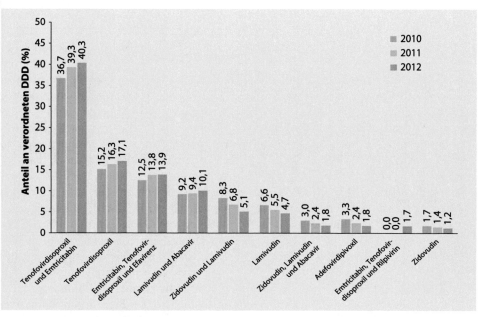

Abb. 3.63 Anteile der verordneten DDD in der Indikationsgruppe J05 – Wirkstoffe der Teil-Indikationsgruppe „Antiretrovirale Mittel"/Therapieansatz „Nukleosidische Hemmer der reversen Transkriptase (NRTI)" für 2010 bis 2012. Dargestellt sind nur Wirkstoffe mit einem Anteil von mindestens 1% in allen Beobachtungsjahren.
Quelle: IGES-Berechnungen nach NVI (INSIGHT Health)

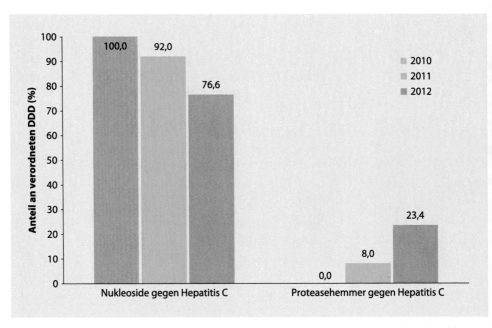

Abb. 3.64 Anteile der verordneten DDD in der Indikationsgruppe J05 – Therapieansätze der Teil-Indikations-gruppe „Hepatitis C" für 2010 bis 2012.
Quelle: IGES-Berechnungen nach NVI (INSIGHT Health)

Emtricitabin und Lamivudin Bestandteil jeder primären Kombination sein. Tatsächlich erreichten die Verbrauchsanteile dieser Wirkstoffe (einzeln oder in Kombination) im Jahr 2011 stattliche 56 bzw. 24%. In der Leitlinie werden auch verschiedene Kombinationen empfohlen, beispielsweise Tenofovir und Emtricitabin. Der Verbrauchsanteil entsprechender Fixkombinationen erhöhte sich zwischen 2010 und 2012 von 49 auf rund 56%. Die Entwicklung der Verbrauchsanteile spiegelt demnach die Leitlinienempfehlungen sehr gut wider.

Erstaunlich ist die Entwicklung in der Teil-Indikationsgruppe der Mittel zur Behandlung der Hepatitis C. Der neue Therapieansatz der Proteasehemmer gegen HCV steht erst seit Herbst 2011 zur Verfügung. Dennoch erlangte er für 2011 bereits einen Verbrauchsanteil von 8%, der sich 2012 auf bereits auf gut 23% erhöht hatte (Abb. 3.64). Die wirk-

samere Option der Dreifachkombination (Peginterferon alfa, Ribavirin und ein Proteasehemmer) ist offenbar auf einen hohen Bedarf gestoßen (siehe ▶ Abschn. 3.11.4). In Ergänzungen der aktuellen Leitlinien wird darauf hingewiesen, dass es durch die Einführung der Proteasehemmer bei Patienten mit einer chronischen Hepatitis durch das HVC vom Genotyp 1 zu einem Wechsel der Standardtherapie kommt (*Sarrazin* et al. 2012). Der Anteil der Wirkstoffe Boceprevir und Telaprevir betrug jeweils rund 50% am Verbrauch der Proteasehemmer gemessen in DDD. Der Versorgungsanteil von Telaprevir ist tatsächlich jedoch höher, da die Anzahl der Behandlungstage mit Telaprevir kürzer ist (s. ▶ Abschn. 3.11.4) Es ist davon auszugehen, dass in den nächsten Jahren weitere direkt antiviral wirkende Arzneimittel gegen HCV auf den Markt kommen werden (*Wedemeyer* et al. 2012).

3.11.3 Regionale Unterschiede im Verbrauch

Hinsichtlich des Verbrauchs von antiviralen Mitteln zeigen sich extreme regionale Unterschiede: Spitzenreiter sind die Regionen Berlin und Hamburg mit einem mittleren Pro-Kopf-Verbrauch von 2,49 bzw. 1,95 DDD im Jahr 2012. In Brandenburg wurde dagegen noch nicht einmal ein Zehntel dieses Wertes erreicht (◻ Abb. 3.65). Der Pro-Kopf-Verbrauch korreliert ($R^2 = 0,99$) mit der vom RKI geschätzten Zahl von Menschen, die in der jeweiligen Region Ende 2012 mit HIV/AIDS gelebt haben (*RKI* 2011c) und ist damit allein abhängig von der Prävalenz. Die Prävalenz ist vermutlich auch durch die Versorgungsmöglichkeiten bedingt. Das heißt, für Menschen mit HIV/AIDS sind Städte wie Berlin und Hamburg besonders attraktiv.

3.11.4 Epidemiologie, Bedarf und Angemessenheit der Versorgung

Gemessen am beobachteten Verbrauch werden die antiviralen Mittel zur systemischen Anwendung am häufigsten zur Behandlung von AIDS bzw. einer HIV-Infektion sowie von Herpes zoster (Gürtelrose) eingesetzt. Daher soll die Betrachtung der Zahl der mit den verordneten DDD behandelbaren Patienten für diese Indikationen erfolgen. Daneben werden Epidemiologie, Bedarf und Angemessenheit der Versorgung für Mittel gegen Hepatiden beschrieben, welche durch das Hepatitis B(HBV)- und Hepatitis C-Virus (HCV) ausgelöst wurden.

Daten zur Epidemiologie von HIV-Infektionen werden regelmäßig vom Robert Koch-Institut (RKI) publiziert. Für das Jahr 2012 berichtete das RKI, dass ungefähr 78.000 Menschen in Deutschland mit dem HIV infiziert sind (*RKI* 2012b). Davon standen Ende 2012 ca. 50.000 unter antiretroviraler Therapie (*RKI*

2012b). Für die GKV ergeben sich daraus für das Jahr 2012 rund 66.000 Menschen mit einer HIV-Infektion und ungefähr 42.500 Menschen mit antiretroviraler Therapie.

Die HIV-Infektion ist nicht mit der Erkrankung AIDS gleichzusetzen. Von AIDS spricht man, wenn sich aufgrund der Immunschwäche typische Symptome klinisch manifestieren. Die Erkrankung AIDS folgt der Infektion mit einer Latenzzeit von mehreren Jahren. Die Behandlungsindikation wird in Abhängigkeit von verschiedenen Parametern gestellt: der klinischen Symptomatik, der Zahl der CD4$^+$-Lymphozyten sowie der „Viruslast", also der Anzahl der nachweisbaren Viruskopien (*DAIG* und *ÖAG* 2012). Daten dazu, in welcher Häufigkeit die entsprechenden Ausprägungen dieser Parameter unter HIV-infizierten Patienten in Deutschland vertreten sind, liegen nicht vor, sodass der tatsächliche Behandlungsbedarf nicht modelliert werden kann. Es wurde daher geschätzt, wie viele Patienten mit dem bisher beobachteten Verbrauch von antiretroviralen Mitteln hätten behandelt werden können. Es muss mindestens eine Dreifachkombination verabreicht werden, doch kann angesichts des hohen Verbrauchsanteils von fixen Kombinationen nicht einfach davon ausgegangen werden, dass für jeden Patienten täglich drei DDD zur Verfügung gestellt werden müssen, denn von den fixen Kombinationen ist in der Regel täglich weniger als eine DDD erforderlich. Legt man die Daten der NVI (INSIGHT Health) zugrunde, so ist die Zahl der Patienten, die hätten behandelt werden können, zwischen den Jahren 2003 und 2012 von rund 22.000 auf rund 43.000 gestiegen. Diese Zahlen ähneln den vom RKI publizierten Angaben zur Anzahl der Patienten unter antiretroviraler Therapie (s. o.). Der kontinuierliche Anstieg spiegelt die ebenfalls kontinuierliche Verbrauchssteigerung wider und ist auf die steigende Zahl der Menschen, die mit HIV/AIDS leben, zurückzuführen. Dass die Anzahl dieser Menschen zunimmt, ist auch eine

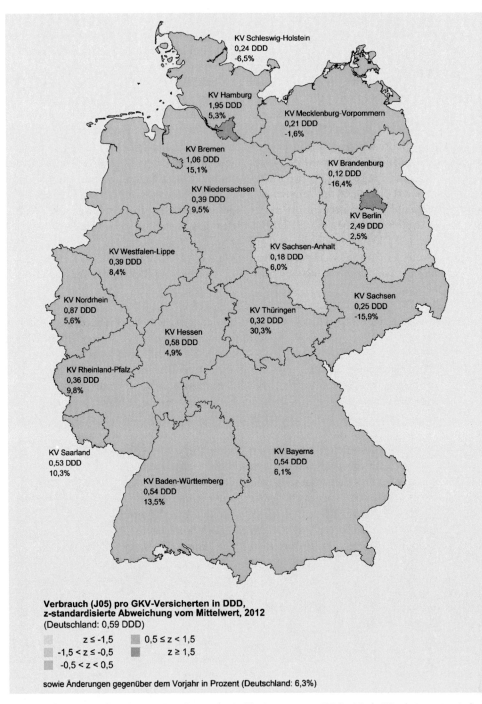

KV Schleswig-Holstein
0,24 DDD
-6,5%

KV Hamburg
1,95 DDD
5,3%

KV Mecklenburg-Vorpommern
0,21 DDD
-1,6%

KV Bremen
1,06 DDD
15,1%

KV Brandenburg
0,12 DDD
-16,4%

KV Niedersachsen
0,39 DDD
9,5%

KV Berlin
2,49 DDD
2,5%

KV Westfalen-Lippe
0,39 DDD
8,4%

KV Sachsen-Anhalt
0,18 DDD
6,0%

KV Nordrhein
0,87 DDD
5,6%

KV Sachsen
0,25 DDD
-15,9%

KV Thüringen
0,32 DDD
30,3%

KV Hessen
0,58 DDD
4,9%

KV Rheinland-Pfalz
0,36 DDD
9,8%

KV Saarland
0,53 DDD
10,3%

KV Bayerns
0,54 DDD
6,1%

KV Baden-Württemberg
0,54 DDD
13,5%

**Verbrauch (J05) pro GKV-Versicherten in DDD,
z-standardisierte Abweichung vom Mittelwert, 2012**
(Deutschland: 0,59 DDD)

z ≤ -1,5   0,5 ≤ z < 1,5
-1,5 < z ≤ -0,5   z ≥ 1,5
-0,5 < z < 0,5

sowie Änderungen gegenüber dem Vorjahr in Prozent (Deutschland: 6,3%)

Abb. 3.65 Verbrauch von Arzneimitteln aus der Indikationsgruppe „J05 Antivirale Mittel zur systemischen Anwendung" in DDD je Versicherten im Jahr 2012 und Änderung gegenüber dem Vorjahr nach KV-Region.
Quelle: IGES-Berechnungen nach NVI (INSIGHT Health)

Folge der erfolgreichen Therapie, die das lange Überleben ermöglicht.

Relevant in Bezug auf den Behandlungsbedarf mit antiviralen Mitteln sind außerdem die durch das Hepatitis B (HBV)- und Hepatitis C-Virus (HCV) ausgelösten Hepatitiden. Eine akute Infektion mit einem dieser Viren kann chronifizieren und unbehandelt langfristig progredient verlaufen, sodass das Risiko für die Entwicklung einer Leberzirrhose und das Auftreten von hepatozellulären Karzinomen bei den Betroffenen deutlich erhöht ist. Gegen die Hepatitis B ist eine Schutzimpfung verfügbar (siehe ▸ Kap. 3.12). Anti-HBc-Antikörper – als Indikator für durchgemachte oder bestehende Infektion mit HBV – weisen ca. 7% der deutschen Bevölkerung auf (Seroprävalenz), die Inzidenzraten sind seit Jahren rückläufig. Bei ca. 0,6% der deutschen Bevölkerung liegt eine aktuelle Erkrankung vor (HBsAg-positiv), die in den meisten Fällen spontan und folgenlos ausheilt; eine chronische HBV-Infektion liegt in ca. 3% vor. Weiterhin besteht bei fulminanten Neuinfektionen (ca. 0,5–1% der akuten Fälle) eine Behandlungsindikation (*RKI* 2012a). Die Behandlung der HBV-Infektion erfolgt zum Teil mit Interferon alfa (siehe ▸ Kap. 3.15) oder mit antiviralen Wirkstoffen wie Entecavir, Lamivudin oder Tenofovir u. a. (*Cornberg* et al. 2011). Basierend auf den genannten Angaben lässt sich für die Infektion mit HBV eine Zahl von ca. 13.000 GKV-Versicherten mit Behandlungsindikation berechnen. Da die zur Behandlung indizierten antiviralen Mittel auch zur Behandlung anderer Virusinfektionen verwendet werden (beispielsweise HIV), kann die Angemessenheit der Versorgung nicht eingeschätzt werden.

Für Infektionen mit dem HCV ist – gemessen an der Seroprävalenz – mit 0,4 bis 0,6% in der deutschen Bevölkerung zu rechnen (*Thierfelder* et al. 2001, *Palitzsch* et al. 1999, *RKI* 2012a). Am häufigsten tritt der Genotyp 1 mit ca. 62% auf (*Hüppe* et al. 2008). Die Behandlung einer Infektion mit HCV erfolgt standardgemäß mit (PEG) Interferon alfa, kombiniert mit dem antiviralen Wirkstoff Ribavirin (*Sarrazin* et al. 2011). Seit Kurzem stehen neue Wirkstoffe zur Behandlung zur Verfügung (siehe ▸ 3.11.2). Da in den vergangenen Jahren aufgrund der vergleichsweise geringen Ansprechraten viele Patienten mit einer HCV-Infektion nicht erfolgreich behandelt werden konnten, wurde in der Leitlinie die Empfehlung gegeben, die Einführung der neuen Wirkstoffklasse abzuwarten und dann eine erneute Therapie durchzuführen (*Craxi* 2011, *Sarrazin* et al. 2011). Dies hatte zur Folge, dass sich ein „Nachholbedarf" für behandlungsbedürftige Patienten ergeben hat, der voraussichtlich sukzessive abgebaut werden wird. Für die Infektion mit HCV ist unter Annahme einer Seroprävalenz von 0,4% (*RKI* 2012a) derzeit von insgesamt bis zu 278.000 prävalenten Patienten auszugehen, die allerdings nur zum Teil auch diagnostiziert sind. Darunter ist mit ca. 117.000 Patienten mit einer Behandlungsindikation für die neuen Wirkstoffe (siehe ▸ Abschn. 3.11.1) zu rechnen, die gegebenenfalls schon seit Längerem auf diese Optionen warten und bei denen nun eine Behandlung (erneut) begonnen werden kann (*IQWiG* 2011). Mit den 2012 verbrauchten Mengen der im Herbst 2011 neu eingeführten Wirkstoffe hätten rund 5.000 Patienten behandelt werden können (siehe ▸ Abschn. 3.11.2).

Ein weiteres Indikationsgebiet ist die Behandlung von Herpesvirus-Infektionen, wobei hier die Behandlung des Herpes zoster (Gürtelrose) im Vordergrund stehen dürfte. Daten zur Häufigkeit des Herpes zoster liegen vor. Die Inzidenz des Herpes zoster bei Betroffenen über 50 Jahren wird in Deutschland mit 9,60 pro 1.000 Personen angegeben (*Ultsch* et al. 2011). Eine Behandlungsindikation besteht nur unter bestimmten Voraussetzungen, beispielsweise bei Patienten ab einem Alter von 50 Jahren oder bei Lokalisation des Zosters im Kopf-Hals-Bereich, und die antivirale Behandlung dauert in der Regel sieben

179

□ **Tab. 3.30** Ausgabenentwicklung in der Indikationsgruppe „J05 Antivirale Mittel zur systemischen Anwendung" in den Jahren 2011 und 2012.

Indikations-/ Teil-Indikationsgruppe	Ausgaben (Mio. Euro)		Änderung gegenüber Vorjahr (Mio. Euro)		Prozentuale Veränderung gegenüber Vorjahr		Anteil an Gesamtausgaben (%)	
	2011	2012	2010 vs. 2011	2011 vs. 2012	2010 vs. 2011	2011 vs. 2012	2011	2012
Antiretrovirale Mittel	658,39	688,81	2,04	30,42	0,31	4,62	2,46	2,58
Mittel gegen Hepatitis-C-Viren	70,12	198,91	21,19	128,79	43,30	183,68	0,26	0,75
Mittel gegen Hepatitis-B-Viren	30,30	32,29	1,63	1,99	5,69	6,57	0,11	0,12
Mittel gegen Herpes- und Varizellenviren	27,50	28,33	0,68	0,83	−2,40	3,00	0,10	0,11
Mittel gegen Cytomegalieviren (CMV)	23,67	25,28	−1,13	1,61	−4,56	6,80	0,09	0,09
Mittel gegen Influenzaviren	1,98	0,52	1,38	−1,46	226,82	−73,66	0,01	0,00
Gesamt	**811,96**	**974,13**	**24,42**	**162,18**	**3,10**	**19,97**	**3,04**	**3,65**

Quelle: IGES-Berechnungen nach NVI (INSIGHT Health)

Tage (*Arbeitsgemeinschaft Dermatologische Infektiologie der Deutschen Dermatologischen Gesellschaft* 2000). Unter der Annahme, dass bei Patienten mit Herpes zoster in den meisten Fällen nur eine Episode auftritt, ist für die Population der GKV davon auszugehen, dass täglich rund 5.500 GKV-Versicherte mit einer DDD aus der Teil-Indikationsgruppe der Mittel gegen Herpes- und Varizellenviren behandelt werden müssen. Bei Berücksichtigung des Verbrauchs entsprechend den Angaben der NVI hätten im Jahr 2012 rund 12.500 Patienten täglich behandelt werden können. Der Behandlungsbedarf für den Herpes zoster hätte also durch den beobachteten Verbrauch mehr als gedeckt werden können. Wirkstoffe aus der Teil-Indikationsgruppe der Mittel gegen Herpes- und Varizellenviren werden außer zur Therapie des Herpes zoster auch zur Behandlung von Infektionen durch das Herpes-simplex-Virus (HSV) eingesetzt. Vor-

liegende Angaben zur Seroprävalenz dieser Infektion reichen nicht aus, um einen Behandlungsbedarf zu schätzen.

3.11.5 Analyse der Ausgabendynamik

An den Ausgaben der systemischen antiviralen Mittel hatten die antiretroviralen Medikamente mit 70,7% den höchsten Anteil, gefolgt von den Mitteln gegen Hepatitis-C-Viren mit einem Anteil von 20,4%. Es fällt insbesondere auf, dass sich der Umsatz der Mittel gegen Hepatitis-C-Viren 2012 mehr als verdoppelt hat (□ Tab. 3.30), was auf die Einführung der Proteasehemmer zurückzuführen ist (s. ▶ Abschn. 3.11.2).

In den Jahren 2011 und 2012 konnten die Ausgabensteigerungen bei den antiviralen Mitteln jeweils auf die gleichen Komponenten zurückgeführt werden (□ Abb. 3.66). In beiden

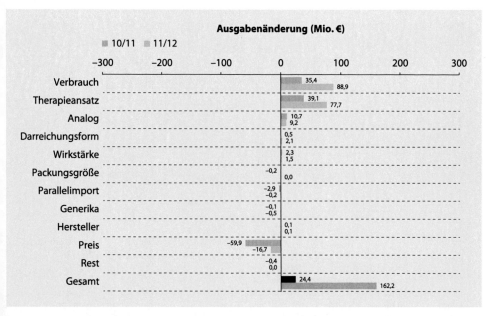

Abb. 3.66 Komponenten der Ausgabenänderung im Jahr 2012 für die Indikationsgruppe „J05 Antiretrovirale Mittel zur systemischen Anwendung".

Quelle: IGES-Berechnungen nach NVI (INSIGHT Health)

Jahren wurde der größte Ausgabenzuwachs durch einen höheren Verbrauch und durch die Therapieansatzkomponente verursacht, und der Effekt beider Komponenten war 2012 etwa doppelt so groß wie 2011. Während die Verbrauchskomponente 2011 fast ausschließlich durch die antiretroviralen Mittel bestimmt wurde, hatten 2012 auch die Anti-HCV-Mittel einen erheblichen Anteil an der Komponente. Verantwortlich für den Ausgabenanstieg durch die Therapieansatzkomponente war in beiden Jahren der höhere Verbrauchsanteil der Proteasehemmer bei den Anti-HCV-Mitteln. Die Analogkompo- nente war 2012 mit knapp 10 Mio. Euro fast genauso hoch wie 2011. Hierzu trugen die Änderungen der Verbrauchsanteile verschiedener Wirkstoffe in ähnlichem Maße bei. Genannt seien hier vor allem Darunavir sowie die Fixkombination aus Tenofovir und Emtricitabin. Die Preiskomponente war 2012 erneut negativ. Sie nahm jedoch mit 16,7 Mio. Euro einen deutlich geringeren Wert an als im Vorjahr mit 56,4 Mio. Euro, da es weniger zusätzliche Einsparungen gab. Wieder leisteten die antiretroviralen Mittel hierbei den größten Beitrag.

Fazit zur Indikationsgruppe „J05 Antiretrovirale Mittel zur systemischen Anwendung"

Ausgaben	Zuwachs
Prominenteste Komponente(n)	Verbrauch, Therapieansatz
Verbrauch	Überdurchschnittliches Wachstum
Therapieansätze	Therapieoptimierung: Neue Behandlungsoption bei chronischer Hepatitis C
Analog-Wettbewerb	Anstieg höherpreisiger Wirkstoffe, insbesondere bei den antiretroviralen Mitteln
Sonstiges	Ausgabenrückgang durch Preiskomponente

Literatur

Arbeitsgemeinschaft Dermatologische Infektiologie der Deutschen Dermatologischen Gesellschaft (2000) Zoster und Zosterschmerzen http://www. awmf.org/uploads/tx_szleitlinien/013-023l_S1_ Zoster_Zosterschmerz_01.pdf (03.05.2011).

Cornberg M, Protzer U, Petersen J et al. (2011) Aktualisierung der S3-Leitlinie zur Prophylaxe, Diagnostik und Therapie der Hepatitis-B-Virusinfektion. Z Gastroenterol 49: 871–930.

Craxi A (2011) EASL Clinical Practice Guidelines: Management of hepatitis C virus infection. J Hepatol 55: 245–64.

DAIG, ÖAG (2012) Deutsch-Österreichische Leitlinien zur antiretroviralen Therapie der HIV-Infektion. http://www.daignet.de/site-content/hiv-therapie/leitlinien-1/LL%20ART%20aktuell.pdf (14.03.2013).

Hüppe D, Zehnter E, Mauss S (2008) Epidemiologie der chronischen Hepatitis C in Deutschland. Z Gastroenterol 46: 34–44.

IQWiG (2011) Telaprevir-Nutzenbewertung gemäß §35a SGB V. IQWiG Berichte Nr. 115. https://www. iqwig.de/download/A11-25_Telaprevir_ Nutzenbewertung_35a_SGB_V.PDF (05.04.2012).

Palitzsch K, Hottenträger B, Schlottmann K et al. (1999) Prevalence of antibodies against hepatitis C virus in the adult German population. Eur J Gastroenterol Hepatol 11: 1215–20.

RKI (2012a) Virushepatitis B, C und D im Jahr 2011. Epidemiologisches Bulletin Nr. 38.

RKI (2012b) Zum Welt-AIDS-Tag 2012. Epidemiologisches Bulletin Nr. 47.

RKI (2012c) http://www.rki.de/DE/Content/InfAZ/H/ HIVAIDS/Epidemiologie/Daten_und_Berichte/ Eckdaten.html (29.04.2013).

Sarrazin C, Berg T, Ross R et al. (2010) Update der S3-Leitlinie Prophylaxe, Diagnostik und Therapie der Hepatitis-C-Virus(HCV)-Infektion. Z Gastroenterol 48: 289–351.

Sarrazin C, Berg T, Cornberg M et al. (2012) Expertenempfehlung zur Triple-Therapie der HCV-Infektion mit Boceprevir und Telaprevir. Z Gastroenterol 50: 57–72.

Thierfelder W, Hellenbrand W, Meisel H et al. (2001) Prevalence of markers for hepatitis A, B, and C in the German population. Eur J Epidemiol 17: 429–35.

Ultsch B, Siedler A, Rieck T. et al. (2011) Herpes zoster in Germany: Quantifying the burden of disease. Infectious Diseases 2011, 11:173.

Wedemeyer H., Hardtke S, Cornberg M (2012) Therapie der Hepatitis C – Aktuelle Standards und zukünftige Entwicklungen. Chemother J 21: 1–7.

WHO Collaborating Centre for Drug Statistics Methodology (2007) DDDs for combined products 2006. www.whocc.no/atcddd/ (14.02.2008).

3.12 J07 Impfstoffe

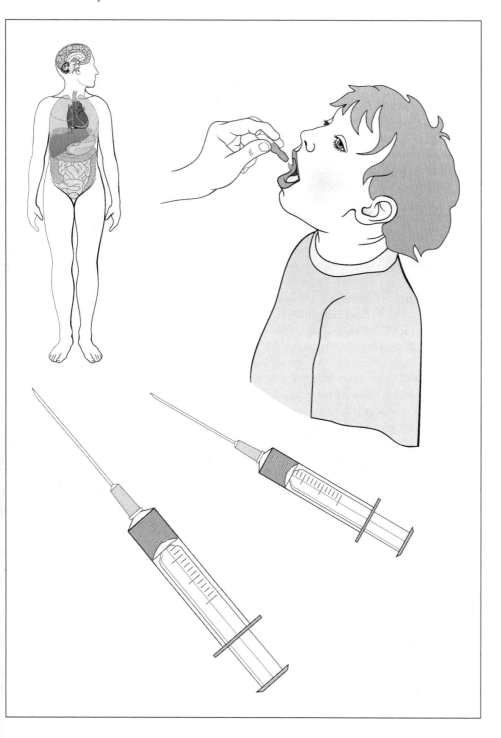

3.12.1 Entwicklung der Indikationsgruppe

Die Entdeckung der Impfstoffe hat ihren Ursprung in der Entwicklung der Pockenschutzimpfung, die bereits im Jahr 1796 ohne Kenntnis der immunologischen Vorgänge umgesetzt wurde: In diesem Jahr führte *Edward Jenner* erstmals erfolgreich Immunisierungen mit einem Sekret aus den Bläschen der Kuhpocken beim Menschen durch. Diese eher zufällig entdeckte, aber dennoch von *Jenner* konsequent angewandte Methode bildete die Grundlage für die bis weit in das 20. Jahrhundert durchgeführte Pockenschutzimpfung, für die in Deutschland Impfpflicht bestand.

Erst nachdem um 1880 von *Louis Pasteur* die Prinzipien der aktiven Immunisierung aufgeklärt wurden und *Robert Koch* den Nachweis von Tuberkelbazillen und Choleraerregern erbrachte, konnten Impfstoffe wie die aktiven Schutzimpfungen gegen Milzbrand (1881) und Tollwut (1885) entwickelt werden. Bis 1885 waren nur Lebendimpfstoffe entwickelt worden, bei dem abgeschwächte Erreger eingesetzt wurden. Ein Impfstoff mit abgetöteten Erregern wurde erstmals in Form eines Cholera-Impfstoffs im Jahr 1896 eingeführt. Weitere wichtige Impfungen, die auch heute noch von Bedeutung sind, wurden bald eingeführt: 1897 wurde von *Paul Ehrlich* die Tetanusimpfung entwickelt, 1913 von *Emil von Behring* die Impfung gegen Diphtherie.

Im Jahr 1941 wurde erstmals ein Impfstoff gegen Influenza zugelassen. Nach dem zweiten Weltkrieg entwickelte man Impfstoffe gegen verschiedene Viruserkrankungen, insbesondere gegen die sogenannten „Kinderkrankheiten", beispielsweise Mitte der 1950er Jahre die Impfung gegen Poliomyelitis (Kinderlähmung), gefolgt von Impfungen gegen Masern (1964), Mumps (1967) und Röteln (1970). Ein wichtiger Meilenstein war die Entwicklung eines Impfstoffs gegen den Erreger der Hepatitis B. Seit Beginn der 1990er Jahre kamen verschiedene neue Impfstoffe gegen bakterielle Infektionen auf den Markt, beispielsweise gegen Pneumokokken (1985), Haemophilus influenzae B (1990) und Meningokokken (1991). 2006 wurden Impfstoffe gegen Rotaviren und 2006 bzw. 2007 gegen verschiedene Typen des humanen Papillom-Virus eingeführt. Seit 2009 steht ein Impfstoff gegen die in Asien und Australien verbreitete Japanische Enzephalitis zur Verfügung. Veränderungen gab es bei den Pneumokokken-Impfstoffen für Säuglinge und Kleinkinder: Ein Impfstoff gegen zehn Pneumokokken-Serotypen wurde neu eingeführt, der bislang zur Verfügung stehende 7-valente Impfstoff wurde durch eine 13-valente Variante ersetzt. Im Spätherbst 2009 stand ein Impfstoff gegen die Neue Influenza H1N1 zur Verfügung (🗆 Tab. 3.31). Außerdem wurde die hochdosierte Variante eines Varizellen-Impfstoffs auf den Markt gebracht, der Personen ab 50 Jahren vor Gürtelrose schützen soll.

🗆 **Tab. 3.31** Neue Wirkstoffe in der Indikationsgruppe J07 im Zeitraum von 2008 bis 2012.*

Jahr (Markteinführung)	Wirkstoff	Teil-Indikationsgruppe
2009	Japanische-Enzephalitis-Virus, inaktiviert	Impfung gegen Japanische Enzephalitis

* Im Jahr 2009 wurden weitere neue Impfstoffe eingeführt, die jedoch nicht als neue Wirkstoffe anzusehen sind, weil sie entweder durch den gleichen ATC-Kode klassifiziert werden wie bereits eingeführte Impfstoffe (Pneumokokken-Konjugat-Impfstoffe gegen 10 bzw. 13 Pneumokokken-Serotypen, Influenzaimpfstoff gegen pandemische Influenza H1N1) oder weil sie Varianten bereits eingeführter Impfstoffe sind (Varizellen-Impfstoff zur Prophylaxe der Gürtelrose).

Quelle: IGES

Trotz der zahlreichen Erfolge steht die Impfstoffforschung immer noch vor großen Herausforderungen. Dazu gehört u. a. die Entwicklung von Impfstoffen gegen HIV, Malaria, Tuberkulose und Hepatitis C.

Besonderheiten der Indikationsgruppe
Da heute mehr als 25 Infektionskrankheiten mit Impfstoffen vorgebeugt werden kann, umfassen die Impfstoffe sehr viele Teil-Indikationsgruppen (☐ Tab. 3.32). Die Zusammenfassung mehrerer Impfstoffe zu einer Teil-Indikationsgruppe ist in den meisten Fällen nicht möglich, da beispielsweise ein Kombinationsimpfstoff gegen Masern, Mumps und Röteln nur durch die drei Einzelimpfstoffe gegen die genannten Erkrankungen, nicht aber nur durch einen einzigen Einzelimpfstoff, etwa gegen Masern, substituierbar ist.

Impfungen werden entsprechend den Empfehlungen der ständigen Impfkommission (STIKO) am Robert Koch-Institut (*RKI* 2011a) eingeteilt in Standardimpfungen, Auffrischimpfungen, Indikationsimpfungen und weitere Impfungen.

☐ **Tab. 3.32** Übersicht der Menge der verordneten Impfdosen in den Teil-Indikationsgruppen der Indikationsgruppe J07 in den Jahren 2010 bis 2012. Genannt sind nur Impfstoffe mit einem Verbrauch von mind. 1.000 Impfdosen.

Teil-Indikationsgruppe: Impfstoff gegen	DDD 2010 (Tsd.)	DDD 2011 (Tsd.)	DDD 2012 (Tsd.)	Differenz 2010 vs. 2011 (%)	Differenz 2011 vs. 2012 (%)
Influenza*	16.055,7	15.120,6	13.232,1	−5,82	−12,49
FSME	3.020,0	3.498,7	3.428,6	15,85	−2,00
Pneumokokken	2.976,2	2.982,2	2.745,3	0,20	−7,94
Diphtherie-Pertussis-Poliomyelitis-Tetanus	1.937,0	2.115,2	2.200,7	9,20	4,05
Diphtherie-HIB-Pertussis-Poliomyelitis-Tetanus-Hepatitis B	2.170,7	2.109,5	2.060,7	−2,82	−2,31
Pertussis, Kombinationen mit Toxoiden	1.337,6	1.443,0	1.559,0	7,89	8,04
Masern, Mumps, Röteln	427,5	581,0	846,6	35,90	45,72
Meningitis	1.026,2	917,1	823,2	−10,63	−10,24
Tetanus-Toxoid, Kombinationen mit Diphtherie-Toxoid	1.139,8	922,3	786,5	−19,08	−14,72
HPV	390,2	520,8	638,3	33,47	22,55
Masern, Mumps, Röteln, Varizellen	1.014,5	991,6	632,4	−2,26	−36,23
Varizellen	568,1	438,3	619,4	−22,85	41,33
Diphtherie-Poliomyelitis-Tetanus	686,5	584,4	515,6	−14,87	−11,78
Tetanus-Toxoid	464,4	428,5	408,4	−7,73	−4,68
Hepatitis B	501,9	426,7	392,4	−14,98	−8,04
Kombinationen Hepatitis A, B	462,1	431,0	380,5	−6,71	−11,72
Poliomyelitis	475,8	408,0	352,9	−14,26	−13,51

Tab. 3.32 (Fortsetzung)

Teil-Indikationsgruppe: Impfstoff gegen	DDD 2010 (Tsd.)	DDD 2011 (Tsd.)	DDD 2012 (Tsd.)	Differenz 2010 vs. 2011 (%)	Differenz 2011 vs. 2012 (%)
Diphtherie-HIB-Pertussis-Poliomyelitis-Tetanus	241,2	192,1	188,9	−20,38	−1,67
Rotaviren	58,6	91,1	119,2	55,56	30,88
Hepatitis A	129,8	120,7	117,0	−7,02	−3,03
Diphtherie-Toxoid	109,5	106,9	90,8	−2,34	−15,08
Röteln	30,2	35,8	28,3	18,41	−20,95
Tollwut	20,9	18,7	22,2	−10,61	18,88
Typhus	9,9	10,9	14,0	10,37	28,00
Masern, lebend abgeschwächt	7,2	11,7	5,2	63,03	−55,93
HIB, gereinigtes Antigen konjugiert	3,5	4,1	4,5	14,59	12,27
Cholera	2,7	3,5	4,0	30,02	16,55
Lactobazillus	4,6	3,7	2,6	−18,19	−31,22
Japanische Enzephalitis	0,8	1,2	1,6	37,60	34,22
Gelbfieber	1,3	1,3	1,5	1,99	17,89
Gesamt	**35.274,3**	**34.520,3**	**32.222,3**	**−2,14**	**−6,66**

* Angaben für Influenzaimpfstoffe ohne Pandemie-Impfstoff (2009/2010)
Quelle: IGES-Berechnungen nach NVI (INSIGHT Health)

Standardimpfungen

Für diese Impfungen wird empfohlen, die Grundimmunisierung im Kindesalter durchzuführen (Diphtherie, Haemophilus influenzae B, Hepatitis B, Masern, Mumps, Pertussis, Poliomyelitis, Röteln, Tetanus, Windpocken). Seit dem Sommer 2006 wird auch eine Impfung gegen Meningokokken der Serogruppe C und Pneumokokken im Säuglingsalter empfohlen (*RKI* 2006). Seit dem Frühjahr 2007 wird eine Impfung gegen das humane Papillomavirus (HPV) für alle Mädchen zwischen 12 und 17 Jahren empfohlen (*RKI* 2007a). Die persistierende Infektion mit HPV gilt als Hauptrisikofaktor für die Entstehung des Gebärmutterhalskrebses. Zu den empfohlenen Impfungen gehören ferner die jährliche Impfung gegen die saisonale Influenza und eine Impfung gegen Pneumokokken bei Personen ab 60 Jahren.

Auffrischimpfungen

Nach erfolgter Grundimmunisierung und den im Impfkalender genannten Auffrischimpfungen bei Kindern und Jugendlichen sollten im Erwachsenenalter die Impfungen gegen Diphtherie und Tetanus regelmäßig aufgefrischt werden. Seit 2009 wird empfohlen, dass diese Impfung bei Indikation mit einer Auffrischung gegen Pertussis kombiniert wird (*RKI* 2011a).

Indikationsimpfungen

Diese Impfungen werden nur für bestimmte Personenkreise mit höherem Risiko für die jeweiligen Erkrankungen empfohlen, beispielsweise eine Impfung gegen Hepatitis B bei Dialysepatienten oder gegen Röteln bei Frauen mit Kinderwunsch ohne Nachweis von Röteln-Antikörpern. Zu den Indikationsimpfungen gehören auch verschiedene Standardimpfungen sowie Impfungen gegen FSME (Frühsommer-Meningoenzephalitis), Hepatitis A und Meningokokken (tetravalenter Impfstoff).

Weitere Impfungen
Sonderformen der Indikationsimpfungen werden Personen mit erhöhtem Risiko empfohlen, welches durch berufliche Exposition oder durch Reisen hervorgerufen wird. Diese Impfungen werden in der Regel nicht von der GKV erstattet, sondern müssen vom Arbeitgeber bzw. Impfling selbst bezahlt werden. Hierzu gehören beispielsweise Impfungen gegen Tollwut oder Typhus. Zu erwähnen sind außerdem die postexpositionellen Impfungen, die nach Erregerexposition zur Prävention der Erkrankung durchgeführt werden, wie beispielsweise eine Tollwutimpfung.

3.12.2 Entwicklung des Verbrauchs

Im Jahr 2012 erhielt jeder Versicherte der GKV im Mittel rund 0,5 Impfdosen. Damit gehören Impfstoffe zu den selten angewendeten Arzneimitteln. In Anbetracht der Tatsache, dass lediglich die Influenzaimpfung jährlich durchgeführt werden sollte und für die meisten Impfungen nur wenige Impfdosen im Leben erforderlich sind, werden Impfstoffe jedoch eher häufig angewendet.

In der NVI (INSIGHT Health) wird der Verbrauch von Impfstoffen detailliert erfasst, unabhängig davon, ob eine Impfdosis aus dem Sprechstundenbedarf entnommen wurde oder eine individuelle Verordnung erfolgte. Eine Besonderheit stellte jedoch 2010 der Impfstoff gegen die pandemische neue Influenza H1N1 dar, der über eigens für diese Impfaktion eingerichtete Vertriebswege zu

beziehen war (z. B. *Senatsverwaltung für Gesundheit, Umwelt und Verbraucherschutz Berlin* 2009). Dessen Kosten wurden nur zur Hälfte von der GKV übernommen (*Korzilius* 2009).[1]

Der Verbrauch von Impfdosen stieg zwischen 2004 und 2007 stark an und ging bis 2011 fast spiegelbildlich zurück. Im Jahr 2012 wurden 32,2 Mio. Impfdosen abgegeben. Dies stellt im betrachteten Zeitraum den Tiefststand dar (◘ Abb. 3.67). Ein besonders starkes Wachstum war 2007 zu beobachten, das vor allem bedingt war durch einen vermehrten Verbrauch von FSME-Impfungen (+4 Mio. Impfdosen) sowie für Meningitis- (+1,7 Mio. Impfdosen), Pneumokokken- (+1,4 Mio. Impfdosen) sowie HPV-Impfungen (+1,0 Mio. Impfdosen). Für letztere wurde 2006 bzw. 2007 eine erstmalige oder erweiterte Impfempfehlung gegeben (*RKI* 2006, *RKI* 2007b). Für den sinkenden Verbrauch war 2009 vor allem der Rückgang bei den Impfungen gegen FSME und HPV ausschlaggebend, 2010 der Rückgang der Impfungen gegen Influenza sowie FSME. 2011 und 2012 war im Wesentlichen die verminderte Inanspruchnahme der Influenzaimpfung verantwortlich (◘ Tab. 3.32).

Am auffälligsten war 2012 der Rückgang des Verbrauchs von Influenzaimpfstoffen. In Bezug auf den erhofften Effekt der Influenzaimpfung, d. h. Schutz vor der Erkrankung und vor allem Minderung einer erhöhten Letalität durch die Influenza, ist anzumerken, dass dieser möglicherweise geringer ist als

---

1 Tatsächlich enthält die NVI für 2009 Angaben zu insgesamt 6.852 Verordnungen des Pandemie-Impfstoffs (davon 3.305 des Impfstoffs mit Adjuvanz), jedoch keinen Umsatz. Diese in der NVI erfassten Verordnungen des Pandemie-Impfstoffs entsprechen ca. 1,6 Mio. Impfdosen und liegen damit weit unter der tatsächlich verimpften Menge. Zwar ist die genaue Zahl der verbrauchten Impfdosen nicht bekannt, doch gehen Schätzungen von ca. 4,6 Mio. Dosen aus (PEI 2010). Aus diesem Grund und wegen der Besonderheiten bzgl. Vertrieb und Kostenerstattung werden diese Impfstoffe an dieser Stelle nicht berücksichtigt.

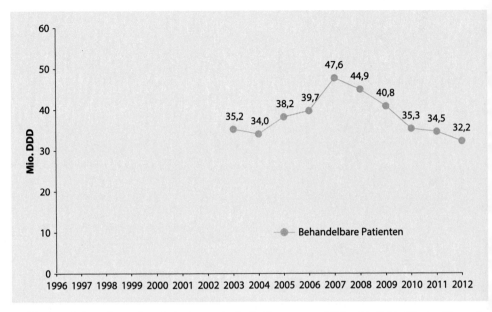

☐ **Abb. 3.67** Verbrauch von Arzneimitteln aus der Indikationsgruppe „J07 Impfstoffe" in Mio. Impfdosen im Zeitraum von 2003 bis 2012.

Quelle: IGES-Berechnungen nach NVI (INSIGHT Health)

angenommen (*NN* 2012a), was nicht heißt, dass die Impfung sinnlos ist. Der beobachtete Rückgang ist möglicherweise mit den Engpässen bei der Bereitstellung von Impfstoffen zurückzuführen, der durch Rabattverträge von Krankenkassen mit einzelnen Herstellern bedingt war. An Rabattverträgen für Impfstoffe ist von mehreren Seiten Kritik geübt worden (*NN* 2012b, *NN* 2012c)

Impfstoffe gegen FSME nehmen den zweiten Rang beim Verbrauch ein. Der Verbrauch ging 2010 zurück, stieg 2011 wieder an und blieb 2012 fast unverändert. Die FSME wird von Zecken übertragen, insbesondere in den Risikogebieten in Süddeutschland. Der Durchimpfungsgrad der Bevölkerung in den Risikogebieten hat sich in der Vergangenheit verbessert (*RKI* 2009a), muss aber weiterhin – insbesondere bei Erwachsenen – als niedrig eingestuft werden. Ob sich der Impfschutz inzwischen verbessert hat, kann anhand der vorliegenden Daten nicht beurteilt werden.

Die Impfung gegen Pneumokokken wird seit Sommer des Jahres 2006 von der STIKO für Kinder bis 24 Monate als Standardimpfung empfohlen (*RKI* 2006). Diese Änderung der Impfempfehlung war die Ursache für den starken Anstieg des Verbrauchs der entsprechenden Impfstoffe im Jahr 2007 auf 3,7 Mio. Impfdosen. Bis 2010 ging der Verbrauch wieder zurück, stagnierte 2011 auf einem Niveau von knapp 3 Mio. Impfdosen. 2012 war ein Rückgang um fast 8% zu beobachten. Bei den Pneumokokken-Impfstoffen sind die Konjugat-Impfstoffe (zur Immunisierung von Kindern unter zwei Jahren) und die Polysaccharid-Impfstoffe zu unterscheiden. Lediglich für diesen ist seit 2009 ein Verbrauchsrückgang zu beobachten, der im Zusammenhang mit der geänderten Impfempfehlung der STIKO gesehen werden kann. Danach soll bei Personen ab 60 Jahren standardmäßig nur noch eine Impfung erfolgen; die Wiederholungsimpfung wird (unabhängig vom Alter) nur noch als Indikationsimpfung bei Personen mit erhöhtem gesundheitlichen Risiko (*RKI* 2009c) empfohlen.

Für eine Impfung gegen Meningitis-Erreger der Serogruppe C sprach die STIKO 2006 eine Empfehlung für Kinder bis 24 Monate aus (*RKI* 2006). Für diesen Impfstoff kam es 2007 zu einem vielfach höheren Verbrauch im Vergleich zu 2006. Danach ging der Verbrauch wieder zurück und sank auch 2012.

Seit dem Frühjahr 2007 wird die Impfung gegen HPV von der STIKO empfohlen. Daraufhin schnellte der Verbrauch 2007 auf fast 1 Mio. Impfdosen hoch, erhöhte sich 2008 nochmals um rund 0,5 Mio., brach jedoch 2009 und 2010 drastisch ein. Seit 2011 zeigte sich eine gewisse Erholung des Verbrauchs, der 2012 bei 0,6 Mio. Impfdosen lag. Es ist nicht auszuschließen, dass die kontroverse öffentliche Diskussion um den Impfstoff ursprünglich mit zu dem Verbrauchsrückgang beigetragen hat (z. B. *Gerhardus* 2009, *Löwer und Stöcker* 2009). Vom G-BA wurde die STIKO aufgefordert, eine Neubewertung der Impfung vorzulegen (*NN* 2009). Auch nach dieser Neubewertung hält die STIKO an ihrer Empfehlung fest (*RKI* 2009b). Die geringe Inanspruchnahme dürfte inzwischen eher damit zusammenhängen, dass in der Altersgruppe, in der die Impfung indiziert ist, empfohlene Impfungen nicht mehr so konsequent durchgeführt werden wie bei Säuglingen und Kleinkindern.

Zu den häufiger eingesetzten Impfstoffen gehören verschiedene Kombinationsimpfstoffe, die zur Grundimmunisierung bei Kindern, teilweise aber auch zur Auffrischung des Impfschutzes bei Erwachsenen eingesetzt werden; außerdem Einzelimpfstoffe gegen Tetanus, Poliomyelitis und Hepatitis B. Für die Dreifachkombination gegen Masern, Mumps und Röteln war im Beobachtungszeitraum ein Rückgang des Verbrauchs zu beobachten, der allerdings durch die 2006 eingeführte Vierfachkombination gegen Masern, Mumps, Röteln und Varizellen kompensiert wurde. Dennoch ist der Verbrauch aller Impfstoffe, die eine Komponente zum Schutz gegen Masern enthalten, zwischen 2005 und 2012 von 1,8 auf 1,5 Mio. Impfdosen zurückgegangen. In Bezug auf die Varizellen-Impfung gab es 2010 eine Änderung der STIKO-Impfempfehlung (*RKI* 2010a): Inzwischen wird auch gegen Varizellen eine zweimalige Impfung empfohlen. Dies erklärt den Verbrauchsanstieg um über 60% im Jahr 2009 bei den monovalenten Varizellen-Impfstoffen, denn eine zweite Impfung soll auch bei älteren Kindern und Jugendlichen durchgeführt werden, die bislang nur einmal gegen Varizellen geimpft worden sind (*RKI* 2009g). Seit 2011 geht der Verbrauch von Impfstoffen mit Varicella-Komponente zurück.

3.12.3 Regionale Unterschiede im Verbrauch

Der Pro-Kopf-Verbrauch war mit 0,53 bis 0,68 Impfdosen je Versicherten in den östlichen Bundesländern deutlich höher als in den westlichen Ländern, wo maximal 0,52 Impfdosen je Versicherten erreicht wurden (◻ Abb. 3.68). Bestimmend dafür war hauptsächlich die unterschiedliche Inanspruchnahme der Influenzaimpfung. Hier mag der höhere Anteil von älteren Menschen in den östlichen Ländern eine gewisse Rolle gespielt haben, da eine jährliche Impfung als Standardimpfung bei Personen ab 60 Jahren empfohlen wird. Dadurch kann jedoch nicht erklärt werden, weshalb in den östlichen Ländern der Verbrauch an Influenzaimpfstoff bei mindestens 0,26 Impfdosen je Versicherten liegt und lediglich Berlin mit einem Pro-Kopf-Wert von 0,25 Impfdosen knapp darunter liegt, in den westlichen Ländern dagegen zwischen 0,13 und 0,22 Impfdosen je Versicherten variiert. Eine mögliche Erklärung ist, dass in den östlichen Ländern die Impfbereitschaft generell höher ist als im Westen des Landes. Zu diesem Schluss kommt auch ein Bericht des Robert Koch-Instituts (*RKI* 2009).

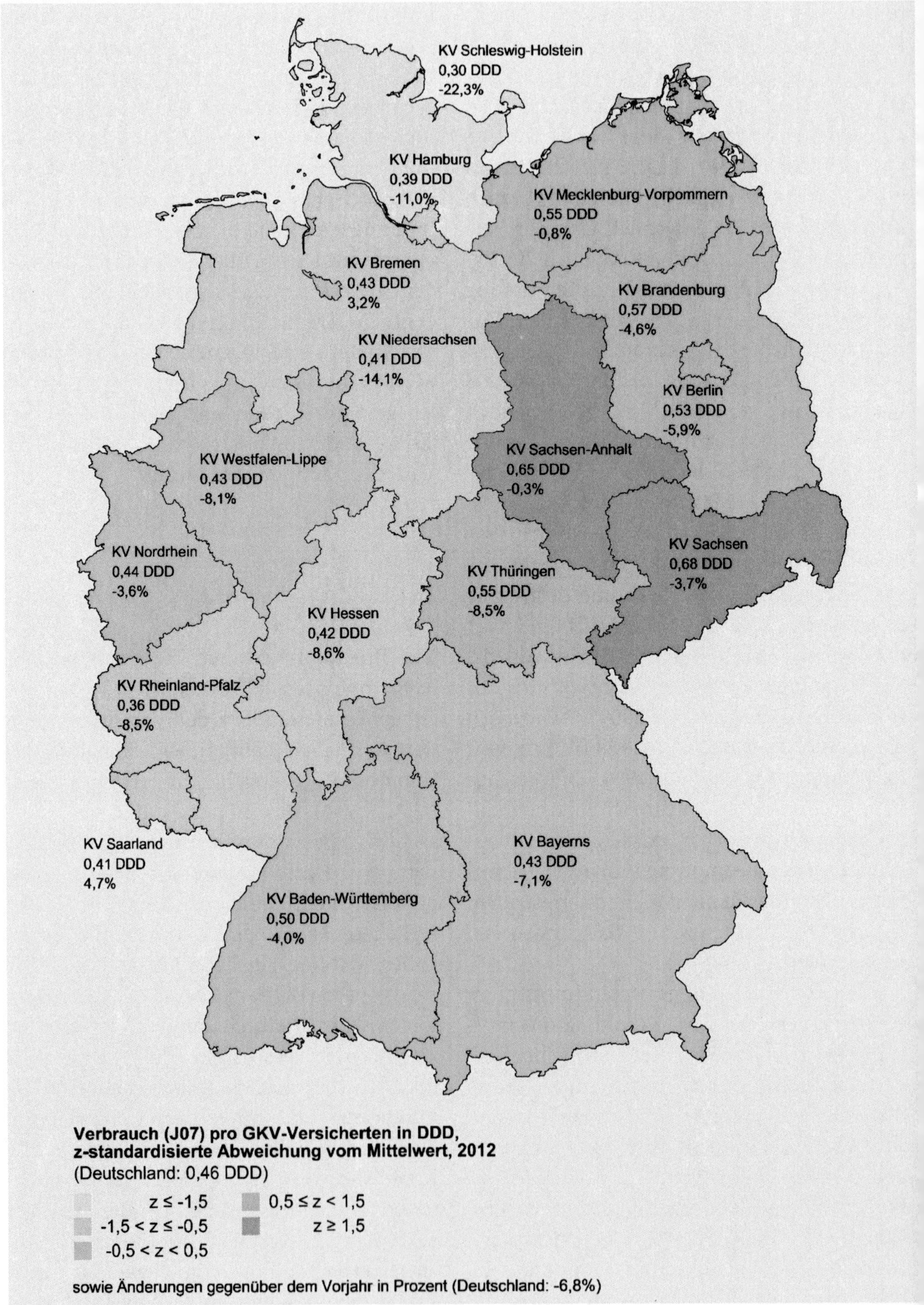
KV Schleswig-Holstein
0,30 DDD
-22,3%
KV Hamburg
0,39 DDD
-11,0%
KV Mecklenburg-Vorpommern
0,55 DDD
-0,8%
KV Bremen
0,43 DDD
3,2%
KV Brandenburg
0,57 DDD
-4,6%
KV Niedersachsen
0,41 DDD
-14,1%
KV Berlin
0,53 DDD
-5,9%
KV Sachsen-Anhalt
0,65 DDD
-0,3%
KV Westfalen-Lippe
0,43 DDD
-8,1%
KV Sachsen
0,68 DDD
-3,7%
KV Nordrhein
0,44 DDD
-3,6%
KV Thüringen
0,55 DDD
-8,5%
KV Hessen
0,42 DDD
-8,6%
KV Rheinland-Pfalz
0,36 DDD
-8,5%
KV Saarland
0,41 DDD
4,7%
KV Bayerns
0,43 DDD
-7,1%
KV Baden-Württemberg
0,50 DDD
-4,0%
Verbrauch (J07) pro GKV-Versicherten in DDD,
z-standardisierte Abweichung vom Mittelwert, 2012
(Deutschland: 0,46 DDD)
z ≤ -1,5
-1,5 < z ≤ -0,5
-0,5 < z < 0,5
0,5 ≤ z < 1,5
z ≥ 1,5
sowie Änderungen gegenüber dem Vorjahr in Prozent (Deutschland: -6,8%)

Abb. 3.68 Verbrauch von Arzneimitteln aus der Indikationsgruppe „J07 Impfstoffe" in Impfdosen je Versicherten im Jahr 2012 und Änderung gegenüber dem Vorjahr nach KV-Region.
Quelle: IGES-Berechnungen nach NVI (INSIGHT Health)

Allerdings ist auch in den östlichen Ländern im Jahr 2012 der Pro-Kopf-Verbrauch an Influenzaimpfdosen genauso stark zurückgegangen wie in den westlichen Ländern. Für die zweithäufigste Impfung, die FSME-Impfung, fanden sich die höchsten Pro-Kopf-Verbräuche mit je 0,1 Dosis/Versicherten in Bayern und Baden-Württemberg, gefolgt von Thüringen mit 0,08 Impfdosen je Versicherten. In Bezug auf die definierten Risikogebiete sind Bayern und Baden-Württemberg die am stärksten betroffenen Gebiete, gefolgt von Thüringen und Hessen (*RKI* 2012c).

3.12.4 Bedarfsgerechtigkeit der Versorgung

Zur Ermittlung des Bedarfs wurden die Impfempfehlungen der STIKO (*RKI* 2012a) zugrunde gelegt. Dabei wurden nicht Personen gezählt, sondern die empfohlenen Standardimpfungen in der jeweiligen Altersgruppe. Dazu wurde jeweils die Anzahl an GKV-Versicherten in der jeweiligen Altersgruppe mit der Anzahl der für diese Altersgruppe empfohlenen Impfdosen multipliziert. In die STIKO-Empfehlung 2012 neu aufgenommene Nachholimpfungen wurden dabei nicht berücksichtigt. Bei Impfungen, die in mehrjährigen Abständen empfohlen werden, wurde die Anzahl der im Mittel im Jahr notwendigen Impfungen zugrunde gelegt. Beispielsweise ist die Impfung gegen Tetanus und Diphtherie ab einem Alter von 18 Jahren alle zehn Jahre indiziert. So wurde der Bedarf an jährlichen Impfdosen ermittelt, indem man die Anzahl der GKV-Versicherten ab 18 Jahren durch zehn teilte. In Bezug auf Impfstoffkombinationen wurde angenommen, dass diese wann immer möglich eingesetzt werden, um die Anzahl der erforderlichen Injektionen so niedrig wie möglich zu halten.

Überprüfen lässt sich lediglich, ob der Impfbedarf rein quantitativ gedeckt werden kann, wenn man exakt nach den Empfehlungen der STIKO impfen würde. Es ist jedoch zu vermuten, dass dies nicht der Fall ist, d. h. dass Impfungen einerseits bei Personen erfolgen, bei denen sie nicht unbedingt indiziert sind (beispielsweise Influenzaimpfung bei gesunden Menschen unter 60 Jahren), und andererseits Personen, bei denen eine Impfung indiziert wäre, nicht geimpft werden. Eine qualitative Beurteilung der Bedarfsgerechtigkeit der Versorgung ist daher im Arzneimittel-Atlas auf Grundlage der vorliegenden Informationen nicht möglich. Im Folgenden werden der angenommene Bedarf und der tatsächliche Bedarf für die am häufigsten verordneten Impfstoffe gegenübergestellt.

Für die saisonale Influenzaimpfung, die in der GKV-Population bei Personen ab 60 Jahren in jeder Saison und für Schwangere seit 2010 als Standardimpfung indiziert ist, ergab sich ein Bedarf von rund 20,0 Mio. Impfdosen im Jahr 2012. Im Jahr 2012 wurden 13,2 Mio. Impfdosen verbraucht; dies entsprach rein quantitativ weniger als dem Bedarf (◻ Tab. 3.32). Wie bereits erwähnt, ist nicht bekannt, ob die Impfdosen auch tatsächlich nur von Personen ab 60 Jahren und schwangeren Frauen verbraucht wurden oder ob auch jüngere Personen geimpft wurden und daher der Bedarf der eigentlichen Zielgruppe in höherem Maße nicht gedeckt werden konnte. In der Grippe-Saison 2008/2009 lag die Impfquote unter Erwachsenen bei 30%. Unter den Personen über 60 Jahren waren 53% geimpft (*RKI* 2012b).

Eine Impfung gegen FSME ist indiziert bei Personen, bei denen die Gefahr besteht, dass sie in den Risikogebieten für FSME Zeckenbisse erleiden könnten. Die Anzahl der Personen, für die ein entsprechender Bedarf besteht, ist jedoch nicht bekannt. 2010/11 lag die Impfquote bei den Schuleingangsuntersuchungen in den Risikogebieten in Baden-Württemberg und Bayern im Median (der Landkreise) bei etwa 34 bzw. 55% und in Thüringen bei 53% (*RKI* 2012c). In der Allgemeinbevölkerung betrug die Impfquote in Risikogebieten 2011 in Baden-Württemberg und Bayern 30%, in Thüringen 23%, in Hessen 19% und in Rheinland-Pfalz 12% (*RKI* 2012c3).

Für die Pneumokokken-Impfstoffe besteht ein Bedarf für die Standardimpfung bei 563.000 GKV-Versicherten im Alter bis zu zwei Jahren sowie bei etwa 898.000 Personen im Alter ab 60 Jahren, was insgesamt rund 3,1 Mio. Impfdosen entspricht. Tatsächlich wurden 2,7 Mio. Impfdosen verbraucht. Für den Kinderimpfstoff entsprach der Verbrauch 2012 recht gut dem geschätzten Bedarf – es hätten 523.000 Kinder geimpft werden können. Für den bei älteren Versicherten anzuwendenden Polysaccharid-Impfstoff lag der Verbrauch jedoch deutlich unter dem Bedarf.

Für die Auffrischimpfungen gegen Diphtherie, Pertussis, Tetanus und Poliomyelitis bei Kindern und Jugendlichen belief sich 2012 der Bedarf auf 1,1 Mio. Impfdosen. Verbraucht wurden mit rund 2,2 Mio. doppelt so viele Impfdosen, sodass auch hier der Bedarf rein rechnerisch sehr gut gedeckt war.

Für die Impfung gegen Tetanus und Diphtherie und ggf. Pertussis wurde bei den GKV-Versicherten ab 18 Jahren ein Bedarf von 5,9 Mio. Impfdosen ermittelt. Unter der Annahme, dass in dieser Indikation Tetanus-Einzelimpfstoffe, Diphtherie-Einzelimpfstoffe sowie Kombinationen gegen Tetanus und Diphtherie sowie Tetanus, Diphtherie und Pertussis zum Einsatz gekommen sind, lag der Verbrauch 2012 bei 2,8 Mio. Impfdosen und war erneut rückläufig: 2011 betrug der Verbrauch 2,9 Mio. Impfdosen, 2010 3,1 Mio. Impfdosen, 2009 3,7 Mio. Impfdosen und 2008 knapp 4 Mio. Impfdosen. Für diese Indikation wird der Verbrauch dem Bedarf nicht gerecht. 2010 wiesen 72% aller Erwachsenen in Deutschland Impfschutz gegen Tetanus auf (Impfung innerhalb der letzten zehn Jahre; *RKI* 2012b).

Für die Impfungen gegen Masern, Mumps, Röteln (MMR) und Varizellen lag der Bedarf entsprechend Impfkalender 2012 bei insgesamt 1,1 Mio. Impfdosen. Dem stand ein Verbrauch von gut 1,5 Mio. Impfdosen gegenüber (Kombinationsimpfstoffe gegen MMR bzw. MMR und Varizellen sowie Einzelimpfstoffe gegen Masern). Damit ist der Verbrauch des Kombinationsimpfstoffes gegen MMR und Varizellen mit 632.000 Impfdosen 2012 höher als erwartet. Laut Impfkalender soll die Immunisierung gegen MMR und Varizellen bei Säuglingen bis 14 Monaten erfolgen. Es ist zu vermuten, dass der insgesamt über dem Bedarf liegende Verbrauch an Impfstoffen gegen Masern, Mumps, Röteln und Varizellen auf Nachholimpfungen bei älteren Kindern zurückzuführen ist. Möglicherweise spielt auch eine Rolle, dass sich Eltern gegen die Varizellen-Komponente und für den Masern-Einzelimpfstoff entscheiden.

Die Impfung gegen humane Papillomaviren (HPV) bei Mädchen zur Verhinderung bzw. Reduktion des Risikos, im späteren Leben an Gebärmutterhalskrebs zu erkranken, soll bei Mädchen bzw. jungen Frauen im Alter von 12 bis 17 Jahren vor dem ersten Geschlechtsverkehr durchgeführt werden, wobei jeweils drei Impfdosen erforderlich sind. Unter der Annahme, dass alle Mädchen, die 2012 das 12. Lebensjahr vollendet haben, geimpft werden sollten, läge der Bedarf bei etwa 931.000 Impfdosen. Tatsächlich verbraucht wurden 2012 jedoch nur etwa 638.000 Impfdosen, also wie in den Vorjahren deutlich weniger als der ermittelte Bedarf. Hier ist als Ursache die kontroverse Diskussion um den Impfstoff zu vermuten (siehe ▶ 3.12.2).

Der Impfschutz gegen Diphtherie, Tetanus, Pertussis, Poliomyelitis und Haemophilus influenzae Typ B – gemessen bei Kindern anlässlich der Schuleingangsuntersuchungen im Jahr 2011 – ist als hervorragend einzustufen. Unzureichend war der Impfschutz gegen Hepatitis B und Masern. Für die erste Masernimpfung wurde eine Impfquote von 96,6%, für die zweite Impfung von 92,1% festgestellt (*RKI* 2013). Die Impfquote für die Masernimpfung stieg in den letzten Jahren

zwar an, die erforderliche Durchimpfungs-
rate von 95% wurde bisher allerdings nur
in Mecklenburg-Vorpommern erreicht. Auch
gegen Mumps und Röteln sind die Impfquoten bislang unzureichend. Die genannten
Impfquoten sind vermutlich niedriger als angegeben, da nur 92,5% ein Impfbuch vorleg-
ten, anhand dessen der Impfstatus bestimmt
werden konnte. Zudem gelten die Impfquoten
nur für die Altersjahrgänge der Schulanfänger
und liegen bei älteren Kindern und Jugendlichen vermutlich niedriger, für jüngere Kinder aber möglicherweise höher. Die unzureichende Herdenimmunität ist insbesondere bei den Masern ein Problem. Sie wird
belegt durch die immer wieder vorkommen-
den Ausbrüche und entsprechend hohe Anzahl gemeldeter Fälle nach Infektionsschutzgesetz insbesondere in Bundesländern mit
geringer Durchimpfung (Bayern und Baden-
Württemberg).

Zusammenfassend hat der Verbrauch von
Impfstoffen im Jahr 2012 zwar bei einer Reihe
von Indikationen quantitativ in etwa dem erwarteten Bedarf entsprochen oder sogar darüber gelegen, für andere Impfungen war er
jedoch deutlich niedriger. Es ist anzunehmen,
dass bei Säuglingen und Kleinkindern gute
bis sehr gute Impfquoten erzielt werden. Mit
zunehmendem Alter geht die Inanspruchnahme von Impfungen jedoch zurück, sodass für
bestimmte Impfungen – z. B. der Masernimpfung – von relevanten Impflücken auszugehen
ist. Die Inanspruchnahme von Impfungen
wird außerdem erheblich von der öffentlichen
Diskussion beeinflusst und kann durch diese
in kürzester Zeit drastisch verändert werden.

3.12.5 Analyse der Ausgabendynamik

Die Teil-Indikationsgruppe mit den höchsten
Ausgaben waren 2012 die Impfstoffe gegen
Pneumokokken, auf die knapp 16% der Aus-
gaben für Impfstoffe entfiel (Tab. 3.33) Der
Spitzenreiter des Vorjahres, die Influenza-

impfstoffe wiesen einen Umsatzanteil von
15,14% aus, was einen Rückgang zum Vorjahreswert (18,51%) darstellt. Darüber hinaus
wurden Ausgabenanteile über 10% im Jahr
2012 nur für Impfstoffe gegen FSME und eine
Sechsfachkombination beobachtet.

Die Verbrauchskomponente war 2011
noch leicht positiv, zeigte für 2012 jedoch
an, dass wegen des geringeren Verbrauchs die
Ausgaben um 35,9 Mio. Euro geringer waren.
Grund dafür war der gesunkene Verbrauch
bei den Kombinationsimpfstoffen gegen
Masern, Mumps, Röteln und Varizellen,
den Influenzaimpfstoffen sowie den Pneumokokken-Impfstoffen.

Auch die Packungsgrößen-Komponente
führte im Vergleich zum Vorjahr zu einem
gegenteiligen Effekt: Konnten durch den
höheren Anteil von günstigeren Packungen
2011 noch fast 20 Mio. Euro gespart werden,
wurden 2012 mehr teurere Packungen abgegeben. Die Komponente nahm daher
einen leicht positiven Wert (3,6 Mio. Euro) an
(Abb. 3.69).

Der Wechsel von teureren hin zu günstigeren Herstellern führte 2012 zu ähnlich
hohen Einsparungen wie 2011 (11,4 vs.
8,0 Mio. Euro).

Die Preiskomponente minderte die Ausgaben 2012 um 14 Mio. Euro, was deutlich
geringeren Einsparungen als 2011 (95,4 Mio.
Euro) entsprach. Der berechnete Ausgabenrückgang ist überwiegend auf die mit dem
AMNOG eingeführten gesetzlichen Rabatte
nach § 130a Abs. 2 SGB V zurückzuführen:
Danach sollten die Hersteller für alle abgegebenen Impfstoffe entsprechend § 20d Abs. 1
SGB V einen Abschlag an die Kassen leisten,
der die Differenz zu geringeren Preisen in vier
europäischen Ländern ausgleicht. Impfungen
nach § 20d Abs. 1 SGB V umfassen Impfungen nach dem Infektionsschutzgesetz, jedoch
nicht Impfungen im Rahmen von Satzungsleistungen der Kassen. Der berechnete Ausgabenrückgang durch die Preiskomponente
ist allerdings nur eine Annahme, da Satzungs-

Tab. 3.33 Ausgabenentwicklung in der Indikationsgruppe „J07 Impfstoffe" in den Jahren 2011 und 2012. Aus Gründen der Übersichtlichkeit werden nur die Teil-Indikationsgruppen dargestellt, auf die 95% der Ausgaben entfallen.

Indikations-/ Teil-Indikationsgruppe: Impfung gegen	Ausgaben (Mio. Euro)		Änderung gegenüber Vorjahr (Mio. Euro)		Prozentuale Veränderung gegenüber Vorjahr		Anteil an Gesamtausgaben (%)	
	2011	2012	2010 vs. 2011	2011 vs. 2012	2010 vs. 2011	2011 vs. 2012	2011	2012
Influenza*	158,49	120,43	−109,38	−38,06	−40,83	−4,01	0,59	0,45
Pneumokokken	130,23	124,66	−8,83	−5,56	−6,35	−4,27	0,49	0,47
Diphtherie-HIB-Pertussis-Poliomyelitis-Tetanus-Hepatitis B	123,06	118,98	−10,55	−4,08	−7,89	−3,32	0,46	0,45
FSME	95,59	90,63	8,09	−4,96	9,25	−5,19	0,36	0,34
Masern, Mumps, Röteln, Varizellen	72,47	44,94	−5,49	−27,53	−7,04	−37,99	0,27	0,17
HPV	64,79	77,59	10,92	12,80	20,27	19,75	0,24	0,29
Diphtherie-Pertussis-Poliomyelitis-Tetanus	7,85	7,75	−2,52	−0,10	−24,28	−1,30	0,03	0,03
Meningitis	27,57	24,55	−7,18	−3,02	−20,67	−10,95	0,10	0,09
Pertussis, Kombinationen mit Toxoiden	22,63	23,95	0,53	1,32	2,42	5,84	0,08	0,09
Kombinationen Hepatitis A, B	20,41	17,80	−5,81	−2,61	−22,14	−12,80	0,08	0,07
Varizellen	17,97	24,65	−6,47	6,68	−26,48	37,19	0,07	0,09
Hepatitis B	13,05	12,53	−8,65	−0,52	−39,87	−3,99	0,05	0,05
Masern, Mumps, Röteln	12,39	17,83	−2,58	5,44	−17,21	43,92	0,05	0,07
Gesamt (alle Gruppen)	**856,33**	**795,63**	**−150,20**	**−60,70**	**−14,92**	**−7,09**	**3,20**	**2,98**

* Angaben für Influenzaimpfstoffe ohne Pandemie-Impfstoff (2009/2010)
Quelle: IGES-Berechnungen nach NVI (INSIGHT Health)

leistungen und Impfstoffe entsprechend § 20d Abs. 1 SGB V in zur Verfügung stehenden Daten nicht unterschieden werden können. Somit konnte für eine einzelne Verordnung nicht bestimmt werden, ob ein Abschlag bezahlt wurde. Bei der Bewertung der genannten Preiskomponente muss dies berücksichtigt werden. Somit trug der niedrigere Verbrauchsrückgang 2012 am stärksten zum Ausgabenrückgang bei.

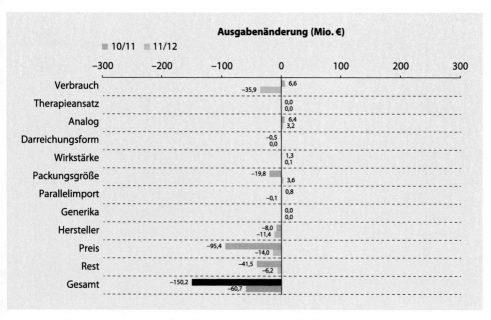

Ausgabenänderung (Mio. €)

◼ Abb. 3.69 Komponenten der Ausgabenänderung im Jahr 2012 für die Indikationsgruppe „J07 Impfstoffe".
Quelle: IGES-Berechnungen nach NVI (INSIGHT Health)

Fazit zur Indikationsgruppe „J07 Impfstoffe"

Ausgaben	Rückgang
Prominenteste Komponente(n)	Verbrauch
Verbrauch	Rückgang vor allem bei Impfungen gegen Influenza
Therapieansätze	Ohne Bedeutung
Analog-Wettbewerb	Ohne Bedeutung
Sonstiges	Ausgabenrückgang durch Preiskomponente

Literatur

Gerhardus A (2009) Gebärmutterhalskrebs – Wie wirksam ist die HPV-Impfung? Deutsches Ärzteblatt 106: A330–334.

Korzilius H (2009) Schweinegrippe-Impfung – Finanzierung ist geklärt. Deutsches Ärzteblatt 106: A1641.

Löwer J, Stöcker S (2009) Paul-Ehrlich-Institut – Wie wirksam ist die HPV-Impfung? Deutsches Ärzteblatt 106: 336–388.

NN (2005) Hexavac vom Markt. arznei-telegramm 36: 91.

NN (2007) Zur FSME-Impfung. Arznei-Telegramm 38: 70–71.

NN (2009) Bundesausschuss drängt Impfkommission zur erneuten Prüfung der HPV-Impfung. Ärztezeitung vom 22.12.2008. http://www.aerztezeitung.de/politik_gesellschaft/arzneimittelpolitik/article/ 526984/bundesausschuss-draengt-impfkommission-erneuten-pruefung-hpv-impfung.html (29.03.2010).

NN (2012a) Wirksamkeit von Grippeimpfstoffen geringer als bisher angenommen. Arzneimittelbrief 46: 9–10.

NN (2012b) Ärzte empört über Impfstoff-Chaos. http://www.aerzteblatt.de/nachrichten/52190/ Aerzte-empoert-ueber-Impfstoff-Chaos (14.03.2013).

NN (2012c) „Gefährlicher Mangel." KBV gegen Rabattverträge bei Impfstoffen. http://www.aerztezeitung.de/medizin/krankheiten/infektionskrankheiten/influenza_grippe/article/825530/gefaehrlicher-mangel-kbv-rabattvertraege-impfstoffen.html (14.03.2013)

PEI (2010) Information zu Verdachtsfallberichten von Nebenwirkungen und Impfkomplikationen nach Anwendung der in Deutschland zugelassenen Schweinegrippe (H1N1)-Impfstoffe vom 19.01.2010. http://www.pei.de/nn_1721690/SharedDocs/Downloads/fachkreise/uaw/berichte/verdachtsfallbericht-7,templateId=raw,property=publicationFile.pdf/verdachtsfallbericht-7.pdf (21.04.2010).

Richter-Kuhlmann E (2009) Neue Grippe – Rasante Ausbreitung. Deutsches Ärzteblatt 106: A1541.

RKI (2006) Mitteilung der Ständigen Impfkommission am Robert Koch-Institut: Empfehlungen der Ständigen Impfkommission (STIKO) am Robert Koch-Institut/Stand: Juli 2006. Epidemiologisches Bulletin Nr. 30.

RKI (2007) FSME: Risikogebiete in Deutschland. Epidemiologisches Bulletin Nr. 15: 129–132.

RKI (2012a) Mitteilung der Ständigen Impfkommission am Robert Koch-Institut: Empfehlungen der Ständigen Impfkommission (STIKO) am Robert Koch-Institut/Stand: Juli 2012. Epidemiologisches Bulletin Nr. 30.

RKI (2012b) Daten und Fakten: Ergebnisse der Studie Gesundheit in Deutschland aktuell 2010. Beiträge zur Gesundheitsberichterstattung des Bundes. RKI. Berlin. http://www.rki.de/DE/Content/Gesundheitsmonitoring/Gesundheitsberichterstattung/GBEDownloadsB/Geda2010/Grippeschutzimpfung.pdf?__blob=publicationFile (22.04.2013).

RKI (2012c) FSME: Risikogebiete in Deutschland (Stand: Mai 2012). Bewertung des örtlichen Erkrankungsrisikos. Epidemiologisches Bulletin Nr. 21.

RKI (2011b) Daten und Fakten: Ergebnisse der Studie „Gesundheit in Deutschland aktuell 2009". Beitrage zur Gesundheitsberichterstattung des Bundes. Berlin.

Böhmer M, Walter D (2011) Grippeschutzimpfung in Deutschland: Ergebnisse des telefonischen Gesundheitssurveys GEDA 2009. GBE kompakt (RKI) 2(1).

RKI (2010a) Mitteilung der Ständigen Impfkommission am Robert Koch-Institut: Empfehlungen der Ständigen Impfkommission (STIKO) am Robert Koch-Institut/Stand: Juli 2010. Epidemiologisches Bulletin Nr. 30.

RKI (2009a) FSME: Risikogebiete in Deutschland. Epidemiologisches Bulletin Nr. 18: 165–172.

RKI (2009b) Impfung gegen HPV – Aktuelle Bewertung der STIKO. Epidemiologisches Bulletin Nr. 32: 320–328.

RKI (2009c) Pneumokokken-Polysaccharid-Impfung – Anpassung der Empfehlung und Begründung. Epidemiologisches Bulletin Nr. 32: 337–338.

RKI (2012) Impfquoten bei den Schuleingangsuntersuchungen in Deutschland 2010. Epidemiologisches Bulletin Nr. 16: 135–139.

Senatsverwaltung für Gesundheit, Umwelt und Verbraucherschutz Berlin (2009) Logistik der Impfstoffversorgung. http://www.berlin.de/imperia/md/content/sen-gesundheit/notfallvorsorge/pande-mie/impfen/infoblatt_logistik.pdf?start&ts=1259840117&file=infoblatt_logistik.pdf (29.03.2010).

3.13 L01 Antineoplastische Mittel

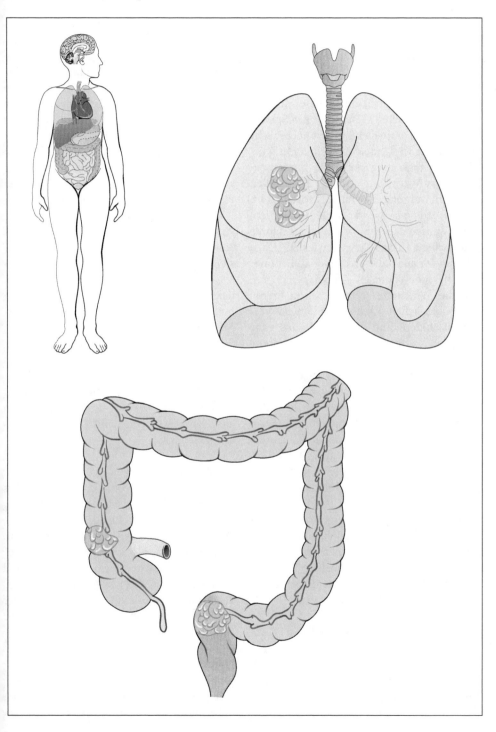

3.13.1 Entwicklung der Indikationsgruppe

Die Indikationsgruppe der antineoplastischen Mittel umfasst Arzneimittel zur Behandlung von Krebserkrankungen (u. a. Zytostatika, monoklonale Antikörper und Proteinkinase-Hemmer). Die Entwicklung dieser Indikationsgruppe ist eine Geschichte der Spezialisierung, d. h. ausgehend von zunächst sehr unspezifisch wirkenden Arzneimitteln wurden Wirkstoffe entwickelt, die immer gezielter das Wachstum nur von Krebszellen hemmen, während die ersten Zytostatika im Prinzip jede wachsende Zelle schädigten. Heute werden dagegen vor allem sogenannte zielgerichtete Therapien entwickelt. Dazu gehören vor allem die Tyrosinkinasehemmer und die monoklonalen Antikörper (s. u.). Manche Wirkstoffe werden bei mehreren unterschiedlichen Krebserkrankungen verwendet, andere sind dagegen nur bei ganz speziellen Formen einer Krebserkrankung wirksam. Die Zytostatika können daher nicht nach ihrer Anwendung bei verschiedenen Erkrankungen in unterschiedliche Teil-Indikationsgruppen klassifiziert werden. Man kann sie aber nach dem Behandlungskonzept in die Teil-Indikationsgruppe „Chemisch definierte Antineoplastika" sowie in die Teil-Indikationsgruppe „Komplementäre Therapie bei Krebserkrankungen" einteilen.

3.13.1.1 Teil-Indikationsgruppe „Chemisch definierte Antineoplastika"

Entsprechend dem Wirkmechanismus der Arzneimittel werden verschiedene Therapieansätze unterschieden, die nachfolgend kurz skizziert werden sollen.

Alkylanzien und platinhaltige Verbindungen

Alkylanzien interagieren mit der DNA der Zelle und unterbinden dadurch deren Vermehrung. Sie wirken prinzipiell auf alle teilungsaktiven Zellen, auch auf solche, die nicht krebsar-

tig verändert sind. Die Entwicklung der Alkylanzien nahm ihren Ausgang von dem bereits 1845 synthetisierten Senfgas (auch Lost genannt), das im 1. Weltkrieg zu Kampfzwecken eingesetzt wurde. 1942 begannen *Goodman* und *Gilman* klinische Studien mit N-Lost-Derivaten, die für die therapeutische Anwendung besser verträglich waren als das sehr toxische Senfgas. Wichtige N-Lost-Derivate sind das Chlorambucil (1953) und das Cyclophosphamid (1958). Ähnlich den N-Lost-Derivaten wirken Carmustin, Lomustin und Estramustin sowie die in den 1970er Jahren entwickelten Platinverbindungen, z. B. Cisplatin.

Antimetabolite

Antimetabolite hemmen als „falsche" Bausteine bestimmte Prozesse im Zellstoffwechsel. Als einer der ersten Antimetaboliten, der auch heute noch eine große Bedeutung hat, wurde 1955 der Folsäureantagonist Methotrexat entwickelt. Ihm folgte 1957 das 5-Fluorouracil. Antimetaboliten, die in den letzten Jahren auf den Markt kamen, sind Pemetrexed (2004), Clofarabin (2006), Nelarabin (2007) sowie Azacitidin (2009). 2012 wurden Decitabin sowie die Fixkombination aus Tegafur, Gimeracil und Oteracil zugelassen (◻ Tab. 3.34).

Antibiotika

Zytostatische Antibiotika sind Stoffe aus Bakterien, die eine zytostatische Wirkung zeigen. Mitte der 1950er Jahre wurden die Wirkstoffe Actinomycin D und C erforscht, 1966 wurde das Bleomycin entwickelt. Daunorubicin und Doxorubicin wurden 1963 und 1967 eingeführt, 1984 folgte das Epirubicin. Mit Pixantron wurde 2012 seit Langem wieder ein Wirkstoff eingeführt, der dieser Gruppe zuzurechnen ist (◻ Tab. 3.34).

Naturstoffe aus Pflanzen

Zu den Naturstoffen gehören aus Pflanzen isolierte und ggf. synthetisch veränderte Wirkstoffe der Therapieansätze Vincaalka-

◻ Tab. 3.34 Neue Wirkstoffe in der Indikationsgruppe L01 in der Teil-Indikationsgruppe „Chemisch definierte Antineoplastika" im Zeitraum von 2008 bis 2012.

Jahr (Markteinführung)	Wirkstoff	Therapieansatz
2008	Nilotinib	Proteinkinase-Hemmer
2008	Panitumumab	Monoklonale Antikörper: EGFR-Expression
2008	Lapatinib	Proteinkinase-Hemmer
2009	Azacitidin	Antimetabolite
2009	Catumaxomab	Monoklonale Antikörper: Adhäsion CD3, EpCAM
2009	Gefitinib	Proteinkinase-Hemmer
2009	Vinflunin	Vincaalkaloide
2010	Ofatumumab	Monoklonale Antikörper: CD20
2010	Pazopanib	Proteinkinase-Hemmer
2011	Cabazitaxel	Taxole
2011	Eribulin	Andere antineoplastische Mittel
2011	Ipilimumab	Monoklonale Antikörper: CTLA-4
2012	Vandetanib	Proteinkinase-Hemmer
2012	Vemurafenib	Proteinkinase-Hemmer
2012	Tegafur, Gimeracil, Oteracil	Antimetabolite
2012	Ruxolitinib	Proteinkinase-Hemmer
2012	Axitinib	Proteinkinase-Hemmer
2012	Decitabin	Antimetabolite
2012	Crizotinib	Proteinkinase-Hemmer
2012	Pixantron	Actinomycine, Anthracycline
2012	Brentuximabvedotin	Antikörper-Wirkstoff-Konjugat

Quelle: IGES

loide, Podophyllotoxine, Taxane und Camptothecine. Die zytostatische Wirkung der Vincaalkaloide wurde 1958 entdeckt. Heute stehen die Wirkstoffe Vinblastin, Vincristin, Vindesin, Vinorelbin und seit 2009 das Vinflunin zur Verfügung. Die Vincaalkaloide gehören wie die Taxane zu den sogenannten Spindelgiften und hemmen die Zellteilung. Die Erforschung der Taxane begann bereits in den 1960er Jahren und wurde Ende der 70er Jahre intensiviert. Die Wirkstoffe Paclitaxel und Docetaxel sind seit 1994 bzw. 1996 in Deutschland verfügbar, 2011 kam das Cabazitaxel hinzu (◻ Tab. 3.34). Die Podophyllotoxine und Camptothecine hemmen die Enzyme Topoisomerase I bzw. II, deren Funktion für die Duplikation der DNA relevant ist. Das erste Podophyllotoxin war das 1959 isolierte Teniposid. Ihm folgte das 1973 entdeckte Etoposid. Die Camptothecine Topotecan und Irinotecan wurden 1997 bzw. 1998 eingeführt.

Monoklonale Antikörper

Sehr spezifisch wirken monoklonale Antikörper, die gegen ganz bestimmte Strukturen auf der Oberfläche von Tumorzellen gerichtet sind. Der erste monoklonale Antikörper war das 1995 eingeführte Edrecolomab zur Behandlung kolorektaler Karzinome. Es wurde im Jahr 2000 allerdings aus dem Handel genommen, weil es in einer Studie weniger wirksam war als die Chemotherapie (NN 2000). Bis heute wurde eine Reihe von wirksamen Antikörpern auf den Markt gebracht. Exemplarisch genannt werden sollen hier die Antikörper mit dem höchsten Verbrauch. Dazu gehören das 1998 eingeführte Rituximab, das sich gegen das Oberflächenantigen CD20 richtet und bei Non-Hodgkin-Lymphom eingesetzt wird. Trastuzumab wurde 2000 eingeführt und wird bei bestimmten Formen des Brustkrebses verwendet. Ein neues Wirkprinzip weist das 2005 eingeführte Bevacizumab auf: Als Angiogenese-Hemmer hemmt es das Wachstum von Blutgefäßen und damit auch das Tumorwachstum. 2012 wurde mit Brentuximab vedotin erstmals ein Antikörper-Wirkstoff-Konjugat eingeführt (◻ Tab. 3.34): Es besteht aus dem gegen das Oberflächenantigen CD30 gerichtete Brentuximab und dem Zytostatikum Monomethyl-Auristatin E. Der Wirkstoff wird bei CD30-positivem Hodgkin-Lymphom verabreicht.

Proteinkinase-Hemmer

Die Gruppe der Proteinkinase-Hemmer wurde 2001 mit der Einführung von Imatinib begründet. Imatinib hemmt sehr spezifisch eine bestimmte Proteinkinase, die nur in bestimmten Krebszellen aktiv ist. Proteinkinasen spielen eine wichtige Rolle bei den Wachstumsprozessen in Krebszellen. Inzwischen wurden weitere Proteinkinase-Hemmer zur Behandlung verschiedener anderer Krebserkrankungen eingeführt: 2005 das Erlotinib, 2006 Dasatinib, Sorafenib und Sunitinib; 2008 folgten Lapatinib und Nilotinib, 2009 das Gefitinib, 2010 das Pazopanib. Im Jahr 2012 wurden weitere fünf Proteinkinase-Hemmer eingeführt (Axitinib, Crizotinib, Ruxolitinib, Vandetanib, Vemurafenib (◻ Tab. 3.34).

Weitere Wirkstoffe

Darüber hinaus stehen Wirkstoffe mit teilweise völlig neuen Wirkprinzipien zur Verfügung. Bortezomib (2004) ist ein Proteasom-Hemmstoff und greift ebenfalls in die Regulation des Wachstums von Krebszellen ein. Proteasome sind am intrazellulären Abbau von Proteinen beteiligt, die bei der Regulation des Zellzyklus mitwirken. Anagrelid (2005) hemmt die Vermehrung der Megakaryozyten, der Vorläuferzellen der Blutplättchen im Knochenmark und ist indiziert bei Patienten mit einer essenziellen Thrombozythämie. Bei Temsirolimus (2007) handelt es sich um den ersten onkologisch verwendeten mTOR-Inhibitor („mammalian target of rapamycin"). Die mit dem mTOR in Verbindung stehenden Abläufe – beispielsweise des Zellwachstums – sind bei Krebszellen oft gestört. Vorbild für das Trabectedin (2007) war ein Stoff aus einer im Meer lebenden Seescheide. Trabectedin bindet an die DNA und verhindert verschiedene für die Zellteilung notwendige Prozesse im Zellkern. Das 2011 eingeführte Eribulin ist ein Analogon des Halichondrin B aus einem Meeresschwamm. Eribulin hemmt die Ausbildung des Spindelapparats und damit die Zellteilung (siehe ◻ Tab. 3.34).

3.13.1.2 Teil-Indikationsgruppe „Komplementäre Therapie bei Krebserkrankungen"

Hier sind vor allem Mistelpräparate zu nennen, die im Rahmen der anthroposophischen Medizin erstmals 1917 eingesetzt wurden.

3.13.2 Entwicklung des Verbrauchs

Insgesamt wurden 2012 53,8 Mio. DDD von antineoplastischen Arzneimitteln über Apotheken abgegeben. Jeder Versicherte der GKV

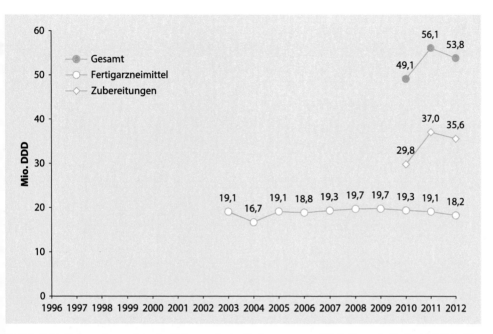

■ **Abb. 3.70** Verbrauch von Arzneimitteln aus der Indikationsgruppe „L01 Antineoplastische Mittel" in Mio. DDD im Zeitraum von 2003 bis 2012.
Quelle: IGES-Berechnungen nach NVI (INSIGHT Health)

erhielt im Durchschnitt 0,8 DDD dieser Arzneimittel, womit sie zu den selten eingesetzten Arzneimitteln gehören.

Eine längere Zeitreihe des Verbrauchs ab 2003 liegt nur für die als Fertigarzneimittel abgegebenen antineoplastischen Mittel vor (■ Abb. 3.70). Hier fällt auf, dass der Verbrauch im Jahr 2004 im Vergleich zum Vorjahr deutlich zurückging und sich im Jahr 2005 erholte. Dieser Einbruch betraf vor allem die Teil-Indikationsgruppe der komplementären Therapie und fällt zusammen mit dem 2004 in Kraft getretenen Gesundheitsmodernisierungsgesetz (GMG). Seitdem ist ein recht stabiler Verbrauch zu beobachten. 2012 lag er bei 18,2 Mio. DDD. Der größte Teil der antineoplastischen Arzneimittel wird in Form von Zubereitungen abgegeben (siehe ▶ Abschn. 3.13.5). Im Jahr 2012 waren es 35,6 Mio. DDD, 1,5 Mio. weniger als im Vorjahr.

Der Verbrauch in der Teil-Indikationsgruppe der chemisch definierten Antineo-

plastika – auf diese entfielen 2012 fast 96% des Verbrauchs von Krebsmitteln – ist 2011 um rund 17% gestiegen, 2012 ging er geringfügig (um weniger als 2%) zurück. Der Verbrauch der Teil-Indikationsgruppe der komplementären Therapie ging in beiden Jahren erheblich zurück (■ Tab. 3.35).

Den Anteil der Zubereitungen bei den am häufigsten verordneten Therapieansätzen der chemisch definierten Antineoplastika zeigt ■ Tab. 3.36. Abgesehen von den Proteinkinase-Hemmern, den „anderen antineoplastischen Mitteln" und den Alkylanzien werden die meisten Zytostatika ganz überwiegend als Zubereitungen abgegeben.

Innerhalb der Teil-Indikationsgruppe der chemisch definierten Antineoplastika dominierte 2012 der Therapieansatz der Antimetabolite mit mehr als 30% den höchsten und steigenden Anteil (■ Abb. 3.71). Etwa je ein Zehntel des Verbrauchs entfiel auf die Therapieansätze der Proteinkinase-

◘ **Tab. 3.35** Übersicht der Menge der verordneten DDD in den Teil-Indikationsgruppen der Indikations-gruppe L01 in den Jahren 2010 bis 2012.

Teil-Indikationsgruppe	DDD 2010 (Mio.)	DDD 2011 (Mio.)	DDD 2012 (Mio.)	Differenz 2010 vs. 2011 (%)	Differenz 2011 vs. 2012 (%)
Chemisch definierte Antineoplastika	44,8	52,5	51,5	17,10	−1,88
Komplementäre Therapie bei Krebs-erkrankungen	4,3	3,6	2,3	−16,09	−36,29
Gesamt	49,1	56,1	53,8	14,21	−4,08

Quelle: IGES-Berechnungen nach NVI (INSIGHT Health)

◘ **Tab. 3.36** Anteile der Rezepturen am Verbrauch der häufigsten Therapieansätze (90% des Verbrauchs der chemisch definierten Antineoplastika) in den Jahren 2010 bis 2012.

Teil-Indikationsgruppe	DDD 2010 (Mio.)	DDD 2011 (Mio.)	DDD 2012 (Mio.)	Anteile der Zubereitungen am Verbrauch (%)		
				2010	2011	2012
Antimetabolite	15,5	17,3	16,8	83,8	85,6	85,3
Proteinkinase-Hemmer	4,3	4,8	5,2	0,0	0,3	0,2
Platinverbindungen	3,5	4,8	4,7	99,4	99,6	99,7
Andere antineoplastische Mittel	4,0	4,2	4,4	0,8	2,0	3,0
Taxole	3,0	3,9	3,8	99,3	99,5	99,4
Alkylanzien	3,0	3,2	3,2	31,5	35,1	37,1
Trastuzumab	2,8	3,5	2,9	92,7	96,6	96,9
Actinomycine, Anthracycline	1,7	2,6	2,4	98,0	98,9	98,8
Mab:CD20 (L01XC02, L01XC10)	1,6	1,9	1,8	83,2	86,2	84,6
Bevacizumab	1,4	1,4	1,5	94,2	97,1	97,6

Quelle: IGES-Berechnungen nach NVI (INSIGHT Health)

Hemmer, Platinverbindungen und die Sammelgruppe der anderen antineoplastischen Mittel. Anteile von über 5% waren außerdem für die Taxole, die Alkylanzien und den monoklonalen Antikörper Trastuzumab zu beobachten. Die Veränderungen können für die meisten Wirkstoffe aufgrund der kurzen Zeitreihe nicht beurteilt werden, da kaum ein einheitlicher Trend zu beobachten ist. Lediglich für die Proteinkinase-Hemmer, die fast ausschließlich als Fertigarzneimittel abgege-

ben werden, ist ein seit Jahren ungebrochenes Wachstum festzustellen, das in den letzten drei Jahren jeweils bei 9% lag.

Für den zunehmenden Verbrauch der Proteinkinase-Hemmer war bislang vor allem die gute Wirksamkeit von Imatinib bedeutsam, dem immer noch wichtigsten Wirkstoff in diesem Ansatz, insbesondere bei chronischer myeloischer Leukämie. Allerdings geht die relative Bedeutung von Imatinib zurück, da einerseits der Verbrauch seit 2011

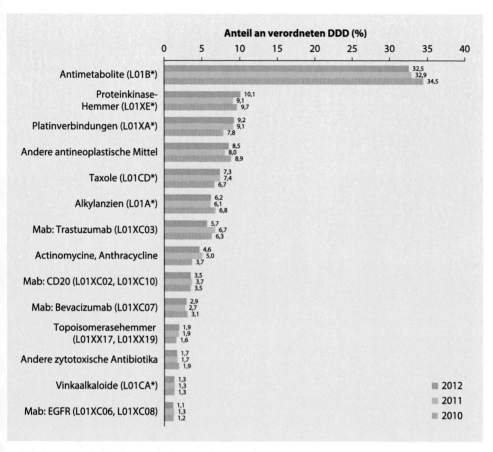

Anteil an verordneten DDD (%)

Therapieansatz	Werte
Antimetabolite (L01B*)	32,5 / 32,9 / 34,5
Proteinkinase-Hemmer (L01XE*)	10,1 / 9,1 / 9,7
Platinverbindungen (L01XA*)	9,2 / 9,1 / 7,8
Andere antineoplastische Mittel	8,5 / 8,0 / 8,9
Taxole (L01CD*)	7,3 / 7,4 / 6,7
Alkylanzien (L01A*)	6,2 / 6,1 / 6,8
Mab: Trastuzumab (L01XC03)	5,7 / 6,7 / 6,3
Actinomycine, Anthracycline	4,6 / 5,0 / 3,7
Mab: CD20 (L01XC02, L01XC10)	3,5 / 3,7 / 3,5
Mab: Bevacizumab (L01XC07)	2,9 / 2,7 / 3,1
Topoisomerasehemmer (L01XX17, L01XX19)	1,9 / 1,9 / 1,6
Andere zytotoxische Antibiotika	1,7 / 1,7 / 1,9
Vinkaalkaloide (L01CA*)	1,3 / 1,3 / 1,3
Mab: EGFR (L01XC06, L01XC08)	1,1 / 1,3 / 1,2

■ 2012
■ 2011
■ 2010

◻ Abb. 3.71 Anteile der Therapieansätze an den verordneten DDD in der Indikationsgruppe „L01 Antineoplastische Mittel" für 2010 bis 2012. Zur Verdeutlichung der zugrunde liegenden ATC-Klassifikation sind die ATC-Kodes genannt. Dargestellt sind nur die Anteile von Wirkstoffen, die 2012 mindestens 1% erreichten. Quelle: IGES-Berechnungen nach NVI (INSIGHT Health)

nur noch langsam wächst und andererseits eine Vielzahl weiterer Proteinkinase-Hemmer auf den Markt gekommen ist. Daher ist innerhalb der Proteinkinase-Hemmer der Anteil von Imatinib zwischen 2010 und 2012 deutlich von rund 46 auf 39% zurückgegangen (◻ Abb. 3.72). Zurück gingen auch die Verbrauchsanteile von „etablierten" Proteinkinase-Hemmern Erlotinib, Sunitinib oder Sorafenib, deren Verbrauch inzwischen stagniert. Wachsende Verbrauchsanteile bei anderen Proteinkinase-Hemmern sind ein Zeichen dafür, dass der Verbrauch dieser

Wirkstoffe gestiegen ist. Wirkstoffe dieses Therapieansatzes haben zwar ein ähnliches Wirkprinzip, sind jedoch jeweils nur bei bestimmten Krebsarten zugelassen und daher in der Regel untereinander nicht substituierbar.

Bei den Antimetaboliten dominieren die drei Wirkstoffe Fluorouracil, Capecitabin und Gemcitabin, die zusammen etwa 90% des Verbrauchs umfassen. Zwischen 2010 und 2012 blieben die Verbrauchsanteile der Antimetaboliten weitgehend konstant (◻ Abb. 3.73). Weitaus am häufigsten wurde Fluorouracil mit

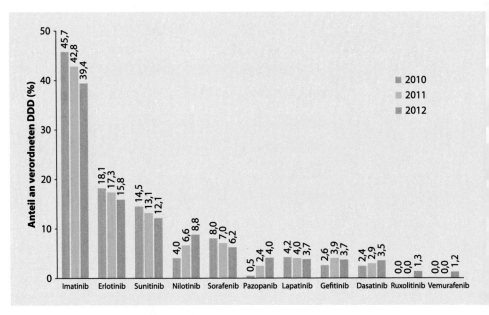

Abb. 3.72 Anteile der verordneten DDD für die Analog-Wirkstoffe des Therapieansatzes „Proteinkinase-Hemmer" für 2010 bis 2012.

Quelle: IGES-Berechnungen nach NVI (INSIGHT Health)

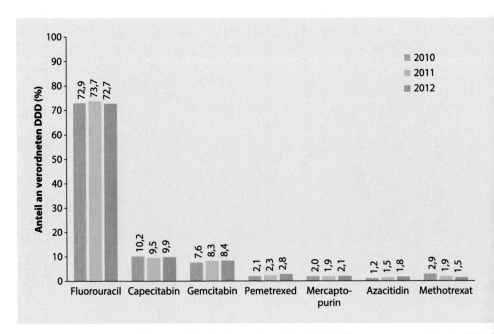

Abb. 3.73 Anteile der verordneten DDD für die Analog-Wirkstoffe des Therapieansatzes „Antimetabolite" für 2010 bis 2012. Dargestellt sind lediglich die Anteile von Wirkstoffen mit einem Anteil von mindestens 1%.

Quelle: IGES-Berechnungen nach NVI (INSIGHT Health)

einem Anteil von rund 73% verordnet. Auf Capecitabin entfielen rund 10% und auf Gemcitabin rund 8%.

Im Jahr 2012 wurden die folgenden Verbrauchsanteile beobachtet: 66% für Capecitabin, 14% für Methotrexat, 10% für Mercaptopurin sowie 8% für Fluoruracil. Bei keinem der Antimetaboliten war ein stabiler Trend für eine deutliche Änderung des Verbrauchs zu erkennen.

Bei den Platinverbindungen entfielen zwischen 2010 und 2012 rund 48% auf Oxaliplatin und rund ein Drittel mit steigender Tendenz auf Carboplatin. Der Anteil von Cisplatin war rückläufig und lag 2012 bei knapp 17%.

Bei den „anderen antineoplastischen Mitteln" stieg der Verbrauch sowohl 2011 als auch 2012 jeweils um etwa 5% an. Der am häufigsten verordnete Wirkstoff war das Hydroxycarbamid, dessen Anteil trotz steigenden Verbrauchs von rund 78 auf 76% zurückging. Anagrelid lag stabil bei knapp 20%, und das 2010 eingeführte Eribulin erreichte 2012 einen Anteil von gut 2%.

Unter den Taxanen gab es deutliche Verschiebungen der Verbrauchsanteile: Während der von Docetaxel von 67 auf 51% zurückging, war für Paclitaxel ein reziproker Anstieg zu beobachten. Dahinter stand ein, in etwa, stabiler Verbrauch von Docetaxel, doch nahezu eine Verdopplung des Verbrauchs von Paclitaxel. Das 2010 neu eingeführte Cabazitaxel erreichte 2012 einen Anteil von lediglich 0,2%.

Bei den Alkylanzien dominieren vier Wirkstoffe, deren Verbrauchsanteile sich kaum veränderten. Der Anteil von Temozolomid lag im Beobachtungszeitraum konstant bei 30%, gefolgt von Cyclophosphamid mit einem stabilen Anteil von rund 23%. Der Verbrauchsanteil von Bendamustin stieg leicht an und lag 2012 bei fast 17%, der Anteil von Chlorambucil ging zurück auf knapp 15%. Temozolomid ist seit 2010 generisch verfügbar. Der Generikaanteil am Verbrauch hat sich von 16% im Jahr 2010 auf rund 48% im Jahr 2012 erhöht. Allerdings lag der mittlere AVP je DDD

für Generika auch nur um 16% unter dem des Originalprodukts.

3.13.3 Epidemiologie, Bedarf und Angemessenheit der Versorgung

2010 wurden in Deutschland 450.000 inzidente Krebsfälle erwartet (*RKI* und *GEKID* 2010); für 2012 wurden 486.200 prognostiziert (*RKI* und *GEKID* 2012). Den RKI-Schätzungen zufolge wurden im Jahr 2010 rund 246.000 Fälle bei Männern und 204.000 Fälle bei Frauen erwartet (*RKI* und *GEKID* 2010). Nur ein Teil der Krebserkrankungen spielt in der ambulanten Versorgung eine Rolle. Brust- und Prostatakrebs sind die häufigsten Krebserkrankungen, die über längere Zeit ambulant behandelt werden (siehe ▶ Abschn. 3.14).

Der Bedarf an antineoplastischen Mitteln für den ambulanten Verbrauch kann aus verschiedenen Gründen nicht geschätzt werden. Die Behandlung mit Zytostatika erfolgt zwar in der Regel nach erprobten Schemata, trotzdem hängt die Therapie von zahlreichen individuell variablen Faktoren ab. Dies sind vor allem Stadium und Progression der Erkrankung, das Ansprechen auf die Therapie, die Präferenz einer bestimmten Therapie im Falle verschiedener Optionen oder die Verträglichkeit einer Therapie. Zudem sehen zytostatische Regime häufig keine Dauertherapie, sondern eine intermittierende Gabe von Medikamenten vor. Zu berücksichtigen ist außerdem, dass viele Zytostatika nicht als Fertigarzneimittel, sondern in Form von Rezepturen abgegeben werden (siehe ▶ Abschn. 3.13.6). Andererseits ist zu bedenken, dass einige Zytostatika – insbesondere Methotrexat (siehe ▶ Abschn. 3.16 und 3.17) und das Alkylans Cyclophosphamid – auch als Immunsuppressiva eingesetzt werden, z. B. bei rheumatoider Arthritis. Angesichts der zahlreichen unerwünschten Wirkungen von Zytostatika ist jedoch kaum anzunehmen, dass der beobachtete Verbrauch über den bestehenden Bedarf hinausgeht. Umgekehrt gibt es auch keine Anhaltspunkte dafür, dass in Deutschland der Verbrauch an antineoplastischen Mitteln nicht mit dem Bedarf Schritt halten würde.

3.13.4 Analyse der Ausgabendynamik der Fertigarzneimittel

Für Fertigarzneimittel aus der Indikationsgruppe der antineoplastischen Mittel betrugen die Ausgaben 2012 rund 930 Mio. Euro (◻ Tab. 3.37), von denen über 98% auf die Teil-Indikationsgruppe der chemisch definierten Antineoplastika entfielen.

Dazu kamen weitere rund 1,4 Mrd. Euro für Zubereitungen aus der Indikationsgruppe der neoplastischen Mittel. Zubereitungen werden jedoch nicht in der folgenden Komponentenzerlegung berücksichtigt, sondern im ► Abschn. 3.13.5 separat betrachtet.

Der Beitrag der einzelnen Komponenten zur Ausgabenänderung unterscheidet sich in den Jahren 2011 und 2012 vor allem in Bezug auf Verbrauchs-, Therapieansatz-, Analog- und Preiskomponente (◻ Abb. 3.74).

Die Verbrauchskomponente war 2012 mit 19,1 Mio. Euro leicht geringer im Vergleich zum Vorjahr mit 19,5 Mio. Euro. Der Ausgabenanstieg ist alleinig auf einen gestiegenen Verbrauch im Bereich der chemisch definierten Antineoplastika zurückzuführen. Bei der Therapieansatzkomponente sind die Ausgaben mit 41,6 Mio. Euro im Vergleich zum Vorjahr (16,3 Mio. Euro) deutlich angestiegen. Dies ist auf den höheren Verbrauchsanteil der Proteinkinase-Hemmer und der mTOR-Hemmer zurückzuführen. Der Einfluss der Analogkomponente stieg im Vergleich zum Vorjahr von 4,2 auf 25,6 Mio. Euro an. Für das Jahr 2012 sind hier vor allem die gestiegenen Verbrauchsanteile von Everolimus, Nilotinib, und Pazopanib sowie die 2012 neu eingeführten Proteinkinase-Hemmer wie Vemurafenib zu nennen.

Während die Preiskomponente im vorherigen Berichtsjahr noch zu den größten Einsparungen in Höhe von 64,1 Mio. Euro führte, sanken diese 2012 auf 14,4 Mio. Euro ab. Ursächlich für die negative Preiskomponente sind vor allem individuelle Rabatte. Der geringere Effekt der Preiskomponente führte 2012 zu einem Anstieg der Gesamtausgaben für antineoplastische Mittel um 67,3 Mio. Euro. Im Vorjahr sanken die Ausgaben um 26,3 Mio. Euro.

◻ **Tab. 3.37** Ausgabenentwicklung in der Indikationsgruppe „L01 Antineoplastische Mittel" in den Jahren 2011 und 2012.

Indikations-/ Teil-Indikationsgruppe	Ausgaben (Mio. Euro)		Änderung gegenüber Vorjahr (Mio. Euro)		Prozentuale Veränderung gegenüber Vorjahr		Anteil an Gesamtausgaben (%)	
	2011	2012	2010 vs. 2011	2011 vs. 2012	2010 vs. 2011	2011 vs. 2012	2011	2012
Chemisch definierte Antineoplastika	843,10	918,26	−22,56	75,16	−2,61	8,91	3,15	3,44
Komplementäre Therapie bei Krebserkrankungen	20,23	12,32	−3,70	−7,91	−15,46	39,10	0,08	0,05
Gesamt	863,32	930,57	−26,25	67,25	−2,95	7,79	3,23	3,49

Quelle: IGES-Berechnungen nach NVI (INSIGHT Health)

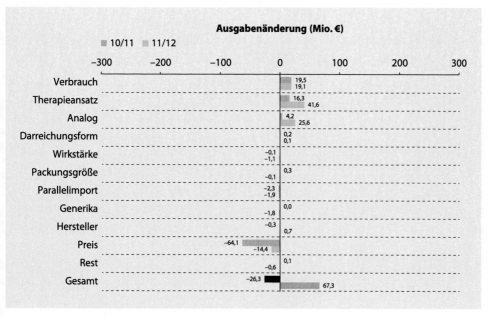

Ausgabenänderung (Mio. €)

■ 10/11 ■ 11/12

Abb. 3.74 Komponenten der Ausgabenänderung im Jahr 2012 für die Indikationsgruppe „L01 Antineoplastische Mittel" für die Fertigarzneimittel.
Quelle: IGES-Berechnungen nach NVI (INSIGHT Health)

3.13.5 Analyse der Ausgabendynamik der Zubereitungen

Insgesamt gaben gesetzliche Krankenkassen 2012 basierend auf Taxwerten 1,4 Mrd. Euro für Zubereitungen aus, welche auf Fertigarzneimitteln basieren und der Indikationsgruppe L01 zuzuordnen sind. Dies stellt einen Rückgang zum Vorjahreswert um 155,0 Mio. Euro dar (Abb. 3.75). Den größten Effekt auf den Ausgabenrückgang hatten die Verbrauchs- und die Preiskomponente. Der Ausgabenrückgang durch einen geringeren Verbrauch lag 2012 bei 60,9 Mio. Euro. Besonders ausgeprägt war der Verbrauchsrückgang von Trastuzumab und Docetaxel. Als ausgabensenkende Komponente ist vor allem die Preiskomponente zu nennen, die die Ausgaben um 103,6 Mio. Euro reduzierte. Auch die Wirkstärkekomponente und die Herstellerkomponente senkten die Ausgaben um 8,8

bzw. 5,9 Mio. Euro. Generika spielen bei der Ausgabenreduzierung allerdings nur eine sehr geringe Rolle. Der Ausgabenrückgang durch Generikasubstitution lag 2012 bei nur 0,8 Mio. Euro. Dies ist insbesondere auf eine Erhöhung der Generikaquote von Docetaxel zurückführen, die von 43,1% im Vorjahr auf 65% in 2012 anstieg. Ursächlich für den Ausgabenrückgang durch die Preiskomponente waren neben allgemeinen Preisreduzierungen Umstellungen bei der Hilfstaxe. Demnach erhöhte sich für generische Zytostatika-haltige Zubereitungen der Abschlag auf den Apothekeneinkaufspreis von 10% auf 25%.

Zu einem Anstieg der Ausgaben führte 2012 die Analogkomponente in Höhe von 27,5 Mio. Euro. Als Ursache dieser Entwicklung sind beispielhaft zu nennen die höheren Verbrauchsanteile von Paclitaxel, Bevacizumab, Pemetrexed oder Bortezomib.

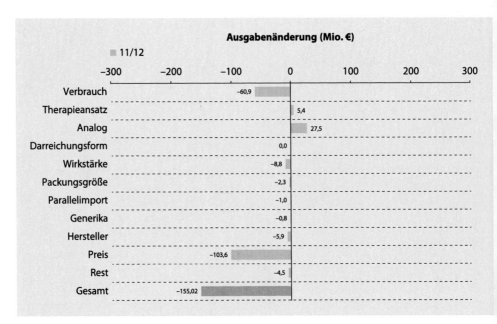

☐ **Abb. 3.75** Komponenten der Ausgabenänderung im Jahr 2012 für die Indikationsgruppe „L01 Antineo-plastische Mittel" für die Zubereitungen.

Quelle: IGES-Berechnungen nach NVI (INSIGHT Health)

☐ **Tab. 3.38** Verbrauchsentwicklung für die zehn verbrauchsstärksten Indikationsgruppen innerhalb der Zu-bereitungen in den Jahren 2011 und 2012.

Indikationsgruppe	DDD 2011 (Mio.)	DDD 2012 (Mio.)	Änderung gegenüber dem Vorjahr (Mio. DDD)	Prozentuale Veränderung gegenüber dem Vorjahr
Antineoplastische Mittel (L01)	37,0	35,6	−1,5	−3,9
Muskelrelaxanzien (M03)	7,8	8,3	0,5	6,1
Blutersatzmittel und Perfusionslösungen (B05)	5,3	4,7	−0,6	−11,7
Kortikosteroide zur systemischen Anwendung (H02)	6,6	3,5	−3,1	−46,7
Alle übrigen therapeutischen Mittel (V03)	3,1	2,9	−0,2	−7,0
Immunsuppressiva (L04)	1,4	1,7	0,3	22,0
Analgetika (N02)	1,5	1,6	0,1	7,9
Andere Mittel für das Nervensystem (N07)	0,4	1,2	0,8	194,4
Mineralstoffe (A12)	0,7	0,7	−0,1	− 12,3
Mittel zur Behandlung von Knochen-erkrankungen (M05)	0,1	0,5	0,5	482,8

Quelle: IGES-Berechnungen nach NVI (INSIGHT Health)

3.13.6 Verbrauch und Ausgaben von Zubereitungen insgesamt

Arzneimittelzubereitungen unterscheiden sich von den Fertigarzneimitteln, welche hauptsächlich im Arzneimittel-Atlas betrachtet werden. Im Gegensatz zu Fertigarzneimitteln werden Zubereitungen – auch Rezepturen genannt – in Apotheken individuell für einen Patienten hergestellt. Zubereitungen werden entweder auf der Basis von Fertigarzneimitteln oder unter Verwendung geeigneter Rohstoffe angefertigt.

Der folgende Abschnitt gibt eine Übersicht über die Entwicklung der Zubereitungen bzw. Rezepturen. Erstmals sind entsprechende Ausgabendaten in der NVI komplett für 2011 und 2012 verfügbar, sodass ein Jahresvergleich möglich ist. Es stehen detaillierte Angaben zu solchen Zubereitungen zur Verfügung, die aus Fertigarzneimitteln bereitet wurden, nicht jedoch für Zubereitungen aus Rohstoffen. Sowohl in Bezug auf den Verbrauch als auch auf die Ausgaben ist der überwiegende Teil der Zubereitungen der Indikationsgruppe der antineoplastischen Mittel zuzuordnen, weshalb dieser Bereich des GKV-Arzneimittelmarkts an dieser Stelle diskutiert wird.

Insgesamt ging der Verbrauch gemessen in DDD von 66,8 auf 63,2 Mio. zurück. Die Verbrauchsentwicklung für die zehn größten Indikationsgruppen zeigt ❑ Tab. 3.38. Der stärkste absolute und relative Verbrauchsrückgang war für die systemischen Kortikosteroide zu beobachten. An zweiter Stelle standen die antineoplastischen Mittel, deren Verbrauch um 1,5 Mio. DDD zurückging.

Die Ausgaben für alle hier betrachteten Zubereitungen betrugen im Jahr 2012 1682,8 Mio. Euro und lagen damit 158,4 Mio. Euro unter

❑ **Tab. 3.39** Ausgabenentwicklung für die zehn ausgabenstärksten Indikationsgruppen innerhalb der Zubereitungen in den Jahren 2011 und 2012.

Indikationsgruppe	Ausgaben 2011 (Mio. Euro)	Ausgaben 2012 (Mio. Euro)	Änderung gegenüber dem Vorjahr (Mio. Euro)	Prozentuale Veränderung gegenüber dem Vorjahr
Antineoplastische Mittel (L01)	1600,2	1445,2	−155,0	−9,7
Immunsuppressiva (I04)	82,7	98,5	15,8	19,1
Blutersatzmittel und Perfusionslösungen (B05)	36,1	36,3	0,3	0,7
Alle übrigen therapeutischen Mittel (V039	50,6	32,3	−18,3	−36,1
Andere Mittel für das alimentäre System und den Stoffwechsel (A16)	16,8	19,8	3,0	17,9
Mittel zur Behandlung von Knochenerkrankungen (M05)	24,5	17,7	−6,8	−27,7
Immunsera und Immunglobuline (J06)	7,5	11,0	3,6	47,8
Muskelrelaxanzien (M03)	11,1	10,1	−1,1	−9,6
Antibiotika zur systemischen Anwendung (J01)	6,1	6,2	0,1	1,0
Immunstimulanzien (L03)	5,6	5,7	0,1	1,0
Übirge Indikationsgruppen	37,3	35,1	−2,2	−5,9
Summe	**1841,2**	**1682,8**	**−158,4**	**−8,6**

Quelle: IGES-Berechnungen nach NVI (INSIGHT Health)

dem Vorjahreswert. Den größten Anteil an diesem Rückgang hatten die antineoplastischen Mittel (■ Tab. 3.39). In Bezug auf die Höhe der Ausgaben liegen die antineoplastischen Mittel mit Abstand auf dem ersten Platz. An zweiter Stelle folgen die Immunsuppressiva, doch betragen die Ausgaben für Zubereitungen aus dieser Indikationsgruppe noch nicht einmal ein Zehntel der Zytostatika-Ausgaben.

Fazit zur Indikationsgruppe „L01 Antineoplastische Mittel"

Ausgaben	Rückgang
Prominenteste Komponente(n)	Preis, Verbrauch, Therapieansatz
Verbrauch	Rückgang
Therapieansätze	Therapieoptimierung: Höhere Anteile der Proteinkinase-Hemmer
Analog-Wettbewerb	Therapieoptimierung: Höhere Anteile von verschiedenen Proteinkinase-Hemmern
Sonstiges	Ausgabenrückgang durch Preiskomponente

Literatur

DGN (Deutsche Gesellschaft für Neurologie) (2008) Leitlinien der DGN – Gliome. http://www.dgn.org/inhalte-a-z/484-leitlinien-der-dgn-gliome.html (09.05.2011).

GEKID (2011) InstantAtlas^TM.. http://www.ekr.med.uni-erlangen.de/GEKID/Atlas/CurrentVersion/Inzidenz/atlas.html (07.05.2011).

Muss HB, Berry DB, Cirrincione CT, Theodoulou M et al. (2009) Adjuvant chemotherapy in older women with early-stage breast cancer. N Engl J Med 360: 2055–2065.

NN (2000) Vertrieb von Edrecolomab eingestellt. Beitrag der PZ-Redaktion, Govi-Verlag. http://www.apotheker-zeitung.de/fileadmin/pza/2000-31/Pharm3.htm (16.08.2006).

RKI, GEKID (Hrsg.) (2010) Krebs in Deutschland 2005–2006. Häufigkeiten und Trends. 7. überarbeitete Auflage, Berlin: Robert Koch-Institut.

RKI, GEKID (Hrsg.) (2012) Krebs in Deutschland 2007–2008. 8. überarbeitete Auflage, Berlin: Robert Koch-Institut.

Statistisches Bundesamt (Destatis) (Stand Mai 2012) Krankenhausdiagnosestatistik.

3.14 L02 Endokrine Therapie (zytostatische Hormone)

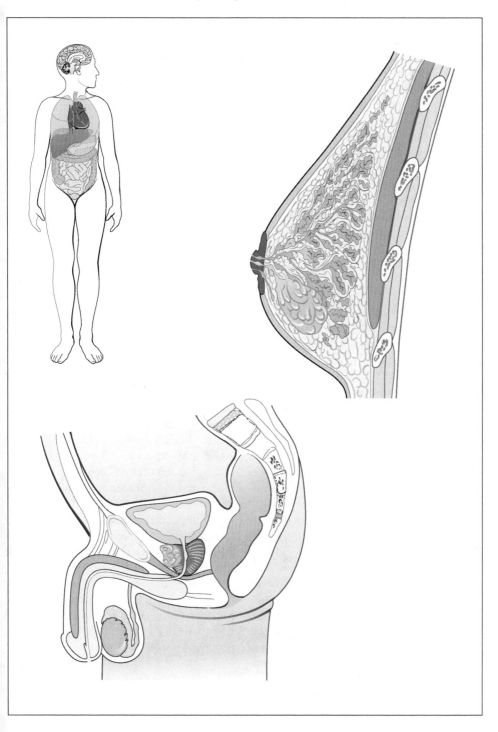

3.14.1 Entwicklung der Indikationsgruppe

Ein hormonabhängiges Wachstum findet sich vor allem bei drei Krebserkrankungen: dem Mamma- und dem Endometriumkarzinom bei Frauen und dem Prostatakarzinom bei Männern. Wirkstoffe zur Behandlung dieser Erkrankungen stellen daher auch die Teil-Indikationsgruppen unter den zytostatischen Hormonen dar. Einer der ersten Hinweise auf den Zusammenhang von Hormonen und Krebswachstum wurde im Jahr 1893 von *Beatson* beschrieben, der nach einer Ovarektomie eine Regression bei Brustkrebs beobachtete. *Beatson* war es auch, der 1896 feststellte, dass eine Kastration bei Männern zum Rückgang einer bestehenden Prostatahypertrophie führt.

Mittel zur Behandlung des Brustkrebses
In der endokrinen Therapie des Brustkrebses werden die Therapieansätze der Antiöstrogene und Aromatasehemmer unterschieden. Tamoxifen wurde 1962 als Antiöstrogen entwickelt und 1976 in Deutschland zugelassen. Heute wird Tamoxifen zu den sogenannten SERM (selektive Östrogenrezeptor-Modulatoren) gezählt, zu denen auch Raloxifen und Toremifen gehören. SERM hemmen nicht generell die Wirkung von Östrogen an Östrogenrezeptoren, sondern wirken abhängig vom Gewebe agonistisch, antagonistisch oder zeigen gar keine Aktivität. Ein wirkliches Antiöstrogen ist das 2004 eingeführte Fulvestrant.

Eine antiöstrogene Wirkung kann auch durch Hemmung der Biosynthese von Östrogen erreicht werden. Dazu werden Enzyminhibitoren, die Aromatasehemmer, eingesetzt. Aminoglutethimid ist ein solcher Aromatasehemmer, der 1960 ursprünglich als Antiepileptikum eingeführt wurde. Neuere Aromatasehemmer (Aromatasehemmer der dritten Generation) sind potenter und wirken spezifischer als das Aminoglutethimid. Dazu gehören das 1996 eingeführte Anastrozol sowie Letrozol (1997) und Exemestan (2000).

Mittel aus dem Therapieansatz der Gestagene kommen bei der Behandlung des Endometriumkarzinoms zum Einsatz, spielen jedoch in Bezug auf die verbrauchten Mengen praktisch keine Rolle.

Mittel zur Behandlung des Prostatakrebses
Zur endokrinen Therapie des Prostatakrebses werden Östrogene heute kaum noch eingesetzt. Zu einer „chemischen Kastration" führen die Therapieansätze der Gonadotropin-Releasing-Hormon-Analoga (GnRH-Analoga) und der Antiandrogene. Als erstes GnRH-Analogon wurde 1984 das Buserelin eingeführt, gefolgt von Leuprorelin (1984), Triptorelin (1986) und Goserelin (1988). Buserelin und Goserelin werden auch bei Frauen mit Brustkrebs eingesetzt. Die GnRH-Analoga führen durch Beeinflussung hormonaler Regelkreise zu einer verminderten Ausschüttung von Testosteron. Zu Beginn der Therapie kommt es jedoch zu einem Anstieg des Testosterons, sodass in der Regel zumindest vorübergehend eine Kombination mit Antiandrogenen durchgeführt wird. Diese wurden parallel zu den GnRH-Analoga mit den Wirkstoffen Flutamid und Bicalutamid in den Jahren 1984 bzw. 1996 eingeführt. Die Antiandrogene blockieren den Testosteronrezeptor und unterbinden so die Wirkung von Testosteron. Seit 2008 gibt es den Therapieansatz der GnRH-Antagonisten, die nicht zu einer initialen Erhöhung der Testosteronausschüttung führen. Hier stehen die Wirkstoffe Abarelix (2008) und Degarelix (2009) zur Verfügung. 2011 wurde mit Abirateronacetat der Therapieansatz der CYP17-Inhibitoren begründet. Durch Hemmung des Enzyms CYP17 wird die Testosteronsynthese komplett blockiert (◻ Tab. 3.40).

□ Tab. 3.40 Neue Wirkstoffe in der Indikationsgruppe L02 im Zeitraum von 2008 bis 2012.

Jahr (Markteinführung)	Wirkstoff	Teil-Indikationsgruppe	Therapieansatz
2008	Abarelix	Mittel zur Behandlung des Prostatakrebses	GnRH-Antagonisten
2009	Degarelix	Mittel zur Behandlung des Prostatakrebses	GnRH-Antagonisten
2011	Abirateronacetat	Mittel zur Behandlung des Prostatakrebses	CYP17-Inhibitoren

Quelle: IGES

3.14.2 Entwicklung des Verbrauchs

Die zytostatischen Hormone gehören zu den selten verordneten Arzneimitteln. Bezogen auf die GKV-Versicherten wurden 2012 jedem Versicherten umgerechnet 2 DDD verordnet. Der Verbrauch der zytostatischen Hormone hat sich seit 1996 beinahe verdreifacht. Insgesamt zeigt die Verbrauchsentwicklung bis 2009 einen weitgehend stetigen Verlauf in zwei Phasen. Zwischen 1996 und 2003 verlief die Verbrauchsentwicklung mit einem mittleren jährlichen Zuwachs von rund 9 Mio. DDD jährlich steiler als in den nachfolgenden Jahren, in denen der jährliche Zuwachs im Mittel auf knapp 4 Mio. DDD abflachte. Seit 2009 stagniert der Verbrauch (□ Abb. 3.76).

Knapp 60% Anteil am Verbrauch hatte die Teil-Indikationsgruppe der Mittel zur Behandlung des Brustkrebses. Sowohl für diese Teil-Indikationsgruppe als auch für die Mittel

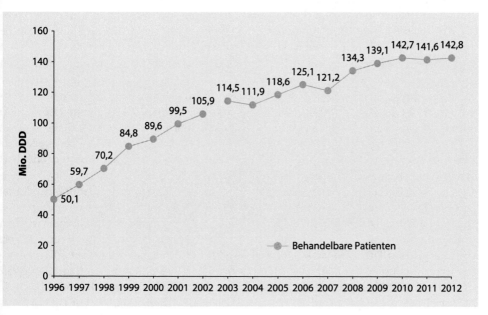

□ Abb. 3.76 Verbrauch von Arzneimitteln aus der Indikationsgruppe „L02 Zytostatische Hormone" in Mio. DDD im Zeitraum von 1996 bis 2012.

Quelle: IGES nach AVR (1996 bis 2002), IGES-Berechnungen nach NVI (INSIGHT Health) (ab 2003)

Tab. 3.41 Übersicht der Menge der verordneten DDD in den Teil-Indikationsgruppen der Indikationsgruppe L02 in den Jahren 2010 bis 2012.

Teil-Indikationsgruppe	DDD 2010 (Mio.)	DDD 2011 (Mio.)	DDD 2012 (Mio.)	Differenz 2010 vs. 2011 (%)	Differenz 2011 vs. 2012 (%)
Brustkrebs	84,27	82,49	83,16	−2,12	0,81
Prostatakarzinom	58,47	59,10	59,67	1,08	0,95
Summe	142,74	141,59	142,82	−0,81	0,87

Quelle: IGES-Berechnungen nach NVI (INSIGHT Health)

gegen Prostatakrebs zeigte sich der Verbrauch im Beobachtungszeitraum weitgehend unverändert (■ Tab. 3.41).

Im Teil-Indikationsgebiet der Mittel zur Behandlung des Brustkrebses zeigten sich zwischen 2010 und 2012 nur geringfügige Veränderungen: Die Verbrauchsanteile der Therapieansätze verteilten sich im Wesentlichen auf die Aromatasehemmer, deren Anteil von rund 61 auf 56% zurückging, und die Antiöstrogene, deren Anteil reziprok von rund 39 auf 43% stieg. Hinter diesen Anteilsveränderungen steht ein Verbrauchsrückgang der Aromatasehemmer (2012 um rund 8% gegenüber 2010), während der Verbrauch der Antiöstrogene gestiegen ist. Ähnliche Verbrauchsrückgänge bzw. -zuwächse waren in der Vergangenheit auch schon bei den Antiöstrogenen zu beobachten und sind möglicherweise normale Schwankungen im Stadium der Marktsättigung. Erstaunlich ist eher, dass der Verbrauchsrückgang bei den Aromatasehemmern zeitlich mit der Einführung der Generika in diesem Therapieansatz zusammenfällt, der zu einem Rückgang des mittleren AVP je DDD von 6,11 Euro auf 1,83 Euro geführt hat.

Innerhalb des Therapieansatzes der Antiöstrogene dominiert der Wirkstoff Tamoxifen, dessen Anteil am Verbrauch 2011 und 2012 stabil bei 96,3% lag. Unter den Wirkstoffen des Therapieansatzes der Aromatasehemmer zeigten sich im betrachteten Zeitraum geringe Veränderungen: Der Anteil

von Anastrozol war rückläufig und erreichte 2012 rund 46%, Letrozol und Exemestan erhöhten ihre Anteile auf fast 37% bzw. 18% (■ Abb. 3.77). Für alle drei Aromatasehemmer kamen 2011 Generika auf den Markt. Die Verbrauchsanteile der Generika lagen 2012 zwischen 50% bei Letrozol und 68% bei Anastrozol.

In der aktuell verfügbaren interdisziplinären S3-Leitlinie der Deutschen Krebsgesellschaft e. V. und der Deutschen Gesellschaft für Gynäkologie und Geburtshilfe zur Behandlung des Brustkrebses (*Leitlinienprogramm Onkologie* 2012) wird die endokrine Therapie als adjuvante Therapie empfohlen bei östrogen- bzw. progesteronempfindlichen Tumoren. Für Frauen vor der Menopause wird Tamoxifen als Mittel der Wahl empfohlen, für Frauen nach der Menopause Aromatasehemmer. Es sind unterschiedliche Therapieschemata möglich, wobei entweder nur Tamoxifen, nur Aromatasehemmer oder beides in Folge gegeben wird.

In der Teil-Indikationsgruppe der Mittel zur Behandlung des Prostatakrebses zeigten die Anteile der Therapieansätze zwischen 2010 und 2012 nur wenig Änderung (■ Abb. 3.78). Der Verbrauchsanteil der GnRH-Analoga lag bei 77% und war gering rückläufig, der Anteil der Antiandrogene lag stabil bei 20%. Die neuen Therapieansätze der GnRH-Antagonisten und CYP17-Inhibitoren erreichten lediglich 1,5% bzw. 1,3%. Die Verbrauchsanteile der Wirkstoffe bei den GnRH-Analoga

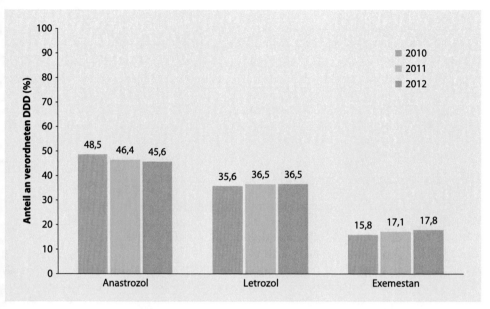

■ **Abb. 3.77** Anteile der verordneten DDD in der Indikationsgruppe L02 – Wirkstoffe der Teil-Indikations-gruppe „Mittel zur Behandlung des Brustkrebses"/Therapieansatz „Aromatasehemmer" für 2010 bis 2012.
Quelle: IGES-Berechnungen nach NVI (INSIGHT Health)

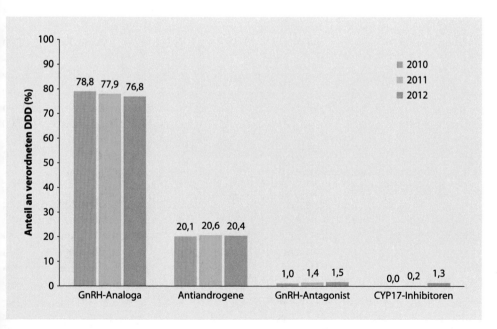

■ **Abb. 3.78** Anteile der verordneten DDD in der Indikationsgruppe L02 – Therapieansätze der Teil-Indika-tionsgruppe „Mittel zur Behandlung des Prostatakrebses" für 2010 bis 2012.
Quelle: IGES-Berechnungen nach NVI (INSIGHT Health)

veränderten sich geringfügig: Das am häufigsten verordnete Leuprorelin steigerte 2012 seinen Anteil auf 73% des Verbrauchs. Das Triptorelin erhöhte seinen Anteil leicht auf etwa 10%, während die Anteile von Buserelin und Goserelin zurückgingen. Das 2009 eingeführte Histrelin erreichte nur einen Marktanteil von 0,4%. Bei den Antiandrogenen spielt lediglich das Bicalutamid eine Rolle, dessen Anteil 2012 über 92% erreichte. In der noch jungen Gruppe der GnRH-Antagonisten erreichte das 2009 neu eingeführte Degarelix 2012 einen Verbrauchsanteil von fast 88% und drängte das 2008 eingeführte Abarelix zurück. Ein möglicher Grund für diese Entwicklung könnte der geringere mittlere AVP je DDD für Degarelix im Vergleich zu Abarelix sein. Sicher spielt auch eine Rolle, dass unter Degarelix seltener anaphylaktoide Reaktionen auftreten als unter Abarelix (*Pfister* et al. 2009).

Die Empfehlungen für eine Hormontherapie beim Prostatakarzinom sind nicht so eindeutig wie beim Brustkrebs der Frau. Lediglich Patienten mit symptomatischem metastasiertem Karzinom soll die Androgendeprivation, also die Unterdrückung der Androgenproduktion und -wirkung, empfohlen werden. Eine Empfehlung für einen bestimmten Therapieansatz wird ebenfalls in der aktuellen S3-Leitlinie nicht ausgesprochen (*Leitlinienprogramm Onkologie* 2011).

3.14.3 Regionale Unterschiede im Verbrauch

Für den mittleren Verbrauch von Arzneimitteln zur endokrinen Therapie bei Krebs wurden für 2012 Pro-Kopf-Werte zwischen 1,79 DDD in Bayern und 2,56 DDD in Sachsen beobachtet (Abb. 3.79). Die zu der Indikationsgruppe gehörenden Arzneimittel werden bei Brust- bzw. Prostatakrebs eingesetzt. Beide Erkrankungen treten überwiegend bei älteren Menschen auf. Es ist daher zu vermuten, dass der Verbrauch mit dem Anteil älterer

Menschen in der jeweiligen GKV-Population korreliert. Tatsächlich kann eine signifikante, wenn auch nicht stark ausgeprägte Korrelation ($R^2 = 0,41$) zwischen beiden Parametern gezeigt werden. Keine Korrelation ergibt sich dagegen zwischen dem mittleren Verbrauch und der Anzahl der Krankenhausaufenthalte (Statistisches Bundesamt Stand Mai 2013) wegen Brustkrebs (ICD-10: C50) bzw. Prostatakrebs (ICD-10: C61) im Jahr 2011.

3.14.4 Epidemiologie, Bedarf und Angemessenheit der Versorgung

Das Robert Koch-Institut und die Gesellschaft der epidemiologischen Krebsregister in Deutschland schätzen die Zahl inzidenter Brustkrebsfälle im Jahr 2012 auf 74.500 (*RKI* und *GEKID* 2012). Dies entspricht rund 64.000 Erkrankten in der GKV. Für Prostatakrebs wird für 2012 eine Inzidenz von rund 67.600 Fällen in Deutschland geschätzt, dies entspricht rund 57.600 Fällen in der GKV. Für 2012 ist also in der GKV mit etwa 121.500 Neuerkrankungen von Brust- oder Prostatakrebs zu rechnen. Aktuelle Inzidenzdaten für Brustkrebs und Prostatakrebs sind für das Jahr 2008 verfügbar. Im Jahr 2008 erkrankten ca. 72.000 Personen an Brustkrebs und 63.500 an Prostatakrebs (*RKI* und *GEKID* 2012). Dies entspricht in der GKV etwa 61.000 Brustkrebs-und 54.000 Prostatakrebserkrankungen.

Im Zeitraum von 2005 bis 2008 wurde in Deutschland ein Mammographiescreening eingeführt. Alle Frauen zwischen 50 und 69 Jahren werden im Intervall von zwei Jahren angeschrieben und aktiv zu einer Mammographie-Früherkennungsuntersuchung eingeladen. Mit Einführung dieses Screeningprogramms stieg die Inzidenz für Brustkrebs in den darauffolgenden Jahren deutlich an (*RKI* und *GEKID* 2010). Auf der Datenbasis der Krebserkrankungen aus dem Jahr 2006 –

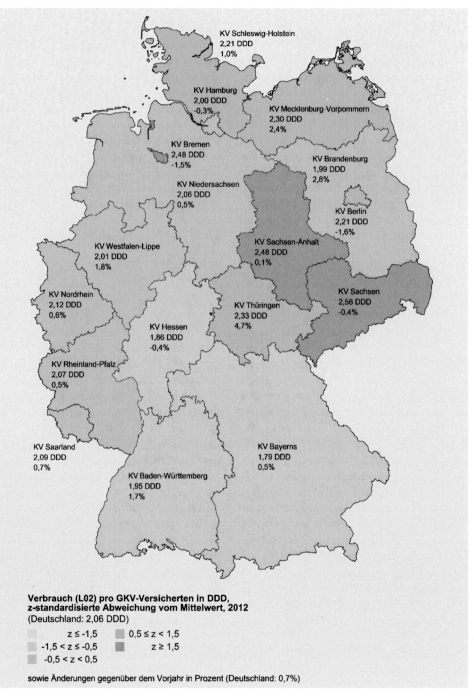

Verbrauch (L02) pro GKV-Versicherten in DDD,
z-standardisierte Abweichung vom Mittelwert, 2012
(Deutschland: 2,06 DDD)

z ≤ -1,5   0,5 ≤ z < 1,5
-1,5 < z ≤ -0,5   z ≥ 1,5
-0,5 < z < 0,5

sowie Änderungen gegenüber dem Vorjahr in Prozent (Deutschland: 0,7%)

Abb. 3.79 Verbrauch von Arzneimitteln aus der Indikationsgruppe „L02 Zytostatische Hormone" in DDD je
Versicherten im Jahr 2012 und Änderung gegenüber dem Vorjahr nach KV-Region.

Quelle: IGES-Berechnungen nach NVI (INSIGHT Health)

noch vor dem flächendeckenden Screening-programm – wurde ursprünglich eine niedrigere Inzidenzschätzung von Brustkrebs für das Jahr 2010 vorgenommen und von 59.510 Fällen ausgegangen. Die steigende Inzidenz in den letzten Jahren in Deutschland dürfte also v. a. durch das Mammographiescreening erklärbar sein. Während dadurch offensichtlich die Diagnose Brustkrebs häufiger als in den Jahren zuvor gestellt wird, ist anzumerken, dass nach den Ergebnissen der Womens's Health Initiative (WHI)-Studie international zunehmend eine rückläufige Brustkrebs-inzidenz zu verzeichnen ist, welcher mit einem Rückgang von postmenopausalen Hormontherapien korreliert (*Knopf* et al. 2008, *Katalinic* et al. 2009, *Hentschel* et al. 2010).

Schätzungen zur Inzidenz ermöglichen keine Aussage zur Prävalenz der Erkrankungen, da die Sterblichkeit geringer ist als die Inzidenz: Für Prostata- und Brustkrebs haben die Inzidenzen aufgrund verbesserter und vermutlich regelmäßiger bzw. breiter angewendeter Diagnostik zugenommen, gleichzeitig sanken das Alter der Patienten mit Erstdiagnose und die altersstandardisierten Sterberaten, da auch frühere Krankheitsstadien vermehrt erkannt wurden (*RKI* und *GEKID* 2012, *Rohde* et al. 2009).

Inwieweit bei Patienten mit Brust- oder Prostatakrebs ein Bedarf für eine Therapie mit zytostatischen Hormonen besteht, kann kaum geschätzt werden, da es zu viele unbekannte Variablen gibt, insbesondere in Bezug auf die Progression der Erkrankung bei Diagnosestellung. An dieser Stelle sei daher lediglich dargestellt, wie viele Patienten mit den zytostatischen Hormonen ambulant hätten behandelt werden können. Es wurde angenommen, dass für die Therapie an jedem Tag des Jahres je eine DDD eines zytostatischen Hormons erforderlich ist. Im Jahr 2012 hätten demnach rund 390.000 Patienten behandelt werden können, und damit bleibt die Anzahl behandelbarer Patienten verglichen mit den Vorjahren weitgehend konstant. Sie übersteigt

die Zahl der Neuerkrankungen bei Weitem, allerdings ist die Zahl der Neuerkrankten nicht identisch mit der Prävalenz (s. o.). Es ist nicht auszuschließen, dass die Leuprorelin- und Goserelinpräparate, die zur Behandlung von Prostata- und Brustkrebs zugelassen sind, auch zur Behandlung der Endometriose oder des Uterus myomatosus genutzt wurden, denn die verschiedenen Präparate unterscheiden sich nur geringfügig im Namen, aber nicht in der Dosierung. Auch unter dieser Annahme bietet der bisher beobachtete Verbrauch keinen Hinweis darauf, dass der bestehende Bedarf für die Behandlung des Brust- und Prostatakrebses nicht gedeckt werden würde.

3.14.5 Analyse der Ausgabendynamik

Die Ausgaben für zytostatische Hormone änderten sich 2012 im Vergleich zum Vorjahr nur wenig (◻ Tab. 3.42). In den Teil-Indikationsgruppen zeigte sich jedoch eine erhebliche Dynamik: So stiegen bei den Mitteln zur Behandlung des Prostatakarzinoms die Ausgaben um fast 35%, während sie in der Teil-Indikationsgruppe der Mittel zur Behandlung des Brustkrebses um fast 44% zurückgingen.

Die Komponenten der Ausgabenänderung zeigen, dass 2012 die Ausgaben im Vergleich zum Vorjahr nur wenig gesunken sind (◻ Abb. 3.80). Während es 2011 noch zu einem deutlichem Ausgabenrückgang von 99,8 Mio. Euro kam, sanken die Ausgaben in 2012 lediglich um 5,1 Mio. Euro. Zum Rückgang trugen vor allem die Generika-, die Parallelimport- und die Preiskomponente bei. In Bezug auf die verschiedenen Komponenten war das Bild 2011 und 2012 nicht einheitlich (◻ Abb. 3.80). Die Verbrauchskomponente war 2012, im Gegensatz zum Vorjahr, leicht positiv (4,1 Mio. Euro). Der Anstieg der Therapieansatzkomponente lag 2012 mit 97,3 Mio. Euro deutlich über dem Vorjahr (12,0 Mio. Euro). Die Analogkomponente sank im Ver-

◻ **Tab. 3.42** Ausgabenentwicklung in der Indikationsgruppe „L02 Zytostatische Hormone" in den Jahren 2011und 2012.

Indikations-/ Teil-Indikations- gruppe	Ausgaben (Mio. Euro)		Ausgabenänderung gegenüber Vorjahr (Mio. Euro)		Prozentuale Veränderung gegenüber Vorjahr		Anteil an Gesamtaus- gaben (%)	
	2011	2012	2010 vs. 2011	2011 vs. 2012	2010 vs. 2011	2011 vs. 2012	2011	2012
Prostatakarzinom	253,68	341,90	−12,45	88,2	−5,8	34,8	0,75	1,3
Brustkrebs	212,91	119,57	−87,4	−93,3	−24,8	−43,8	0,99	0,4
Gesamt	466,59	461,46	−99,8	−5,1	−17,6	−1,1	1,74	1,73

Quelle: IGES-Berechnungen nach NVI (INSIGHT Health)

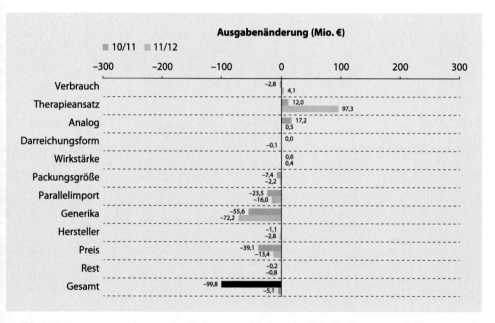

◻ **Abb. 3.80** Komponenten der Ausgabenänderung im Jahr 2012 für die Indikationsgruppe „L02 Zytostatische Hormone".
Quelle: IGES-Berechnungen nach NVI (INSIGHT Health)

gleich zum Vorjahr (0,5 Mio. Euro). Für die positive Therapieansatzkomponente war 2012 nahezu ausschließlich die Teil-Indikationsgruppe der Mittel zur Behandlung von Prostatakrebs verantwortlich: Hier ist vor allem der höhere Verbrauchsanteil des CYP17-Inhibitors Abirateron zu nennen. Der stärkste Ausgabenrückgang wurde durch die Generikakomponente in Höhe von −72,2 Mio. Euro bewirkt. Dies ist ausschließlich auf die Teil-Indikationsgruppe der Mittel gegen Brustkrebs zurückzuführen: Hier sind 2011 alle Aromatase-Hemmer (Anastrozol, Exemestan und Letrozol) generisch geworden.

219

Durch den höheren Anteil dieser Generika führte auch die Parallelimportkomponente zu einem Ausgabenrückgang von 16,0 Mio. Euro. Dieser Effekt ist dadurch zu erklären, dass weniger reimportierte Produkte der Aromatasehemmer abgegeben wurden. Weil der mittlere Preis der Generika niedriger ist als der Preis der Reimporte der Originale, schlägt sich der gesunkene Anteil von Importen als Ausgabenrückgang nieder. Die Preiskomponente trug 2011 mit –13,4 Mio. Euro ebenfalls zur Minderung der Ausgaben bei. Ursächlich sind hier in erster Linie die gesunkenen Preise der Generika für Aromatasehemmer sowie ein höherer Verbrauch rabattierter Mittel zu nennen.

Fazit zur Indikationsgruppe „L02 Zytostatische Hormone"

Ausgaben	Rückgang
Prominenteste Komponente(n)	Preis, Generika, Parallelimport, Therapieansatz
Verbrauch	Stabil
Therapieansätze	Höherer Anteil von CYP17-Inhibitoren
Analog-Wettbewerb	Therapieoptimierung: Höherer Anteil von Fulvestrant
Sonstiges	Ausgabenrückgang durch Preiskomponente sowie durch Aromatasehemmer-Generika

Literatur

GBE-Bund – Gesundheitsberichterstattung des Bundes (1998) Prostatakrebs. Kapitel 5.8 des Gesundheitsbericht für Deutschland. http://www.gbe-bund.de/ (16.08.2006).

DGU (2009) Interdisziplinäre Leitlinie der Qualität S3 zur Früherkennung, Diagnose und Therapie der verschiedenen Stadien des Prostatakarzinoms. Version 1.01 herausgegeben von der Deutschen Gesellschaft für Urologie e.V. http://www.urologenportal.de/fileadmin/MDB/PDF/S3LLP-Ca_091002.pdf (07.04.2010).

Hentschel S, Heinz J, Schmid-Hopfner S, Obi N, Vettorazzi E, Chang-Claude J, Flesch-Janys D (2010) The impact of menopausal hormone therapy on the incidence of different breast cancer types – data from the Cancer Registry Hamburg 1991–2006. Cancer Epidemiol 34(5): 639–643.

Katalinic A, Lemmer A, Zawinell A, Rawal R, Waldmann A (2009) Trends in hormone therapy and breast cancer incidence – Results from the German network of cancer registries. Pathobiology 76: 90–97.

Knopf H, Du Y, Scheidt-Nave C, Dören M (2008) Anwendungsprävalenz und Anwenderinnenprofile in Deutschland vor und nach WHI. In: Beiträge zur Gesundheitsberichterstattung des Bundes: Hormontherapie bei (post-) menopausalen Frauen in Deutschland 2007. Studienergebnisse zu Nutzen, Risiken und Versorgungsrealität. Berlin: Robert Koch-Institut: 23–30.

Leitlinienprogramm Onkologie der AWMF, Deutschen Krebsgesellschaft e. v. und Deutschen Krebshilfe e. v. (Hrsg.) (2011) Interdisziplinäre Leitlinie der Qualität S3 zur Früherkennung, Diagnose und Therapie der verschiedenen Stadien des Prostatakarzinoms. Version 2.0. http://www.awmf.org/uploads/tx_szleitlinien/043-022OLl_S3_Prostatakarzinom_2011.pdf (19.03.2013).

Leitlinienprogramm Onkologie der AWMF, Deutschen Krebsgesellschaft e. v. und Deutschen Krebshilfe e. v. (Hrsg.) (2012) Interdisziplinäre S3-Leitlinie für die Diagnostik, Therapie und Nachsorge des Mammakarzinoms. Langversion 3.0. URL: http://www.awmf.org/uploads/tx_szleitlinien/032-045OL_l_S3__Brustkrebs_Mammakarzinom_Diagnostik_Therapie_Nachsorge_2012-07.pdf (19.03.2013).

Pfister D, Thüer D und Heidenreich A (2009) Degarelix in der Therapie des Prostatakarzinoms. AMT Heft 11. http://www.arzneimitteltherapie.de/archiv/verzeichnis.html?tx_crondavartikel_pi%5Bmonth%5D=11&tx_crondavartikel_pi%5Byear%5D=2009&cHash=524a78caeb (06.04.2010).

RKI, GEKID (2006) Krebs in Deutschland. Häufigkeiten und Trends. Herausgegeben von der Gesellschaft der epidemiologischen Krebsregister in Deutschland e.V. (GEKID) in Zusammenarbeit mit dem Robert Koch-Institut. Berlin: Robert Koch-Institut.

RKI, GEKID (Hrsg.) (2008) Krebs in Deutschland 2003–2004. Häufigkeiten und Trends. 6. überarbeitete Auflage. Berlin: Robert Koch-Institut.

RKI, GEKID (Hrsg.) (2010) Krebs in Deutschland 2005–2006. Häufigkeiten und Trends. 7. überarbeitete Auflage, Berlin: Robert Koch-Institut.

RKI, GEKID (Hrsg.) (2012) Krebs in Deutschland 2007–2008. 8. überarbeitete Auflage, Berlin: Robert Koch-Institut.

Rohde V, Weidener W, Katalinic A (2009) Decrease in MProstate Cander Incidence and Mortality in Germany – Effects of Opportunistic PSA Screening or More? Urol Int 83: 134–140.

Siegmund-Schultze N, Zylka-Menhorn V, Leinmüller R, Meyer R (2008) Hormontherapie und Brustkrebs. Ein Blick auf die aktuelle Datenlage. Dtsch Ärztebl 105: A260–A266.

Statistisches Bundesamt (Destatis) (Stand Mai 2013) Krankenhausstatistik – Diagnosedaten der Patienten und Patientinnen in Krankenhäusern.

3.15 L03 Immunstimulanzien

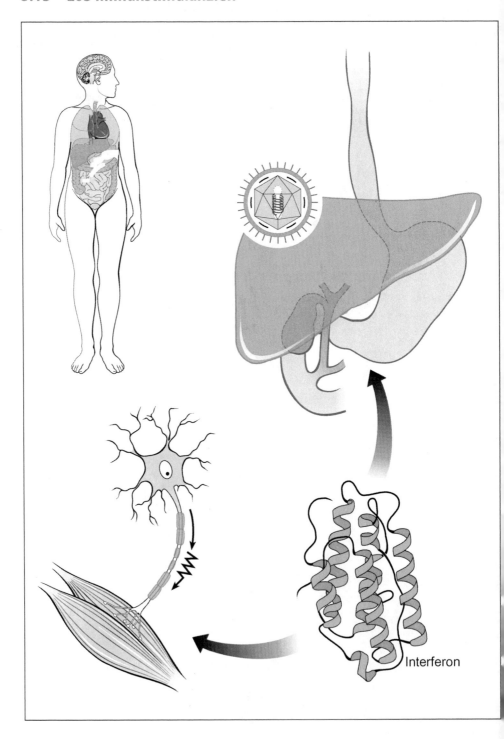

3.15.1 Entwicklung der Indikationsgruppe

Zahlreiche Stoffe werden zur Verbesserung der immunologischen Abwehr eingesetzt. Einerseits handelt es sich um Extrakte aus Pflanzen oder Mikroben, aus denen auch Einzelstoffe isoliert werden. Andererseits kommen chemisch hergestellte Substanzen oder körpereigene Stoffe wie die immunmodulierenden Interferone zum Einsatz. Die antivirale Eigenschaft der Interferone wurde 1957 im Rahmen von Untersuchungen an Zellkulturen beobachtet. Die Substanz wurde schnell zum Hoffnungsträger für die Heilung von Virusinfektionen oder Krebs, konnte jedoch nicht in großen Mengen gewonnen werden. Seit 1986 können Interferone gentechnisch hergestellt werden und stehen als Option für die Therapie von Multipler Sklerose, Hepatitis oder Krebs zur Verfügung. Entsprechend der unterschiedlichen Anwendung von Immunstimulanzien werden verschiedene Teil-Indikationsgruppen unterschieden.

Mittel bei Multipler Sklerose

Die Multiple Sklerose (MS) ist eine demyelinisierende Erkrankung des Nervensystems. Bedingt durch immunologische Prozesse kommt es zur Zerstörung der Nervenumhüllungen (Myelinscheiden), wodurch die Signalweiterleitung durch die Nervenzelle gestört wird. Zur Behandlung der Multiplen Sklerose werden die Interferone beta-1b und beta-1a eingesetzt, die 1996 bzw. 1997 in Deutschland eingeführt wurden. Wie Interferon beta bei Multipler Sklerose wirkt, ist nicht genau bekannt. Glatirameracetat ist seit 2001 in Deutschland zur Behandlung der schubförmigen Multiplen Sklerose zugelassen. Die Substanz war bereits in den 1960er Jahren entdeckt worden. Auch der Wirkmechanismus von Glatirameracetat bei Multipler Sklerose ist unklar.

Interferone alfa

Die Interferone alfa werden überwiegend zur Behandlung von Hepatitis B und C eingesetzt. Darüber hinaus kommen sie bei verschiedenen Krebserkrankungen zum Einsatz, insbesondere bei Leukämien und Lymphomen. Interferon alfa-2a und Interferon alfa-2b wurden 1987 in Deutschland eingeführt, das Interferon alfacon-1 im Jahr 1999. Die Interferone müssen dreimal wöchentlich gespritzt werden. Eine Verbesserung in der Anwendung stellen daher die pegylierten Interferone Peginterferon alfa-2b und Peginterferon alfa-2a dar, die seit 2000 bzw. 2002 zur Verfügung stehen. Sie müssen nur einmal wöchentlich angewendet werden.

Koloniestimulierende Faktoren

Viele Zytostatika führen zur verminderten Bildung weißer Blutkörperchen (Neutropenie), wodurch die körpereigene Abwehr beeinträchtigt wird. Die koloniestimulierenden Faktoren für Granulozyten (G-CSF) bzw. Granulozyten und Makrophagen (GM-CSF) fördern die Bildung und Reifung bestimmter weißer Blutkörperchen, sodass die Abwehrschwäche überwunden werden kann. Die gentechnisch hergestellten G-CSF Filgrastim und Lenograstim wurden 1991 bzw. 1993 in Deutschland eingeführt. Pegfilgrastim steht seit 2003 zur Verfügung. Dieses pegylierte Filgrastim muss nur ein einziges Mal während eines Zytostatikazyklus gegeben werden, während Filgrastim über ein bis zwei Wochen täglich gespritzt werden muss. Molgramostim ist ein GM-CSF und kam 1993 auf den Markt. 2008 wurde für Filgrastim das erste Biosimilar eingeführt.

Weitere Teil-Indikationsgruppen

Einige weitere Teil-Indikationsgruppen spielen in der ambulanten Versorgung nur eine untergeordnete Rolle. Zu den TBC-Immunstimulatoren gehört der bereits in den 1920er Jahren als Tuberkulose-Impfstoff entwickelte BCG-Impfstoff. Er wird als Immunstimulator

Tab. 3.43 Neue Wirkstoffe in der Indikationsgruppe L03 im Zeitraum von 2008 bis 2012.

Jahr (Markteinführung)	Wirkstoff	Teil-Indikationsgruppe	Therapieansatz
2009	Plerixafor	Mittel zur Stammzell-mobilisierung	CXCR4-Antagonisten
2010	Mifamurtid	TBC-Immunmodulatoren	Muramyldipeptid-Analoga

Quelle: IGES

bei Blasenkrebs direkt in die Blase appliziert. 2010 wurde das bei Osteosarkom als Immunstimulator eingesetzte Mifamurtid eingeführt (Tab. 3.43). Mifamurtid ist ein synthetischer Abkömmling des Muramyldipeptids. Das Muramyldipeptid ist ein Bestandteil der Zellwand von Mykobakterien, zu denen auch die Tuberkulose-Erreger gehören. Das natürliche Interferon beta, welches nicht identisch ist mit den Interferonen beta, die bei Multipler Sklerose eingesetzt werden, wurde 1984 auf den Markt gebracht und wird bei schweren Verläufen von Virusinfektionen, beispielsweise einer Virusenzephalitis, angewendet. Interleukin, seit 1990 auf dem Markt, kommt beim Nierenzellkarzinom zum Einsatz. Das seit 1993 erhältliche Interferon gamma dient der Therapie der chronischen Granulomatose, einem seltenen Immundefekt. Bei Immunschwäche werden außerdem Leukozyten eingesetzt. 2009 wurde Plerixafor als Mittel zur Stammzellmobilisation eingeführt. Damit lässt sich die Stammzellgewinnung verbessern, die zur autologen Transplantation bei bestimmten Blutkrebsarten durchgeführt wird.

Als weitere Teil-Indikationsgruppe sind die Umstimmungsmittel zu nennen. Dazu gehören verschiedene Bakterien, häufig solche, die im Darm heimisch sind. Umstimmungsmittel wie auch die pflanzlichen und komplementären Immunstimulanzien und -modulatoren werden unter der Vorstellung angewendet, dass sie das Immunsystem stärken.

3.15.2 Entwicklung des Verbrauchs

Von den Immunstimulanzien wurden im Jahr 2012 unverändert jedem GKV-Versicherten im Mittel 0,4 DDD verordnet. Diese Arzneimittel gehören daher zu den sehr selten verordneten Arzneimitteln.

Der Verbrauch in dieser Indikationsgruppe ging im Zeitraum 1996 bis 2004 kontinuierlich zurück, sodass 2004 im Vergleich zu 1996 der Verbrauch um drei Viertel reduziert war (Abb. 3.81). Der Rückgang des Verbrauchs in den Jahren von 2002 bis 2004 ist auf die verminderte Verordnung von pflanzlichen Immunstimulanzien und Umstimmungsmitteln zurückzuführen.[2] Im Zeitraum von 2004 bis 2008 ist der Verbrauch nur geringfügig angestiegen, blieb dann bis 2011 konstant und stieg 2012 leicht an.

Unter den verschiedenen Teil-Indikationsgruppen hatten die Mittel gegen Multiple Sklerose den höchsten Anteil am Verbrauch, der im Beobachtungszeitraum von rund 67 auf 71% anstieg (Tab. 3.44). Der Verbrauchsanstieg der Mittel gegen Multiple Sklerose dürfte einerseits darauf zurückzuführen sein, dass die entsprechenden Arzneimittel inzwischen früher im Verlauf der Erkrankung eingesetzt werden. Andererseits gibt es Hinweise darauf, dass die Prävalenz steigt (siehe ► Abschn. 3.15.4). Für Interferon alfa stieg der Verbrauch 2012 im Vergleich zum Vorjahr um über 13%, während 2011 ein Rückgang von über 12% zu beobachten war. Dies

---

2 Diese Wirkstoffe sind bei Erwachsenen von der Erstattung durch die GKV ausgeschlossen.

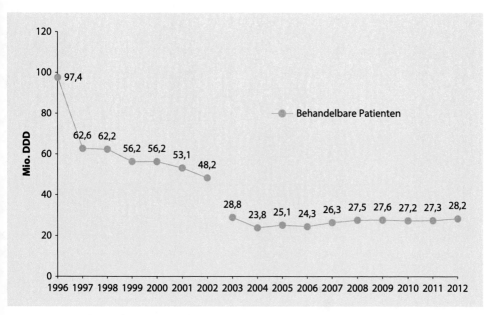

Abb. 3.81 Verbrauch von Arzneimitteln aus der Indikationsgruppe „L03 Immunstimulanzien" in Mio. DDD im Zeitraum von 1996 bis 2012.

Quelle: IGES nach AVR (1996 bis 2002), IGES-Berechnungen nach NVI (INSIGHT Health) (ab 2003)

Tab. 3.44 Übersicht der Menge der verordneten DDD in den Teil-Indikationsgruppen der Indikationsgruppe L03 in den Jahren 2010 bis 2012. Dargestellt sind nur Teil-Indikationsgruppen mit einem Verbrauch von mindestens 10.000 DDD 2012.

Teil-Indikationsgruppe	DDD 2010 (Mio.)	DDD 2011 (Mio.)	DDD 2012 (Mio.)	Differenz 2010 vs. 2011 (%)	Differenz 2011 vs. 2012 (%)
Mittel gegen Multiple Sklerose	18,16	19,03	19,97	4,79	4,96
Interferone alfa	3,11	2,73	3,10	−12,30	13,52
Koloniestimulierende Faktoren	1,51	1,75	1,79	15,79	2,72
TBC-Immunmodulatoren	1,58	1,59	1,65	0,43	4,07
Umstimmungsmittel	2,02	1,56	1,15	−22,70	−26,68
Pflanzliche und komplementäre Immunstimulanzien, -modulatoren	0,76	0,67	0,58	−11,15	−14,37
Interferon gamma	0,01	0,01	0,01	1,66	−20,04
Summe	**27,15**	**27,33**	**28,24**	**0,69**	**3,33**

Quelle: IGES-Berechnungen nach NVI (INSIGHT Health)

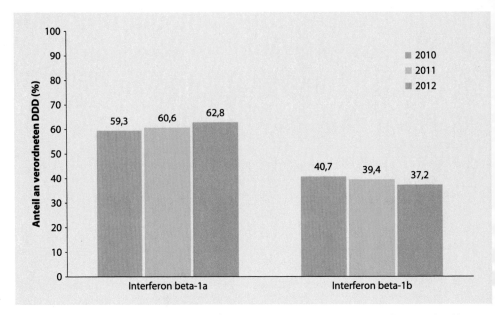

muss vermutlich in Zusammenhang mit der Einführung der Proteasehemmer zur Behandlung der chronischen Hepatitis C gesehen werden, die in Kombination mit Ribavirin und Peginterferon alfa gegeben werden (siehe ▶ Kap. 3.11). Es ist anzunehmen, dass viele Patienten auf die Einführung dieser Wirkstoffe gewartet und die Therapie aufgeschoben haben, weil sie dadurch ein besseres Therapieergebnis erwarten konnten.

Bei der Teil-Indikationsgruppe mit dem größten Verbrauch, den Mitteln bei Multipler Sklerose, gab es zwischen 2010 und 2012 nur marginale Veränderungen in Bezug auf die Verbrauchsanteile der beiden Therapieansätze. Die Interferone beta umfassten rund 72% des Verbrauchs bei minimal sinkender Tendenz. Der Rest von 28% entfiel auf den Wirkstoff Glatirameracetat. Der absolute Verbrauch ist 2012 erneut für beide Therapieansätze gestiegen, für Glatirameracetat mit einer Wachstumsrate von rund 6% jedoch etwas stärker als für die Interferone beta mit 4,5%.

Innerhalb des Therapieansatzes der Interferone beta setzte sich der langsame Anstieg des Verbrauchsanteils von Interferon beta-1a fort, sodass 2012 fast 63% erreicht wurden (□ Abb. 3.82). Der Anteil von Interferon beta-1b ging entsprechend auf rund 37% zurück. Eine Bevorzugung erklärt sich möglicherweise aus den Präferenzen für unterschiedliche Applikationsformen (subkutan bzw. intramuskulär) und Dosierungsintervalle. Unter Interferon beta-1a soll es weniger häufig zur Bildung neutralisierender Antikörper kommen (*Wiendl* und *Kieseier* 2010).

Innerhalb der zweiten bedeutenden Teil-Indikationsgruppe, den Interferonen alfa, gibt es keine unterschiedlichen Therapieansätze. Der Anteil der pegylierten Interferone stieg zwischen 2010 und 2012 an und umfasste 2012 rund 72% des Verbrauchs (□ Abb. 3.83). Die Bevorzugung der pegylierten Interferone alfa spiegelt die Leitlinienempfehlungen wider: Für Hepatitis B lautet diese, dass pegylierte Interferone wegen der patienten-

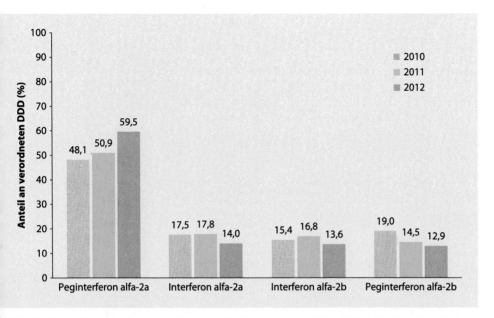

Abb. 3.83 Anteile der verordneten DDD in der Indikationsgruppe L03 – Wirkstoffe der Teil-Indikationsgruppe „Interferone alfa" für 2010 bis 2012.
Quelle: IGES-Berechnungen nach NVI (INSIGHT Health)

freundlicheren Anwendung zu bevorzugen seien (*Cornberg* et al. 2011), für Hepatitis C gilt pegyliertes Interferon (in Kombination mit Ribavirin und ggf. einem Proteasehemmer) als Standardtherapie (*Sarrazin* et al. 2010). Auffällig ist die Zunahme des Anteils von Peginterferon alfa-2a, der nunmehr bei fast 60% liegt.

3.15.3 Regionale Unterschiede im Verbrauch

Die regionalen Unterschiede im Verbrauch der Immunstimulanzien zeigt ◻ Abb. 3.84. Mit 0,35 DDD je GKV-Versicherten war er in Sachsen-Anhalt am niedrigsten und mit 0,51 DDD in Berlin am höchsten. Bestimmend für den Verbrauch sind vor allem Arzneimittel aus der Teil-Indikationsgruppe der Mittel zur Behandlung der Multiplen Sklerose (MS) (siehe ◻ Tab. 3.44). Da weder regionale Daten zur Prävalenz von MS noch Daten zum Be-

handlungsbedarf mit Immunstimulanzien vorliegen, können die Verbrauchsunterschiede kaum interpretiert werden. Es ist kein eindeutiges geographisches Verteilungsmuster zu erkennen. Dass in Berlin der höchste Pro-Kopf-Verbrauch beobachtet wird, hängt möglicherweise damit zusammen, dass hier das spezialärztliche Versorgungsangebot höher ist.

Ein völlig anderes Bild ergibt eine Analyse zu regionalen Unterschieden bei der Verordnung immunmodulatorischer Arzneimittel (incl. Azathioprin, Natalizumab u. a.) bei MS-Patienten einer großen deutschen Krankenkasse im Jahr 2010 (*Glaeske* und *Schicktanz* 2012). In den östlichen Regionen wurden pro Patient mehr Tagesdosen verordnet als in den westlichen Ländern. Im Arzneimittel-Atlas wird der Verbrauch auf alle GKV-Patienten einer Region bezogen, da die Datengrundlage keinen Patientenbezug ermöglicht. Hier ist auch bei Berücksichtigung von Azathioprin in den östlichen Län-

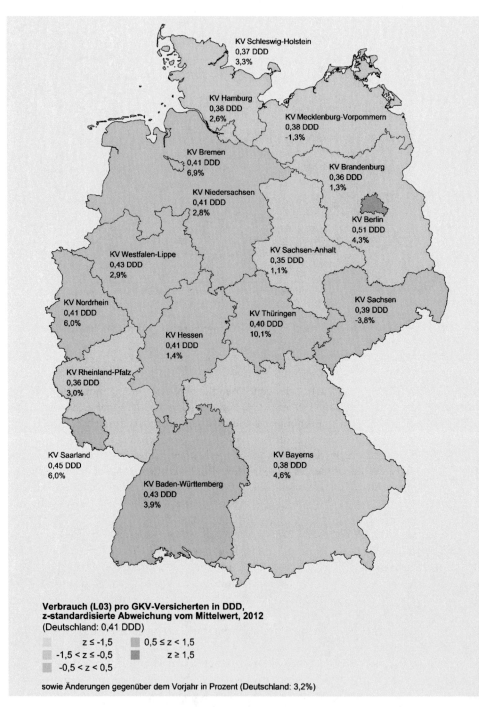

Verbrauch (L03) pro GKV-Versicherten in DDD,
z-standardisierte Abweichung vom Mittelwert, 2012
(Deutschland: 0,41 DDD)

z ≤ -1,5   0,5 ≤ z < 1,5
-1,5 < z ≤ -0,5   z ≥ 1,5
-0,5 < z < 0,5

sowie Änderungen gegenüber dem Vorjahr in Prozent (Deutschland: 3,2%)

■ **Abb. 3.84** Verbrauch von Arzneimitteln aus der Indikationsgruppe „L03 Immunstimulanzien" in DDD je Versicherten im Jahr 2012 und Änderung gegenüber dem Vorjahr nach KV-Region.

Quelle: IGES-Berechnungen nach NVI (INSIGHT Health)

lern mit Ausnahme von Thüringen der geringste Pro-Kopf-Verbrauch von immunmodulatorischen Arzneimitteln bei MS zu beobachten. Für diese Unterschiede kommen zwei Erklärungsmöglichkeiten in Betracht: Einerseits könnte sich die untersuchte Population der Kasse strukturell von der GKV-Population der Region insgesamt unterscheiden. Andererseits könnte die Behandlungsprävalenz regional sehr unterschiedlich sein: In den Regionen, wo die Kassendatenanalyse die höchsten Verbräuche pro MS-Patient findet, die Analyse des Arzneimittel-Atlas jedoch die geringsten Verbräuche je GKV-Versicherten, muss die Behandlungsprävalenz für MS erheblich niedriger sein; die medikamentöse Therapie erfolgt dort anscheinend intensiver.

3.15.4 Epidemiologie, Bedarf und Angemessenheit der Versorgung

Epidemiologie und Bedarf seien hier beispielhaft vor allem für die Indikation mit dem höchsten Verbrauch betrachtet, der Multiplen Sklerose.

Eine aktuelle internationale Datenanalyse zeigt, dass die Häufigkeit der Multiplen Sklerose ansteigt, wobei insgesamt die Erkrankung häufiger bei Frauen als bei Männern auftritt. Die Prävalenz ist in Westeuropa und Nordamerika am höchsten und liegt bei ca. 15 bis 225 pro 100.000. Eine niedrigere Prävalenz besteht in Mittel- und Südeuropa, den Balkanländern, Australien und Neuseeland (ca. 25 bis 120 pro 100.000). Die geringste Prävalenz zeigt sich in Asien, dem mittleren Osten und Afrika (< 40 pro 100.000) (*Koch-Hendriksen* et al. 2010).

Die Anzahl der an Multipler Sklerose erkrankten Patienten in Deutschland wurde auf rund 122.000 geschätzt (*Hein* und *Hopfenmüller* 2000), sodass sich eine Zahl von 104.000 Patienten mit Multipler Sklerose in der GKV annehmen lässt. Neuere Daten zur Erkrankungshäufigkeit in Deutschland liegen seit 2000 nicht vor; weshalb bei steigender Prävalenz der Multiplen Sklerose in Mitteleuropa für Deutschland ebenfalls von einer Zunahme der Erkrankung auszugehen ist. Demnach ist die berechnete Anzahl der Erkrankten in der GKV vermutlich deutlich unterschätzt.

Nach Ergebnissen des deutschen MS-Registers sind die verschiedenen Verlaufsformen der Multiplen Sklerose mit folgender Häufigkeit anzunehmen: schubförmig remittierend 55%, sekundär chronisch-progredient 32%, primär chronisch-progredient 9% (*Flachenecker* et al. 2008). Seit der Pilotphase ist der Anteil chronisch-progredienter Verlaufsformen gestiegen, was *Flachenecker* et al. (2008) vorrangig auf eine veränderte Rekrutierung der Patienten zurückführen.

Die immunmodulierende Therapie ist bei schubförmigem Verlauf der Multiplen Sklerose mit schlechter Remissionstendenz angezeigt (*DGN/KKNMS* 2012). Die Registerauswertung enthält keine Angaben zur Häufigkeit von Patienten mit schubförmigem Verlauf und schlechter Remissionstendenz, und es wird nicht bei allen Patienten mit schubförmigem Verlauf eine schlechte Remissionstendenz anzunehmen sein. Bei einer sekundär-progredienten Verlaufsform kann die Behandlung mit Interferon-beta-Präparaten erfolgreich sein, für den primär-progredienten Verlauf gibt es für den Einsatz von Beta-Interferonen keine gesicherte Studienevidenz (*DGN/KKNMS* 2012. Eine valide Modellierung des Behandlungsbedarfs mit Interferon beta oder Glatirameracetat bei Patienten der GKV mit Multipler Sklerose ist also auf Grundlage der vorliegenden Daten nicht möglich. Die Auswertung des deutschen MS-Registers zeigt jedoch, dass 69,5% der Patienten eine immunmodulierende Therapie erhalten (*Stuke* et al. 2009). Wenn die Registerpopulation repräsentativ für die GKV-Population wäre, müsste in der GKV bei etwa

□ Tab. 3.45 Ausgabenentwicklung in der Indikationsgruppe „L03 Immunstimulanzien" in den Jahren 2011 und 2012. Auf die dargestellten Teil-Indikationsgruppen entfielen 2012 99% der Ausgaben.

Indikations-/ Teil-Indikations- gruppe	Ausgaben (Mio. Euro)		Ausgabenände- rung gegenüber Vorjahr (Mio. Euro)		Prozentuale Veränderung ge- genüber Vorjahr		Anteil an Gesamtaus- gaben (%)	
	2011	2012	2010 vs. 2011	2011 vs. 2012	2010 vs. 2011	2011 vs. 2012	2011	2012
Multiple Sklerose	884,02	904,48	−33,06	20,46	−3,6	2,3	3,31	3,38
Koloniestimulierende Faktoren	155,61	154,93	4,92	−0,68	3,3	−0,4	0,58	0,58
Interferone alfa	80,95	93,54	−22,21	12,59	−21,5	15,6	0,30	0,35
Gesamt (alle Gruppen)	1.130,15	1.162,05	−51,9	31,9	−4,4	2,8	4,23	4,35

Quelle: IGES-Berechnungen nach NVI (INSIGHT Health)

72.000 Patienten eine solche Therapie durchgeführt werden.

Nimmt man für die Indikationsgruppe der Immunstimulanzien insgesamt an, dass jeweils eine DDD an allen Tagen des Jahres verbraucht wird, dann ergibt sich für das Jahr 2012, dass insgesamt rund 86.000 Patienten mit Multipler Sklerose oder Hepatitis B bzw. C hätten behandelt werden können.

Die gesonderte Betrachtung der Teil-Indikationsgruppe der Mittel bei Multipler Sklerose zeigt, dass im Jahr 2012 etwa 55.000 Patienten mit diesen Wirkstoffen hätten behandelt werden können. Ob durch diesen Verbrauch der Bedarf gedeckt ist, kann auf Grundlage der vorliegenden Daten nicht beurteilt werden (s. o.).

3.15.5 Analyse der Ausgabendynamik

Den höchsten Anteil an den Ausgaben für die Indikationsgruppe der Immunstimulanzien erreichte 2012 mit 77,8% die Teil-Indikationsgruppe der Mittel gegen Multiple Sklerose. Insgesamt machten diese Teil-Indikationsgruppe sowie die der koloniestimulierenden Faktoren und der Interferone alfa über 99% der Ausgaben aus. Damit bestimmten diese Teil-Indikationsgruppen auch die Richtung der Ausgabenentwicklung (□ Tab. 3.45). Insgesamt konnte 2012 ein leichter Ausgabenanstieg um 31,9 Mio. Euro beobachtet werden. Im Vorjahr kam es dagegen zu einem Ausgabenrückgang von 51,9 Mio. Euro.

Die Analyse der Komponenten zeigt für die Jahre 2011 und 2012 nur geringe qualitative Unterschiede. In beiden Jahren waren die Verbrauchs- und die Preiskomponente am auffälligsten (□ Abb. 3.85). Die Verbrauchskomponente erhöhte die Ausgaben 2012 etwas stärker als 2011. Die Preiskomponente reduzierte die Ausgaben um 37,6 Mio. Euro. Hierzu trug vor allem die hohe Rabattquote der Interferone beta bei (siehe Kapitel 2.6). Ein leichter Anstieg gegenüber dem Vorjahr war auch bei der Analogkomponente zu beobachten (9,2 Mio). Dies ist einerseits auf einen leicht gestiegenen Verbrauchsanteil von Interferon beta-1a bei den Mitteln gegen Multiple Sklerose zurückzuführen. Außerdem trug der deutlich gestiegene Anteil von Peginterferon alfa-2a bei den Interferonen alfa zur Analog-Komponente bei. Dies ist vermutlich in Zusammenhang mit der Einführung der Proteasehemmer zur Behandlung der chronischen Hepatitis C zu sehen (siehe ► Kap. 3.11).

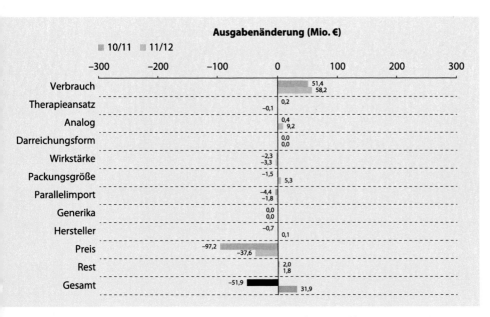

Abb. 3.85 Komponenten der Ausgabenänderung im Jahr 2012 für die Indikationsgruppe „L03 Immunstimulanzien".

Quelle: IGES-Berechnungen nach NVI (INSIGHT Health)

Fazit zur Indikationsgruppe „L03 Immunstimulanzien"

Ausgaben	Anstieg
Prominenteste Komponente(n)	Verbrauch, Preis
Verbrauch	Überdurchschnittliches Wachstum Neue Behandlungsmöglichkeit: Überdurchschnittliches Wachstum der Interferone alfa (bedingt durch Einführung der Proteasehemmer gegen Hepatitis C)
Therapieansätze	Ohne Bedeutung
Analog-Wettbewerb	Therapieoptimierung (Mittel zu Behandlung der MS)
Sonstiges	Ausgabenrückgang durch Preiskomponente

Literatur

Cornberg M, Protzer U, Dollinger MM et al. (2011) Aktualisierung der S3-Leitlinie zur Prophylaxe, Diagnostik und Therapie der Hepatitis-B-Virusinfektion. Z Gastroenterol 49: 871–930.

Deutsche Gesellschaft für Neurologie und Kompetenznetz Multiple Sklerose (2012) Leitlinie zur Diagnose und Therapie der Multiplen Sklerose. http://www.awmf.org/uploads/tx_szleitlinien/030-050l_S2e_Multiple_Sklerose_Diagnostik_Therapie_2012-08.pdf.

Diener HC, Putzki N, Berlit P et al. (2005) Diagnostik und Therapie der Multiplen Sklerose. Leitlinien der Deutschen Gesellschaft für Neurologie. Leitlinien für Diagnostik und Therapie in der Neurologie. Stuttgart: Thieme.

Flachenecker P, Stuke K, Elias W et al. (2008) Multiple-Sklerose-Register in Deutschland. Ausweitung des Projektes 2005/2006. Dtsch Ärztebl 105(7): 113–119.

Glaeske G, Schickentanz C (2012) BARMER GEK Arzneimittelreport 2012. Schriftenreihe zur Gesundheitsanalyse hrsg. von der BARMER GEK.

Hein T, Hopfenmüller W (2000) Hochrechnung der Zahl der an Multiple Sklerose erkrankten Patienten in Deutschland. Nervenarzt 71: 288–294.

Koch-Henriksen N, Soelberg Sørensen P (2010) The changing demographic pattern of multiple sclerosis epidemiology. Lancet Neurol 9: 520–532.

Sarrazin C, Berg T, Ross RS, Schirmacher P, Wedemeyer H et al. (2011) Update der S3-Leitlinie Prophylaxe, Diagnostik und Therapie der Hepatitis-C-Virus(HCV)-Infektion, AWMF-Register-Nr.: 021/012. Z Gastroenterol 2010; 48: 289–351.

Stuke K, Flachenecker P, Zettl UK, Elias WG, Freidel M et al. (2009) Symptomatology of MS: results from the German MS Registry. J Neurol 256: 1932–1935.

Wiendl H, Kieseier BC (2011) Multiple Sklerose. Aus der Reihe Klinische Neurologie hrsg. von Brandt Th, Hohlfeld R, Noth J und Reichmann H. Kohlhammer, Stuttgart.

3.16 Schwerpunkt Rheumatoide Arthritis – L04 Immunsuppressiva

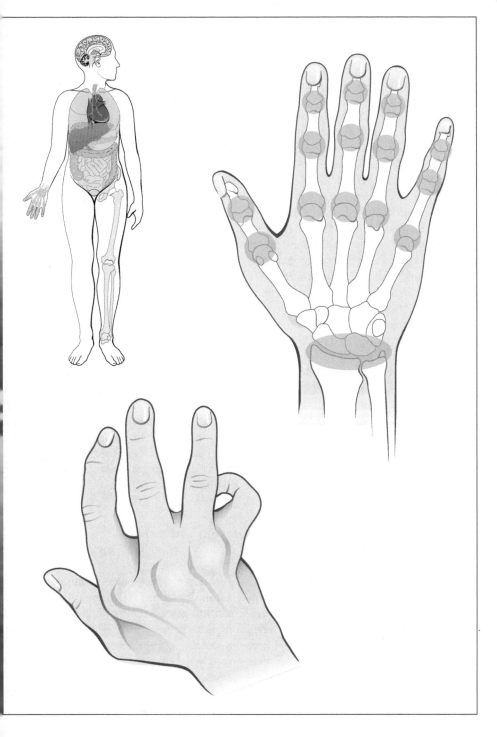

Die Rheumatoide Arthritis (RA) wurde als Schwerpunktthema für den Arzneimittel-Atlas 2013 ausgewählt. Im folgenden Kapitel werden daher zusätzliche Themen diskutiert zur Bedeutung der Erkrankung, Versorgung von Patienten mit RA, zu Fortschritten bei der Behandlung und regionalen Unterschieden bei Verbrauch und Ausgaben.

Die RA (auch chronische Polyarthritis genannt) ist eine entzündlich-rheumatische Systemerkrankung, das heißt, vom Krankheitsgeschehen ist der gesamte Organismus betroffen. Am auffälligsten ist bei der RA die Gelenksymptomatik. Weitere wichtige entzündlich-rheumatische Erkrankungen sind die juvenile Arthritis, die Spondylitis ankylosans (Morbus Bechterew), die Psoriasis-Arthritis und die bei den entzündlichen Darmerkrankungen Morbus Crohn und Colitis ulcerosa auftretenden Arthritiden (*Herold* 2010; *Deutsche Rheuma-Liga* 2011a).

Die Ursache der RA ist unbekannt. Bei Beginn der Erkrankung sind die Betroffenen im Mittel zwischen 55 und 75 Jahre alt (*RKI* 2010). Bei entsprechender erblicher Veranlagung und der Einwirkung von Umweltfaktoren kommt es zu einer Autoimmunerkrankung. Das heißt, es laufen Entzündungsprozesse ab, die sich gegen körpereigenes Gewebe richten, im Falle der RA sind das in erster Linie die Gelenke und hier zunächst der Gelenkknorpel. Von der durch die Autoantikörper ausgelösten Entzündungsreaktion sind jedoch die Gelenke insgesamt sowie die Sehnen und Sehnenscheiden betroffen. Die beteiligten Gelenke sind geschwollen und schmerzen. Typisch ist die sogenannte Morgensteifigkeit. Dazu kommen Allgemeinsymptome wie leichtes Fieber, Abgeschlagenheit, nächtliche Schweißausbrüche oder Muskelschmerzen. Neben dem Gelenkbefall sind bei vielen Patienten auch innere Organe – wie Herz oder Lunge – von der Erkrankung betroffen, was sich bspw. in Herzklappenveränderungen äußern kann (*Herold* 2010, *Deutsche Rheuma-Liga* 2011b).

Sowohl die Symptomatik als auch der weitere Verlauf der Erkrankung können von Patient zu Patient sehr unterschiedlich sein. Unbehandelt führt die Erkrankung zu einer fortschreitenden – je nach Verlauf unterschiedlich ausgeprägten – Gelenkzerstörung (*Schneider* et al. 2011). An den Gelenken bilden sich bleibende Fehlstellungen aus – typisch ist die sogenannte Schwanenhalsdeformität der Finger – und die Funktion wird dauerhaft eingeschränkt (*Herold* 2010, *RKI* 2010). Das Leben von Rheuma-Patienten ist darüber hinaus beeinträchtigt durch Schmerzen, Abhängigkeit von fremder Hilfe oder Erwerbsunfähigkeit (*RKI* 2010). Die Lebenserwartung ist bei RA verringert und das Risiko für Krebserkrankungen und koronare Herzerkrankung ist erhöht (*Herold* 2010).

Zur Behandlung der RA werden die im folgenden Abschnitt beschriebenen Immunsuppressiva als krankheitsmodifizierende Therapie eingesetzt. Die krankheitsmodifizierende Therapie sollte so früh wie möglich, nämlich innerhalb von drei Monaten nach Beginn der Symptomatik, begonnen werden. Dieser Zeitraum wird als „window of opportunity" bezeichnet, der genutzt werden soll, um eine Krankheitsremission zur erreichen, das Fortschreiten der Erkrankung aufzuhalten und die Langzeitprognose zu verbessern (*Schneider* et al. 2011).

3.16.1 Entwicklung der Indikationsgruppe

Die Entwicklung der Immunsuppressiva hat in den letzten 20 Jahren erhebliche Fortschritte gemacht. Ursprünglich standen lediglich die beiden Wirkstoffe Methotrexat und Azathioprin zur Verfügung, die als Antimetabolite einst zur Behandlung von Krebserkrankungen entwickelt worden waren (siehe ▸ 3.13). Die neueren Wirkstoffe greifen wesentlich gezielter in gestörte Immunprozesse ein. Es werden verschiedene Teil-Indikationsgruppen unterschieden.

Unspezifische Immunsuppressiva
Methotrexat wurde 1955 entwickelt (siehe ▶ 3.13), Azathioprin erstmals 1957 synthetisiert. Methotrexat wird als Immunsuppressivum vor allem bei rheumatoider Arthritis, Psoriasis und Psoriasisarthritis verwendet. Azathioprin kommt zur Immunsuppression bei Transplantationen und bei verschiedenen Autoimmunerkrankungen zum Einsatz.

Immunsuppressiva bei Transplantation
In der Indikationsgruppe der Immunsuppressiva bei Transplantation werden folgende Therapieansätze unterschieden: selektive Immunsuppressiva, Calcineurin-Inhibitoren und Interleukin-Rezeptorinhibitoren.

Immunsuppressiva werden nach Transplantationen zur Verhinderung der Abstoßung des Spenderorgans eingesetzt. Zunächst verwendete man Azathioprin. Abgelöst wurde Azathioprin von Ciclosporin, das 1983 in Deutschland auf den Markt kam. Ciclosporin wurde aus einer speziellen Schlauchpilzart isoliert und hemmt selektiv die Aktivierung der an der Abstoßungsreaktion beteiligten T-Lymphozyten, während Azathioprin die Bildung aller Leukozyten im Knochenmark hemmt. Ciclosporin wird auch bei anderen schwer verlaufenden Immunerkrankungen (beispielsweise Psoriasis) eingesetzt.

Einen ähnlichen Wirkmechanismus wie Ciclosporin hat der 1995 eingeführte Wirkstoff Tacrolimus, der seit 2002 auch zur Behandlung der atopischen Dermatitis zugelassen ist. Ciclosporin und Tacrolimus gehören zur Gruppe der Calcineurin-Inhibitoren. Durch Calcineurin werden Gene reguliert, die relevant für die Synthese von Interleukinen sind. Das Interleukin-2 spielt eine wichtige Rolle bei der Transplantatabstoßung.

Zur Gruppe der Interleukin-Rezeptorinhibitoren gehören die Antikörper Basiliximab (1998) und Daclizumab (1999 eingeführt, 2009 Zulassung zurückgezogen: EMA 2009). Sie binden an den Interleukin-2-Rezeptor und hemmen so die Wirkung von Interleukin-2.

Alle übrigen Wirkstoffe dieser Teil-Indikationsgruppe werden zu den selektiven Immunsuppressiva gezählt. Sirolimus (eingeführt 2001) und Everolimus (eingeführt 2004) haben zwar ähnliche Namen wie das Tacrolimus, aber einen anderen Wirkmechanismus. Die Wirkstoffe binden an das Protein mTOR und hemmen so die Proliferation von Zellen, welche an der Transplantatabstoßung beteiligt sind. Im Gegensatz zu Ciclosporin und Tacrolimus sind Sirolimus und Everolimus nicht nierentoxisch, verstärken jedoch die Nierentoxizität von Ciclosporin. Weitere Wirkstoffe zur Unterdrückung der Transplantatabstoßung sind der monoklonale Antikörper Muromonab-CD3 (1987) sowie der Antimetabolit Mycophenolatmofetil (Mycophenolat, seit 1996), die ebenfalls Immunprozesse hemmen, welche an der Transplantatabstoßung beteiligt sind. Das 2011 eingeführte Belatacept hemmt die Aktivierung von T-Lymphozyten (◻ Tab. 3.46).

Immunsuppressiva bei immunologischen Erkrankungen
Unter den Immunsuppressiva bei immunologischen Erkrankungen lassen sich die Therapieansätze selektive Immunsuppressiva, TNF-alpha-Inhibitoren und Interleukin-Rezeptorinhibitoren unterscheiden.

Die Immunsuppressiva zur Behandlung von immunologischen Erkrankungen werden überwiegend bei RA eingesetzt und gehören hier zu den Remissionsinduktoren oder DMARD („disease modifying anti-rheumatic drugs"). Im Gegensatz zu den nichtsteroidalen Antirheumatika (NSAR, siehe ▶ 3.17) hemmen sie bei rheumatoider Arthritis nicht nur symptomatisch die Entzündungsreaktion und lindern die Schmerzen, sondern können über das Eingreifen in den Entzündungsmechanismus selbst auch zu einer Remission der

◻ **Tab. 3.46** Neue Wirkstoffe in der Indikationsgruppe L04 im Zeitraum von 2008 bis 2012.

Jahr (Markt-einführung)	Wirkstoff	Teil-Indikationsgruppe: Immunsuppressiva bei	Therapieansatz
2009	Ustekinumab	Psoriasis	Interleukin-Rezeptorinhibitoren
2009	Tocilizumab	Immunologische Erkrankungen	Interleukin-Rezeptorinhibitoren
2009	Certolizumabpegol	Immunologische Erkrankungen	TNF-alpha-Inhibitoren
2009	Golimumab	Immunologische Erkrankungen	TNF-alpha-Inhibitoren
2009	Canakinumab	Cryopyrin-assoziierte periodische Syndrome (CAPS)	Interleukin-Rezeptorinhibitoren
2011	Fingolimod	Multiple Sklerose	S1P-Rezeptor-Modulatoren
2011	Belatacept	Transplantation	T-Zell-Aktivierungs-Inhibitoren
2011	Belimumab	Systemischer Lupus erythematodes (SLE)	Selektive Immunsuppressiva bei SLE
2011	Pirfenidon	Idiopathische Lungenfibrose	TGF-beta-Inhibitoren

Quelle: IGES

pathologischen Veränderungen am Gelenk-knorpel führen. Zu den Remissionsinduk-toren gehören weitere Wirkstoffe wie Metho-trexat (unspezifisches Immunsuppressivum, s. o.) oder Sulfasalazin[3]. Einige der Wirkstoffe dieser Teil-Indikationsgruppe kommen auch bei anderen immunologischen Erkrankungen zur Anwendung, insbesondere im Rahmen der Behandlung von Colitis ulcerosa, Morbus Bechterew, Morbus Crohn, Psoriasisarthritis und Plaque-Psoriasis.

Zur Gruppe der TNF-alpha-Inhibitoren gehören verschiedene monoklonale Anti-körper und ein Fusionsprotein. Sie hemmen die Wirkung des Tumornekrosefaktors-alpha (TNF-alpha), welcher an der Entzündungsre-aktion bei rheumatoider Arthritis beteiligt ist. Es handelt sich hierbei um den 1999 einge-führten Wirkstoff Infliximab, um Etanercept (2000), Adalimumab (2003) sowie Certoli-zumabpegol (2009) und Golimumab (2009). Die TNF-alpha-Inhibitoren gehören zu den Biologicals und werden im Rahmen der Be-handlung der RA bei unzureichender Wir-kung von Remissionsinduktoren wie Metho-trexat oder Sulfasalazin eingesetzt.

Weitere Biologicals umfasst der Therapie-ansatz der Interleukin-Rezeptorinhibitoren. Als Botenstoffe sind verschiedene Interleukine an der Regulation von Entzündungsvorgängen beteiligt. Die Wirkung des Interleukin-1 wird von dem 2002 eingeführten Wirkstoff Ana-kinra gehemmt, während sich Tocilizumab (2009) gegen die Wirkung des Interleukin-6 richtet (◻ Tab. 3.46).

Zur Gruppe der selektiven Immunsup-pressiva gehört der seit 1999 zur Verfügung stehende Wirkstoff Leflunomid, welcher ne-ben Methotrexat den Antimetaboliten (siehe ▶ 3.13) zuzurechnen ist. Er wirkt relativ spe-zifisch in aktivierten Lymphozyten. Seit 2007 gehört zudem Abatacept zu den selektiven Immunsuppressiva. Dieser Wirkstoff hemmt

---

3 Methotrexat findet sich in der Systematik der ATC-Klassifikation in den Indikationsgruppen „L01 Anti-neoplastische Mittel", „L04 Immunsuppressiva" so-wie „M01 Antiphlogistika und Antirheumatika". Das Sulfasalazin zur systemischen Anwendung gehört zur Indikationsgruppe „M01 Antiphlogistika und Anti-rheumatika".

die Aktivierung von T-Lymphozyten und damit die Entzündungsprozesse bei RA.

Weitere Teil-Indikationsgruppen

Zur Teil-Indikationsgruppe der *Immunsuppressiva bei Psoriasis* ist derzeit nur der 2009 eingeführte monoklonale Antikörper Ustekinumab (◻ Tab. 3.46) im Einsatz, nachdem Efalizumab im Juli 2009 u. a. wegen aufgetretener Fälle von progressiver multifokaler Leukenzephalopathie (PML) EU-weit zurückgerufen wurde. Ustekinumab hemmt die Wirkungen der Interleukine-6 und -23, die bei Psoriasis-Patienten vermehrt gebildet werden und dazu beitragen, den für die Psoriasis spezifischen Entzündungsprozess in Gang zu halten.

Die Teil-Indikationsgruppe der *Immunsuppressiva bei Multipler Sklerose (MS)* umfasst den monoklonalen Antikörper Natalizumab (2006) und das Fingolimod zur Behandlung der hochaktiven schubförmigen MS (2011), die auf unterschiedliche Weise die Entzündungsreaktionen im Gehirn hemmen sollen: Natalizumab wirkt durch die Bindung an bestimmte Zelladhäsionsmoleküle (sogenannte Integrine) auf Leukozyten, und Fingolimod hemmt die Einwanderung von Entzündungszellen in das Gehirn.

Die Teil-Indikationsgruppe von *Immunsuppressiva bei Multiplem Myelom* wurde 2007 durch Einführung von Lenalidomid (2007), einem Analogon von Thalidomid, begründet. Der genaue Wirkmechanismus ist unbekannt. Es hemmt die Vermehrung bestimmter Tumorzellen des blutbildenden Systems. Seit 2009 steht in Deutschland auch wieder Thalidomid selbst in dieser Teil-Indikationsgruppe zur Verfügung.[4] Beide Wirkstoffe dürfen nur unter strengen Sicherheitsauflagen

---

4 Thalidomid erlangte in den 1960er Jahren traurige Berühmtheit durch den Contergan-Skandal und war bis 2009 in Deutschland nicht mehr erhältlich. Bereits in den 1960er Jahren wurde die Wirksamkeit von Thalidomid bei Lepra entdeckt. Thalidomid wirkt entzündungshemmend und hemmt das Wachstum von Tumoren sowie die Gefäßneubildung (Angiogenese).

angewendet werden und müssen auf einem speziellen T-Rezept verordnet werden (*BfArM* 2008).

Zur Teil-Indikationsgruppe *Immunsuppressiva bei paroxysmaler nächtlicher Hämoglobinurie* (PNH) gehört der monoklonale Antikörper Eculizumab, das als Orphan Drug zur Therapie bei paroxysmaler nächtlicher Hämoglobinurie (PNH) zugelassen ist. Die PNH ist mit 13 Fällen je 1 Million Einwohner eine sehr seltene Erkrankung, für die zuvor keine spezifische Therapie zur Verfügung stand.

Ebenfalls selten sind Cryopyrin-assoziierte periodische Syndrome (CAPS) mit einer geschätzten Häufigkeit von 1 Fall je 200.000 Einwohner. Zur Behandlung steht seit 2009 das Orphan Drug Canakinumab in der entsprechenden Teil-Indikationsgruppe zur Verfügung.

Mit Pirfenidon wurde 2011 die Teil-Indikationsgruppe der *Immunsuppressiva bei idiopathischer Lungenfibrose* begründet.

3.16.2 Entwicklung des Verbrauchs

Die Immunsuppressiva gehören zu den selten angewendeten Arzneimitteln, von denen jeder Versicherte der GKV 2012 im Mittel 1,7 DDD erhielt.

Der Verbrauch von Immunsuppressiva hat sich zwischen 1996 und 2012 mehr als versechsfacht. Das Verbrauchswachstum zeigt einen zweiphasigen Verlauf (◻ Abb. 3.86). Bis 2002 war ein kontinuierliches, aber langsames Wachstum zu beobachten, dem 2003 ein sprunghafter Anstieg folgte. Zwischen 2005 und 2010 war das Wachstum stetig und lag im Mittel bei 9 Mio. DDD pro Jahr. 2011 ist eine Abschwächung des Verbrauchswachstums zu erkennen, 2012 war praktisch kaum Wachstum zu beobachten.

Das stärkste absolute Wachstum zeigte im Jahr 2011 und 2012 der Verbrauch der Immunsuppressiva bei immunologischen Er-

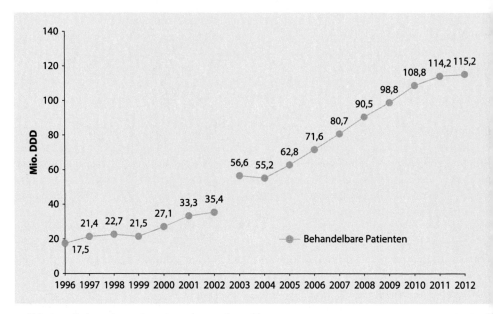

◘ **Abb. 3.86** Verbrauch von Arzneimitteln aus der Indikationsgruppe „L04 Immunsuppressiva" in Mio. DDD im Zeitraum von 1996 bis 2012.* (* Für die Jahre 2003 und 2004 gibt der AVR einen Verbrauch von ca. 46 bzw. 55 Mio. DDD an, sodass der sprunghafte Anstieg im Jahr 2003 kein Artefakt durch den Wechsel der Daten-quelle darstellt.

Quelle: IGES nach AVR (1996 bis 2002), IGES-Berechnungen nach NVI (INSIGHT Health) (ab 2003)

krankungen mit jeweils mehr als 3 Mio. DDD, während das relative Wachstum in beiden Jahren für die Immunsuppressiva bei MS sowie Psoriasis am höchsten war (◘ Tab. 3.47). Durch den Zuwachs bei den Immunsuppressiva bei immunologischen Erkrankungen wurde der Verbrauchsrückgang bei den unspezifischen Immunsuppressiva mehr als ausgeglichen. Für die Immunsuppressiva bei immunologischen Erkrankungen konnten in den vergangenen Jahren zweistellige Wachstumsraten beobachtet werden, die in einigen Jahren über 20% betrugen. Ihr Verbrauch hat sich zwischen 2005 und 2012 in etwa verdreifacht. Seit zwei Jahren verläuft das Wachstum langsamer und 2012 lag es erstmals unter 10%. Diese inzwischen anerkannten Wirkstoffe (s. u.) scheinen damit weitgehend etabliert zu sein.

In der Teil-Indikationsgruppe der unspezifischen Immunsuppressiva gibt es keine unterschiedlichen Therapieansätze. Die Verbrauchsanteile der Wirkstoffe veränderten sich zwischen 2010 und 2012 deutlicher. Der Anteil von Methotrexat sank im genannten Zeitraum von 61,0% auf 53,6%, der restliche Verbrauch entfiel jeweils auf Azathioprin. Den größten Anteil an dieser Entwicklung hat der Verbrauchrückgang von Methotrexat von 31 auf 26 Mio. DDD. Ausgelöst wurden die beobachteten Änderungen dadurch, dass der Verbrauch von Methotrexat von 31 auf 26 Mio. DDD einbrach. Zu berücksichtigen ist allerdings, dass Methotrexat drei verschiedenen ATC-Codes zugeordnet werden kann (s. ► Kap. L01, M01). Der Gesamtverbrauch von Methotrexat, das nicht bei onkologischen Erkrankungen eingesetzt wird, ist 2012 von 64 auf 68 Mio. DDD gestiegen.

In der Teil-Indikationsgruppe der Immunsuppressiva bei immunologischen Er-

◻ Tab. 3.47 Übersicht der Menge der verordneten DDD in den Teil-Indikationsgruppen der Indikationsgruppe L04 in den Jahren 2010 bis 2012. Dargestellt sind nur Teil-Indikationsgruppen mit einem Verbrauch von mindestens 0,1 Mio. DDD.

Teil-Indikationsgruppen	DDD 2010 (Mio.)	DDD 2011 (Mio.)	DDD 2012 (Mio.)	Differenz 2010 vs. 2011 (%)	Differenz 2011 vs. 2012 (%)
Unspezifische Immunsuppressiva	52,65	52,64	48,00	–0,01	–8,82
Immunsuppressiva bei immunologischen Erkrankungen	33,40	37,15	40,69	11,21	9,53
Immunsuppressiva bei Transplantation	20,61	21,22	21,84	2,98	2,91
Immunsuppressiva bei MS	1,35	1,96	2,90	45,45	48,32
Immunsuppressiva bei Psoriasis	0,40	0,69	1,03	74,13	49,90
Immunsuppressiva bei Multiplem Myelom	0,37	0,43	0,45	14,50	5,32
Immunsuppressiva bei Idiopathischer Lungenfibrose	0,00	0,02	0,16		879,38
Summe	108,77	114,10	115,06	4,90	0,85

Quelle: IGES-Berechnungen nach NVI (INSIGHT Health)

krankungen fällt die stetige Erhöhung des Anteils an TNF-alpha-Inhibitoren auf, der 2012 rund 62% erreichte (◻ Abb. 3.87). Von untergeordneter Bedeutung ist der Therapieansatz der Interleukin-Rezeptorantagonisten mit den Wirkstoffen Anakinra und Tocilizumab. Allein die Neueinführung von Tocilizumab hat dazu geführt, dass sich der Anteil dieses Therapieansatzes in den Jahren 2010 bis 2012 auf fast 4% erhöhte. Innerhalb der TNF-alpha-Inhibitoren erhöhte sich der Anteil von Adalimumab auf fast 41%. Die Anteile von Etanercept und Infliximab gingen zurück (◻ Abb. 3.88). Einen deutlichen Zuwachs verzeichneten dagegen die Verbrauchsanteile der 2009 eingeführten Wirkstoffe Certolizumabpegol und insbesondere Golimumab. Der relativ rasche Verbrauchsanstieg bei diesen beiden neuen Wirkstoffen erklärt sich möglicherweise aus dem etwas geringeren AVP je DDD; für Golimumab ist außerdem anzunehmen, dass die monatliche Anwendung als Fertigspritze als Vorteil angesehen wird.

Der absolute Verbrauch stieg jedoch 2012 für alle TNF-alpha-Inhibitoren in ähnlicher Größenordnung wie im Vorjahr. Für Adalimumab war sowohl 2011 als auch 2012 mit einem Verbrauchszuwachs von rund 1,2 bzw. 1,5 Mio. DDD die stärkste Zunahme zu beobachten. Der aktuellen Leitlinie der Deutschen Gesellschaft für Rheumatologie (DGRH) ist kein Grund für die Bevorzugung von Adalimumab zu entnehmen (*Schneider* et al. 2011). Studien zum Vergleich von Adalimumab mit anderen TNF-alpha-Inhibitoren gibt es nicht. Möglicherweise wird es als verträglicher angesehen, weil es sich um einen humanen Antikörper handelt, oder es wird als einfacher in der Anwendbarkeit empfunden. Bei den selektiven Immunsuppressiva dominierte im Jahr 2012 Leflunomid mit einem Anteil von rund 97%.

Die Therapieansätze in der Teil-Indikationsgruppe der Immunsuppressiva bei Transplantation zeigten ebenfalls nur geringfügige Verschiebungen: Der Anteil des größten Therapieansatzes, der Calcineurin-Inhibitoren,

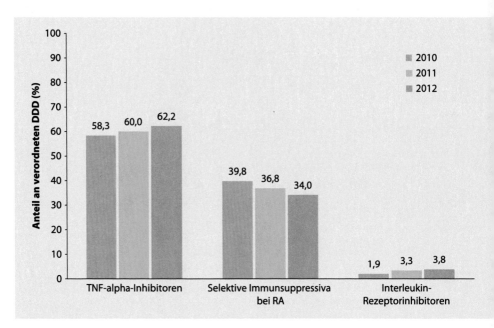

■ **Abb. 3.87** Anteile der verordneten DDD in der Indikationsgruppe L04 – Therapieansätze der Teil-Indikationsgruppe „Immunsuppressiva bei immunologischen Erkrankungen" für 2010 bis 2012.
Quelle IGES: Berechnungen nach NVI (INSIGHT Health)

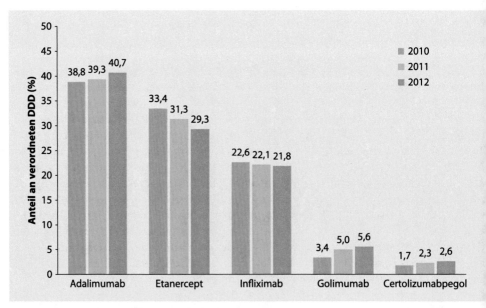

■ **Abb. 3.88** Anteile der verordneten DDD in der Indikationsgruppe L04 – Wirkstoffe der Teil-Indikationsgruppe „Immunsuppressiva bei immunologischen Erkrankungen"/Therapieansatz „TNF-alpha-Inhibitoren" für 2010 bis 2012.
Quelle IGES: Berechnungen nach NVI (INSIGHT Health)

ging zwischen 2010 und 2012 von 55,3 auf 54,1% zurück, entsprechend stieg der Anteil der selektiven Immunsuppressiva. Innerhalb der Gruppe der Calcineurin-Inhibitoren setzte sich die Entwicklung der vergangenen Jahre fort: Der Anteil von Tacrolimus stieg im Beobachtungszeitraum von 49,8 auf 53,3%. Dementsprechend sank der Anteil von Ciclosporin, dem zweiten Wirkstoff. Im Therapieansatz der selektiven Immunsuppressiva zeigten sich im betrachteten Zeitraum stabile Verhältnisse. Es dominierte Mycophenolatmofetil, dessen Anteil stabil bei rund 80% lag. Der Anteil von Everolimus stieg leicht auf 14,8% und der Anteil von Sirolimus sank auf 5,3%. Die beobachteten Verordnungsanteile spiegeln recht gut das derzeit übliche Vorgehen zur Immunsuppression nach Organtransplantation wider. So empfiehlt die KDIGO-Leitlinie für Patienten nach Nierentransplantation zur Immunsuppression eine kombinierte Therapie, zu der ein Calcineurin-Inhibitor und ein Proliferationshemmer gehören sollten. Als Mittel der ersten Wahl werden dazu Tacrolimus bzw. Mycophenolat vorgeschlagen (*Türk* et al. 2010).

Tacrolimus und Mycophenolatmofetil stehen seit 2010, Ciclosporin bereits seit 2001 generisch zur Verfügung. Der Generikaanteil am Verbrauch erreichte jedoch 2012 nur 4% bei Tacrolimus und 27% bei Ciclosporin. Die Zurückhaltung bei der Verordnung von Generika ist verständlich, da bei Patienten, die bereits auf ein bestimmtes Präparat eingestellt sind, nicht auszuschließen ist, dass der Wechsel zu einem wirkstoffgleichen Präparat eines anderen Anbieters das Risiko einer Transplantatabstoßung erhöht. Von den Herstellern wird offenbar auch eine große Zurückhaltung in der Anwendung von Generika dieser Wirkstoffe erwartet, denn es gibt nur für Mycophenolatmofetil mehr als zehn Anbieter von Generika. Ein Großteil des Umsatzes entfällt jeweils nur auf wenige oder sogar nur einen Anbieter von Generika.

3.16.3 Regionale Unterschiede im Verbrauch

◻ Abb. 3.89 zeigt die regionalen Unterschiede im mittleren Pro-Kopf-Verbrauch der Immunsuppressiva. Der niedrigste Verbrauch war 2012 mit 1,27 DDD je Versicherten in Rheinland-Pfalz zu beobachten, der höchste in Berlin und Hamburg mit je 2,2 DDD je Versicherten. Dies kann als Hinweis auf die besondere Bedeutung der Stadtstaaten Berlin und Hamburg in der Spezialversorgung angesehen werden, wobei eine gewisse Versorgung des Umlands – insbesondere Brandenburgs – anzunehmen ist. Das Phänomen, dass die Pro-Kopf-Verbräuche in Berlin und Hamburg auf den ersten fünf Rängen liegen, ist nur für einige Teil-Indikationsgruppen offensichtlich, insbesondere für Immunsuppressiva bei Transplantation, bei Psoriasis sowie bei Multiplem Myelom.

Relevant für den Einsatz bei rheumatoider Arthritis und anderen immunologischen Erkrankungen sind vor allem die in der entsprechenden Teil-Indikationsgruppe zusammengefassten Immunsuppressiva (◻ Abb. 3.90). Hier waren 2012 die höchsten Pro-Kopf-Verbräuche mit 0,95 DDD in Mecklenburg-Vorpommern und 0,85 DDD in Sachsen-Anhalt zu beobachten. In den KV-Regionen Nordrhein und Rheinland-Pfalz mit den niedrigsten Verbräuchen war der Pro-Kopf-Verbrauch mit 0,43 bzw. 0,42 DDD nur etwa halb so hoch. Innerhalb dieser Teil-Indikationsgruppe haben die Biologika (Therapieansätze der TNF-Inhibitoren und Interleukin-Inhibitoren) die größte Bedeutung. Auch für diese gab es erhebliche regionale Unterschiede im Verbrauch (◻ Abb. 3.91). Auch hier fand sich wieder in Mecklenburg-Vorpommern mit 0,63 DDD der höchste und mit 0,27 DDD in Rheinland-Pfalz der geringste Pro-Kopf-Verbrauch. Während Hamburg jeweils den dritten Rang einnahm, war für Berlin lediglich ein überdurchschnittlicher Pro-Kopf-Verbrauch festzustellen.

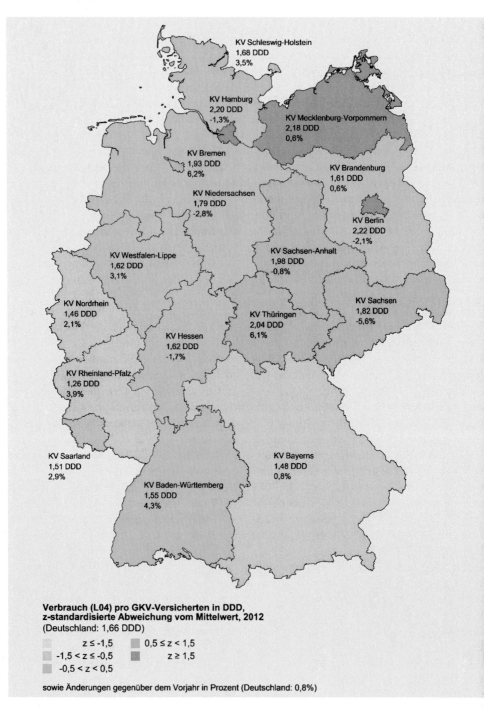

Verbrauch (L04) pro GKV-Versicherten in DDD, z-standardisierte Abweichung vom Mittelwert, 2012
(Deutschland: 1,66 DDD)

z ≤ -1,5   0,5 ≤ z < 1,5
-1,5 < z ≤ -0,5   z ≥ 1,5
-0,5 < z < 0,5

sowie Änderungen gegenüber dem Vorjahr in Prozent (Deutschland: 0,8%)

■ **Abb. 3.89** Verbrauch von Arzneimitteln aus der Indikationsgruppe „L04 Immunsuppressiva" in DDD je GKV-Versicherten im Jahr 2012 und Änderung gegenüber dem Vorjahr nach KV-Region.

Quelle IGES: Berechnungen nach NVI (INSIGHT Health)

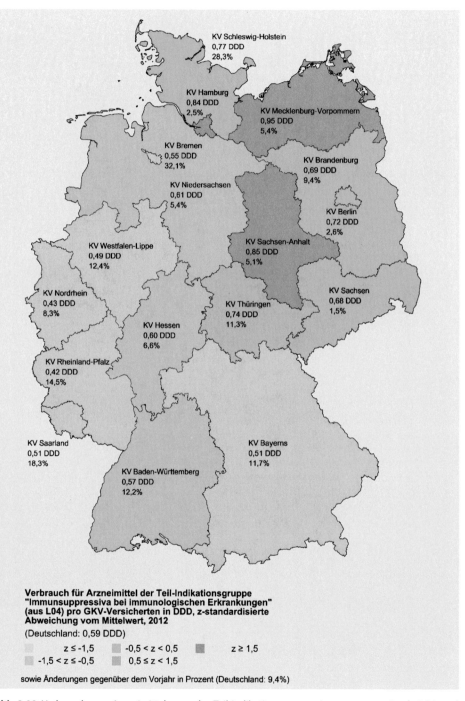

Verbrauch für Arzneimittel der Teil-Indikationsgruppe
"Immunsuppressiva bei immunologischen Erkrankungen"
(aus L04) pro GKV-Versicherten in DDD, z-standardisierte
Abweichung vom Mittelwert, 2012

(Deutschland: 0,59 DDD)

| | z ≤ -1,5 | | -0,5 < z < 0,5 | | z ≥ 1,5 |
| | -1,5 < z ≤ -0,5 | | 0,5 ≤ z < 1,5 | | |

sowie Änderungen gegenüber dem Vorjahr in Prozent (Deutschland: 9,4%)

Abb. 3.90 Verbrauch von Arzneimitteln aus der Teil-Indikationsgruppe „Immunsuppressiva bei RA und anderen immunologischen Erkrankungen" in DDD je Versicherten im Jahr 2012 und Änderung gegenüber dem Vorjahr nach KV-Region.

Quelle IGES: Berechnungen nach NVI (INSIGHT Health)

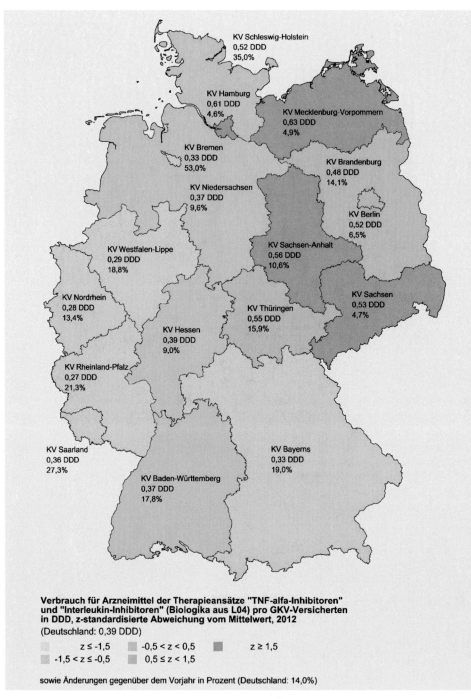

Verbrauch für Arzneimittel der Therapieansätze "TNF-alfa-Inhibitoren"
und "Interleukin-Inhibitoren" (Biologika aus L04) pro GKV-Versicherten
in DDD, z-standardisierte Abweichung vom Mittelwert, 2012
(Deutschland: 0,39 DDD)

z ≤ -1,5   -0,5 < z < 0,5   z ≥ 1,5
-1,5 < z ≤ -0,5   0,5 ≤ z < 1,5

sowie Änderungen gegenüber dem Vorjahr in Prozent (Deutschland: 14,0%)

Abb. 3.91 Verbrauch von Arzneimitteln aus den Therapieansätzen TNF-Inhibitoren und Interleukin-Inhibitoren der Teil-Indikationsgruppe „Immunsuppressiva bei RA und anderen immunologischen Erkrankungen" in DDD je Versicherten im Jahr 2012 und Änderung gegenüber dem Vorjahr nach KV-Region.
Quelle IGES: Berechnungen nach NVI (INSIGHT Health)

Bezogen auf die Biologika fand sich eine gewisse Korrelation zwischen dem regionalen Pro-Kopf-Verbrauch und dem Anteil der über 55-Jährigen in der jeweiligen Region. Die Regressionsanalyse zeigte ein Bestimmtheitsmaß von 0,22, das jedoch statistisch nicht signifikant ist (p=0,06). Da von der RA vor allem auch ältere Menschen betroffen sind (s. o.), erscheint ein gewisser Zusammenhang plausibel. Regionale Daten zur Prävalenz der RA für Deutschland gibt es bislang nicht. Vom RKI wurde lediglich eine Darstellung zu regionalen Unterschieden hinsichtlich der Häufigkeit von Arthritis, zu der die RA gehört, publiziert (RKI 2011). Hier fallen zwar punktuelle Übereinstimmungen auf – so findet sich für Mecklenburg-Vorpommern mit dem höchsten Pro-Kopf-Verbrauch von Immunsuppressiva bei RA und anderen Systemerkrankungen sowie von Biologika auch eine sehr hohe Arthritis-Prävalenz, ebenso für Sachsen-Anhalt und Thüringen. Umgekehrt finden sich in den Regionen mit vergleichbar hoher Arthritis-Prävalenz (Rheinland-Pfalz, Hessen, Niedersachsen und Bremen) unterdurchschnittliche Pro-Kopf-Verbräuche der entsprechenden Wirkstoffgruppen, in Rheinland-Pfalz ist der Verbrauch bundesweit sogar am niedrigsten.

Ähnliche regionale Unterschiede wurden in Bezug auf die Verordnung von TNF-Inhibitoren bereits für das Jahr 2010 berichtet (Windt et al. 2011). Eine Erklärung für das beobachtete Phänomen fanden auch diese Autoren nicht.

3.16.4 Epidemiologie, Bedarf und Angemessenheit der Versorgung

Zu den wichtigsten Indikationen für Immunsuppressiva zählen Organtransplantationen, rheumatoide Arthritis, chronisch entzündliche Darmerkrankungen und Psoriasis.

Im Jahr 2012 wurden in deutschen Transplantationszentren insgesamt 3.706 Organ-transplantationen durchgeführt; im Jahr 2011 waren es 4.054 Organtransplantationen (DSO 2013). Es ist nicht auszuschließen, dass die rückläufige Zahl an Transplantationen in Zusammenhang steht mit einer sinkenden Bereitschaft für eine Organspende aufgrund der bekannt gewordenen Manipulationen an einzelnen deutschen Transplantationszentren.

Die Anzahl der Transplantationen ist jedoch nicht mit der Zahl der lebenden Transplantatempfänger gleichzusetzen, die eine immunsuppressive Therapie benötigen. Beispielsweise sind von den Nierentransplantaten nach fünf Jahren noch 71% bzw. nach einer Lebendspende 86% funktionsfähig, von den transplantierten Herzen noch 66% (DSO 2013). Es lässt sich also abschätzen, dass die Zahl der mit einem Transplantat lebenden Patienten ein Mehrfaches der jährlich durchgeführten Transplantationen beträgt. So lag die Anzahl der mit einem Nierentransplantat Lebenden im Jahr 2006 bei 25.210 Personen (Frei und Schober-Halstenberg 2008).

Den Ergebnissen des telefonischen Gesundheitssurveys des RKI (GEDA) zufolge erkranken 6,0% der Bevölkerung in Deutschland im Laufe ihres Lebens an Arthritis, rheumatischer Arthritis oder chronischer Polyarthritis (RKI 2012). Während bei jungen Patienten unter 30 Jahren die Erkrankung selten auftritt, steigt die Prävalenz mit zunehmendem Lebensalter bei beiden Geschlechtern an. In der Altersgruppe von 30 bis 44 Jahren sind gut 3% betroffen, in der Altersgruppe von 45 bis 64 Jahren bereits 9% der Frauen und 5% der Männer, und in der Bevölkerung ab 65 Jahren sind 15% der Frauen bzw. 9% der Männer betroffen (RKI 2012).

Die bevölkerungsweite Prävalenz der RA wird in verschiedenen Quellen mit Raten zwischen 0,5 und 1% angegeben (Sangha 2000, Silman und Pearson 2002, Schneider et al. 2011). Das RKI geht bei Erwachsenen von einer Prävalenz von 0,5 bis 0,8% aus (Zink et al. 2010a). Eine umfassende Untersuchung

245

von *Kobelt* und *Kasteng* (2009) hat für europäische Regionen unterschiedliche Prävalenzen getrennt nach drei Altersgruppen und Geschlecht ermittelt, die für Deutschland zwischen 0,07% für 20- bis 44-jährige Männer und 1,30% für über 65-jährige Frauen liegen. Hieraus resultiert für die GKV-Bevölkerung eine Zahl von ca. 309.000 Patienten.

Eine auf den Krankheitsverlauf zielende Arzneimitteltherapie mit Remissionsinduktoren soll frühzeitig innerhalb von sechs Monaten nach Beschwerdebeginn gegeben werden (*Schneider* et al. 2011). Für die Schätzung des Behandlungsbedarfs ist daher einerseits die Anzahl der inzidenten Patienten maßgeblich. In einer Übersichtsarbeit (*Sangha* 2000) werden jährliche Inzidenzen von 0,14 bis 0,20 Fällen pro 1.000 Personenjahre bei Männern und 0,36 bis 0,50 Fällen pro 1.000 Personenjahre bei Frauen berichtet. Hervorzuheben ist die Studie von *Symmons* et al. (1994), weil sie alle Fälle bei den 15-Jährigen und Älteren eines Bezirks in Großbritannien (Norwich Health Authority) in Form einer Registrierung erfasste. Auf Basis der dort ermittelten Inzidenz (0,127 pro 1.000 Männer und 0,343 Fälle pro 1.000 Frauen) ließ sich die Anzahl inzidenter Patienten in der GKV auf rund 15.000 Versicherte schätzen. Unter der Annahme, dass die Neuerkrankungen über das Jahr gleichmäßig verteilt auftreten, ist von jährlich ca. 7.400 inzidenten Patienten mit täglichem Behandlungsbedarf auszugehen.

Andererseits müssen prävalente Patienten, die bereits einen Remissionsinduktor erhalten, weiter behandelt werden. Eine Metaanalyse von Studien zur Fortsetzung bzw. zum Abbruch von Behandlungen mit Remissionsinduktoren bei Patienten mit rheumatoider Arthritis zeigt, dass über einen Zeitraum von fünf Jahren rund 30% der Patienten die Therapie nicht abgebrochen haben (*Maetzel* et al. 2000). Legt man diesen Anteil den prävalenten Patienten zugrunde (30% von rund 307.000 Patienten), so ergibt sich eine Zahl von rund 92.000 prävalenten Patienten, die

Remissionsinduktoren erhalten. Addiert man die inzidenten Patienten mit täglichem Behandlungsbedarf, errechnet sich ein minimaler Behandlungsbedarf von ca. 100.000 Patienten, die täglich eine DDD eines Remissionsinduktors benötigen.

Für Morbus Crohn und für Colitis ulcerosa wird eine Prävalenz von 0,1 bis 0,25% der Bevölkerung angegeben (*Stange* et al. 2003, *Dignass* et al. 2011, *Montgomery* et al. 1998, *Ehlin* et al. 2003). Legt man konservativ eine Rate von 160 Fällen pro 100.000 Personen – entsprechend einer Prävalenz von rund 0,16% (nach *Dignass* et al. 2011) – für die Colitis ulcerosa und eine Prävalenz von rund 120 Fällen pro 100.000 (0,12%) für Morbus Crohn (nach *Hoffmann* et al. 2008) zugrunde, dann kann man von rund 112.000 Patienten mit Colitis ulcerosa sowie von rund 84.000 Patienten mit Morbus Crohn in der GKV ausgehen. Insgesamt handelt es sich demnach um etwa 195.000 Patienten. Eine immunsuppressive Behandlung von Morbus Crohn wie auch von Colitis ulcerosa ist nur bei einem chronisch aktiven Krankheitsverlauf indiziert. In einer Langzeitstudie an 273 Patienten (*Etienney* et al. 2004) wurde nach einer Beobachtungsdauer von mehr als 20 Jahren der Anteil an Morbus-Crohn-Patienten mit chronisch aktivem Verlauf auf rund 25% geschätzt. In einer 18-monatigen Studie an 60 Patienten (*Mittermaier* et al. 2004) mit Colitis ulcerosa (22% der Patienten) oder Morbus Crohn (78% der Patienten) betrug der Anteil an Patienten mit chronisch aktivem Verlauf 8%. Ausgehend von der konservativen Annahme, dass es somit bei 8% der Patienten zu einem chronisch aktiven Verlauf kommt, ergibt sich eine Zahl von rund 15.600 Patienten mit chronisch entzündlichen Darmerkrankungen und täglichem immunsuppressivem Behandlungsbedarf in der GKV.

Fasst man den Behandlungsbedarf für Patienten mit rheumatoider Arthritis und chronisch entzündlichen Darmerkrankungen zusammen, ist in der GKV jährlich mit ca.

116.000 Patienten zu rechnen, für die der Verbrauch von täglich einer DDD eines Immunsuppressivums angenommen werden kann.

Die Wirkstoffe der Immunsuppressiva sind in Bezug auf das Indikationsgebiet teilweise relativ unspezifisch. Beispielsweise wird Methotrexat bei rheumatoider Arthritis, aber auch bei schwerem Verlauf einer Psoriasis verordnet. Andererseits gehören Immunsuppressiva wie Methotrexat, die zur Behandlung der RA und der Psoriasis verwendet werden, in der ATC-Klassifikation sowohl zur Indikationsgruppe der Immunsuppressiva (L04) als auch zu den Antiphlogistika und Antirheumatika (M01).

Für die Teil-Indikationsgruppe der spezifischen Immunsuppressiva bei immunologischen Erkrankungen ergibt sich, dass im Jahr 2012 in der GKV rund 111.000 Patienten täglich mit einer DDD hätten behandelt werden können (gegenüber rund 102.000 im Vorjahr). Dies entspricht rund 96% der geschätzten minimalen Patientenzahl mit Behandlungsbedarf. Die seit Jahren stark steigende Zahl der behandelbaren Patienten kann als Indikator dafür gewertet werden, dass ein erheblicher Bedarf für diese Wirkstoffe besteht, deren Einsatz sich nun etabliert (siehe ▶ Abschn. 3.16.7). Ob in Bezug auf Wirkstoffe wie Methotrexat der Behandlungsbedarf gedeckt ist, kann hier nicht genauer analysiert werden, da diese Wirkstoffe nicht ausschließlich für die genannten Indikationen eingesetzt werden.

Bei Transplantatempfängern werden in der Regel zwei bis drei Wirkstoffe kombiniert und die Dosierung wird individuell angepasst, um eine Balance zu finden, die einerseits die Nebenwirkungen so gering wie möglich hält, andererseits eine Transplantatabstoßung verhindert. Auf eine Schätzung der Zahl der behandelbaren Patienten soll wegen der genannten Unsicherheiten verzichtet werden. Es ist kaum anzunehmen, dass bei Transplantatempfängern der Bedarf der notwendigen Therapie mit Immunsuppressiva nicht gedeckt wird.

Die Prävalenz der Psoriasis wird in der deutschen Bevölkerung auf rund 2,5% geschätzt (*Augustin* et al. 2010), sodass mit rund 1,8 Mio. Psoriasis-Patienten in der GKV zu rechnen ist. Eine Behandlungsindikation für eine systemische Therapie besteht nach der S3-Leitlinie der Deutschen Dermatologischen Gesellschaft (DDG) bei schwerer Psoriasis vulgaris und ggf. bei mittelschwerer Psoriasis vulgaris (*DDG* 2011). Die Behandlungsdauer ist nicht genau bestimmt. In der Regel wird jedoch nach drei Monaten eine Entscheidung über die Fortsetzung der Therapie empfohlen. Geht man – konservativ – davon aus, dass lediglich Patienten mit einer schweren Form der Psoriasis (nach *Augustin* et al. 2008 11,6% der Patienten) für eine immunsuppressive Behandlung infrage kommen, so entspräche dies etwa 205.000 GKV-Patienten. Die Zahl der mit Psoriasis-spezifischen Immunsuppressiva (Ustekinumab) behandelbaren Patienten beträgt, unter der Annahme einer dreimonatigen Behandlung, 11.300 Patienten. Dies kann jedoch nicht als mangelnde Bedarfsdeckung ausgelegt werden, da einerseits diese Wirkstoffe nur bei einem kleinen Teil der Patienten mit Psoriasis indiziert sind, anderseits eine Reihe anderer immunsuppressiver Wirkstoffe aus der Indikationsgruppe „L04 Immunsuppressiva" (Adalimumab, Ciclosporin, Etanercept, Infliximab und Methotrexat) sowie Wirkstoffe aus der Indikationsgruppe „D05 Antipsoriatika" ebenfalls systemisch bei schwerer Psoriasis eingesetzt werden und nicht bekannt ist, welcher Anteil der Patienten mit anderen Therapieoptionen als ausreichend versorgt gelten kann.

3.16.5 Analyse der Ausgabendynamik

Die ausgabenstärksten Teil-Indikationsgruppen waren 2012 Immunsupressiva bei RA und anderen immunologischen Erkrankungen (62,0%), Immunsuppressiva bei Transplantationen (15,2%) sowie Mittel bei multipler

☐ **Tab. 3.48** Ausgabenentwicklung in der Indikationsgruppe „L04 Immunsuppressiva" in den Jahren 2011 und 2012. Genannt sind nur Indikationsgruppen mit Ausgaben von mindestens 10 Mio. Euro.

Indikations-/ Teil-Indikationsgruppe	Ausgaben (Mio. Euro)		Ausgabenände- rung (Mio. Euro)		Prozentuale Veränderung gegenüber Vorjahr		Anteil an Gesamtaus- gaben (%)	
	2011	2012	2010 vs. 2011	2011 vs. 2012	2010 vs. 2011	2011 vs. 2012	2011	2012
Immunsuppressiva bei immunologischen Erkrankungen	1.114,63	1.242,05	22,77	127,42	2,09	11,43	4,17	4,65
Immunsuppressiva bei Transplantation	310,38	303,9	−19,32	−6,48	−5,86	−2,09	1,16	1,14
Immunsuppressiva bei Multipler Sklerose	138,39	196,15	38,48	57,76	38,52	41,74	0,52	0,74
Immunsuppressiva bei Multiplem Myelom	124,59	141,4	20,67	16,8	19,89	13,49	0,47	0,53
Unspezifische Immun- suppressiva	31,49	29,41	−2,24	−2,08	−6,64	−6,61	0,12	0,11
Immunsuppressiva bei Psoriasis	25,4	37,06	7,78	11,67	44,18	45,94	0,09	0,14
Immunsuppressiva bei paroxysmaler nächtlicher Hämoglobinurie	17,02	25,19	0,43	8,17	2,60	48,02	0,06	0,09
Immunsuppressiva bei idiopathischer Lungenfibrose	1,84	16,4	1,84	14,56	–	792,00	0,01	0,06
Gesamt	**1.772,1**	**2.002,81**	**75,0**	**230,71**	**4,42**	**13,02**	**6,63**	**7,51**

Quelle: IGES-Berechnungen nach NVI (INSIGHT Health)

Sklerose (9,8%). Die Ausgabenentwicklung war in den verschiedenen Teil-Indikationsgruppen sehr unterschiedlich (☐ Tab. 3.48). Überwiegend gab es jedoch eine Steigerung der Ausgaben im Vergleich zum Vorjahr.

In der Gruppe der Immunsuppressiva waren 2010 die Ausgaben gegenüber dem Vorjahr um etwa 12% gestiegen, 2011 lag die Rate nur noch bei etwa 4% und auch das absolute Ausgabenwachstum war niedriger. 2012 stiegen die Ausgaben wieder deutlich an (230,7 Mio. Euro), die Rate erreichte wieder

ein deutlich höheres Niveau (13%) als im Vorjahr. 2011 und 2012 waren auch nahezu die gleichen Komponenten an der Ausgabenentwicklung beteiligt, wenn auch in jeweils unterschiedlicher Ausprägung (☐ Abb. 3.92). Am stärksten wurden die Ausgaben in beiden Jahren durch die Verbrauchskomponente erhöht. Sie blieb 2012 im Vergleich zum Vorjahr auf einem ähnlichen Niveau (206,3 Mio. Euro vs. 223,9 Mio. Euro). An zweiter Stelle stand in beiden Jahren die Therapieansatzkomponente. Diese war durch die Teil-Indikations-

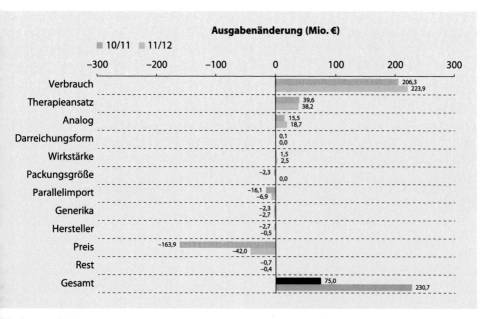

Abb. 3.92 Komponenten der Ausgabenänderung im Jahr 2012 für die Indikationsgruppe „L04 Immunsuppressiva".
Quelle: IGES-Berechnungen nach NVI (INSIGHT Health)

gruppe der Immunsuppressiva bei immunologischen Erkrankungen bedingt und zeigt den in beiden Jahren gestiegenen Verbrauchsanteil der TNF-Antagonisten und der Interleukin-Rezeptorinhibitoren an.

Die Analogkomponente führte 2012 im Vergleich zu 2011 in der Summe über alle Teil-Indikationsgruppen zu einer Erhöhung der Ausgaben um 18,7 Mio. Euro. Dieser Effekt ist vor allem bedingt durch die Teil-Indikationsgruppen der Immunsuppressiva bei immunologischen Erkrankungen und den Mitteln bei multiplem Myelom. Im Bereich der Immunsuppresssiva bei immunologischen Erkrankungen ist dies auf den erhöhten Verbrauchsanteil vor allem von Adalimumab zurückzuführen. Bei den Mitteln bei multiplem Myelom trägt der höhere Anteil von Lenalidomid zur Analog-Komponente bei.

Im Vergleich zum Vorjahr waren die Einsparungen 2012 durch die Parallelimportkomponente deutlich niedriger (–6,9 vs. –16,1 Mio.

Euro). Verantwortlich dafür war vor allem der niedrigere Anteil von Parallelimporten bei den Immunsuppressiva bei RA und anderen immunologischen Erkrankungen.

Die Preiskomponente senkte die Ausgaben in 2012 in erheblich geringerem Ausmaß als im Vorjahr. Hauptgrund für die negative Preiskomponente waren Individualrabatte für einige Wirkstoffe aus der Teil-Indikationsgruppe der Immunsuppressiva bei RA und anderen immunologischen Erkrankungen.

3.16.6 Bedeutung der Rheumatoiden Arthritis

Die Auswirkungen der RA auf individueller Ebene sind oftmals weitreichend. Die betroffenen Patienten leiden unter andauernden oder schubweisen Schmerzen in den Gelenken sowie Funktionsverlusten, die zu Einschränkungen bei Aktivitäten des täglichen

Lebens und der sozialen Teilhabe führen können. Deutschlandweite Daten zum Gesundheitszustand und der Versorgung von Patienten mit RA liefert seit 1993 die sogenannte Kerndokumentation der Regionalen Kooperativen Rheumazentren (*RKI* 2010). Die Daten belegen, dass sich der Krankheitszustand der Patienten in den Jahren 1997 bis 2007 durch die Einführung neuer Therapieoptionen kontinuierlich verbessert hat. So stieg der Anteil von Patienten mit einer geringen Krankheitsaktivität signifikant von 23% auf 49% (*Ziegler* et al. 2010).

Die aktuellsten Daten der Kerndokumentation zu den patientenorientierten Outcomes zeigen, dass die Krankheitsbelastung für einige Patienten dennoch hoch ist. Von den im Jahr 2010 erfassten Patienten (n = 7.738) berichten 20% über starke Schmerzen; und 18% haben einen (sehr) schlechten Gesundheitszustand (*DRFZ* 2010). Etwa 40% der Patienten haben deutliche Funktionseinschränkungen, d. h. sie verfügen über weniger als 70% ihrer vollen körperlichen Funktion (*DRFZ* 2010). Schwere Funktionseinschränkungen führen dazu, dass die Patienten auf Hilfe im Alltag angewiesen sind. Nach einer Krankheitsdauer von fünf Jahren benötigen etwa 26% der ambulant behandelten Patienten Unterstützung in der Alltagsbewältigung; und 4% der Betroffenen nehmen Pflegeleistungen in Anspruch (*Westhoff* et al. 2000).

Die Krankheitsfolgen der RA führen zu einer reduzierten Arbeits- und Erwerbsfähigkeit. Zwar ist die Erwerbstätigkeit von Patienten mit rheumatoider Arthritis in den letzten zehn Jahren kontinuierlich angestiegen, dennoch liegt sie noch immer unter dem Durchschnitt in der Allgemeinbevölkerung (*Ziegler* et al. 2010). 2007 waren 46% der Frauen und 57% der Männer unter 65 Jahren mit RA erwerbstätig. Etwa 27% der erwerbstätigen Patienten waren in den letzten zwölf Monaten im Mittel 33 Tage arbeitsunfähig (*Ziegler* et al. 2010). Im Jahr 2007 wurden insgesamt 1.325 Rentenzugänge wegen verminderter Erwerbstätigkeit aufgrund von RA erfasst (*RKI* 2010).

Die Sterblichkeit bei RA ist vom Schweregrad der Erkrankung abhängig. Rheumatologische Schwerpunkteinrichtungen berichten über eine erhöhte Mortalität der Patienten mit RA. So wird geschätzt, dass die Lebenserwartung nach Beginn der RA um 15 bis 20% reduziert ist, bei einem durchschnittlichen Alter von 50 Jahren bei Krankheitsbeginn also um fünf Jahre (*Zink* et al. 2001).

Auf gesellschaftlicher Ebene verursacht die Erkrankung erhebliche Kosten im Gesundheitswesen. Laut Statistischem Bundesamt lagen die Krankheitskosten für entzündliche Polyarthropathien (ICD-10-Code M05-M14) im Jahr 2008 bei 1,5 Milliarden Euro. Die Kosten sind in den letzten sechs Jahren um 40% angestiegen (2002: 1,1 Milliarden Euro) (*Statistisches Bundesamt* 2008). Der Kostenanstieg wird hauptsächlich auf höhere Ausgaben für Arzneimittel zurückgeführt (*RKI* 2010). Die Kosten pro Patient lagen im Jahr 2002 bei etwa 15.000 Euro. Davon entfielen 4.700 Euro auf direkte Kosten, wobei Arzneimittel mit 39% und die stationäre Behandlung mit 34% den größten Kostenblock darstellen (*Huscher* et al. 2006). Die mittleren indirekten Kosten lagen bei ca. 11.000 Euro unter Berücksichtigung aller Arbeitsausfälle bis zum Rentenalter (*Huscher* et al. 2006). Es ist davon auszugehen, dass die Kosten durch Arbeitsausfälle in den letzten Jahren deutlich gesunken sind, da aufgrund verbesserter therapeutischer Optionen mehr Patienten arbeitsfähig sind. So ist die Quote der erwerbstätigen RA-Patienten im Zeitraum von 1997 bis 2007 bei den Frauen um 24% und bei den Männern um 21% angestiegen (*Ziegler* 2010).

3.16.7 Versorgung der Patienten

Die ersten drei bis sechs Monate nach Symptombeginn bilden bei der RA ein therapeutisches Fenster. Innerhalb dieses Zeitraums ist es durch eine frühzeitige Diagnose und Therapie möglich, den immunologischen Verlauf der Erkrankung anzuhalten und die Krankheitsprognose langfristig positiv zu verändern (*RKI* 2010). Zum Management der frühen RA wurde 2005 von der Deutschen Gesellschaft für Rheumatologie (DGRh) eine S3-Leitlinie entwickelt, die 2011 als 3. überarbeitete Version erneut veröffentlicht wurde (*DGRh* 2011). Diese empfiehlt, dass Patienten mit länger als sechs Wochen andauernden Gelenkschwellungen in mehr als einem Gelenk von einem internistischen Rheumatologen untersucht werden sollen. Die Rheumatologen übernehmen damit in der Versorgung die Sicherung der Diagnose und die Initialisierung der Therapie. Die medizinische Weiterbetreuung kann, je nach weiterem Krankheitsverlauf, durch einen Hausarzt erfolgen. Bei Zustandsverschlechterungen oder Therapiekomplikationen ist erneut eine Behandlung durch einen Rheumatologen zu gewährleisten.

Die Schwerpunkt- bzw. Zusatzweiterbildung „Rheumatologie" ist in Deutschland seit 1981 für Fachärzte der Inneren Medizin sowie der Orthopädie-Unfallchirurgie möglich (*RKI* 2010). Dabei übernehmen die rheumatologisch-internistischen Ärzte die Diagnostik und medikamentöse Versorgung der Patienten, während die orthopädisch-unfallchirurgischen Ärzte für die konservative orthopädische Therapie und die operative Versorgung verantwortlich sind. Laut aktueller Ärztestatistik der KBV sind in Deutschland im Jahr 2011 insgesamt 708 rheumatologisch-internistische Ärzte erfasst, davon sind 536 Vertragsärzte. Von den orthopädischen Rheumatologen sind 589 Ärzte gemeldet, davon sind 466 Vertragsärzte (*KBV Statistik* 2011). Es ist davon auszugehen, dass bei der ambulanten Versorgung eine deutliche Unterversorgung besteht. So errechnete die DGRh für das Jahr 2008 – unter Berücksichtigung von epidemiologischen Daten – einen Bedarf von 1300 Rheumatologen für Deutschland (*DGRh* 2008).

Zur Verbesserung der Zusammenarbeit im ambulanten und stationären Bereich wurden 1993 mit Unterstützung des Bundesministeriums für Gesundheit 30 Regionale Kooperative Rheumazentren gebildet. Dabei handelt es sich um Zusammenschlüsse aus Universitätskliniken, rheumatologischen Krankenhäusern, Rehabilitationseinrichtungen und ambulant tätigen Rheumatologen sowohl mit internistischem als auch orthopädischem Hintergrund (*DGRh* 2013). Trotz dieser Entwicklung zeigen sich Defizite in der Versorgung. Die Dokumentationsdaten der Einrichtungen belegen, dass in den regionalen Rheumazentren nur 51% der Patienten innerhalb der ersten drei Monate nach Erkrankungsbeginn einen Rheumatologen aufsuchen, nach sechs Monaten erhöht sich die Zahl auf 60%, und innerhalb des ersten Jahres hatten sich 73% der Patienten beim Rheumatologen vorgestellt (*Zink* et al. 2010b). Daten aus der breiten Regelversorgung zeigen, dass hier der Patientenanteil mit frühzeitigem Erstkontakt bei einem Rheumatologen noch niedriger ist. Basierend auf der Dokumentation von 198 internistischen Rheumatologen im Jahr 2008 haben 21% der Patienten in den ersten drei Monaten und weitere 20% innerhalb von drei bis sechs Monaten einen Rheumatologen kontaktiert (*Westhoff* et al. 2009).

Der chronisch-progrediente Krankheitsverlauf der RA erfordert neben der ambulanten Betreuung ggf. auch eine stationäre Versorgung. Laut statistischem Bundesamt gab es im Jahr 2011 65 internistische und 17 orthopädische Einrichtungen in Krankenhäusern, die auf die rheumatologische Behandlung spezialisiert waren. Während die Anzahl der rheumatologisch-internistischen Fachabteilungen in den letzten neun Jahren um 8% zunahm, sank die Anzahl der orthopädisch-internistischen Stationen um 26% (*Destatis* 2013). Die Bettenzahlen der rheumatologischen Facheinrichtungen wurden sowohl im internistischen um 22% als auch im orthopädischen Bereich um 32,9% (2002–2011) reduziert (*Destatis* 2004/2013). Ein rückläufiger Trend ist auch bei den Einweisungen und der Aufenthaltsdauer zu beobachten. Die Anzahl der Einweisungen sank von 27% (1994) auf 12% (2011), und die mittlere Aufenthaltsdauer verkürzte sich im gleichen Zeitraum von 26 Tagen (1994) auf 12 Tage (2007) (*DRFZ* 2011).

Bei Patienten mit RA, die alltägliche Einschränkungen, auch in sozialen Bereichen, aufweisen, sind häufig schon frühzeitig medizinische Rehabilitationsmaßnahmen indiziert. Die Kapazitäten rheumatologischer Reha- und Vorsorgeeinrichtungen wurden in den letzten Jahren allerdings deutlich reduziert. So gab es im Jahr 2011 31 internistisch- und 19 orthopädisch-rheumatologische Reha-Fachabteilungen. Die Zahl der rheumatologisch-internistischen Reha-Einrichtungen ist in den letzten neun Jahren (2002 bis 2011) um 38% gesunken; die Bettenzahl sank im gleichen Zeitraum sogar um 47%. Bei den rheumatologisch-internistischen Fachabteilungen lag der Rückgang bei 56%, während die Bettenzahl um 45,5% sank (*Destatis* 2004/2012).

Chronisch-entzündliche rheumatologische Erkrankungen können auch Kinder und Jugendliche betreffen. In Deutschland leiden ca. 15.000 an der juvenilen idiopathischen Arthritis, der pädiatrischen Form der rheumatoiden Arthritis (*RKI* 2010). Die Versorgung der betroffenen Kinder erfordert ein interdisziplinäres Team aus spezialisierten Kinder- und Jugendärzten sowie anderen Gesundheitsberufen wie Physio-, Ergo- und Psychotherapeuten, ggf. auch Sozialarbeitern. Im Jahr 2011 sind in Deutschland insgesamt 157 Pädiater mit der Spezialisierung Rheumatologie erfasst, davon sind allerdings nur 24 ambulant tätig (*Bundesärztekammer* 2013). Somit spielt sich ein großer Teil der Versorgung in Universitätskliniken, Kinderkrankenhäusern oder in wenigen kinderrheumatologischen Zentren ab (*RKI* 2010). Etwa ein Viertel der betroffenen Kinder wurde in den letzten zwölf Monaten stationär behandelt bei einer durchschnittlichen Aufenthaltsdauer von zwölf Tagen (*GKJR* 2013).

3.16.8 Fortschritte in der Therapie

Mit der Markteinführung der TNF-alpha-Inhibitoren und Interleukin-Rezeptorinhibitoren stehen seit mehr als zehn Jahren wirksame Therapieoptionen der RA zur Verfügung, wenn die Therapie mit älteren „Basistherapeutika" (DMARDs), in erster Linie Methotrexat, nicht ausreichend ist. Eine aktuelle S1-Leitlinie der DGRh beschreibt den derzeit empfohlenen Therapiealgorithmus bei der RA (*DGRh* 2012). Eine Therapie mit gentechnisch hergestellten Biologika wird dann empfohlen, wenn die Behandlung mit zwei älteren DMARDs (als Monotherapie oder in Kombination) nicht den gewünschten Erfolg bringt; zuvor muss eine Therapie mit DMARDs jedoch mindestens drei Monate adäquat eingesetzt worden sein. In dieser Situation belegt eine Vielzahl von Studien die Wirksamkeit einer Therapie mit Biologika, die nach Möglichkeit in einer Kombination mit Methotrexat angewandt werden soll. Es gibt keine Evidenz dafür, dass ein Biologikum vorrangig eingesetzt werden sollte. Wenn sich ein Wirkstoff innerhalb von drei bis sechs Monaten als nicht adäquat wirksam erweist, wird der Wechsel auf ein anderes Biologikum angeraten (*DGRh* 2012).

Während das Management und die medikamentöse Einstellung der frühen RA oftmals durch Primärversorger durchgeführt werden, sollten weiterführende Therapiestrategien inkl. der Verordnung der sehr teuren Biologika bei schwereren Krankheitsverläufen durch erfahrene Rheumatologen erfolgen. Es ist festzustellen, dass die medikamentöse Therapie mit Biologika bei den Patienten von 2% im Jahr 2000 auf etwa 17,5% im Jahr 2007 angestiegen ist. Diese Steigerung in der Verordnung von kostenintensiven Biologika ist auch eine relevante Ursache dafür, dass die

Behandlungskosten der RA in den letzten Jahren deutlich zugenommen haben. Als Basistherapeutikum kommt Methotrexat im Jahr 2007 mit einem Anteil von knapp 60% ein hoher Stellenwert zu; eine leichte Zunahme ist seit dem Jahr 2000 zu verzeichnen, was damit zusammenhängen könnte, dass auch die Häufigkeit der Kombinationstherapien im gleichen Zeitraum zugenommen hat (*RKI* 2010).

Trotz der enormen Kostensteigerung, die durch die Biologika verursacht werden, stehen mit diesen Arzneimitteln den Patienten effektive Behandlungsmöglichkeiten in der Zweitlinientherapie zur Verfügung. Im Jahr 2010 wurde das Institut für Qualität und Wirtschaftlichkeit im Gesundheitswesen (IQWiG) durch den Gemeinsamen Bundesausschuss (G-BA) mit einer Nutzenbewertung der biotechnologisch hergestellten Arzneimittel in der Zweitlinientherapie der RA beauftragt. Die Ergebnisse zu dieser Untersuchung sind in einem Vorbericht zusammengefasst (*IQWiG* 2012). Die TNF-alpha-Inhibitoren (Abatacept, Adalimumab, Certolizumab pegol, Etanercept, Golimumab, Infliximab) und die Interleukin-Rezeptorinhibitoren (Anakinra, Tocilizumab) wurden hinsichtlich ihres Nutzens auf patientenrelevante Endpunkte hin überprüft. Alle Biologika waren zum damaligen Zeitpunkt, zum Teil schon seit mehreren Jahren, zugelassen. In dem Vorbericht wird festgestellt, dass es aktuell kaum Direktvergleiche zwischen den verschiedenen Wirkstoffen gibt und keine Langzeitstudien existieren. Insgesamt zeigt die Nutzenbewertung für die neun untersuchten Biologika eine positive Tendenz. Für Abatacept, Adalimumab, Certolizumabpegol, Golimumab und Tocilizumab ließ sich der Nutzen hinsichtlich der Remission, der Symptome, des körperlichen Funktionsstatus und/oder der Lebensqualität belegen. Für Anakinra, Etanercept, Infliximab und Rituximab lagen für mindestens ein patientenrelevantes Zielkriterium Anhaltspunkte vor, dass die Therapie Vorteile bringt. Allerdings gab es bei vier (Adalimumab, Certolizumab pegol, Infliximab und Tocilizumab) der insgesamt neun Wirkstoffe auch Hinweise auf Schäden durch unerwünschte Nebenwirkungen der Arzneimittel (*IQWiG* 2012).

Es ist zusammenfassend festzuhalten, dass Patienten mit schwereren Verläufen durch die Behandlung mit Biologika wirksame therapeutische Optionen zur Verfügung stehen und der Anteil von Patienten mit RA, die mit diesen Wirkstoffen behandelt werden, in den letzten Jahren deutlich angestiegen ist.

Fazit zur Indikationsgruppe „L04 Immunsuppressiva"

Ausgaben	Überdurchschnittlicher Zuwachs
Prominenteste Komponente(n)	Verbrauch, Therapieansatz, Analogwettbewerb, Preis
Verbrauch	Überdurchschnittliches Wachstum Neue Behandlungsmöglichkeit: Gestiegener Verbrauch von Immunsuppressiva bei immunologischen Erkrankungen (vor allem Biologicals) zeigt Etablierung des Therapieprinzips an
Therapieansätze	Therapieoptimierung: Höherer Anteil der TNF-Inhibitoren (Immunsuppressiva bei immunologischen Erkrankungen)
Analog-Wettbewerb	Therapieoptimierung: Höherer Anteil insbesondere von Lenalidomid (Mittel bei multiplem Myelom) sowie Adalimumab (TNF-Inhibitoren)
Sonstiges	Ausgabenrückgang durch Preiskomponente

Literatur

Augustin M, Reich K, Reich C et al. (2008) Quality of psoriasis care in Germany – results of the national study PsoHealth 2007. Journal der Deutschen Dermatologischen Gesellschaft 6: 640–645.

Augustin M, Reich K, Glaeske G, Schaefer I, Radtke M (2010) Co-morbidity and Age-related Prevalence of Psoriasis: Analysis of Health Insurance Data in Germany Acta Derm Venereol 2010; 90: 147–151.

BfArM (2008) Bekanntmachung zu lenalidomid- und thalidomidhaltigen Arzneimitteln vom 08. Dezember 2008. http://www.bfarm.de/cln_012/nn_1281210/DE/Pharmakovigilanz/AMVV/1_bekanntm/bekanntm-node.html_nnn=true (07.04.2010).

Bundesärztekammer (Arbeitsgemeinschaft der deutschen Ärztekammern) (2013) Ärztestatistik, http://www.gbe-bund.de/gbe10/i?i=612D (13.03.2013).

Destatis (2004) Grunddaten der Krankenhäuser und Vorsorge- oder Rehabilitationseinrichtungen 2002. Fachserie 12 Reihe 6.1., Statistisches Bundesamt, Wiesbaden.

Destatis (2012) Grunddaten der Vorsorge- oder Rehabilitationseinrichtungen 2011. Fachserie 12 Reihe 6.1.2, Statistisches Bundesamt, Wiesbaden.

Destatis (2013) Grunddaten der Krankenhäuser 2011. Fachserie 12 Reihe 6.1.1, Statistisches Bundesamt, Wiesbaden.

DGRh – Deutsche Gesellschaft für Rheumatologie (2008) 6. Kapitel: Anhaltszahlen zum Bedarf an internistischen Rheumatologen, Kinderrheumatologen, Akut-krankenhausbetten und medizinischer Rehabilitation. http://dgrh.de/fileadmin/media/Versorgung/kapitel_6.pdf (02.04.2013).

DGRh – Deutsche Gesellschaft für Rheumatologie (2011) Management der frühen rheumatoiden Arthritis: interdisziplinäre S3-Leitlinie. http://dgrh.de/fileadmin/media/Praxis___Klinik/Leitlinien/2011/gesamt_ll_ra_2011.pdf (02.04.2013).

DGRh – Deutsche Gesellschaft für Rheumatologie (2012) Handlungsempfehlungen der DGRh zur sequenziellen medikamentösen Therapie der rheumatoiden Arthritis 2012: adaptierte EULAR Empfehlungen und aktualisierter Therapiealgorithmus.

DGRh – Deutsche Gesellschaft für Rheumatologie (2013) Starke Kooperationspartner im Netzwerk Rheumatologie. http://dgrh.de/rheumazentren.html (02.04.2013).

DRFZ – Deutsches Rheuma-Forschungszentrum (2010) Kerndokumentation Rheuma 2007–2010. http://www.gbe-bund.de/gbe10/i?i=862D (12.03.2013).

DRFZ – Deutsches Rheuma-Forschungszentrum (2011) Berlin Daten der Kerndokumentation 2011. http://dgrh.de/fileadmin/media/Forschung/Versorgungsforschung/ErwachsenenKerndok/standardpraesentation_2011_dgrh_extern.pdf (03.04.2013).

Deutsche Rheuma-Liga (Hrsg.) (2011a) Was ist Rheuma? URL: http://www.rheuma-liga.de/fileadmin/user_upload/Dokumente/Mediencenter/Publikationen/Merkblaetter/1.1_Was_ist_Rheuma.pdf (22.0.22013).

Deutsche Rheuma-Liga (Hrsg.) (2011b) Rheumatoide Arthritis URL: https://www.rheuma-liga.de/fileadmin/user_upload/Dokumente/Mediencenter/Publikationen/Merkblaetter/1.2_Rheumatoide_Arthritis.pdf (22.02.2013).

Dignass A, Preiß JC, Aust DE et al. (2011) Aktualisierte Leitlinie zur Diagnostik und Therapie der Colitis ulcerosa 2011 – Ergebnisse einer Evidenzbasierten Konsensuskonferenz. Z Gastroenterol 2011; 49: 1276–1341.

Deutsche Stiftung Organtransplantation (2011) http://www.dso.de/ unter Organspende und -transplantation, Statistik „Transplantierte Organe" sowie Transplantation „Nierentransplantation", Herztransplantation» (19.03.2013).

Ehlin AG, Montgomery SM, Ekbom A, Pounder RE, Wakefield AJ (2003) Prevalence of gastrointestinal diseases in two British national birth cohorts Gut 52: 1117–1121.

EMA (2009) Public statement on Zenapax. http://www.emea.europa.eu/humandocs/PDFs/EPAR/Zenapax/68376508en.pdf (12.05.2010).

Etienney I, Bouhnik Y, Gendre JP et al. (2004) Crohn's disease over 20 years after diagnosis in a referra population. Gastroenterol Clin Biol 28: 1233–1239

Frei U, Schober-Halstenberg HJ (2008) Nierenersatztherapie in Deutschland. Bericht über Dialysebehandlung und Nierentransplantation in Deutschland 2007/2008. Berlin: QuaSi-Niere gGmbH.

GKJR – Gesellschaft für Kinder- und Jugendrheumatologie (2013) Kerndokumentation rheumakranker Kinder und Jugendlicher. http://www.gkjr.de/381.html (03.04.2013).

IQWiG (2012) Biologika – Zweitlinientherapie be rheumatoider Arthritis, Vorbericht A10-01. https://www.iqwig.de/download/A10-01_Kurzfassung_Vorbericht_Biologika_Zweitlinientherapie_bei_rheumatoider_Arthritis.pdf

Herold G und Mitarbeiter (2010) Innere Medizin Gerd Herold, Köln.

Hoffmann JC, Preiß JC, Autschbach F et al. (2008) S3-Leitlinie „Diagnostik und Therapie des Morbus Crohn". Z Gastroenterol 2008; 46: 1094–1146

Huscher D, Merkesdal S, Thiele K, Zeidler H, Schneider M, Zink A (2006) Cost of illness in rheumatoid arthritis, ankylosing spondylitis, psoriatic arthritis and systemic lupus erythematosus in Germany Ann Rheum Dis 2006 65:1175–1183.

Kobelt G, Kasteng F (2009) Access to innovative treatments in rheumatoid arthritis in Europe. A report prepared for the European Federation of Pharma ceutical Industry Associations (EFPIA). http://www.efpia.eu/Content/Default.asp?PageID=559&DocID=7640 (12.04.2010).

KBV – Kassenärztliche Bundesvereinigung (2011) Statistische Informationen aus dem Bundesarztregister Stand 31.12.2011 http://daris.kbv.de/daris/doccontent.dll?LibraryName=EXTDARIS^DMSSLAVE&SystemType=2&LogonId=5abc7df03f0e238ad63f2fe946e14494&DocId=003765299&Page=1 (02.04.2013).

LDDG –Deutsche Dermatologische Gesellschaft (2011) Leitlinie zur Therapie der Psoriasis vulgaris. http://www.awmf.org/uploads/tx_szleitlinien/013-001l_S3_Psoriasis_vulgaris_Therapie_01.pdf (13.05.2011).

Maetzel A, Wong A, Strand V et al. (2000) Meta-analysis of treatment termination rates among rheumatoid arthritis patients receiving disease-modifying anti-rheumatic drugs. Rheumatology (Oxford) 39: 975–981.

Mittermaier C, Dejaco C, Waldhoer T et al. (2004) Impact of depressive mood on relapse in patients with inflammatory bowel disease: a prospective 18-month follow-up study. Psychosom Med 66: 79–84.

Montgomery SM, Morris DL, Thompson NP, Subhani J, Pounder RE, Wakefield AJ (1998) Prevalence of inflammatory bowel disease in British 26 year olds: national longitudinal birth cohort. Br Med J 316: 1058–1059.

RKI (Hrsg.) (2010) Entzündlich-rheumatische Erkrankungen. Heft 49 der Gesundheitsberichterstattung des Bundes.

RKI (2012) Daten und Fakten: Ergebnisse der Studie „Gesundheit in Deutschland aktuell 2010". Beiträge zur Gesundheitsberichterstattung des Bundes. Berlin.

Sangha O (2000) Epidemiology of rheumatic diseases. Rheumatology (Oxford) 39 Suppl. 2: 3–12.

Schäfer T (2006) Epidemiology of psoriasis. Review and the German perspective. Dermatology 212 (4): 327–337.

Schneider M, Lelgemann M, Abholz HH et al. (2011) Management der frühen rheumatoiden Arthritis. 3. Auflage, Springer-Verlag Berlin Heidelberg. http://www.dgrh.de/leitlinien.html.

Statistisches Bundesamt (2008) Krankheitskostenrechnung. Statistisches Bundesamt, Zweigstelle Bonn. http://www.gbe-bund.de/gbe10/i?i=553D (03.04.2013).

Türk TR, Witzke O, Zeier M (2010) KDIGO-Leitlinien zur Betreuung von Nierentransplantatempfängern. Deutsche Übersetzung. Nephrologe 5: 94–107.

Silman AJ, Pearson JE (2002) Epidemiology and genetics of rheumatoid arthritis. Arthritis Res 3 Suppl 3: S265–S272.

Stange EF, Schreiber S, Foelsch U et al. (2003) Diagnostik und Therapie des Morbus Crohn. Z Gastroenterol 41:16–68.

Symmons DP, Barrett EM, Bankhead CR, Scott DG, Silman AJ (1994) The incidence of rheumatoid arthritis in the United Kingdom: results from the Norfolk Arthritis Register. Br J Rheumatol 33: 735–739.

Westhoff G, Listign JE, Zink A (2000) Loss of physical independence in rheumatoid arthritis: Interview data from a representative sample of patients treated in tertiary rheumatologic care. Arthr Care Res 13 (1):11–21.

Westhoff G, Edelmann E, Zink A (2009) Das Zuweiser-Projekt. Symptomdauer bis zur Erstvorstellung beim internistischen Rheumatologen. Rheuma Management 1 (2):13–15.

Windt R, Glaeske G, Hoffmann F (2011) Versorgung mit TNF-a-Blockern und regionale Unterschiede 2010. Z Rheumatol 70: 874–881.

Ziegler S, Huscher D, Karberg K, Krause A, Wassenberg S, Zink A (2010) Trends in treatment and outcomes of rheumatoid arthritis in Germany 1997–2007: results from the National Database of the German Collaborative Arthritis Centres. Ann Rheum Dis 2010 69:1803–1808.

Zink A, Mau W, Schneider M (2001) Epidemiologische und sozialmedizinische Aspekte entzündlich rheumatischer Systemerkrankungen. Internist 2011 42:211–22.

Zink A, Minden K, List SM (2010a) Entzündlich-rheumatische Erkrankungen Heft 49. Gesundheitsberichterstattung des Bundes. Berlin: Robert Koch-Institut.

Zink A, Huscher D, Schneider M (2010b) Wie leitliniengerecht ist die rheumatologische Versorgung? Anspruch und Wirklichkeit. Z Rheumatol 2010 69:318–326.

3.17 M01 Antiphlogistika und Antirheumatika

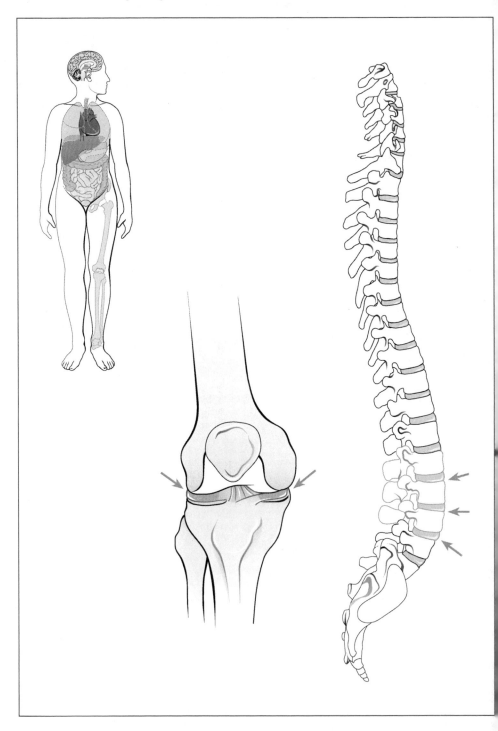

3.17.1 Entwicklung der Indikationsgruppe

Entsprechend ihrer Anwendung werden in der Indikationsgruppe der Antiphlogistika und Antirheumatika die Teil-Indikationsgruppen der nichtsteroidalen Antirheumatika sowie der Remissionsinduktoren bei rheumatoider Arthritis unterschieden.

Nichtsteroidale Antirheumatika (NSAR)
Die NSAR sind Antiphlogistika, d. h. entzündungshemmende Wirkstoffe. Sie werden bei rheumatoider Arthritis, aber auch bei anderen entzündlichen Gelenkerkrankungen oder schmerzhaften Gelenkbeschwerden sowie bei Rückenschmerzen eingesetzt. Einige der Wirkstoffe (z. B. Ibuprofen) finden auch allgemein als Schmerzmittel Verwendung.

Bis Mitte der 1960er Jahre stand in dieser Gruppe die 1899 synthetisierte Acetylsalicylsäure (ASS) zur Verfügung, die bei rheumatoider Arthritis in hohen Dosen einzunehmen war. Der 1953 eingeführte Wirkstoff Phenylbutazon konnte wegen der Gefahr der Agranulozytose nur begrenzt angewendet werden. Beide Wirkstoffe werden heute in der ATC-Klassifikation den Analgetika zugerechnet (siehe ▶ 3.19). Der Durchbruch moderner antiphlogistisch wirksamer Arzneimittel gelang 1960 mit der Synthese von Indometacin, das 1965 auf den Markt kam. Im Rahmen der Suche nach Alternativen zur Rheumatherapie mit Glukokortikoiden wurde 1960 Ibuprofen entdeckt und 1969 in Deutschland als Antirheumatikum zugelassen. Diclofenac wurde 1965 als Ergebnis einer systematischen Forschung auf Basis der bis zu diesem Zeitpunkt bekannten Antiphlogistika synthetisiert. Seit 1975 steht es dem deutschen Arzneimittelmarkt zur Verfügung. Eine Reihe weiterer Wirkstoffe des Therapieansatzes der konventionellen NSAR wurden mittlerweile entwickelt.

Ebenfalls Ergebnis systematischer Forschung war der Therapieansatz der Coxibe, die mit dem Wirkstoff Rofecoxib 1999 auf den Markt kamen. Ihm folgten Celecoxib (2000), Parecoxib (2002), Valdecoxib (2003) und Etoricoxib (2004). Die Coxibe waren mit dem Ziel einer besseren Magenverträglichkeit als konventionelle NSAR wie Ibuprofen und Diclofenac entwickelt worden. Bereits im Jahr 2000 fiel in der VIGOR-Studie für Rofecoxib jedoch ein erhöhtes Risiko für kardiovaskuläre Ereignisse (Herzinfarkte) im Vergleich zu Naproxen auf (*Bombardier* et al. 2000); dies wurde in der APPROVe-Studie bestätigt (*Bresalier* et al. 2005). Daher wurden im September 2004 Rofecoxib und im April 2005 Valdecoxib weltweit vom Markt genommen.

Von untergeordneter Bedeutung sind die Therapieansätze der anderen NSAR und Antirheumatika sowie von Wirkstoffkombinationen.

Remissionsinduktoren bei rheumatoider Arthritis (RA)
Die Remissionsinduktoren oder DMARD („disease modifying anti-rheumatic drugs"; siehe ▶ Abschn. 3.16) wurden früher als Basistherapeutika bezeichnet. Die wichtigsten Vertreter dieser Gruppe sind Methotrexat (siehe auch ▶ Abschn. 3.13 und 3.16) und Sulfasalazin (siehe ▶ Abschn. 3.16). Sulfasalazin wurde bereits in den 1940er Jahren in Schweden synthetisiert und bei rheumatoider Arthritis sowie bei Colitits ulcerosa eingesetzt. Zu der sehr heterogenen Gruppe der Remissionsinduktoren gehören außerdem Penicillamin und Goldpräparate wie Natriumaurothiomalat und Auranofin (1982 eingeführt).

3.17.2 Entwicklung des Verbrauchs

Die Indikationsgruppe der Antiphlogistika und Antirheumatika gehört zur Gruppe der sehr häufig verordneten Arzneimittel. In den vergangenen Jahren ließ sich eine steigende Anzahl verordneter DDD je Versicherten der

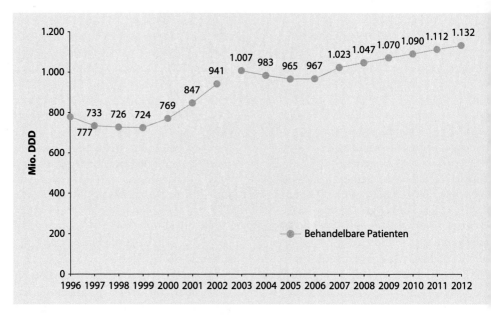

◘ Abb. 3.93 Verbrauch von Arzneimitteln aus der Indikationsgruppe „M01 Antiphlogistika und Antirheumatika" in Mio. DDD im Zeitraum von 1996 bis 2012.
Quelle: IGES nach AVR (1996 bis 2002), IGES-Berechnungen nach NVI (INSIGHT Health) (ab 2003)

GKV beobachten. Im Mittel waren es mehr
als 16 DDD im Jahr 2012.

Seit 1996 hat sich der Verbrauch von
Antiphlogistika und Antirheumatika um fast
50% erhöht (◘ Abb. 3.93). Die Verbrauchsentwicklung zeigte dabei einen mehrphasigen
Verlauf: Bis 1999 blieb der Verbrauch etwa
konstant, erhöhte sich dann bis 2003 und ver-
harrte bis 2006 erneut auf stabilem Niveau,
um seitdem erneut anzusteigen.

Der Verbrauch in der Indikationsgruppe
geht zu 95% auf die Teil-Indikationsgruppe

der NSAR zurück (◘ Tab. 3.49). Diese Arzneimittel dienen der symptomatischen Behandlung verschiedener Erkrankungen. Es
erscheint allerdings wenig plausibel, dass
sich der Bedarf ähnlich stufenförmig wie der
Verbrauch entwickelt hat. Die Indikationen
von NSAR und Schmerzmitteln (siehe ► Abschn. 3.19) überschneiden sich teilweise. Möglicherweise ist es hier zu nichtkontinuierlich
verlaufenden Substitutionseffekten gekommen. Der Verbrauch der bei rheumatoider
Arthritis eingesetzten Mittel ist in den letzten

◘ Tab. 3.49 Übersicht der Menge der verordneten DDD in den Teil-Indikationsgruppen der Indikationsgruppe M01 in den Jahren 2010 bis 2012.

Teil-Indikationsgruppe	DDD 2010 (Mio.)	DDD 2011 (Mio.)	DDD 2012 (Mio.)	Differenz 2010 vs. 2011 (%)	Differenz 2011 vs. 2012 (%)
NSAR	1047,99	1065,00	1076,06	1,62	1,04
Remissionsinduktoren bei RA	41,86	47,19	56,10	12,73	18,88
Summe	1.089,86	1.112,19	1.132,16	2,05	1,80

Quelle: IGES-Berechnungen nach NVI (INSIGHT Health)

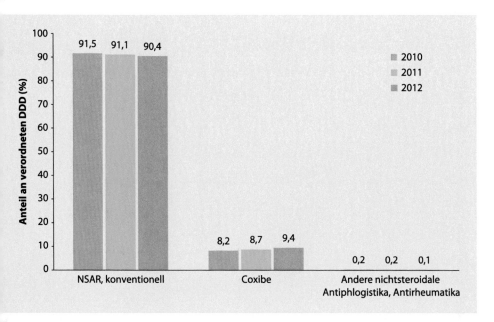

Abb. 3.94 Anteile der verordneten DDD in der Indikationsgruppe M01 – Therapieansätze der Teil-Indikationsgruppe „NSAR" für 2010 bis 2012.
Quelle: IGES-Berechnungen nach NVI (INSIGHT Health)

zwei Jahren deutlich angestiegen. Die Ursache ist unklar. Denkbar ist, dass mehr Patienten mit rheumatoider Arthritis mit diesen Arzneimitteln behandelt werden. Die bei rheumatoider Arthritis eingesetzten Biologika werden häufig in Kombination mit Methotrexat gegeben. Der Verbrauchsanstieg der Biologika sollte daher mit einem höheren Verbrauch von Methotrexat einhergehen (siehe ▶ Kap. 3.16).

In der Teil-Indikationsgruppe der NSAR gibt es zwei relevante Therapieansätze, die konventionellen NSAR und die Coxibe, deren Verbrauchsanteile sich zwischen 2010 und 2012 nur wenig geändert haben (Abb. 3.94): Etwas mehr als 90% entfielen auf die NSAR. Der Anteil der Coxibe zeigt nach wie vor eine leicht zunehmende Entwicklung.

Geringfügige Änderungen waren innerhalb des Therapieansatzes der konventionellen NSAR zu beobachten (Abb. 3.95). Die dominierenden Wirkstoffe sind hier Ibupro-

fen und Diclofenac, deren Verbrauchsanteil zusammen bei über 90% liegt. Auffälligste Entwicklung zwischen 2010 und 2012 ist, dass für Diclofenac der Verbrauchsanteil sinkt, für Ibuprofen dagegen ansteigt. In Bezug auf die Rangfolge haben die beiden Wirkstoffe 2011 die Plätze getauscht. Ibuprofen hatte 2012 mit fast 49% einen deutlich höheren Anteil als Diclofenac mit knapp 44%. Es ist wahrscheinlich, dass die Anfang November 2006 von der EMA bekanntgegebene Einschätzung der kardiovaskulären Risiken von NSAR die Entwicklung der Verbrauchsmuster beeinflusst hat (*EMA* 2006). Das CHMP (Committee for Medical Products for Human Use) ist zu der Ansicht gelangt, dass Diclofenac ein ähnlich hohes thrombotisches Risiko haben könnte wie das Coxib Etoricoxib. Für Ibuprofen in Dosierungen unter 1.200 mg täglich wurde kein erhöhtes Risiko festgestellt. Für den Wirkstoff Naproxen gibt es dagegen Hinweise, dass das kardiovaskuläre Risiko ge-

259

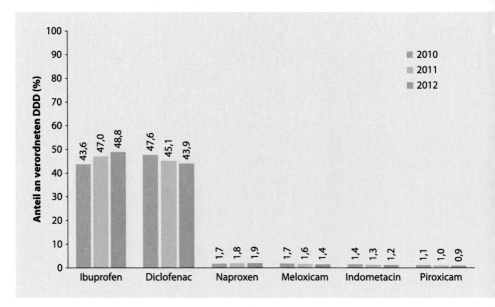

◻ **Abb. 3.95** nteile der verordneten DDD in der Indikationsgruppe M01 – Wirkstoffe der Teil-Indikationsgruppe „NSAR"/Therapieansatz „Konventionelle NSAR" für 2010 bis 2012. Gezeigt sind nur Wirkstoffe mit einem Verbrauchsanteil von mindestens 1% im Jahr 2012.
Quelle: IGES-Berechnungen nach NVI (INSIGHT Health)

ringer ist als bei anderen NSAR, dennoch liegt der Verbrauchsanteil bei unter 2%. Für die Dauertherapie wird daher die Anwendung von Naproxen empfohlen (*NN* 2007). Die für die NSAR geltende Leitsubstanzregelung sah entsprechend den Rahmenvorgaben nach § 84 Absatz 7 SGB V für das Jahr 2009 als Leitsubstanz Diclofenac vor. Nur selten wurde in den regionalen Vereinbarungen davon abgewichen. Erst für 2010 weisen die Rahmenvorgaben Diclofenac und Ibuprofen gemeinsam als Leitsubstanzen der NSAR aus.

Innerhalb des Therapieansatzes der Coxibe sind praktisch nur die Wirkstoffe Etoricoxib und Celecoxib von Bedeutung. Die Verbrauchsanteile änderten sich im Beobachtungszeitraum nur wenig. Der Anteil von Etoricoxib stieg geringfügig auf 74,8% an, der von Celecoxib ging auf 25,1% zurück.

3.17.3 Regionale Unterschiede im Verbrauch

In den KV-Regionen wurden 2012 Unterschiede im Pro-Kopf-Verbrauch beobachtet, die zwischen 14,5 DDD in Hessen und 19,2 DDD in Mecklenburg-Vorpommern variierten (◻ Abb. 3.96). Das Einsatzspektrum der Antiphlogistika und Antirheumatika betrifft zu einem großen Teil die Behandlung von Schmerzen, insbesondere bei Gelenkerkrankungen. Arthrose und Arthritis sind im höheren Lebensalter sehr viel häufiger (*RKI* 2012). Daher ist eine Korrelation zwischen dem Anteil der über 55-Jährigen und dem Verbrauch von Antiphlogistika und Antirheumatika anzunehmen. Eine solche signifikante Korrelation mit einem Bestimmtheitsmaß von $R^2 = 0,50$ lässt sich auch tatsächlich nachweisen. In Regionen, in denen der Anteil der über 55-Jährigen sehr hoch ist, wie zum Beispiel in Mecklenburg-Vorpommern,

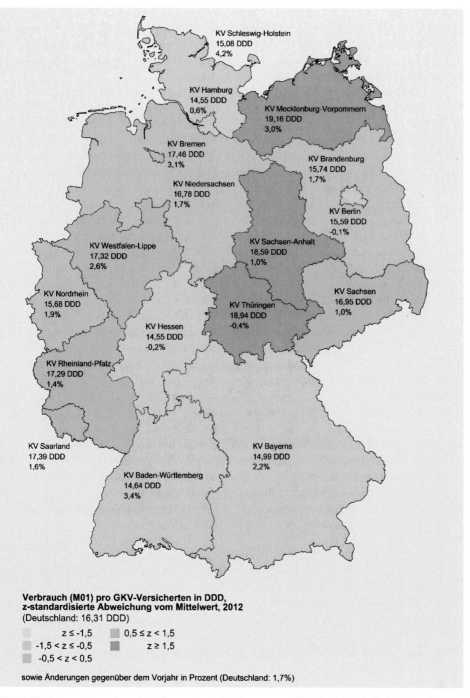

KV Schleswig-Holstein
15,08 DDD
4,2%

KV Hamburg
14,55 DDD
0,6%

KV Mecklenburg-Vorpommern
19,16 DDD
3,0%

KV Bremen
17,46 DDD
3,1%

KV Brandenburg
15,74 DDD
1,7%

KV Niedersachsen
16,78 DDD
1,7%

KV Berlin
15,59 DDD
-0,1%

KV Westfalen-Lippe
17,32 DDD
2,6%

KV Sachsen-Anhalt
18,59 DDD
1,0%

KV Nordrhein
15,68 DDD
1,9%

KV Sachsen
16,95 DDD
1,0%

KV Thüringen
18,94 DDD
-0,4%

KV Hessen
14,55 DDD
-0,2%

KV Rheinland-Pfalz
17,29 DDD
1,4%

KV Saarland
17,39 DDD
1,6%

KV Bayerns
14,99 DDD
2,2%

KV Baden-Württemberg
14,64 DDD
3,4%

**Verbrauch (M01) pro GKV-Versicherten in DDD,
z-standardisierte Abweichung vom Mittelwert, 2012**
(Deutschland: 16,31 DDD)

	$z \leq -1,5$		$0,5 \leq z < 1,5$
	$-1,5 < z \leq -0,5$		$z \geq 1,5$
	$-0,5 < z < 0,5$		

sowie Änderungen gegenüber dem Vorjahr in Prozent (Deutschland: 1,7%)

Abb. 3.96 Verbrauch von Arzneimitteln aus der Indikationsgruppe „M01 Antiphlogistika und Antirheuma-tika" in DDD je Versicherten im Jahr 2012 und Änderung gegenüber dem Vorjahr nach KV-Region.
Quelle: IGES-Berechnungen nach NVI (INSIGHT Health)

Sachsen-Anhalt und Thüringen, ist der höchste Pro-Kopf-Verbrauch zu beobachten.

3.17.4 Epidemiologie, Bedarf und Angemessenheit der Versorgung

Die größte Teil-Indikationsgruppe der Antiphlogistika und Antirheumatika, die NSAR, werden vor allem zur symptomatischen Therapie entzündlicher Gelenkerkrankungen, bei Gelenkschmerzen durch degenerative Gelenkerkrankungen oder bei Rückenschmerzen eingesetzt. Die am häufigsten verordneten Wirkstoffe Diclofenac und Ibuprofen kommen jedoch auch bei anderen Schmerzen, Fieber und dysmenorrhoischen Beschwerden zum Einsatz. Die für diese Indikationen (mit Ausnahme der Migräne) zugelassenen Wirkstärken sind allerdings nicht rezeptpflichtig und daher nicht erstattungsfähig. Als häufigste Indikationen für die Verordnung von NSAR können sicher Rückenschmerzen und Arthrose-bedingte Gelenkbeschwerden gelten. Für die symptomatische Behandlung von Gelenkschmerzen, aber auch von Rückenschmerzen, kommen zudem Wirkstoffe aus der Indikationsgruppe „N02 Analgetika" zum Einsatz (siehe ► Abschn. 3.19).

Daten zur Prävalenz chronischer Rückenschmerzen enthält die Auswertung des telefonischen Gesundheitssurveys 2003, in dem Personen ab 18 Jahren befragt wurden (Neuhauser et al. 2005). Chronischer Rückenschmerz war definiert als „drei Monate oder länger anhaltender Rückenschmerz, und zwar fast täglich". Nach dieser Definition gaben 21,6% aller befragten Frauen und 15,5% aller befragten Männer an, chronische Rückenschmerzen zu haben. Die Häufigkeit von chronischen Rückenschmerzen nimmt mit steigendem Alter zu (RKI 2012). Für die GKV-Population ist daher mit rund 11,0 Mio. Patienten zu rechnen, die an chronischen Rückenschmerzen leiden.

Nach Angaben des Gesundheitssurveys für Deutschland (Statistisches Bundesamt 1998) litten 1998 ca. 5 Mio. Menschen zum Zeitpunkt der Befragung unter dauerhaften Arthrose-bedingten Gelenkbeschwerden. Die 12-Monats-Prävalenz der Arthrose betrug im Jahr 2010 in der Studie „Gesundheit in Deutschland aktuell 2010" (GEDA) insgesamt 19,2% (RKI 2012), nach Altersgruppen und Geschlecht hochgerechnet ergibt dies 11,9 Mio. GKV-Versicherte innerhalb eines Jahres. In der Metaanalyse von Spahn et al. (2011) finden sich Angaben zur Prävalenz der Gonarthrose bei über 50-Jährigen. Umgerechnet auf die GKV-Population ergeben sich hieraus ca. 8,9 Mio. Patienten mit Kniebeschwerden, bei 3,7 Mio. von diesen liegt der Beschwerdegrad 3–4 vor: Mindestens für diese ist die Indikation für eine dauerhafte medikamentöse Behandlung anzunehmen. In GEDA und anderen aktuellen Untersuchungen lässt sich der Anteil derer mit Rücken- oder Gelenkbeschwerden bzw. -schmerzen und einer gleichzeitig vorliegenden Arthrose nicht bestimmen (Ellert et al. 2006, Kohler und Ziese 2004, Thiem et al. 2008, RKI 2011). Hochgerechnet auf die Population der GKV bestanden bei rund 4,3 Mio. Menschen behandlungsbedürftige Beschwerden aufgrund von Arthrose. Basierend auf den Angaben des Gesundheitssurveys von 1998 soll im Folgenden davon ausgegangen werden, dass in der GKV mindestens bei 15 Mio. Patienten wegen Rückenschmerzen oder Arthrose-bedingter Gelenkbeschwerden ein Behandlungsbedarf mit Wirkstoffen aus der Indikationsgruppe der Antiphlogistika und Antirheumatika vorliegt.

NSAR dienen der symptomatischen Therapie und sollten wegen der möglichen Nebenwirkungen, insbesondere wegen der Gefahr von Ulzerationen im Magen-Darm-Bereich, nicht als Dauertherapie angewendet werden. Zur Schätzung des Behandlungsbedarfs erfolgte daher die Annahme, dass bei Patienten mit Rückenschmerzen oder Ge-

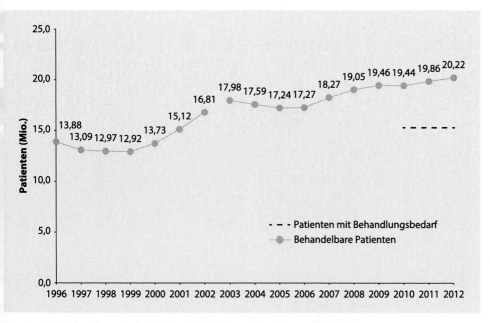

□ **Abb. 3.97** Behandlungsbedarf mit Antiphlogistika und Antirheumatika (M01).
Quelle: IGES-Berechnungen nach AVR (1996 bis 2002) und NVI (INSIGHT Health) (ab 2003)

lenkbeschwerden jährlich vier Episoden von jeweils 14 Tagen mit je 1 DDD eines Antiphlogistikums/Antirheumatikums zu behandeln sind. Wegen des geringen Anteils von Remissionsinduktoren in der Indikationsgruppe (nur etwa 4%) wurde vereinfachend angenommen, dass der gesamte Verbrauch den Antiphlogistika/Antirheumatika zur Verfügung steht. Das Ergebnis der Schätzung zeigt □ Abb. 3.97. Im Jahr 2012 hätten demnach 20 Mio. Patienten der GKV behandelt werden können, also mehr als die Bedarfsschätzung umfasste. Berücksichtigt man nur den Verbrauch der Teil-Indikationsgruppe der NSAR, dann hätten im Jahr 2012 19,2 Mio. Patienten in der GKV wegen Rückenschmerzen oder anderer Gelenkbeschwerden behandelt werden können (2011: 19,0 Mio. Patienten). Da NSAR auch allgemein als Schmerzmittel zum Einsatz kommen, lässt der beobachtete Verbrauch den Schluss zu, dass der vorhandene Bedarf ausreichend gedeckt wird. Erkenntnisse zur Über- oder Unterversor-

gung lassen sich hieraus jedoch nicht ableiten, da aufgrund des symptomatischen Charakters der Indikation und der unsicheren Annahmen zur Häufigkeit und Dauer der Behandlung eine präzise Bedarfsermittlung nicht möglich ist.

3.17.5 Analyse der Ausgabendynamik

Der Umsatz in der Indikationsgruppe stieg 2012 um 14,4 Mio. Euro an, während im Vorjahr ein Ausgabenrückgang von 17,0 Mio. Euro zu beobachten war. Die Teil-Indikationsgruppe der NSAR dominierte in beiden Jahren nicht nur den Verbrauch, sondern auch die Ausgaben für Antiphlogistika und Antirheumatika (□ Tab. 3.50). Die Anstiegsrate fiel in der Teil-Indikationsgruppe der Remissionsinduktoren mit einem Wert von 4,34% höher aus als bei der Gruppe der NSAR (2,4%). Die relevanten Komponenten unterschieden sich 2012 teilweise von denen des

Tab. 3.50 Ausgabenentwicklung in der Indikationsgruppe „M01 Antiphlogistika und Antirheumatika" in den Jahren 2011 und 2012.

Indikations-/ Teil-Indikationsgruppe	Ausgaben (Mio. Euro)		Ausgabenänderung gegenüber Vorjahr (Mio. Euro)		Prozentuale Veränderung gegenüber Vorjahr		Anteil an Gesamtausgaben (%)	
	2011	2012	2010 vs. 2011	2011 vs. 2012	2010 vs. 2011	2011 vs. 2012	2011	2012
NSAR	451,97	462,83	−21,08	10,85	−4,46	2,40	1,69	1,73
Remissionsinduktoren bei RA	80,54	84,04	4,05	3,50	5,30	4,34	0,30	0,31
Gesamt	532,52	546,87	−17,03	14,35	0,84	6,75	1,99	2,05

Quelle: IGES-Berechnungen nach NVI (INSIGHT Health)

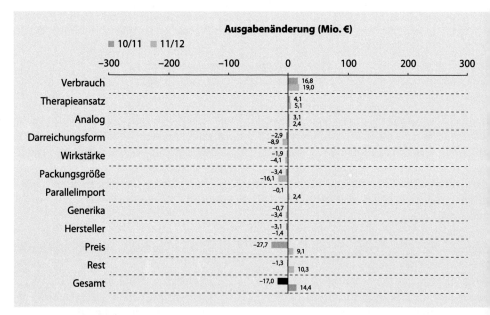

Abb. 3.98 Komponenten der Ausgabenänderung im Jahr 2012 für die Indikationsgruppe „M01 Antiphlogistika und Antirheumatika".
Quelle: IGES-Berechnungen nach NVI (INSIGHT Health)

Vorjahres (Abb. 3.98). Weiterhin trug die Verbrauchskomponente am stärksten zur Ausgabensteigerung bei, 2012 mit 19,0 Mio. Euro etwas mehr als 2011 mit 16,8 Mio. Euro. Die Therapieansatz- und die Analogkomponente erhöhten die Ausgaben 2012 in ver-

gleichbarer Höhe wie 2011. Ursächlich für die durch die Therapieansatzkomponente angezeigten höheren Ausgaben war der gestiegene Verbrauchsanteil der Coxibe. Anders als 2011 konnten im Jahr 2012 deutliche Einsparungen durch den Wechsel auf günstigere Darreichungsformen (8,9 Mio. Euro) und günstigere Packungsgrößen (16,1 Mio. Euro) verzeichnet werden. In beiden Fällen ist dies auf Änderungen in der Teilindikationsgruppe der NSAR zurückzuführen. So stieg der Anteil günstigerer Darreichungsformen im Bereich der NSAR deutlich an, und es wurden 2012 in der Teilindikationsgruppe mehr N2- und N3-Packungen abgegeben, die Menge der abgegebenen N1 Packungen ging hingegen zurück.

Die Preiskomponente wies 2012, anders als im Vorjahr, einen deutlich positiven Wert auf (10,3 Mio. Euro). Grund dafür waren höhere Preise in der Teilindikationsgruppe der NSAR.

Fazit zur Indikationsgruppe „M01 Antiphlogistika und Antirheumatika"

Ausgaben	Anstieg
Prominenteste Komponente(n)	Verbrauch, Packungsgröße, Preis
Verbrauch	Durchschnittliches Wachstum
Therapieansätze	Therapieoptimierung: Höherer Anteil von Coxiben
Analog-Wettbewerb	Ohne Bedeutung
Sonstiges	Ausgabenanstieg durch Preiskomponente, Ausgabenrückgang durch Packungsgrößen-Komponente

Literatur

Bombardier C, Laine L, Reicin A et al. (2000) Comparison of upper gastrointestinal toxicity of rofecoxib and naproxen in patients with rheumatoid arthritis. N Engl J Med 343: 1520–1528.

Bresalier RS, Sandler RS, Quan H et al. Adenomatous Polyp Prevention on Vioxx (APPROVe) Trial Investigators (2005) Cardiovascular events associated with rofecoxib in a colorectal adenoma chemoprevention trial. N Engl J Med 352: 1092–1102.

Ellert U, Wirz J, Ziese T (2006) Telefonischer Gesundheitssurvey des Robert Koch-Instituts (2. Welle). Beiträge zur Gesundheitsberichterstattung des Bundes, Robert Koch-Institut.

EMA (2006) Opinion of the committee for medical products for human use pursuant to article 5(3) of regulation (EC) No 726/2004, for non-selective non steroidal anti-inflammatory drugs (NSAIDs). http://www.ema.europa.eu/pdfs/human/opiniongen/nsaids.pdf (27.04.2010).

Kohler M, Ziese T (2004) Telefonischer Gesundheitssurvey des Robert Koch-Instituts zu chronischen Krankheiten und ihren Bedingungen. Deskriptiver Ergebnisbericht. Beiträge zur Gesundheitsberichterstattung des Bundes, Robert Koch-Institut.

Neuhauser H, Ellert U, Ziese T (2005) Chronische Rückenschmerzen in der Allgemeinbevölkerung in Deutschland 2002/2003: Prävalenz und besonders betroffene Bevölkerungsgruppen. Gesundheitswesen 67: 685–693.

NN (2007) Naproxen neuer Standard ... zur Kardiotoxizität von Cox-2-Hemmern und herkömmlichen NSAR. Arznei-Telegramm 38: 1–3.

RKI (2012) Daten und Fakten: Ergebnisse der Studie „Gesundheit in Deutschland aktuell 2010". Beiträge zur Gesundheitsberichterstattung des Bundes. Berlin.

RKI (2012) Gesundheitsberichterstattung des Bundes, Rückenschmerzen, Heft 53.

Spahn G, Schiele R, Hofmann GO et al. (2011) Die Prävalenz der radiologischen Gonarthrose in Bezug zu Lebensalter, Geschlecht, Jahrgangskohorte und ethnischer Zugehörigkeit. Eine Metanalyse. Z Orthop Unfall 149: 145–152.

Statistisches Bundesamt (Hrsg.) (1998) Gesundheitsbericht für Deutschland. Stuttgart: Metzler-Poeschel.

Thiem U, Schumacher J, Zacher J, Burmester GR, Pientka L (2008) Prävalenz von muskuloskelettalen Beschwerden und selbstberichteter Gelenkarthrose in der Herner Bevölkerung. Ein Telefon-Survey. Z Rheumatol 67: 432–439.

265

3.18 M05 Mittel zur Behandlung von Knochenkrankheiten

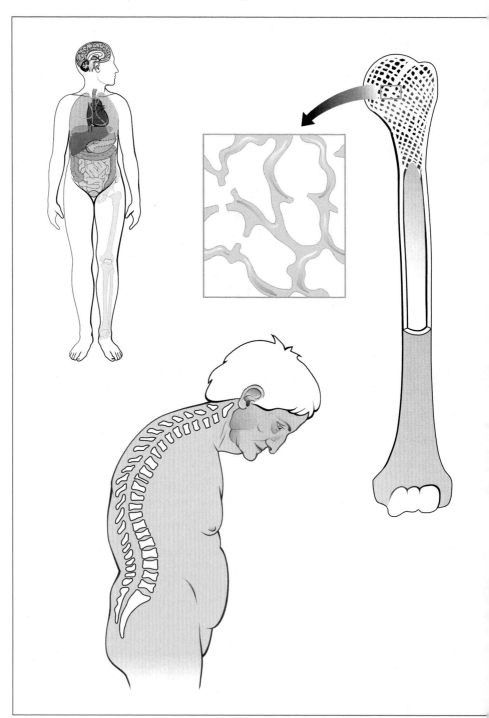

3.18.1 Entwicklung der Indikationsgruppe

Die Mittel zur Behandlung von Knochenkrankheiten werden im ambulanten Bereich insbesondere zur Versorgung der Osteoporose eingesetzt, in geringerem Umfang auch zur Behandlung von Knochenmetastasen. Für die ambulante Versorgung sind die Bisphosphonate als der wichtigste Therapieansatz anzusehen. 2004 kam ein weiterer Therapieansatz hinzu, der nur den Wirkstoff Strontiumranelat umfasst. Das ebenfalls zu der Indikationsgruppe gehörende Dibotermin alfa wurde 2003 eingeführt, ist aber für den ambulanten Bereich ohne Bedeutung. Dabei handelt es sich um einen Wachstumsfaktor, der bei Frakturen der Tibia (Schienbein) in Form eines Implantats zur Beschleunigung der Frakturheilung eingesetzt wird. Die Teil-Indikationsgruppe der Mittel bei Knochenheilungsstörungen spielt für den ambulanten Bereich ebenfalls keine Rolle, da die entsprechenden Wirkstoffe nur im Rahmen von Operationen eingesetzt werden.

3.18.1.1 Teil-Indikationsgruppe der Mittel gegen Osteoporose

Bisphosphonate

Die Entwicklung der Bisphosphonate geht auf anorganische Pyrophosphate zurück, die bereits im 19. Jahrhundert synthetisiert wurden. Sie dienten im 20. Jahrhundert wegen ihrer kristallisationshemmenden Wirkung industriell als Zusatz in damals noch phosphathaltigen Waschpulvern, um Kalkablagerungen in den Waschmaschinen zu verhindern. Nach Entdeckung, dass Pyrophosphate auch in biologischen Flüssigkeiten vorkommen und starke osteotrope Eigenschaften haben, wurde vermutet, dass sie eine Rolle bei der Steuerung von Verkalkungsmechanismen spielen. Auf der Suche nach Stoffen mit ähnlichen physikalischen Eigenschaften, aber längerer Wirkung als jene der Pyrophosphate, wurden mit

den Bisphosphonaten chemische Analoga entwickelt und ab 1968 medizinisch genutzt. In Deutschland erhielt 1982 Etidronsäure als erster Vertreter dieser Therapiemöglichkeit die Zulassung. Inzwischen stehen weitere Bisphosphonate mit höherer Effektivität und niedrigerer Dosierung zur Verfügung (darunter auch Präparate zur intravenösen Applikation): Clodronsäure (1988), Pamidronsäure (1992), Alendronsäure (1996), Tiludronsäure (1996), Ibandronsäure (1996), Risedronsäure (2000) und Zoledronsäure (2001). Zur Behandlung der Osteoporose sind derzeit Alendron-, Etidron-, Ibandron- und Risedronsäure zugelassen; zur Behandlung von Knochenmetastasen Clodron-, Ibandron-, Risedron- und Zoledronsäure. Tiludronsäure ist allein für die Behandlung des Morbus Paget zugelassen.

Andere Mittel mit Wirkung auf den Knochen und die Mineralisation

Das Strontiumranelat ist keine Neuentwicklung, sondern wurde bereits in den 1950er Jahren bei „Knochenschwund" eingesetzt. Strontium hat chemisch und physikalisch ähnliche Eigenschaften wie Calcium. Es wird im Knochen abgelagert. Der Wirkmechanismus von Strontiumranelat bei Osteoporose ist unklar (*NN* 2004). Der Wirkstoff wurde 2004 für die Behandlung der postmenopausalen Osteoporose zugelassen. 2010 wurde Denosumab eingeführt (Tab. 3.51). Dieser Antikörper ist zur Behandlung der Osteoporose zugelassen. Er hat eine hemmende Wirkung auf eine Gruppe von Knochenzellen (Osteoklasten), die zum Knochenabbau beitragen.

3.18.1.2 Teil-Indikationsgruppe der Mittel bei Knochenheilungsstörungen

Zu dieser Teil-Indikationsgruppe gehören die beiden rekombinant gewonnenen knochenmorphogenen Proteine Dibotermin alfa (2003) und Eptotermin alfa (2007). Die Wirkstoffe stimulieren das Knochenwachstum und wer-

◻ Tab. 3.51 Neue Wirkstoffe in der Indikationsgruppe M05 im Zeitraum von 2008 bis 2012.

Jahr (Markteinführung)	Wirkstoff	Teil-Indikationsgruppe	Therapieansatz
2010	Denosumab	Osteoporose	Andere Mittel mit Wirkung auf Knochen und Mineralisation

Quelle: IGES

den bei nichtheilenden Brüchen des Schienbeins angewendet.

3.18.2 Entwicklung des Verbrauchs

Jedem Versicherten der GKV wurden 2012 durchschnittlich 3,5 DDD von Arzneimitteln aus der Indikationsgruppe der Mittel bei Knochenkrankheiten verordnet. Damit zählen diese Wirkstoffe zu den häufig eingesetzten Arzneimitteln.

Im ambulanten Bereich wurde ausschließlich ein Verbrauch von Wirkstoffen aus der Teil-Indikationsgruppe der Mittel gegen Os-

teoporose nachgewiesen, weshalb sich die Diskussion auf diese Gruppe beschränkt. Die Verbrauchsentwicklung der Indikationsgruppe hat sich seit 1996 in zwei Phasen entwickelt (◻ Abb. 3.99). Der zunächst steigende Verbrauch zeigte bis etwa 2001 eine gewisse Sättigung. Bis 2008 war dann eine stetige Verbrauchszunahme von rund 20 Mio. DDD jährlich festzustellen, sodass sich der Verbrauch seither mehr als verdreifacht hat. 2009 schwächte sich die Verbrauchszunahme ab und stagniert seitdem.

Der in der Vergangenheit beobachtete Verbrauchszuwachs ist vermutlich nicht unwesentlich auf die Veröffentlichung der Ergebnis-

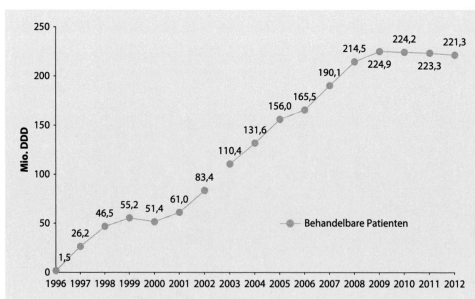

◻ Abb. 3.99 Verbrauch von Arzneimitteln aus der Indikationsgruppe „M05 Mittel zur Behandlung von Knochenkrankheiten" in Mio. DDD im Zeitraum von 1996 bis 2012.

Quelle: IGES nach AVR (1996 bis 2002), IGES-Berechnungen nach NVI (INSIGHT Health) (ab 2003)

se der Women's Health Initiative (WHI) zu-rückzuführen (*Writing Group for the Women's Health Initiative Investigators* 2002). Die Studie berichtete über ein erhöhtes kardiovaskuläres und Brustkrebs-Risiko bei Östrogentherapie in der Postmenopause. Die Östrogentherapie senkt jedoch das Risiko für Frakturen und wurde daher zur Behandlung der Osteoporose eingesetzt. Die Ergebnisse der WHI wurden heftig diskutiert, und es ist inzwischen Standard, die Östrogentherapie nur noch zur symptomatischen Therapie von Wechseljahresbeschwerden so kurz wie möglich und in einer möglichst niedrigen Dosierung einzusetzen. Zwischen 2003 bis 2012 ging der Verbrauch von weiblichen Sexualhormonen, die überwiegend zur Hormontherapie eingesetzt werden, von 1.064 Mio. auf 547 Mio. DDD zurück.

Bei Betrachtung der Therapieansätze fällt auf, dass der Verbrauchsanteil der anderen Mittel mit Einfluss auf Knochen und Mineralisation zwischen 2010 und 2012 von 4 auf über 11% angestiegen ist. Entsprechend gingen die Verbrauchsanteile der Bisphosphonate und -kombinationen zurück (◻ Abb. 3.100). Auch der absolute Verbrauch der Bisphosphonate und -kombinationen ging leicht zurück. Der Verbrauch der anderen Mittel stieg dagegen im Beobachtungszeitraum von 1,5 auf 18,7 Mio. Euro an. Dies ist allein auf den Wirkstoff Denosumab zurückzuführen. Von diesem sind zwei Präparate im Handel: Eines ist zur Behandlung der postmenopausalen Osteoporose und zusätzlich von Knochenschwund bei Männern mit Prostatakarzinom zugelassen. Das zweite Produkt ist nur zur Prävention von skelettbezogenen Komplikationen bei Tumorerkrankungen zugelassen. Auf dieses Produkt entfielen 2012 jedoch nur gut 10% des Verbrauchs von Denosumab. Der hohe Verbrauchszuwachs ist also wahrscheinlich vor allem durch die Anwendung bei Osteoporose bedingt. In Bezug auf die postmenopausale Osteoporose ist unklar, wie die Wirkungen und Nebenwirkungen von Deno-sumab im Vergleich zu Bisphosphonaten zu beurteilen sind. Das rasche Verbrauchswachstum lässt vermuten, dass Bedarf an Alternativen zu den Bisphosphonaten besteht.

Innerhalb des Therapieansatzes der Bisphosphonate zeigten sich zwischen 2010 und 2012 nur wenige Änderungen. 2012 dominierte mit einem Verbrauchsanteil von fast 70,8% die Alendronsäure, die Leitsubstanz der Bisphosphonate entsprechend der Rahmenvorgaben für Arzneimittel nach § 84 Absatz 7 SGB V ist. Der Anteil von Ibandronsäure lag stabil bei 13,9%, gefolgt von Risedronsäure mit 10,1 und Zoledronsäure mit 5,0%. Bis auf Zoledronsäure standen 2012 für alle Bisphosphonate Generika zur Verfügung. Der Verbrauchsanteil der Generika war allerdings sehr unterschiedlich und betrug fast 99% für Alendronsäure, 63% für Risedronsäure, aber nur 21% für die seit Juli 2011 angebotenen Ibandronsäure-Generika. Für Ibandronsäure erklärt sich der geringe Generikaanteil dadurch, dass zunächst die Wirkstärke für die tägliche Einnahme generisch verfügbar war. Wirkstärken für die – offensichtlich bevorzugte – monatliche bzw. vierteljährliche Anwendung wurden im Verlauf des Jahres 2012 eingeführt, sodass für die Zukunft eine deutlich höhere Generikaquote zu erwarten ist.

Bei den anderen Mitteln mit Wirkung auf den Knochen und die Mineralisation stieg der Verbrauchsanteil von Denosumab 16,9% im Jahr 2010 auf 73% im Jahr 2012. Die Anteile von Strontiumranelat entwickelten sich reziprok.

3.18.3 Regionale Unterschiede im Verbrauch

Für die Arzneimittel zur Behandlung von Knochenkrankheiten wurden 2011 in den KV-Regionen deutliche Verbrauchsunterschiede beobachtet (◻ Abb. 3.101). Die höchsten Pro-Kopf-Verbräuche fanden sich in den östlichen

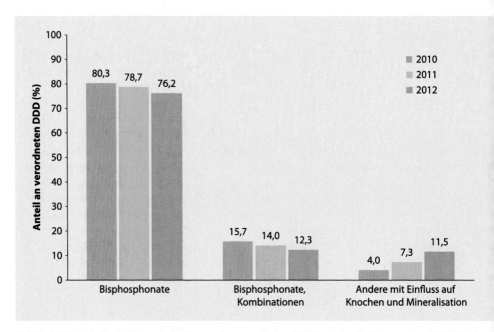

□ Abb. 3.100 Anteile der Therapieansätze an den verordneten DDD in der Indikationsgruppe „M05 Mittel zur Behandlung von Knochenkrankheiten" für 2010 bis 2012.
Quelle: IGES-Berechnungen nach NVI (INSIGHT Health)

Ländern mit Ausnahme Berlins. Spitzenreiter war Brandenburg mit einem Verbrauch von 4,79 DDD je Versicherten. Mit 2,49 DDD war der Pro-Kopf-Verbrauch in Bremen am niedrigsten. Bestimmend für den Verbrauch sind die Bisphophonate zur Behandlung der Osteoporose. Davon sind vor allem Frauen nach der Menopause betroffen. Es kann daher davon ausgegangen werden, dass der Verbrauch in einer Region vor allem vom Anteil der Frauen über 55 Jahren abhängt. Die Regression ergibt, dass dieser Einfluss die Verbrauchsunterschiede in hohem Maße erklären kann ($R^2 = 0,79$). Kaum eine Korrelation lässt sich dagegen mit der selbst berichteten Prävalenz der Osteoporose im Jahr 2010 herstellen (*RKI* 2012); allerdings sind die hier gemachten Angaben nur bedingt zuverlässig (s. u.).

3.18.4 Epidemiologie, Bedarf und Angemessenheit der Versorgung

Mit BEST (Bone Evaluation Study) wurden erneut aktuelle Daten zur Epidemiologie und Versorgung der Osteoporose vorgelegt. Basierend auf Routinedaten der GKV wurde eine Prävalenz in Höhe von 14% für Menschen ab 50 Jahren ermittelt (*Hadji* et al. 2013). Hochgerechnet auf die GKV-Bevölkerung von 2012 ergeben sich 6,0 Mio. Osteoporose-Patienten (unter ihnen 5,0 Mio. Frauen). In der Studie „Gesundheit in Deutschland aktuell" (GEDA) des *RKI* (2011) wurde eine Prävalenz von 17,6% bei Frauen und 5,2% bei Männern berechnet. Die GEDA-Ergebnisse zur Prävalenz sind jedoch – ähnlich wie beim telefonischen Gesundheitssurvey von 2003 – insbesondere mit Blick auf die ältere Bevölkerung in Deutschland nur bedingt zuverlässig. In BEST wurde ebenfalls eine Inzidenz in Höhe von

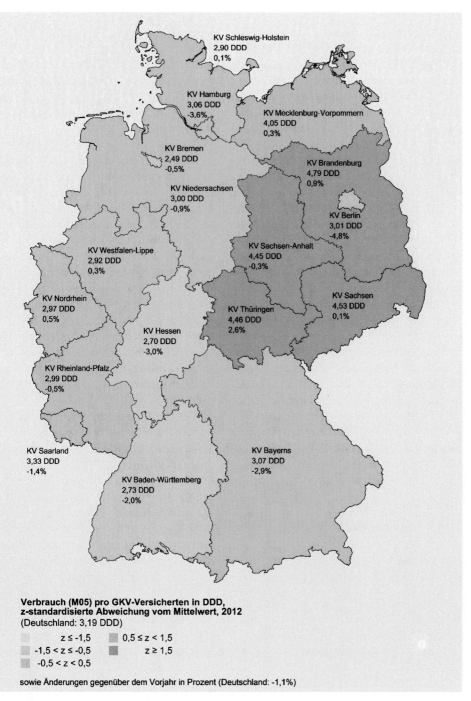

KV Schleswig-Holstein
2,90 DDD
0,1%

KV Hamburg
3,06 DDD
-3,6%

KV Mecklenburg-Vorpommern
4,05 DDD
0,3%

KV Bremen
2,49 DDD
-0,5%

KV Brandenburg
4,79 DDD
0,9%

KV Niedersachsen
3,00 DDD
-0,9%

KV Berlin
3,01 DDD
-4,8%

KV Westfalen-Lippe
2,92 DDD
0,3%

KV Sachsen-Anhalt
4,45 DDD
-0,3%

KV Nordrhein
2,97 DDD
0,5%

KV Sachsen
4,53 DDD
0,1%

KV Thüringen
4,46 DDD
2,6%

KV Hessen
2,70 DDD
-3,0%

KV Rheinland-Pfalz
2,99 DDD
-0,5%

KV Saarland
3,33 DDD
-1,4%

KV Bayerns
3,07 DDD
-2,9%

KV Baden-Württemberg
2,73 DDD
-2,0%

Verbrauch (M05) pro GKV-Versicherten in DDD,
z-standardisierte Abweichung vom Mittelwert, 2012
(Deutschland: 3,19 DDD)

$z \leq -1,5$ $0,5 \leq z < 1,5$
$-1,5 < z \leq -0,5$ $z \geq 1,5$
$-0,5 < z < 0,5$

sowie Änderungen gegenüber dem Vorjahr in Prozent (Deutschland: -1,1%)

Abb. 3.101 Verbrauch von Arzneimitteln aus der Indikationsgruppe „M05 Mittel zur Behandlung von Knochenkrankheiten" in DDD je Versicherten im Jahr 2012 und Änderung gegenüber dem Vorjahr nach KV-Region. Quelle: IGES-Berechnungen nach NVI (INSIGHT Health)

2,1% im Jahr berechnet (> 50 Jahre) (*Hadji* et al. 2013). Hochgerechnet nach Alter und Geschlecht auf die Population der GKV ergeben sich 836.000 Versicherte mit einer Neuerkrankung an Osteoporose. Etwa 5% aller prävalenten Patienten in BEST erlitten innerhalb eines Jahres eine Neufraktur. Bei einer Osteoporose mit pathologischer Fraktur besteht in jedem Fall eine Behandlungsindikation. Der Behandlungsbedarf bei Patienten ohne Fraktur ist abhängig von einer Reihe von Risikofaktoren. Bei Frauen, die älter als 75 Jahre sind, ist eine medikamentöse Therapie bei Vorliegen einer Osteoporose grundsätzlich indiziert (*DVO* 2009). Nach Beginn einer Therapie soll der weitere Therapiebedarf nach zwei Jahren evaluiert werden und kann bei persistierend erhöhtem Frakturrisiko fortgesetzt werden; der frakturensenkende Nutzen ist nur für die Phase der aktuellen Anwendung gegeben (*DVO* 2009).

Insgesamt ergeben sich 630.000 Versicherte mit einer behandlungsbedürftigen Osteoporose. Geht man von einem minimalen Behandlungsbedarf von zwei Jahren aus, hätten 2012 in der GKV mit dem beobachteten Verbrauch knapp 336.000 Patienten behandelt werden können. Bei einer Dauer der Behandlung von fünf Jahren würden sich knapp 134.000 behandelbare Patienten ergeben.

3.18.5 Analyse der Ausgabendynamik

In dieser Indikationsgruppe gab es 2012 einen geringen Ausgabenrückgang (◻ Tab. 3.52), der

bei 5,2 Mio. Euro lag. Im Vorjahr gingen dagegen die Ausgaben noch um 43,6 Mio. Euro zurück.

Die Komponenten, die zur Ausgabenänderung beitrugen, zeigt ◻ Abb. 3.102. Während 2011 die Preiskomponente am auffälligsten war, fiel 2012 vor allem die Therapieansatzkomponente auf.

Wegen des stagnierenden Verbrauchs spielt die Verbrauchskomponente in beiden Jahren kaum eine Rolle. Der größte Ausgabenzuwachs in Höhe von 12,2 Mio. Euro war 2012 durch die Therapieansatzkomponente bedingt und zeigt den gestiegenen Verbrauchsanteil von anderen Mitteln mit Wirkung auf Knochen und Mineralisation an. Dieser wurde durch den starken Verbrauchsanstieg des Wirkstoffes Denosumab verursacht. Weiterhin sorgte die Wirkstärkenkomponente für einen Ausgabenzuwachs von 6,3 Mio. Euro durch einen höheren Verbrauchsanteil von Wirkstärken mit höheren Kosten je DDD, während im Vorjahr diese Komponente noch zu Einsparungen von 1,4 Mio. Euro geführt hatte.

Für den stärksten Ausgabenrückgang sorgte auch 2012 die Preiskomponente, wobei die Einsparungen mit 6,4 Mio. Euro deutlich geringer ausfielen als 2011 mit 38,7 Mio. Euro. Dies war erneut zum größten Teil durch das anhaltende Preismoratorium und individuelle Rabatte bedingt. Weitere Einsparungen in Höhe von 5,6 Mio. Euro wurden durch die vermehrte Verordnung von günstigeren generischen Präparaten erreicht, insbesondere von Ibandron- und Risedronsäure.

◻ **Tab. 3.52** Ausgabenentwicklung in der Indikationsgruppe „M05 Mittel zur Behandlung von Knochenkrankheiten" in den Jahren 2011 und 2012.

Ausgaben (Mio. Euro)		Ausgabenänderung gegenüber Vorjahr (Mio. Euro)		Prozentuale Veränderung gegenüber Vorjahr		Anteil an Gesamtausgaben (%)	
2011	2012	2010 vs. 2011	2011 vs. 2012	2010 vs. 2011	2011 vs. 2012	2011	2012
314,14	308,99	−43,63	−5,15	−120,20	−1,64	1,17	1,17

Quelle: IGES-Berechnungen nach NVI (INSIGHT Health)

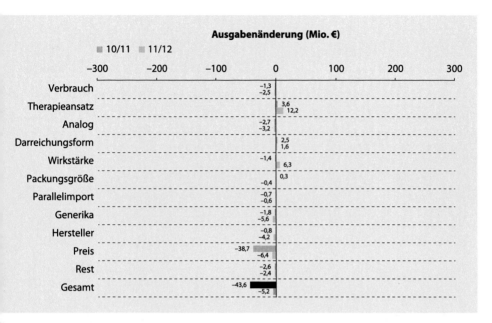

Abb. 3.102 Komponenten der Ausgabenänderung im Jahr 2012 für die Indikationsgruppe „M05 Mittel zur Behandlung von Knochenkrankheiten".

Quelle: IGES-Berechnungen nach NVI (INSIGHT Health)

Fazit zur Indikationsgruppe „M05 Mittel zur Behandlung von Knochenkrankheiten"

Ausgaben	Rückgang
Prominenteste Komponente(n)	Therapieansatzkomponente, Preiskomponente
Verbrauch	Stagnierender Verbrauch
Therapieansätze	Therapieoptimierung: Verbrauchsanstieg Denosumab
Analog-Wettbewerb	Ohne Bedeutung
Sonstiges	Ausgabenrückgang durch Preiskomponente

Literatur

AkdÄ (2003) Hormontherapie im Klimakterium. Therapieempfehlungen der Arzneimittelkommission der deutschen Ärzteschaft. http://www.akdae.de/30/40/10/82_Hormontherapie_2003_1Auflage.pdf (14.04.2010).

DVO (2009) Prophylaxe, Diagnostik und Therapie der Osteoporose bei Erwachsenen. S3-Leitlinie des Dachverbandes Osteologie (DVO). http://www.dv-osteologie.org/dvo_leitlinien/dvo-leitlinie-2009 (14.04.2010).

Ellert U, Wirz J, Ziese, T (2006) Telefonischer Gesundheitssurvey des Robert Koch-Instituts (2. Welle).

Beiträge zur Gesundheitsberichterstattung des Bundes publiziert vom Robert Koch-Institut.

Gothe H, Seidlitz C, Höer A, Glaeske G, Häussler B (2007) Hormone therapy of menopausal women – Analysis of prescription pattern changes before and after the WHI study using claims data of a German sickness fund. Poster präsentiert beim 10. europäischen Kongress der ISPOR, October 20–23, 2007, Dublin.

Hadji P, Klein S, Gothe H, Häussler B, Kless T, Schmidt T, Steinle T, Verheyen F, Linder R (2013) Epidemiologie der Osteoporose: Bone Evaluation Study. Deutsches Ärzteblatt, Vol. 110(4): 52–57.

Häussler B, Gothe H, Mangiapane S, Glaeske G, Pientka L, Felsenberg D (2006) Versorgung von Osteoporose-Patienten in Deutschland. Ergebnisse der BoneEVA-Studie. Dtsch Ärztebl (Ausgabe A) 103(39): 2542–2548.

Häussler B, Gothe H, Göl D, Glaeske G, Pientka L, Felsenberg D (2007) Epidemiology, treatment and costs of osteoporosis in Germany. The BoneEVA Study. Osteoporosis International 18(1): 77–84.

NN (2004) Strontiumranelat (Protelos) bei Osteoporose? arznei-telegramm 35: 137–138.

RKI (2011) Daten und Fakten: Ergebnisse der Studie „Gesundheit in Deutschland aktuell 2009". Beiträge zur Gesundheitsberichterstattung des Bundes. Berlin.

RKI (2012) Gesundheit in Deutschland aktuell. Public USE File GEDA 2010.

Writing Group for the Women's Health Initiative Investigators (2002) Effect of conjugated equine estrogen in postmenopausal women with hysterectomy. The Women's Health Initiative randomized controlled trial. JAMA 291: 1701–1712.

3.19 N02 Analgetika

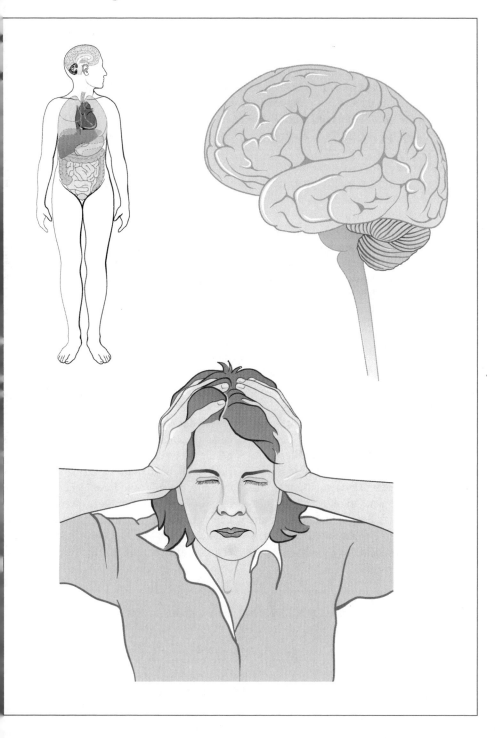

3.19.1 Entwicklung der Indikationsgruppe

In der Indikationsgruppe der Analgetika werden zwei Teil-Indikationsgruppen unterschieden. Die Gruppe der Opioide, Analgetika und Antipyretika umfasst Wirkstoffe, die – unabhängig von der Ursache – zur symptomatischen Therapie von Schmerzen und Fieber verwendet werden. Zur Teil-Indikationsgruppe der Migränemittel gehören Wirkstoffe, die nur bei Migräne und teilweise auch beim Cluster-Kopfschmerz zum Einsatz kommen.

Opioide, Analgetika, Antipyretika

In dieser Teil-Indikationsgruppe sind die Therapieansätze der Opioide sowie der Analgetika und Antipyretika zu trennen.

Opioide werden in Form von Opiumzubereitungen schon seit Jahrhunderten angewendet. Beschreibungen des Schlafmohnsaftes finden sich bereits bei *Theophrastus* (3. Jh. v. Chr.). *Paracelsus* ist es zu verdanken, dass Opium in Europa seit dem 16. Jahrhundert wieder in Gebrauch kam. Im Jahr 1806 beschrieb *Sertürner* ein Verfahren zur Isolierung von Morphin aus Opiumextrakt. Morphin gilt als Standardwirkstoff der Opioide. Aufgrund der beobachteten Suchtgefahr von Morphin und anderer inzwischen hergestellter halbsynthetischer Derivate (beispielsweise Heroin, erstmals 1874 synthetisiert) suchte man bislang ohne Erfolg nach Opioiden mit geringerem Suchtpotenzial. Bereits Ende des 19. und zu Beginn des 20. Jahrhunderts wurden – heute noch gebräuchliche – Opioide wie Oxycodon und Hydromorphon synthetisiert. Als erste vollsynthetische Opioide wurden Pethidin (1939) und Methadon (1945) entwickelt, später folgte Tramadol (1962). Erwähnenswert sind außerdem Fentanyl (1964) und Buprenorphin (1975). Mit Tapentadol wurde 2010 nach langer Zeit erstmals wieder ein neues Opioid eingeführt (◻ Tab. 3.53).

Opioide werden bei chronischen Schmerzen in Form retardierter Zubereitungen beispielsweise als Kapseln verabreicht, die zwei- bis dreimal täglich einzunehmen sind. Opioidpflaster kamen erstmals 1995 auf den Markt. Sie enthalten Fentanyl oder Buprenorphin, wobei die Wirkstoffe über die Haut (transdermal) resorbiert werden. Als Darreichungsformen mit schnellem Wirkungseintritt stehen neben Injektionslösungen auch bukkale, sublinguale und nasale Darreichungsformen zur Verfügung, bei denen der Wirkstoff über die Mund- bzw. Nasenschleimhaut resorbiert wird und somit rascher seine Wirkung entfaltet als bei der Aufnahme aus dem Magen-Darm-Trakt.

Als erster Wirkstoff aus dem Therapieansatz der Analgetika und Antipyretika kann die Weidenrinde bezeichnet werden, die bereits in der Antike als Mittel gegen Schmerzen genutzt wurde. Mitte des 19. Jahrhunderts gelang die Isolierung von Salycin aus Weidenrinde und kurz darauf die Oxidation zur Salicylsäure, die aufgrund ihrer Nebenwirkungen nur vorübergehend breite Anwendung fand. Die synthetische Herstellung der besser verträglichen Acetylsalicylsäure (ASS) erfolgte erstmals im Jahr 1899, und der Wirkstoff

◻ Tab. 3.53 Neue Wirkstoffe in der Indikationsgruppe N02 im Zeitraum von 2008 bis 2012.

Jahr (Markteinführung)	Wirkstoff	Teil-Indikationsgruppe	Therapieansatz
2010	Tapentadol	Opioide, Analgetika, Antipyretika	Opioide
2011	Cannabisextrakt (Nabiximols)	Opioide, Analgetika, Antipyretika	Andere Analgetika, Antipyretika

Quelle: IGES

eroberte unter dem Handelsnamen Aspirin® die Welt. Der Wirkmechanismus, nämlich die Hemmung des Enzyms Cyclooxygenase, das an der Bildung von Prostaglandinen beteiligt ist, wurde erst 1971 entdeckt.

Die Erforschung der analgetischen und antipyretischen Pyrazolone begann Ende des 19. Jahrhunderts und führte zu Beginn des 20. Jahrhunderts zur Entwicklung des Metamizols. Bereits 1878 war das Paracetamol bekannt. Im Jahr 1985 wurde der Wirkstoff Flupirtin eingeführt, ein stark wirksames Analgetikum, dessen Wirkmechanismus unklar ist.

Seit 2006 steht das Ziconotid zur Verfügung, ein Analogon des ω-Conopeptids, eines Toxins mariner Kegelschnecken. Ziconotid blockiert sogenannte N-Typ-Calciumkanäle und verkörpert damit ein neues Wirkprinzip in der analgetischen Therapie. Es wird intrathekal bei Patienten mit starken chronischen Schmerzen angewendet. Seit 2011 steht Cannabisextrakt (Nabiximols) auch als Fertigarzneimittel zur Verfügung zur Behandlung von Spastiken bei Multiper Sklerose (Tab. 3.53).

Migränemittel
Die Migränemittel umfassen die folgenden Therapieansätze: Triptane, Mutterkornalkaloide, andere Migränemittel sowie pflanzliche Migränemittel.

Die Behandlung der Migräne gründete sich lange Zeit allein auf ärztliche Erfahrung. Zunächst standen als spezifische Migränemittel lediglich die Mutterkornalkaloide zur Verfügung. Diese greifen in den Wirkmechanismus des Serotonins ein, von dem vermutet wird, dass es an der Entwicklung der Migränesymptomatik beteiligt ist. In den 1970er Jahren begann daher die gezielte Erforschung von Serotoninanaloga zur Behandlung der Migräne. Als Folge dieser Aktivitäten wurde 1984 das Sumatriptan entwickelt, das einen bestimmten Subtyp von Serotoninrezeptoren (5HT1) blockiert. Der Wirkstoff begründete den Therapieansatz der Triptane und steht

in Deutschland seit 1993 zur Verfügung. Ihm folgten bald weitere Wirkstoffe: Naratriptan (1997), Zolmitriptan (1997), Rizatriptan (1998), Almotriptan (2001), Eletriptan (2002) und Frovatriptan (2002). Triptane sind derzeit die spezifischsten Migränemittel und können in vielen Fällen einen Migräneanfall erfolgreich beenden.

Zu den anderen Migränemitteln gehören Wirkstoffe, die ursprünglich für andere Indikationen entwickelt wurden, aber auch bei Migräne wirksam sein können, beispielsweise das Antiepileptikum Topiramat, das seit 2005 auch zur Prophylaxe von Migräneanfällen zugelassen ist (siehe 3.20). In diesen Therapieansatz fallen außerdem Kombinationen von Paracetamol und Metoclopramid, die zur symptomatischen Therapie bei Migräne eingesetzt werden.

3.19.2 Entwicklung des Verbrauchs

Analgetika stellen mit durchschnittlich 9 verordneten DDD für jeden Versicherten der GKV eine häufig verwendete Arzneimittelgruppe dar.

Der Verbrauch von Analgetika aus der Indikationsgruppe N02 war bis 2001 relativ stabil. In den Jahren 2003 und 2004 ging er deutlich zurück, was auch darauf zurückzuführen ist, dass die GKV nichtrezeptpflichtige Wirkstoffe wie Paracetamol oder Acetylsalicylsäure entsprechend der Arzneimittel-Richtlinie nur noch zur Behandlung von schweren Schmerzen in Komedikation mit Opioiden erstattet. Zwischen 2005 und 2009 stieg der Verbrauch stetig um 20 bis 35 Mio. DDD pro Jahr, seitdem hat sich der Verbrauchsanstieg etwas verlangsamt (Abb. 3.103).

Der größte Anteil des Verbrauchs entfällt auf die Teil-Indikationsgruppe der Opioide, Analgetika und Antipyretika und betrug 2012 96%. Für diese und die Teil-Indikationsgruppe der Migränemittel lag die Wachstumsrate 2012 etwas höher als 2% (Tab. 3.54).

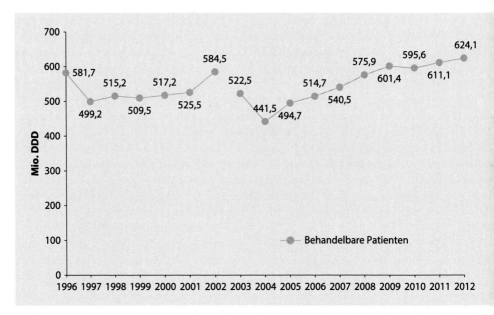

◻ Abb. 3.103 Verbrauch von Arzneimitteln aus der Indikationsgruppe „N02 Analgetika" in Mio. DDD im Zeitraum von 1996 bis 2012.
Quelle: IGES nach AVR (1996 bis 2002), IGES-Berechnungen nach NVI (INSIGHT Health) (ab 2003)

◻ Tab. 3.54 Übersicht der Menge der verordneten DDD in den Teil-Indikationsgruppen der Indikationsgruppe „N02 Analgetika" in den Jahren 2010 bis 2012.

Teil-Indikationsgruppe	DDD 2010 (Mio.)	DDD 2011 (Mio.)	DDD 2012 (Mio.)	Differenz 2010 vs. 2011 (%)	Differenz 2011 vs. 2012 (%)
Opioide, Analgetika, Antipyretika	572,53	586,81	599,12	2,49	2,10
Migränemittel	23,10	24,32	24,96	5,29	2,66
Summe	**595,62**	**611,13**	**624,09**	**2,60**	**2,12**

Quelle: IGES-Berechnungen nach NVI (INSIGHT Health)

Die Anteile der Therapieansätze in der Teil-Indikationsgruppe der Opioide, Analgetika und Antipyretika waren 2010 und 2012 stabil. Die Opioide umfassten 67,4% des Verbrauchs, 32,5% waren den anderen Analgetika/Antipyretika zuzurechnen.

Innerhalb des Therapieansatzes der Opioide gab es im betrachteten Zeitraum nur geringe Veränderungen der Verbrauchsanteile (◻ Abb. 3.104). Die größten Anteile am Verbrauch hatten Tilidin-Kombinationen und Tramadol, die zusammen knapp 60% des Verbrauchs 2012 ausmachten. Diese Opioide und Codein werden in der Regel nicht auf einem Betäubungsmittelrezept verordnet. Tilidin-Kombinationen verzeichneten im Beobachtungszeitraum auch den deutlichsten Anstieg des Verbrauchsanteils. An dritter Stelle folgte Fentanyl mit einem Anteil von 16% bei geringfügig sinkender Tendenz. Fentanyl (wie auch Buprenorphin) wird in der ambulanten Schmerztherapie ganz über-

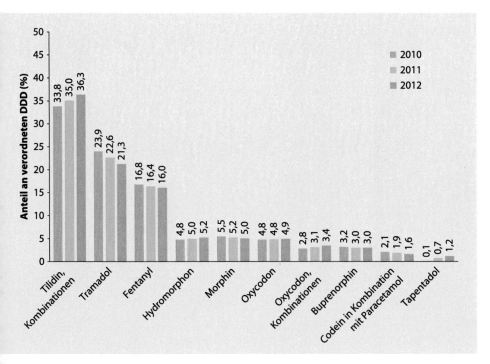

Abb. 3.104 Anteile der verordneten DDD in der Indikationsgruppe N02 – Wirkstoffe der Teil-Indikationsgruppe „Opioide, Analgetika, Antipyretika"/Therapieansatz „Opioide" für 2010 bis 2012. Dargestellt sind nur Wirkstoffe mit einem Anteil von mindestens 1% im Jahr 2012.
Quelle: IGES-Berechnungen nach NVI (INSIGHT Health)

wiegend in Form von Pflastern angewendet. Diese Darreichungsform kann von Vorteil sein – einerseits, weil es sich um eine nichtorale Darreichungsform handelt, andererseits weil die Pflaster nur etwa alle drei Tage gewechselt werden müssen. Weitgehend stabile Anteile fanden sich für die Wirkstoffe Hydromorphon, Morphin und Oxycodon, auf die zusammen rund 15% entfielen. Von untergeordneter Bedeutung waren die übrigen Wirkstoffe bzw. Wirkstoffkombinationen. Das 2010 eingeführte Tapentadol konnte 2012 einen Anteil von 1,2% erreichen.

In der Teil-Indikationsgruppe der Migränemittel setzte sich 2012 die Entwicklung der vergangenen Jahre weiter fort. Der Anteil der Triptane stieg leicht an und lag 2012 bei 95,8%. Der Rest des Verbrauchs entfiel mit 3,9% zum größten Teil auf „Andere Migräne-

mittel". Triptane sind bei Migräne als Standard anzusehen, wenn Analgetika nicht ausreichend wirksam sind (*DGN* 2008).

Innerhalb des Therapieansatzes der Triptane führte Sumatriptan mit einem Verbrauchsanteil von 72,3%, doch war 2012 kein weiterer Anstieg zu beobachten (Abb. 3.105). Nennenswerte Anteile erreichten lediglich noch die Wirkstoffe Rizatriptan und Zolmitriptan mit rund 15 bzw. 8%. Sumatriptan ist die Leitsubstanz der Triptane, entsprechend den Rahmenvorgaben für Arzneimittel nach § 84 Absatz 7 SGB V. Neben dem schon länger generisch verfügbaren Sumatriptan sind seit März 2012 auch Generika für Zolmitriptan und Naratriptan verfügbar. Während für Sumatriptan der Generikaanteil inzwischen bei fast 98% liegt, waren für Naratriptan erst knapp 50% und für Zolmitriptan nur 34% zu

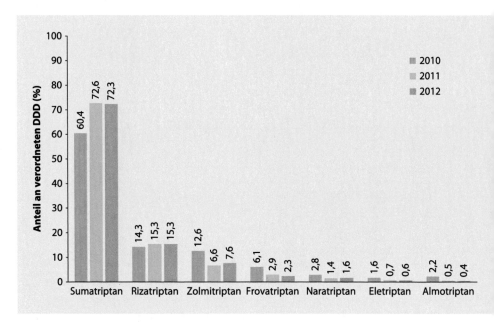

□ **Abb. 3.105** Anteile der verordneten DDD in der Indikationsgruppe N02 – Wirkstoffe der Teil-Indikations-gruppe „Migränemittel"/Therapieansatz „Triptane" für 2010 bis 2012.
Quelle: IGES-Berechnungen nach NVI (INSIGHT Health)

beobachten. Triptane unterscheiden sich in der Zeit bis zum Wirkungseintritt (auch abhängig von der Applikationsart), in Wirksamkeit, Wirkungsdauer und Häufigkeit von Nebenwirkungen (*DGN* 2008). Falls ein Patient auf ein bestimmtes Triptan nicht anspricht, schafft der Wechsel auf einen anderen Wirkstoff innerhalb der Triptane in der Hälfte der Fälle Abhilfe (*AkdÄ* 2009).

Innerhalb der anderen Migränemittel spielen vor allem zwei Wirkstoffe eine Rolle. Dies sind Metoclopramid-Kombinationen, deren Anteil am Verbrauch zwischen 2010 und 2012 von 82 auf 72% zurückging, sowie Topiramat, dessen Anteil von 18 auf 27% anstieg. Tatsächlich sank der absolute Verbrauch beider Wirkstoffe. Besonders drastisch ging allerdings 2010 der Verbrauch von Topiramat zurück: Während 2009 der Verbrauch noch bei 1,4 Mio. DDD lag, erreichte er 2011 nur noch 0,3 Mio. DDD. Topiramat steht seit 2009 generisch zur Verfügung, was vermutlich zu

diesem Verbrauchsrückgang führte. Topiramat ist ein Antiepileptikum und gilt als ein Mittel der ersten Wahl zur Migräneprophylaxe (*DGN* 2008).[5] Es gibt nur sehr wenige Generika mit der ausschließlichen Zulassung für die Migräneprophylaxe. Die meisten Generika sind sowohl für die Behandlung von Epilepsien als auch für die Migräneprophylaxe zugelassen. Offenbar werden in größerem Umfang Generika umgestellt, die sowohl für die Migräneprophylaxe als auch die Behandlung von Epilepsien zugelassen sind (siehe ► Abschn. 3.20).

---

5 Topiramat-Präparate, die ausschließlich zur Migränetherapie zugelassen sind, werden dem ATC-Code N02CX12 zugeordnet. Topiramat-Präparate, die in erster Linie für die Behandlung der Epilepsie zugelassen sind, haben den ATC-Code N03AX11. Der Verbrauch von Topiramat zur Migränetherapie von August 2005 wurde daher ausschließlich in der Indikationsgruppe der Antiepileptika (N03) erfasst.

3.19.3 Regionale Unterschiede im Verbrauch

Für den Pro-Kopf-Verbrauch der Analgetika zeigen sich 2012 deutliche regionale Unterschiede: Während in der KV-Region Bayern im Mittel nur 7,3 DDD je Versicherten verordnet wurden, waren es in Mecklenburg-Vorpommern 12,1 DDD (▢ Abb. 3.106). Es ist anzunehmen, dass die Wahrscheinlichkeit für behandlungsbedürftige Schmerzen mit zunehmendem Alter höher wird. Die Regressionsanalyse zeigt, dass zwischen dem Pro-Kopf-Verbrauch und dem Anteil der über 55-Jährigen eine signifikante Korrelation besteht ($R^2 = 0,45$), die zumindest einen Teil der Verbrauchsunterschiede erklären kann. Obwohl Opioide überwiegend bei Nicht-Tumorschmerzen eingesetzt werden (*Schubert* 2013), zeigt sich in der univariaten Regressionsanalyse ein signifikanter Zusammenhang zwischen dem Pro-Kopf-Verbrauch und der Krebssterbeziffer (*Statistisches Bundesamt* 2013). Im multivariaten Regressionsmodell tragen beide geprüften Einflussvariablen zur Erklärung der beobachteten Verbrauchsunterschiede bei (Bestimmtheitsmaß 0,57), wenn auch die Einflussvariable Krebssterbeziffer an Signifikanz verliert (p=0,065).

3.19.4 Epidemiologie, Bedarf und Angemessenheit der Versorgung

Wirkstoffe aus der Gruppe der Analgetika werden bei akuten und chronischen Schmerzen verschiedenster Ursache eingesetzt. Für die Teil-Indikationsgruppe der Opioide, Analgetika und Antipyretika ist die Verwendung insbesondere bei Tumorschmerzen, Kopf-und Zahnschmerzen sowie postoperativen Schmerzen anzunehmen, aber auch bei Schmerzen durch Erkrankungen des Bewegungsapparates (siehe ► Abschn. 3.17). Die Migränemittel finden nur bei Migräne Anwendung.

Die Häufigkeit von chronischen Rückenschmerzen und arthrosebedingten Schmerzen wurde bereits in ► Abschn. 3.17 diskutiert. Genaue Angaben dazu, wie viele Menschen in Deutschland derzeit mit Tumorschmerzen leben, gibt es nicht. Aus einer älteren Untersuchung mit Daten von 1995 geht hervor, dass zu einem Stichtag in Deutschland 220.000 Patienten mit tumorbedingten Schmerzen in Deutschland lebten (*Heidemann* 1999), diese Zahl dürfte durch die stetige Zunahme von Tumorerkrankungen heute jedoch deutlich höher liegen. Für das Jahr 2012 wird geschätzt, dass etwa 486.000 Menschen in Deutschland neu an Krebs erkranken (*RKI* und *GEKID* 2012) (siehe ► 3.13). Zum Zeitpunkt der Diagnosestellung ist bei 28% der Krebspatienten mit Schmerzen zu rechnen. Kommt es zum Fortschreiten der Erkrankung, muss man im Mittel bei 74% der Patienten von behandlungsbedürftigen Tumorschmerzen ausgehen *(Diener* und *Burchert* 2002).* Die Zahl der Patienten mit Tumorschmerzen wird insbesondere von der Inzidenz der Krebserkrankungen und von der Überlebenszeit bestimmt, die je nach Art der Krebserkrankung sehr unterschiedlich sein kann. Legt man die Zahl der Neuerkrankungen zugrunde und nimmt an, dass es bei etwa 74% zu Schmerzen kommt, die analgetisch behandelt werden müssen, dann ist anzunehmen, dass es in Deutschland mindestens 360.000, in der GKV mindestens 306.000 Patienten gibt, die Analgetika zur Behandlung von Tumorschmerzen benötigen.

In Deutschland leiden mindestens 2 Mio. Menschen unter wiederkehrenden Migräneattacken (*Diener* und *Burchert* 2002). In der gesamten GKV-Population beträgt die Anzahl der Migränepatienten demnach etwa 1,7 Mio. Menschen. Angaben zur Prävalenz von Migräne aus bevölkerungsbezogenen Studien schwanken jedoch erheblich (*Kavuk* et al. 2004). So ermittelten *Straube* et al. (2010) eine 6-Monats-Prävalenz von 6,3% unter Erwachsenen, was ca. 3,7 Mio. GKV-Versicher-

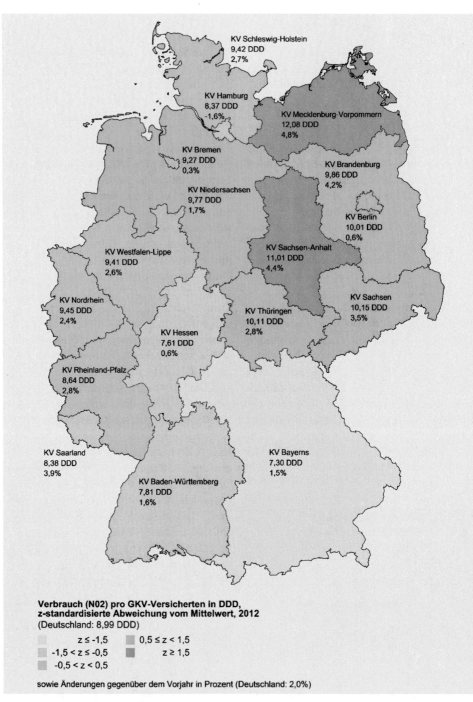

Abb. 3.106 Verbrauch von Arzneimitteln aus der Indikationsgruppe „N02 Analgetika" in DDD je Versicherten im Jahr 2012 und Änderung gegenüber dem Vorjahr nach KV-Region.

Quelle: IGES-Berechnungen nach NVI (INSIGHT Health)

ten entspräche. *Khil* et al. haben in einer bevölkerungsbasierten Kohortenstudie eine 1-Jahres-Prävalenz von 8,5% bei Erwachsenen zwischen 25 und 75 Jahren erhoben, was alleine für diese Altersgruppen ca. 3,9 Mio. GKV-Versicherten entspricht.

Auf die Schätzung der Bedarfsgerechtigkeit der Versorgung mit Analgetika soll an dieser Stelle aus folgenden Gründen verzichtet werden:

» Die genaue Zahl der Patienten, die eine Therapie mit Analgetika benötigen, ist nicht bekannt.

» Eine Migräneattacke muss nicht in jedem Fall mit spezifischen Migränemitteln wie den Triptanen behandelt werden. Der Bedarf hängt außerdem von der Häufigkeit der Attacken ab.

» Analgetika müssen individuell, je nach Stärke der Schmerzen, dosiert werden. Die notwendige Dosierung kann individuell erheblich variieren.

Die Daten der NVI zeigen für die Entwicklung des Verbrauchs von 2004 bis 2012 bei den Analgetika eine anhaltende Zunahme (◻ Abb. 3.103). Einen stetigen Anstieg des Opioidverbrauchs, der seit 1998 auch zunehmend steiler verlief, weist auch der AVR aus. Der gestiegene Opioidverbrauch ist sicherlich auf mehrere Ursachen zurückzuführen: Einerseits ist ein zunehmender Bedarf allein durch die Alterung der Bevölkerung anzunehmen. Andererseits werden Opioide inzwischen offenbar weniger restriktiv verordnet. Opioide werden zum größten Teil bei Patienten mit nicht-tumorbedingten Schmerzen eingesetzt (*Schubert* 2013). Unter der Annahme, dass bei chronischen Schmerzen an jedem Tag des Jahres eine DDD eines Opioids erforderlich ist, hätten mit den 399 Mio. DDD an Opioiden, die im Jahr 2012 verbraucht wurden, mehr als 1,1 Mio. Patienten behandelt werden können. In vielen Fällen beschränkt sich jedoch die Therapie mit Opioiden auf kürzere Zeiträume als ein Jahr, sodass vermutlich erheblich mehr Menschen mit Opioiden

behandelt wurden. Auch unter der Annahme, dass wesentlich mehr als 306.000 Patienten von opioidpflichtigen Schmerzen durch eine Krebserkrankung betroffen sind (s. o.), bleibt es plausibel, dass ein großer Teil des Opioidbedarfs durch andere Ursachen als Tumorschmerzen bedingt ist. Die weniger restriktive Einschätzung des Opioideinsatzes kommt auch in Therapieempfehlungen zum Tragen. Hieß es noch in der 2. Auflage der Empfehlungen zur Therapie bei degenerativen Gelenkerkrankungen, dass Opioide nur nach Ausschöpfung aller anderen therapeutischen Möglichkeiten angewendet werden sollten (*AkdÄ* 2001), so werden in der 3. Auflage dieser Empfehlungen Opioide als hilfreiche Alternative bei Patienten angesehen, bei denen andere Analgetika kontraindiziert, unwirksam oder schlecht verträglich sind (*AkdÄ* 2008).

3.19.5 Analyse der Ausgabendynamik

Während 2011 für die Indikationsgruppe der Analgetika noch ein Ausgabenrückgang von 44 Mio. Euro festgestellt werden konnte, stiegen die Ausgaben 2012 um 24,3 Mio. Euro an. Dies war, wie schon im Vorjahr, insbesondere auf die Teil-Indikationsgruppe der Opioide, Analgetika und Antipyretika zurückzuführen. Diese wiesen 2012 einen Ausgabenanteil von 95,6% auf. Der Ausgabenanteil blieb damit auf dem Niveau des Vorjahres. Die Ausgaben für Migränemittel waren bereits im Vorjahr um rund 26% zurückgegangen. 2012 gingen die Ausgaben nochmals um knapp 4% zurück (◻ Tab. 3.55).

Zu den Ausgabenänderungen trugen 2012 unterschiedliche Komponenten bei (◻ Abb. 3.107). Die Verbrauchskomponente bewirkte mit 28,4 Mio. Euro die stärkste Ausgabenerhöhung, die jedoch geringer war als im Vorjahr mit 35,5 Mio. Euro. Weiterhin sorgte die Analogkomponente für einen Ausgabenanstieg, der mit 38,6 Mio. Euro etwas höher war als 2011 mit 29,6 Mio. Euro. Als Ursache sind

□ **Tab. 3.55** Ausgabenentwicklung in der Indikationsgruppe „N02 Analgetika" in den Jahren 2011 und 2012.

Indikations-/ Teil-Indikations-gruppe	Ausgaben (Mio. Euro)		Ausgabenände-rung gegenüber Vorjahr (Mio. Euro)		Prozentuale Ver-änderung gegen-über Vorjahr		Anteil an Gesamtaus-gaben (%)	
	2011	2012	2010 vs. 2011	2011 vs. 2012	2010 vs. 2011	2011 vs. 2012	2011	2012
Opioide, Analgetika, Antipyretika	1.277,26	1.304,13	−21,83	26,87	−1,68	2,10	4,78	4,89
Migränemittel	61,92	59,36	−22,15	−2,55	−26,35	−4,13	0,23	0,22
Gesamt	1.339,18	1.363,50	−43,98	24,32	−3,18	1,82	5,01	5,11

Quelle: IGES-Berechnungen nach NVI (INSIGHT Health)

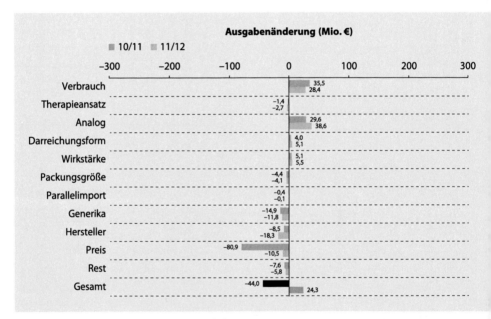

□ **Abb. 3.107** Komponenten der Ausgabenänderung im Jahr 2012 für die Indikationsgruppe „N02 Analgetika"
Quelle: IGES-Berechnungen nach NVI (INSIGHT Health)

hier vor allem die gestiegenen Verbrauchs-anteile von Oxycodon-Kombinationen und Tapentadol in der Teil-Indikationsgruppe der Opioide zu nennen. Die Wechsel auf günsti-gere Hersteller lieferten, anders als noch 2011, einen deutlichen Beitrag zur Ausgabenmin-derung in der Indikationsgruppe (18,3 Mio. Euro 2012 vs. 8,5 Mio. Euro in 2011). Auch die Generikakomponente war, wenn auch

etwas geringer in ihrer Ausprägung als 2011 (11,8 Mio. Euro), mitverantwortlich für die Einsparungen. Zu nennen sind hier vor allem die höheren Generikaquoten von Hydromor-phon (Anstieg von 64,4 auf 75,1%) und Oxy-codon (Anstieg von 77,0 auf 80,0%).

Die Einsparungen durch die Preiskompo-nente waren mit 10,5 Mio. Euro deutlich ge-ringer als 2011 mit 80,9 Mio. Euro.

Fazit zur Indikationsgruppe „N02 Analgetika"

Ausgaben	Anstieg
Prominenteste Komponente(n)	Analog-Wettbewerb, Verbrauch
Verbrauch	Durchschnittlicher Zuwachs
Therapieansätze	Ohne Bedeutung
Analog-Wettbewerb	Präferenz: Erhöhter Anteil des Wirkstoffs Tapentadol sowie von Oxycodon-Kombinationen
Sonstiges	Ausgabenrückgang durch Hersteller- und Preiskomponente

Literatur

AkdÄ (2001) Empfehlungen zur Therapie von degenerativen Gelenkerkrankungen. 2. Auflage 2001. Arzneiverordnung in der Praxis, Sonderheft.

AkdÄ (2008) Empfehlungen zur Therapie von degenerativen Gelenkerkrankungen. 3. Auflage. Arzneiverordnung in der Praxis, Band 35, Sonderheft 1 (Therapieempfehlungen).

AkdÄ (2009) Arzneiverordnungen. Medizinische Medien Informations GmbH, Neu-Isenburg.

DGN (Deutsche Gesellschaft für Neurologie) (2008) Leitlinien der DGN – Therapie der Migräne. http://www.dgn.org/images/stories/dgn/leitlinien/LL2008/ll08kap_058.pdf (08.07.2011).

Diener HC (Leitung der Kommission Leitlinien der DGN) (2005) Therapie der Migräneattacke und Migräneprophylaxe. Leitlinien für Diagnostik und Therapie in der Neurologie; 3. überarbeitete Auflage. Stuttgart: Thieme.

Diener W, Burchert H (2002) Chronische Schmerzen – Kopf- und Rückenschmerzen, Tumorschmerzen. Gesundheitsberichterstattung des Bundes, Heft 7. Hrsg. vom Robert Koch-Institut.

Heidemann E (1999) Tumorpatienten in Deutschland: Was wissen wir über Schmerzprävalenzen. Schmerz 93: 249–252.

Kavuk I, Katsarava Z, Stang A, Agelink MW, Diener HC (2004) Recent new information on epidemiology of headache. Fortschr Neurol Psychiatr 4: 184–191.

NN (2004) Schweiz: Pestwurz vom Markt. arznei-telegramm 35: 28.

NN (2010) Triptane: Absenkung des Festbetrags kann zu Patientenzuzahlung führen. http://www.kv-rlp.de/thema/news-aktuelles/news-aktuelles-details/article/triptane-absenkung-des-festbetrags-kann-zu-patientenzuzahlung-fuehren.html (13.04.2012).

RKI, GEKID (Hrsg.) (2010) Krebs in Deutschland 2005–2006. Häufigkeiten und Trends. 7. überarbeitete Auflage, Berlin: Robert Koch-Institut.

Straube A, Pfaffenrath V, Ladwig KH, Meisinger C, Hoffmann W, Fendrich K, Vennemann M, Berger K (2010) Prevalence of chronic migraine and medication overuse headache in Germany – the German DMKG headache study. Cephalalgia, 2: 207–213.

Schubert I, Ihle P, Sabatowski R (2013) Zunahme der Opioidverordnungen in Deutschland zwischen 2000 und 2010. Eine Studie auf der Basis von Krankenkassendaten. Deutsches Ärzteblatt 2: 45–51.

3.20 N03 Antiepileptika

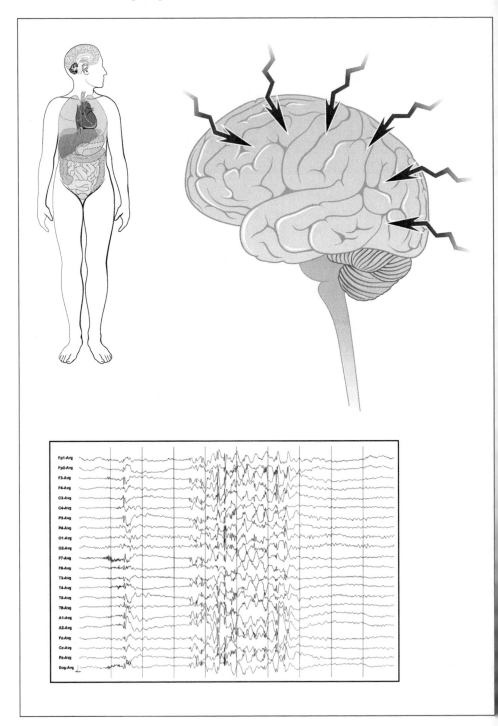

3.20.1 Entwicklung der Indikationsgruppe

Als eines der ersten Antiepileptika wurde zu Beginn des 19. Jahrhunderts Zinkoxid von *Hufeland* als „Antiepilepticum specificum" empfohlen. Im Jahr 1882 schuf *Albertoni* die Voraussetzungen für den experimentellen Wirksamkeitsnachweis von Antiepileptika, indem er im Tierexperiment durch elektrische Reize in der Gehirnrinde epileptische Anfälle erzeugte.

Entsprechend der chemischen Struktur der Antiepileptika gibt es unterschiedliche Therapieansätze. Abgesehen von den Fettsäure-Derivaten leiten sich die bis 1965 entwickelten Therapieansätze der Hydantoin-Derivate und Succinimide von Phenobarbital ab.

Die Wahl eines Antiepileptikums erfolgt entsprechend dem Anfallstyp. Ethosuximid wird beispielsweise ausschließlich bei Absencen eingesetzt. Einige Antiepileptika kommen auch bei anderen neurologischen Störungen zur Anwendung, etwa bei Cluster-Kopfschmerz. Manche Antiepileptika werden überwiegend bei neuropathischen Schmerzen eingesetzt. Wegen der unterschiedlichen Einsatzgebiete von Antiepileptika werden verschiedene Teil-Indikationsgruppen unterschieden.

3.20.1.1 Teil-Indikationsgruppe der Antiepileptika bei Epilepsie

Barbiturate und Derivate

1912 wurde die antiepileptische Wirkung von Phenobarbital bekannt. Störend bei diesem Wirkstoff und seinen Derivaten ist die ausgeprägte Sedierung.

Hydantoin-Derivate

Phenytoin, heute der einzige Vertreter der Hydantoin-Derivate, wurde bereits 1908 ohne Kenntnis seiner antikonvulsiven Wirkung synthetisiert. Im Gegensatz zu Barbituraten hat Phenytoin keine sedierenden Eigenschaften.

Carboxamid-Derivate

Carbamazepin wurde bereits in den 1960er Jahren zur Behandlung der Trigeminusneuralgie eingesetzt. 1974 wurde es in den USA für die Behandlung epileptischer Anfälle zugelassen. In Deutschland kam 2000 das Derivat Oxcarbazepin als weiterer Vertreter des Therapieansatzes auf den Markt, welches im Vergleich zu Carbamazepin weniger Wechselwirkungen mit anderen Medikamenten zeigt. Rufinamid wurde 2007 eingeführt. Auch das 2009 eingeführte Eslicarbazepin ist ein Derivat des Carbamazepins und wurde mit dem Ziel einer besseren Verträglichkeit entwickelt (◘ Tab. 3.56).

Fettsäure-Derivate

Bereits 1881 wurde die Valproinsäure synthetisiert, doch erst 1963 erkannte man ihre antikonvulsive Wirkung. Valproinsäure kann bei verschiedenen Anfallsformen eingesetzt werden, problematisch ist jedoch ihre fruchtschädigende (teratogene) Wirkung. Als weitere Fettsäure-Derivate wurden 1992 Vigabatrin und 1997 Tiagabin eingeführt, die im Gegensatz zur Valproinsäure nur zur Zusatzbehandlung epileptischer Anfälle eingesetzt werden.

Andere Antiepileptika

Seit Beginn der 90er Jahre wurde eine Reihe neuer Antiepileptika entwickelt, von denen einige – Lamotrigin, Oxcarbazepin (s. o.) und Topiramat – als besser verträglich angesehen werden (*Baron* 2008). Lamotrigin und Topiramat stehen seit 1993 in Deutschland zur Verfügung, seit 2000 das Levetiracetam. Weitere Wirkstoffe, die zum Therapieansatz der anderen Antiepileptika gehören, sind Zonisamid (2005), Lacosamid (2008), Retigabin (2011) sowie das 2012 eingeführte Perampanel (◘ Tab. 3.56).

Weitere Therapieansätze

Zu Beginn der 1960er Jahre wurden die Benzodiazepine eingeführt, von denen das Clonazepam zur Dauertherapie von Epilepsien

◻ Tab. 3.56 Neue Wirkstoffe in der Indikationsgruppe N03 im Zeitraum von 2008 bis 2012.

Jahr (Markt-einführung)	Wirkstoff	Teil-Indikationsgruppe	Therapieansatz
2008	Stiripentol	Antiepileptika bei kindlicher Epilepsie	Andere Antiepileptika
2008	Lacosamid	Antiepileptika bei Epilepsie	Andere Antiepileptika
2009	Eslicarbazepin	Antiepileptika bei Epilepsie	Carboxamid-Derivate
2011	Retigabin	Antiepileptika bei Epilepsie	Andere Antiepileptika
2012	Perampanel	Antiepileptika bei Epilepsie	Andere Antiepileptika

Quelle: IGES

verwendet wird, das Diazepam dagegen in der Regel nur zur Akutbehandlung eines Anfalls. Zu den Succinimiden gehören Ethosuximid und Mesuximid. Das bereits 1951 synthetisierte Phensuximid ist heute nicht mehr in Gebrauch.

3.20.1.2 Teil-Indikationsgruppe der Antiepileptika bei neuropathischen Schmerzen

Diese Teil-Indikationsgruppe umfasst zwei Wirkstoffe: das 1995 eingeführte Gabapentin und das seit 2004 zur Verfügung stehende Pregabalin. Beide Wirkstoffe ähneln strukturell dem hemmenden Neurotransmitter GABA (Gamma-Amino-Buttersäure), haben jedoch unterschiedliche Wirkmechanismen.

3.20.1.3 Teil-Indikationsgruppe der Antiepileptika bei kindlichen Epilepsien

Obwohl die Wirkstoffe dieser Teil-Indikationsgruppe bei verschiedenen Epilepsie-Formen des Kindesalters eingesetzt werden und untereinander nicht austauschbar sind, werden sie im Folgenden wegen der Seltenheit der Erkrankungen zu einer Teil-Indikationsgruppe zusammengefasst. Felbamat (1995) und Rufinamid (2007) werden beim Lennox-Gastaut-Syndrom eingesetzt, einer schwer zu behandelnden Form der Epilepsie. Bei der Rolando-Epilepsie kommt der schon etwas

ältere Wirkstoff Sultiam zum Einsatz, der 1998 erneut in den Markt eingeführt wurde. Seit 2008 steht das Stiripentol zur Anwendung bei Kindern mit schweren myoklonischen Epilepsien (Dravet-Syndrom) zur Verfügung.

3.20.2 Entwicklung des Verbrauchs

Aus der Indikationsgruppe der Antiepileptika wurden jedem Versicherten der GKV 2012 im Mittel 5,1 DDD verordnet, womit diese Wirkstoffe zu den häufig verwendeten Arzneimitteln gehören.

Zwischen 1997 und 2012 hat sich der Verbrauch der Antiepileptika mehr als verdoppelt (◻ Abb. 3.108). Der Verbrauchsanstieg verlief in zwei Phasen. Bis 2004 zeigte sich eine etwas langsamere Verbrauchsentwicklung. Bis 2010 stieg der Verbrauch stetig um knapp 20 Mio. DDD jährlich. In den letzten beiden Jahren ging das jährliche Wachstum auf 14 Mio. DDD zurück. Das seit 2005 beschleunigte Verbrauchswachstum fällt zusammen mit der Einführung des Wirkstoffs Pregabalin aus der Teil-Indikationsgruppe der Antiepileptika bei neuropathischen Schmerzen. Die möglichen Ursachen dieses Anstiegs werden im folgenden Abschnitt diskutiert.

Den größten, allerdings sinkenden, Anteil des Verbrauchs verzeichnet die Teil-Indika-

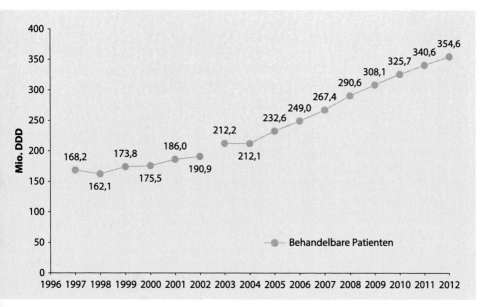

Abb. 3.108 Verbrauch von Arzneimitteln aus der Indikationsgruppe „N03 Antiepileptika" in Mio. DDD im Zeitraum von 1997 bis 2012.

Quelle: IGES nach AVR (1997 bis 2002), IGES-Berechnungen nach NVI (INSIGHT Health) (ab 2003)

tionsgruppe der Antiepileptika bei Epilepsie mit rund 69% im Jahr 2012. Der Rest entfiel beinahe vollständig auf die Teil-Indikationsgruppe der Antiepileptika bei neuropathischen Schmerzen. Diese Teil-Indikationsgruppe zeigte in den letzten beiden Jahren auch das stärkste Wachstum (■ Tab. 3.57), insbesondere durch den Wirkstoff Pregabalin.

Innerhalb der Therapieansätze der Teil-Indikationsgruppe „Antiepileptika bei Epilep-

sie" stellte 2012 der Therapieansatz „Andere Antiepileptika" mit einem Verbrauchsanteil von über 40% die größte Gruppe dar. Der Verbrauchsanteil dieses Therapieansatzes war in den letzten Jahren stark gestiegen, vor allem zu Lasten der Carboxamid-Derivate, deren Anteil im Beobachtungszeitraum von rund 30 auf 26% zurückging. Der Verbrauchsanteil der Fettsäure-Derivate lag zwischen 2010 und 2012 bei etwa einem Viertel mit leicht sin-

Tab. 3.57 Übersicht der Menge der verordneten DDD in den Teil-Indikationsgruppen der Indikationsgruppe N03 in den Jahren 2010 bis 2012.

Teil-Indikationsgruppe Antiepileptika bei	DDD 2010 (Mio.)	DDD 2011 (Mio.)	DDD 2012 (Mio.)	Differenz 2010 vs. 2011 (%)	Differenz 2011 vs. 2012 (%)
Epilepsie	231,06	237,41	243,64	2,75	2,62
Neuropathischen Schmerzen	92,68	101,21	108,94	9,20	7,64
Kindlicher Epilepsie	1,98	1,99	1,99	0,66	−0,16
Summe	**325,72**	**340,61**	**354,57**	**4,57**	**4,10**

Quelle: IGES-Berechnungen nach NVI (INSIGHT Health)

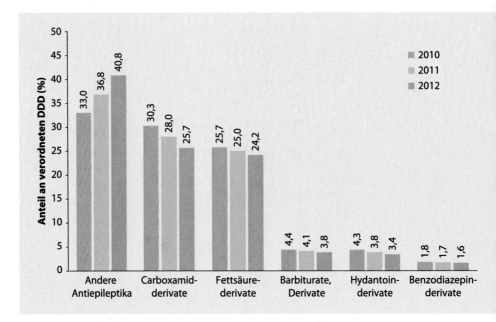

◪ **Abb. 3.109** Anteile der Therapieansätze an den verordneten DDD in der Teil-Indikationsgruppe „Antiepilep tika bei Epilepsie" für 2010 bis 2012. Dargestellt sind nur Therapieansätze mit einem Anteil von mindestens 1% Quelle: IGES-Berechnungen nach NVI (INSIGHT Health)

kender Tendenz. Alle anderen Therapieansätze waren von untergeordneter Bedeutung; ihre Verbrauchsanteile sanken ebenfalls zugunsten der „anderen Antiepileptika" (◪ Abb. 3.109). Der Einsatz neuerer Antiepileptika, die vor allem zum Therapieansatz „Andere Antiepileptika" gehören, wird nach individueller Abwägung inzwischen zur Ersteinstellung empfohlen (*Elger* et al. 2008).

Die anderen Antiepileptika sind der Therapieansatz, der sich in den letzten Jahren bedingt durch die Einführung neuer Wirkstoffe am meisten verändert hat. Dominierend sind in diesem Therapieansatz die Wirkstoffe Levetiracetam und Lamotrigin, auf die 2012 mehr als 87% des Verbrauchs entfielen (◪ Abb. 3.110). Für Levetiracetam ist der Verbrauchsanteil im Beobachtungszeitraum gestiegen, für Lamotrigin zurückgegangen. Beide Wirkstoffe werden in der aktuellen Leitlinie der DGN (*Elger* et al. 2008) als Beispiele für zu bevorzugende Wirkstoffe bei fokalen

Epilepsien genannt. Die Leitlinie weist auch darauf hin, dass Levetiracetam nicht in der Leber metabolisiert wird und keine langwierige Aufdosierung erforderlich ist. Der Anteil von Topiramat ging leicht zurück. Der absolute Verbrauch ist für alle Wirkstoffe des Therapieansatzes gestiegen, besonders stark für das seit März 2011 generische Levetiracetam, bei dem der Verbrauch sowohl 2011 als auch 2012 im Vergleich zum Vorjahr um fast 20% stieg. Der Generikaanteil lag 2012 bei gut 45% und damit deutlich geringer als bei Lamotrigin (92%) oder Topiramat (78%).

In der Teil-Indikationsgruppe der Antiepileptika bei neuropathischen Schmerzen erhöhte sich der Anteil von Pregabalin in der vergangenen drei Jahren nur noch langsam; 2010 lag er bei knapp 60%, 2012 bei gut 61% des Verbrauchs. Entsprechend entwickelte sich der Anteil des Gabapentins zurück (◪ Abb. 3.111). Für beide Wirkstoffe ist ein seit Jahren anhaltender Verbrauchszuwachs zu

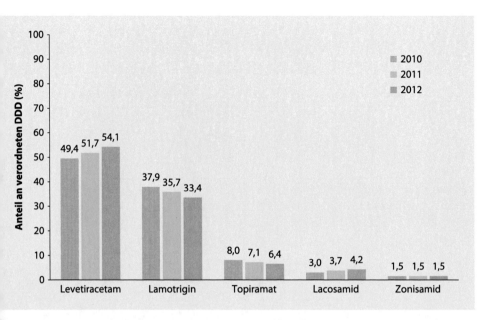

Abb. 3.110 Anteile der verordneten DDD für die Wirkstoffe der Teil-Indikationsgruppe „Antiepileptika bei Epilepsie"/Therapieansatz „Andere Antiepileptika" für 2010 bis 2012. Dargestellt sind nur Wirkstoffe mit einem Anteil von mindestens 1%.
Quelle: IGES-Berechnungen nach NVI (INSIGHT Health)

beobachten, der für Pregabalin (Wachstumsrate 2011: 9,1%) deutlich höher liegt als für Gabapentin (Wachstumsrate 2009: 5,5%). Für Pregabalin hat sich das Wachstum in den letzten beiden Jahren deutlich abgeschwächt. Es ist nicht anzunehmen, dass der gestiegene Verbrauch der Antiepileptika bei neuropathischen Schmerzen, der sich seit 2005 verdreifacht hat, auf eine entsprechend steigende Prävalenz von neuropathischen Schmerzen zurückzuführen ist. Die Behandlung neuropathischer Schmerzen ist jedoch häufig unbefriedigend und der Bedarf für neue Therapieoptionen daher hoch. Neben anderen Wirkstoffen wie Antidepressiva und Opioiden werden in der Leitlinie der Deutschen Gesellschaft für Neurologie Gabapentin und Pregabalin (zusammengefasst als Antiepileptika mit Wirkung auf neuronale Kalziumkanäle) bei neuropathischen Schmerzsyndromen mit hoher Empfehlungsstärke empfohlen, insbesondere bei postzosterischer Neu-

ralgie und bei diabetischer Polyneuropathie (*Baron* 2008).

3.20.3 Regionale Unterschiede im Verbrauch

Für den Verbrauch von Antiepileptika wurden 2012 die in ◘ Abb. 3.111 dargestellten Unterschiede im Pro-Kopf-Verbrauch beobachtet. In den östlichen Ländern und im Saarland war der Verbrauch höher als in den übrigen KV-Regionen. Der höchste Verbrauch fand sich in Mecklenburg-Vorpommern mit 6,96 DDD je Versicherten, der niedrigste in Hessen mit 4,55 DDD je Versicherten. Antiepileptika werden bei Epilepsien und neuropathischen Schmerzen eingesetzt. Die Prävalenz der Epilepsie ist im Alter am höchsten (siehe ► Abschn. 3.19.4). Häufige Ursache für neuropathische Schmerzen ist der Diabetes, dessen Prävalenz ebenfalls mit dem Alter zunimmt (siehe

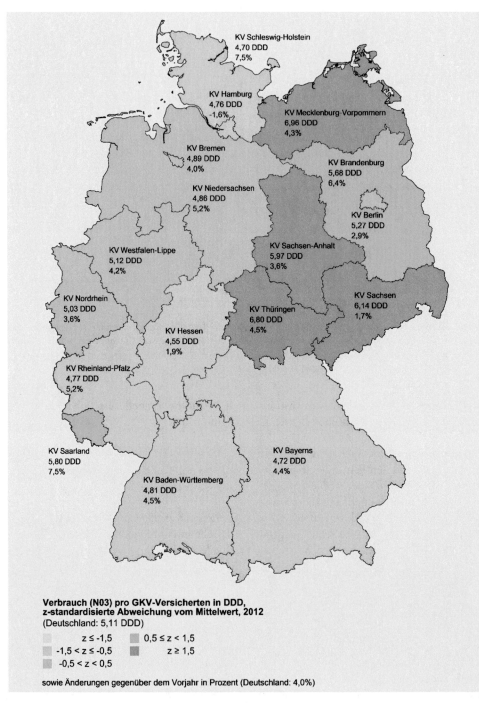

Verbrauch (N03) pro GKV-Versicherten in DDD,
z-standardisierte Abweichung vom Mittelwert, 2012
(Deutschland: 5,11 DDD)

	z ≤ -1,5		0,5 ≤ z < 1,5
	-1,5 < z ≤ -0,5		z ≥ 1,5
	-0,5 < z < 0,5		

sowie Änderungen gegenüber dem Vorjahr in Prozent (Deutschland: 4,0%)

□ **Abb. 3.111** Verbrauch von Arzneimitteln aus der Indikationsgruppe „N03 Antiepileptika" in DDD je Versicher
ten im Jahr 2012 und Änderung gegenüber dem Vorjahr nach KV-Region.

Quelle: IGES-Berechnungen nach NVI (INSIGHT Health)

Kapitel A10). Daher ist es nicht verwunderlich, dass der Verbrauch von Antiepileptika in der univariaten Regressionsanalyse sowohl signifikant mit dem Anteil der über 55-Jährigen korreliert ($R^2 = 0,73$) als auch der selbst berichteten Diabetesprävalenz ($R^2 = 0,67$) (*RKI* 2012). In der multivariaten Analyse verbleibt jedoch nur das Alter als signifikanter Einflussfaktor.

3.20.4 Epidemiologie, Bedarf und Angemessenheit der Versorgung

Die Epidemiologie und der Bedarf sollen im Folgenden nur für die Epilepsie diskutiert werden, der wichtigsten Indikation der Antiepileptika. Ein kaum abzuschätzender zusätzlicher Bedarf für diese Indikationsgruppe besteht jedoch dadurch, dass einige der Wirkstoffe auch oder sogar überwiegend zur symptomatischen Behandlung von neuropathischen Schmerzen oder Neuralgien eingesetzt werden.

Der Untersuchung von *Pfäfflin* (2011) sind detaillierte Daten zur Prävalenz der Epilepsie in Deutschland für unterschiedliche Altersgruppen zu entnehmen. Demnach steigt die Häufigkeit von 1,5 pro 1.000 Fälle bei 0- bis 4-Jährigen auf 9,1 pro 1.000 bei 35- bis 44-Jährigen an. Bei Älteren geht die Häufigkeit zunächst zurück, bevor sie für über 74-Jährige auf einen Wert von 14,8 pro 1.000 ansteigt. Für die Gesamtbevölkerung ist ein Wert von 0,6 bis 0,8% angegeben. Diese Werte stehen im Einklang mit den von *Forsgren* et al. (2005) für nordische Länder publizierten Angaben und mit internationalen Schätzungen von *Sander* (2003), die von einer Prävalenz von 0,45 bis 0,7% in verschiedenen Altersgruppen bzw. 0,5 bis 1,0% in der Gesamtbevölkerung ausgehen.

Es wird angenommen, dass bei erwachsenen Epileptikern grundsätzlich eine Therapie notwendig ist, auch wenn im individuellen Fall eine Pharmakotherapie nicht immer durchgeführt wird (*Elger* et al. 2008). Vergleichbares ist auch für die Epilepsie bei Kindern anzunehmen, wenn auch aktuelle Leitlinien der Fachgesellschaften zur Behandlung der kindlichen Epilepsien nicht vorliegen. Für die Bedarfsschätzung wurde angenommen, dass 1,5 DDD an jedem Tag erforderlich sind, denn in vielen Fällen ist eine Kombinationstherapie notwendig. Die Schätzung ergibt unter Berücksichtigung der altersabhängigen Prävalenz nach *Pfäfflin* (2011), dass im Mittel in der GKV täglich knapp 540.600 Patienten behandelt werden müssten.

In die Schätzung der Zahl der behandelbaren Patienten ging für den Zeitraum ab 2003 nur der Verbrauch der Teil-Indikationsgruppen zur Behandlung der Epilepsie ein. Wie ◻ Abb. 3.112 zeigt, konnten in den vergangenen Jahren etwa zwischen 300.000 und 450.000 Patienten behandelt werden. Auch im Jahr 2012 ist somit der geschätzte Behandlungsbedarf für Epilepsie noch nicht erreicht.

3.20.5 Analyse der Ausgabendynamik

Den größten Anteil an den Ausgaben hatten 2012 mit 51,5% die Antiepileptika bei neuropathischen Schmerzen. Dahinter folgen mit 47,3% die Antiepileptika bei Epilepsie (◻ Tab. 3.58). Die Ausgaben für die bei Epilepsie eingesetzten Antiepileptika gingen in beiden Jahren zurück und sorgten 2012 für einen Rückgang der Ausgaben der gesamten Indikationsgruppe, obwohl die Ausgaben für die Antiepileptika bei neuropathischen Schmerzen stiegen.

Die Komponenten der Ausgabenentwicklung bieten für die Jahre 2011 und 2012 ein ähnliches Bild (◻ Abb. 3.113). Treibende Komponente bei den Ausgabenerhöhungen war die Verbrauchskomponente. Die Mehrausgaben durch einen erhöhten Verbrauch waren 2012 mit 34,5 Mio. Euro um 4,5 Mio. Euro geringer als 2011. An zweiter Stelle stand die

293

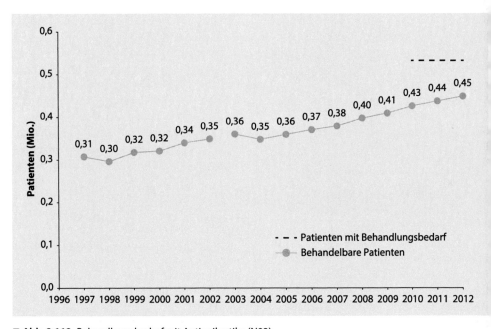

□ **Abb. 3.112** Behandlungsbedarf mit Antiepileptika (N03).
Quelle: IGES-Berechnungen nach AVR (1997 bis 2002) und NVI (INSIGHT Health) (ab 2003)

□ **Tab. 3.58** Ausgabenentwicklung in der Indikationsgruppe „N03 Antiepileptika" in den Jahren 2011 und 2012.

Indikations-/ Teil-Indikations-gruppe	Ausgaben (Mio. Euro)		Ausgabenänderung gegenüber Vorjahr (Mio. Euro)		Prozentuale Veränderung gegenüber Vorjahr		Anteil an Gesamtaus-gaben (%)	
Antiepileptika bei	2011	2012	2010 vs. 2011	2011 vs. 2012	2010 vs. 2011	2011 vs. 2012	2011	2012
Epilepsie	365,99	329,50	−13,50	−36,49	−3,56	−9,97	1,37	1,23
Neuropathischen Schmerzen	334,68	358,93	15,05	24,25	4,71	7,25	1,25	1,35
Kindlicher Epilepsie	8,43	8,69	−0,19	0,26	−2,19	3,07	0,03	0,03
Gesamt	**709,10**	**697,12**	**1,36**	**−11,98**	**0,19**	**−1,69**	**2,65**	**2,61**

Quelle: IGES-Berechnungen nach NVI (INSIGHT Health)

Therapieansatzkomponente, die 2012 mit einem Wert von 16,4 Mio. Euro schwächer ausfiel als 2011 (21,45 Mio. Euro). Grund für die Steigerung war der gestiegene Verbrauchsanteil der anderen Mittel bei neuropathischen Schmerzen – wie auch schon im Vorjahr. Die

Analogkomponente erhöhte die Ausgaben im ähnlichen Umfang wie im Vorjahr: Ursächlich dafür vor allem der höhere Verbrauchsanteil von Levetiracetam in der Teil-Indikationsgruppe der Antiepileptika bei Epilepsie, in geringerem Ausmaß auch der gestiegene

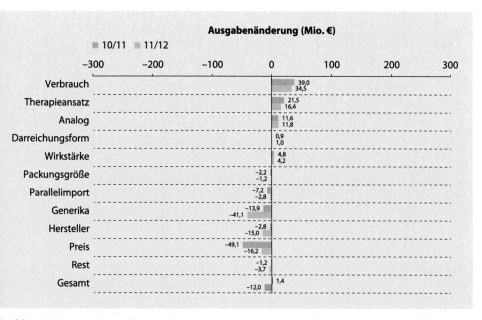

Abb. 3.113 Komponenten der Ausgabenänderung im Jahr 2012 für die Indikationsgruppe „N03 Antiepileptika".
Quelle: IGES-Berechnungen nach NVI (INSIGHT Health)

Anteil von Pregabalin in der Teil-Indikationsgruppe der Antiepileptika bei neuropathischen Schmerzen.

Levetiracetam steht zwar seit dem Frühjahr 2011 generisch zur Verfügung, jedoch lag der mittlere Preis je DDD immer noch höher als für die Antiepileptika insgesamt. Der deutliche Anstieg des Generikaanteils von Levetiracetam war auch hauptverantwortlich für die 2012 deutlich stärker ausgeprägten Einsparungen durch Generika (41,1 Mio. Euro 2012 vs. 13,9 Mio. Euro 2011). Der Generikaanteil stieg von 31% im Jahr 2011 auf 69% in 2012 an.

Die Preiskomponente führte zu Einsparungen, die in ihrer Größenordnung geringer waren als die des Vorjahres. Hier war der Beitrag der Individualrabatte am größten.

Fazit zur Indikationsgruppe „N03 Antiepileptika"

Ausgaben	Rückgang
Prominenteste Komponente(n)	Preis, Generika, Verbrauch, Therapieansatz
Verbrauch	Überdurchschnittliches Wachstum Neue Behandlungsmöglichkeit: Vermehrter Verbrauch vor allem durch die Teil-Indikationsgruppe der Antiepileptika bei neuropathischen Schmerzen
Therapieansätze	Therapieoptimierung: Höherer Anteil von neueren Wirkstoffen aus dem Therapieansatz „Andere Antiepileptika"
Analog-Wettbewerb	Leitlinienempfehlungen und wirtschaftlich motiviert: Höherer Anteil von Levetiracetam (Patentablauf)
Sonstiges	Ausgabenrückgang durch Preiskomponente

Literatur

Baron R et al (2008) Therapie neuropathischer Schmerzen. In: Diener HC, Putzki N, Berlit P, et al. (Hrsg.) Leitlinien für Diagnostik und Therapie in der Neurologie; 4. überarbeitete Auflage. Stuttgart: Thieme.

Elger CE et al (2008) Erster epileptischer Anfall und Epilepsien im Erwachsenenalter. In: Diener HC, Putzki N, Berlit P, et al. (Hrsg.) Leitlinien für Diagnostik und Therapie in der Neurologie. 4. überarbeitete Auflage. Stuttgart: Thieme. http://www.dgn.org/images/stories/dgn/leitlinien/LL2008/ll-08kap_001.pdf (26.04.2010).

Forsgren L, Beghi E, Oun A, Sillanpää M (2005) The epidemiology of epilepsy in Europe – a systematic review. Eur J Neurol 12: 245–253.

Pfäfflin M (2011) Informationsblatt 028. Epidemiologie der Epilepsien. Informationszentrum Epilepsie (ize) der Dt. Gesellschaft für Epileptologie e.V. http://www.izepilepsie.de/home/showdoc,id,387,aid,4163.html (05.04.2012). Sander JW (2003) The epidemiology of epilepsy revisited. Curr Opin Neurol 16: 165–170.

RKI (2012) Gesundheit in Deutschland aktuell. Public Use File GEDA 2010.

3.21 N04 Antiparkinsonmittel

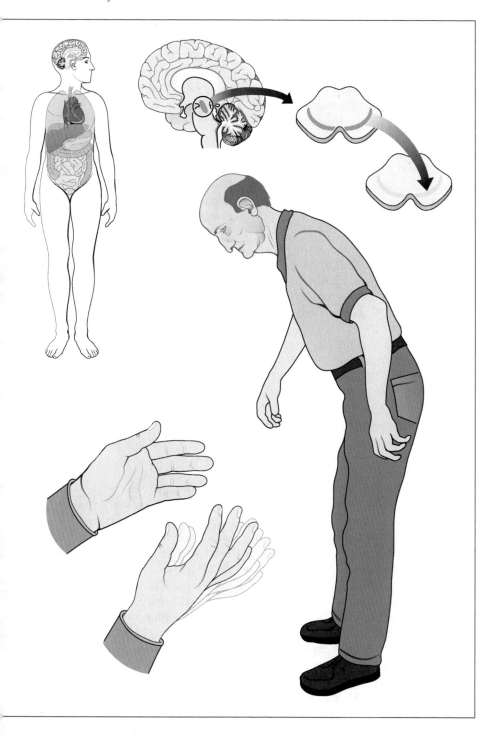

3.21.1 Entwicklung der Indikationsgruppe

Die zu dieser Indikationsgruppe gehörenden Wirkstoffe werden zur Behandlung des idiopathischen Parkinson-Syndroms (Morbus Parkinson, im Folgenden Parkinson-Syndrom) sowie zur Behandlung weiterer Störungen wie beispielsweise des Restless-Legs-Syndroms oder der unter Neuroleptika auftretenden extrapyramidal-motorischen Störungen (siehe ▶ Abschn. 3.22) eingesetzt. Man unterscheidet verschiedene Therapieansätze, deren Entwicklung nachfolgend kurz umrissen wird.

Anticholinergika
Die Anticholinergika stellen den ältesten Therapieansatz unter den Antiparkinsonmitteln dar. Bis heute ist die molekulare Basis ihrer Wirkung nicht bekannt. Bereits im 19. Jahrhundert wurden Belladonna-Tinkturen (Atropin) eingesetzt. Diese wurden in den 1950er Jahren durch die synthetisch hergestellten Anticholinergika Trihexyphenidyl und Biperiden ersetzt. Seit Beginn der 1960er Jahre stehen die Wirkstoffe Metixen und Procyclidin zur Verfügung, seit 1975 das Bornaprin. Anticholinergika spielen in der Standardtherapie des Parkinson-Syndroms heute aber kaum noch eine Rolle. Die typischen anticholinergen Nebenwirkungen (u. a. Mundtrockenheit, Sehstörungen, Störungen beim Wasserlassen, kognitive Störungen) schränken die Anwendung besonders bei älteren Patienten ein. Die Anticholinergika werden auch zur Behandlung der durch Neuroleptika hervorgerufenen extrapyramidal-motorischen Störungen eingesetzt (siehe ▶ Abschn. 3.22).

Dopa und Dopa-Derivate
1960 erkannte man, dass es beim Parkinson-Syndrom zu einem Mangel des Botenstoffes Dopamin in den Basalganglien des Hirns kommt. Damit war der Grundstein für die Entwicklung einer effektiven medikamentösen Therapie gelegt. Dopamin selbst kann nicht direkt als Medikament eingesetzt werden, weil es vom Blut nicht ins Gehirn gelangt. 1961 wurden daher erstmals Parkinson-Patienten mit LDopa behandelt, welches das Hirn über das Blut erreicht und dort in die wirksame Form, das Dopamin, umgewandelt wird. Allerdings wird ein großer Teil des LDopa auch schon in anderen Geweben des Körpers durch das Enzym Dopa-Decarboxylase zu Dopamin abgebaut. 1967 wurde erstmals über den erfolgreichen Einsatz von LDopa zusammen mit einem Decarboxylase-Hemmer (Benserazid oder Carbidopa) berichtet, der den Abbau von LDopa zu Dopamin außerhalb des Gehirns hemmt. Seit 1970 wird das Parkinson-Syndrom weltweit mit LDopa behandelt; 1975 wurden die fixen Kombinationen mit Decarboxylase-Hemmern eingeführt. Seit 2003 steht auch eine Dreifachkombination aus LDopa, Carbidopa und einem COMT-Hemmer (s. u.) zur Verfügung. Die alleinige Therapie mit L-Dopa und einem Decarboxylase-Hemmer führt in der Regel nach einigen Jahren zu sogenannten Wirkungsfluktuationen und motorischen Störungen (Dyskinesien). Eine Umstellung der Therapie – häufig die zusätzliche Gabe weiterer Wirkstoffe – ist dann erforderlich. LDopa wird auch beim Restless-Legs-Syndrom eingesetzt.

Dopaminagonisten
Dopaminagonisten greifen an den Dopaminrezeptoren an und entfalten dort eine vergleichbare Wirkung wie Dopamin. Sie sind zwar weniger gut wirksam und verträglich als LDopa, jedoch bleiben Wirkungsfluktuationen und Dyskinesien aus. Zur Verfügung stehen die Ergot-Dopaminagonisten, die sich von den Mutterkornalkaloiden ableiten: Bromocriptin (1979), Lisurid (1982), Pergolid (1993), Cabergolin (1995) und Dihydroergocryptinmesilat (1995). Ergot-Derivate können in seltenen Fällen zu schwerwiegenden Nebenwirkungen führen (beispielsweise Herzklappenfibrose). Dieses Risiko besteht bei den

Non-Ergot-Dopaminagonisten nach bisherigem Kenntnisstand nicht. Zu diesen gehören die Wirkstoffe Apomorphin (1970), Ropinirol (1997), Pramipexol (1998), Rotigotin (2006) und Piribedil (2007). Die Dopaminagonisten werden zur Therapie des Parkinson-Syndroms und des Restless-Legs-Syndroms verwendet.

Monoaminoxidase-B-Hemmer (MAO-B-Hemmer)

Dopamin wird durch das Enzym Monoaminoxidase (MAO) abgebaut. Über Wirkstoffe, die dieses Enzym hemmen (MAO-Hemmer), kann die Konzentration von Dopamin erhöht werden. In den 1960er Jahren wurden zur Therapie des Parkinson-Syndroms nichtselektive MAO-Hemmer eingesetzt, bei denen jedoch die Gefahr schwerwiegender Nebenwirkungen relativ hoch war. Derzeit stehen als Antiparkinsonmittel die selektiven MAO-B-Hemmer Selegilin (seit 1986) und Rasagilin (seit 2005) zur Verfügung.

Adamantan-Derivate

Das Amantadin wurde eigentlich zur Behandlung der Virusgrippe (Influenza) eingeführt. 1969 entdeckte man zufällig seine Eignung als Parkinsonmittel. Es kann bei milder Symptomatik des Parkinson-Syndroms eingesetzt werden oder bei Dyskinesien, die durch Neuroleptika bedingt sind.

Andere dopaminerge Mittel

Zu den anderen dopaminergen Mitteln gehören Wirkstoffe, die nicht zu den Dopaminagonisten zählen, aber wie MAO-Hemmer ebenfalls die Konzentration von Dopamin im Gehirn erhöhen. Alle diese Wirkstoffe werden zusätzlich zu L-Dopa gegeben. Hier sind einerseits die COMT-Hemmer zu nennen. Sie hemmen das Enzym Catechol-O-Methyltransferase (COMT), das neben der MAO für den Abbau von Dopamin verantwortlich ist. Als erster COMT-Hemmer wurde 1997 das Tolcapon eingeführt, musste jedoch bald wegen der Gefahr schwerwiegender Nebenwirkungen auf die Leber wieder vom Markt genommen werden. Es wurde 2005 erneut mit Auflagen zugelassen. Als Mittel der ersten Wahl gilt der 1998 eingeführte COMT-Hemmer Entacapon. 1997 wurde auch Budipin zur Behandlung des Parkinson-Syndroms zugelassen. Budipin wirkt u. a. über eine Erhöhung der Dopaminkonzentration.

3.21.2 Entwicklung des Verbrauchs

Jedem Versicherten der GKV wurden im Jahr 2012 im Mittel 2,2 DDD aus der Indikationsgruppe der Antiparkinsonmittel verordnet, die damit zu den selten eingesetzten Arzneimitteln gehören.

Der Verbrauch dieser Arzneimittel hat sich seit 1996 um mehr als die Hälfte erhöht, wobei insbesondere zwischen 2004 und 2010 eine relativ stetige Verbrauchszunahme von im Mittel etwa 4 Mio. DDD jährlich zu beobachten war (◘ Abb. 3.114).

Die Verbrauchsanteile der Therapieansätze änderten sich im betrachteten Zeitraum von 2010 bis 2012 nur wenig (◘ Abb. 3.115). Den wichtigsten Therapieansatz bilden Dopa und Dopa-Derivate, deren Anteil sich leicht erhöhte und 45% erreichte. An zweiter Stelle folgten die Dopaminagonisten, deren Verbrauchsanteil im Beobachtungszeitraum ebenfalls etwas anstieg und 2012 bei knapp 28% lag. Auf die Therapieansätze der Adamantan-Derivate und der Anticholinergika entfielen 2012 jeweils Verbrauchsanteile von einem Zehntel bei sinkender Tendenz. Für die MAO-B-Hemmer wurde eine leicht steigende Entwicklung beobachtet. Der Anteil lag 2012 bei gut 7%. Der Anteil der anderen dopaminergen Mittel ging auf 1,5% zurück. Die hohen Anteile an Dopa und Dopa-Derivaten sowie Dopaminagonisten spiegeln die aktuellen Leitlinienempfehlungen der Deutschen Gesellschaft für Neurologie zur Behandlung des Parkinson-Syndroms bzw. des Restless-

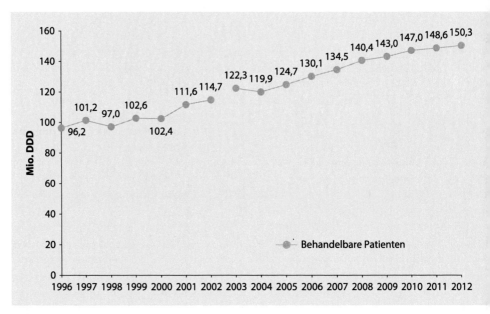

Abb. 3.114 Verbrauch von Arzneimitteln aus der Indikationsgruppe „N04 Antiparkinsonmittel" in Mio. DDD im Zeitraum von 1996 bis 2012.

Quelle: IGES nach AVR (1996 bis 2002), IGES-Berechnungen nach NVI (INSIGHT Health) (ab 2003)

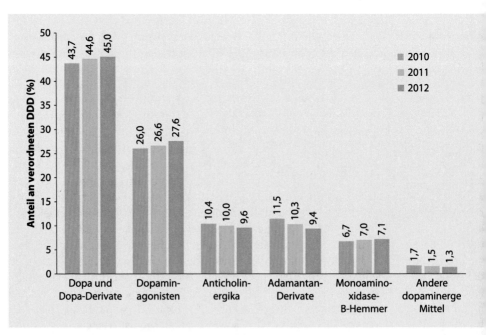

Abb. 3.115 Anteile der Therapieansätze an den verordneten DDD in der Indikationsgruppe „N04 Antiparkinsonmittel" für 2010 bis 2012.

Quelle: IGES-Berechnungen nach NVI (INSIGHT Health)

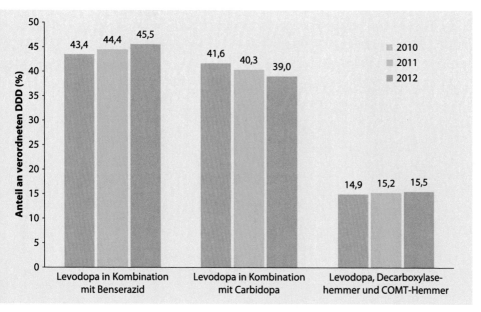

Abb. 3.116 Anteile der verordneten DDD für die Wirkstoffe der Indikationsgruppe „N04 – Antiparkinson-mittel"/Therapieansatz „Dopa und Dopa-Derivate" für 2010 bis 2012.
Quelle: IGES-Berechnungen nach NVI (INSIGHT Health)

Legs-Syndroms wider (*Eggert* et al. 2012, *DGN* 2008). Danach soll die Therapie bei Parkinson-Patienten unter 70 Jahren mit Non-Ergot-Dopaminagonisten eingeleitet werden, bei Parkinson-Patienten über 70 Jahren und multimorbiden Patienten mit L-Dopa, das zum Therapieansatz Dopa und Dopa-Derivate gehört. Für Patienten mit Restless-Legs-Syndrom nennt die Leitlinie L-Dopa und Dopaminagonisten.

Innerhalb des am häufigsten verordneten Therapieansatzes gab es zwischen 2010 und 2012 nur geringe Veränderungen der Anteile am Verbrauch (◻ Abb. 3.116). Da L-Dopa immer mit einem Decarboxylase-Hemmer kombiniert werden muss, wird L-Dopa praktisch nur in Form fixer Kombinationen verordnet. Die Veränderungen innerhalb des Therapieansatzes zeigen daher an, welche Kombinationspartner für L-Dopa bevorzugt werden. Die Decarboxylase-Hemmer Benserazid und Carbidopa werden als gleichwertig angesehen, und zusammen ergaben die Zwei-fachkombinationen 2012 einen Anteil von 85,5%. Der Anteil von Levodopa in Kombination mit Benserazid stieg in den vergangenen Jahren leicht an und lag 2012 bei 45,5%, während der Anteil der Fixkombination mit Carbidopa auf 39% sank. Diese Verschiebung erklärt sich dadurch, dass der absolute Verbrauch lediglich für die Benserazid-Kombination anstieg, während der Verbrauch der Carbidopa-Kombi in etwa konstant blieb. Die Anteile der Zweifachkombinationen waren leicht rückläufig zugunsten der Dreifachkombination aus L-Dopa, Carbidopa und Entacapon. Auch der Verbrauch des Einzelwirkstoffs Entacapon ging im Beobachtungszeitraum leicht zurück, was als Bevorzugung der Dreifachkombination zu bewerten ist, die die Einnahme der Medikamente erleichtert.

Innerhalb des zweitgrößten Therapieansatzes, den Dopaminagonisten, waren im Beobachtungszeitraum lediglich geringe Änderungen der Verbrauchsanteile (◻ Abb. 3.117) zu erkennen. Den größten Anteil am Ver-

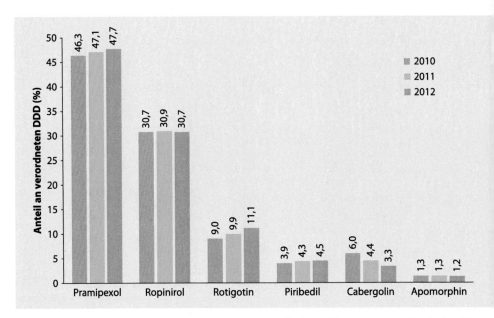

◘ **Abb. 3.117** Anteile der verordneten DDD für die Wirkstoffe der Indikationsgruppe „N04 Antiparkinson-mittel"/Therapieansatz „Dopaminagonisten" für 2010 bis 2012. Dargestellt sind nur Wirkstoffe mit einem Anteil von mindestens 1%.
Quelle: IGES-Berechnungen nach NVI (INSIGHT Health)

brauch hatte Pramipexol. Sein Anteil stieg im Beobachtungszeitraum leicht an und lag 2011 bei fast 48%. An zweiter Stelle folgte Ropinirol mit einem konstanten Verbrauchsanteil von rund 31%. Rotigotin war 2012 der dritthäufigste Wirkstoff; sein Verbrauchsanteil ist zwischen 2010 und 2012 von rund 9 auf 11% gestiegen, während der Anteil von Cabergolin zurückging und 2012 nur noch bei 3,3% lag. Alle übrigen Wirkstoffe waren von untergeordneter Bedeutung. Lediglich für Piribedil war ein wachsender Anteil festzustellen. Entsprechend der aktuellen Leitlinie sollen aufgrund des Fibroserisikos Ergot-Dompaminagonisten nicht mehr verwendet werden (*Oertel* et al. 2012). Dazu gehören Bromocriptin, Carbergolin, α-Dihydroergocriptin, Lisurid und Pergolid. Diese Empfehlung wurde auch bereits weitgehend umgesetzt, denn der Anteil dieser Wirkstoffe ist zwischen 2010 und 2012 von 8,7 auf 4,8% zurückgegangen. Von den Non-Ergot-Agonisten sind Pramipe-

xol und Ropinirol generisch verfügbar, und der Generika-Anteil liegt bei 60 bzw. 55%. Bei Ropinirol liegt der mittlere AVP je DDD für die Generika nur geringfügig (8,6%) unter dem der Originalprodukte.

Die Leitlinie zur Behandlung des Restless-Legs-Syndroms spricht keine spezielle Empfehlung für Non-Ergot-Dopaminagonisten aus, weist jedoch darauf hin, dass die meisten Studien in dieser Indikation bisher mit den Non-Ergot-Dopaminagonisten Pramipexol und Ropinirol durchgeführt wurden (*DGN* 2008).

3.21.3 Regionale Unterschiede im Verbrauch

Für die Antiparkinsonmittel schwankte der Pro-Kopf-Verbrauch 2012 zwischen 3,09 DDD in der KV-Region Thüringen und 1,86 DDD in Hamburg. In den östlichen Ländern (außer

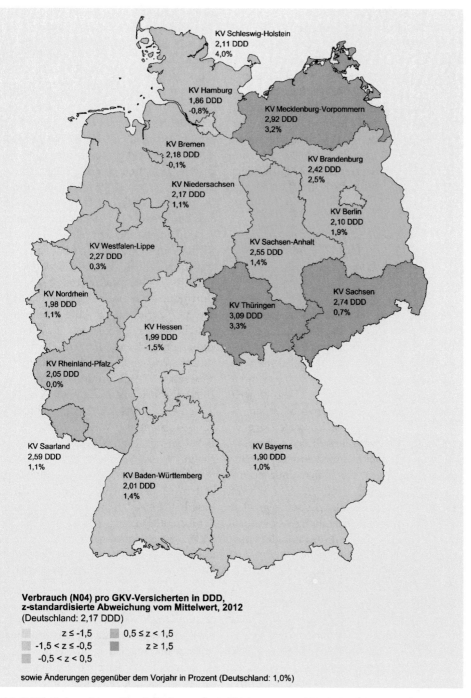

Verbrauch (N04) pro GKV-Versicherten in DDD, z-standardisierte Abweichung vom Mittelwert, 2012
(Deutschland: 2,17 DDD)

z ≤ -1,5	0,5 ≤ z < 1,5	
-1,5 < z ≤ -0,5	z ≥ 1,5	
-0,5 < z < 0,5		

sowie Änderungen gegenüber dem Vorjahr in Prozent (Deutschland: 1,0%)

Abb. 3.118 Verbrauch von Arzneimitteln aus der Indikationsgruppe „N04 Antiparkinsonmittel" in DDD je Versicherten im Jahr 2012 und Änderung gegenüber dem Vorjahr nach KV-Region.
Quelle: IGES-Berechnungen nach NVI (INSIGHT Health)

Berlin) und dem Saarland war der Pro-Kopf-Verbrauch am höchsten (□ Abb. 3.118). Das Parkinson-Syndrom tritt überwiegend in höherem Lebensalter auf (siehe ▶ Abschn. 3.21.4), das Restless-Legs-Syndrom wird häufig erst im höheren Lebensalter behandlungsbedürftig (*DGN* 2008b). Daher ist auch für die Antiparkinsonmittel davon auszugehen, dass der Verbrauch umso höher ist, je größer der Anteil der über 55-Jährigen in der Region ist. Dies kann durch die Regression bestätigt werden, die eine hoch signifikante Korrelation anzeigt ($R^2 = 0{,}78$).

3.21.4 Epidemiologie, Bedarf und Angemessenheit der Versorgung

Antiparkinsonmittel werden neben dem Parkinson-Syndrom für die Behandlung des Restless-Legs-Syndroms eingesetzt und finden außerdem auch Anwendung bei weiteren Erkrankungen und Störungen. Dazu gehören andere neurodegenerative Erkrankungen (Multisystem-Atrophien, progressive supranukleäre Blickparese, corticobasale Degeneration, Demenz vom Lewy-Körper-Typ) sowie die durch Neuroleptika ausgelösten Bewegungsstörungen. Der Behandlungsbedarf für diese Störungen kann nur sehr schwer geschätzt werden, deshalb wird im Folgenden der Bedarf für die Behandlung des idiopathischen Parkinson-Syndroms und des Restless-Legs-Syndroms dargestellt.

Ein europäischer Review (*de Rijk* et al. 2000) kommt zu einer Gesamtprävalenz der Parkinson-Krankheit von 1,8% bei Personen über 65 Jahren; diese Prävalenz wird ebenfalls in der aktuellen S2k-Leitlinie „Parkinson-Syndrome – Diagnostik und Therapie" angegeben (*Eggert* 2012). Die Daten für Deutschland liegen in der Publikation von *de Rijk* et al. allerdings deutlich unter dem Durchschnitt der übrigen Länder. Aus diesem Grund und weil das Parkinson-Syndrom

meist im Alter von 50 bis 60 Jahren erstmals diagnostiziert wird, ist die aus diesen Angaben auf die GKV-Bevölkerung hochgerechnete Zahl von 120.000 Patienten eine konservative Schätzung.

Schätzungen zur Häufigkeit des Restless-Legs-Syndroms schwanken zwischen 6 und 12% (*Berger* und *Kurth* 2007). In der Gesundheitsstudie „Study of Health in Pomerania" (SHIP) wurde bei Teilnehmern zwischen 20 und 79 Jahren eine Prävalenz von 7,6% (Männer) bzw. 13,4% (Frauen) ermittelt (*Berger* et al. 2004). Die Autoren konstatieren, dass das Restless-Legs-Syndrom eine häufige Erkrankung ist, die aber selten diagnostiziert wird. In einer Querschnittsstudie unter hausärztlichen Patienten über 18 Jahren waren 10,6% betroffen (*Möller* et al. 2010). In der Dortmunder Gesundheitsstudie wurden bei den per Zufall ausgewählten Teilnehmern zwischen 25 und 75 Jahren Prävalenzen in Höhe von 7,1% bei Männern (bisher unbekannt: 4,7%) und 10,2% bei Frauen (bisher unbekannt: 8,1%) ermittelt (*Happe* et al. 2008). Demnach ist in der GKV von 1,2 Mio. bekannten und 3,4 Mio. bisher nicht bekannten, insgesamt also von 4,6 Mio. GKV-Versicherten mit Restless-Legs-Syndrom auszugehen.

Nach der Dortmunder Gesundheitsstudie hatten 34% der Patienten mindestens dreimal innerhalb einer Woche Beschwerden. 33,3% der Patienten mit einem diagnostizierten und 14,1% mit einem bisher unbekannten Restless-Legs-Syndrom wünschten eine Behandlung (*Happe* et al. 2008). Die Indikation zur Behandlung des Restless-Legs-Syndroms richtet sich nach dem Leidensdruck der Patienten (*DGN* 2008b). Geht man davon aus, dass der entsprechende Leidensdruck bei Patienten mit einem Behandlungswunsch einhergeht, so ergibt sich ein Behandlungsbedarf für rund 405.000 Patienten mit bekannter Diagnose. Ein zusätzlicher Bedarf besteht bei ca. 484.000 Patienten mit nicht bekannter Diagnose und Behandlungswunsch.

Die Behandlung von Parkinson-Patienten wird in der Regel mit einer Monotherapie begonnen. Bei vielen Patienten ist im Verlauf der Erkrankung jedoch die Umstellung auf eine Kombinationstherapie erforderlich. Da genaue Daten zur Häufigkeit von Kombinationstherapien fehlen, wird angenommen, dass jeder Patient täglich mit 1,5 DDD versorgt werden müsste. Für alle Parkinson-Patienten mit Behandlungsbedarf wären 2012 rund 66 Mio. DDD der Antiparkinsonmittel erforderlich gewesen. Bei Patienten mit Restless-Legs-Syndrom werden L-Dopa und Dopaminagonisten teilweise in deutlich niedrigerer Dosierung als einer DDD eingesetzt (DGN 2008). Es wird daher von einem Bedarf von 0,5 DDD pro Tag ausgegangen. Für alle Patienten mit bekanntem Restless-Legs-Syndrom und Behandlungswunsch wären rund 74 Mio. DDD erforderlich gewesen. Für Patienten mit idiopathischem Parkinson-Syndrom und Patienten mit Restless-Legs-Syndrom hätte der Bedarf in Summe bei knapp 140 Mio. DDD gelegen. Dem steht ein Verbrauch von 150 Mio. DDD gegenüber. Diese Menge wäre zur Versorgung der hier betrachteten Patienten mehr als ausreichend gewesen. Da jedoch der Bedarf für Patienten mit anderen neurodegenerativen Erkrankungen und durch Neuroleptika ausgelösten motorischen Störungen nicht bekannt ist und da zudem das Restless-Legs-Syndrom in vielen Fällen auch mit anderen Mitteln therapierbar ist, kann die Bedarfsgerechtigkeit der Versorgung insgesamt nicht beurteilt werden.

3.21.5 Analyse der Ausgabendynamik

2012 betrugen die Ausgaben für die Antiparkinsonmittel 446 Mio. Euro (◻ Tab. 3.59). Im Gegensatz zum Vorjahr gingen 2012 die Ausgaben nur um 11,4 Mio. Euro zurück, im Gegensatz zu 83 Mio. Euro im Vorjahr.

Die Verbrauchs-, Therapieansatz- und die Analogkomponente erhöhten 2011 und 2012 die Ausgaben und ihre Ausprägung war in beiden Jahren ähnlich (◻ Abb. 3.119). Die Therapieansatzkomponente wird auch 2012 durch den erneut gestiegenen Verbrauchsanteil der Dopaminagonisten erklärt, deren mittlerer Preis je DDD deutlich über dem Niveau der anderen Therapieansätze lag. Hinter der Analogkomponente standen 2012, wie schon im Vorjahr, vor allem die gestiegenen Verbrauchsanteile der Non-Ergot-Dopaminagonisten Pramipexol und Rotigotin.

Die der Generikakomponente zuzurechnenden Ausgabenrückgänge betrugen 2012 13,3 Mio. Euro, womit die Einsparungen deutlich geringer waren als im Vorjahr mit 51,2 Mio. Euro. Zu den Einsparungen durch Generikasubstitution trugen vor allem Pramipexol und Rotigotin bei: Hier erhöhten sich die Anteile der Generika von 33 auf 55% bzw. 50 auf 60%. Die Preiskomponente leistete einen weiteren Beitrag zum Ausgabenrückgang. Dieser fiel mit 10,7 Mio. Euro jedoch deutlich geringer aus als im Vorjahr (38,8 Mio. Euro). Einsparungen durch Parallelimporte spielten 2012 nur noch eine geringe Rolle (3,7 Mio. Euro).

◻ **Tab. 3.59** Ausgabenentwicklung in der Indikationsgruppe „N04 Antiparkinsonmittel" in den Jahren 2011 und 2012.

Ausgaben (Mio. Euro)		Ausgabenänderung gegenüber Vorjahr (Mio. Euro)		Prozentuale Veränderung gegenüber Vorjahr		Anteil an Gesamtausgaben (%)	
2011	2012	2010 vs. 2011	2011 vs. 2012	2010 vs. 2011	2011 vs. 2012	2011	2012
457,37	445,99	−83,08	−11,38	−15,37	−2,49	1,71	1,67

Quelle: IGES-Berechnungen nach NVI (INSIGHT Health)

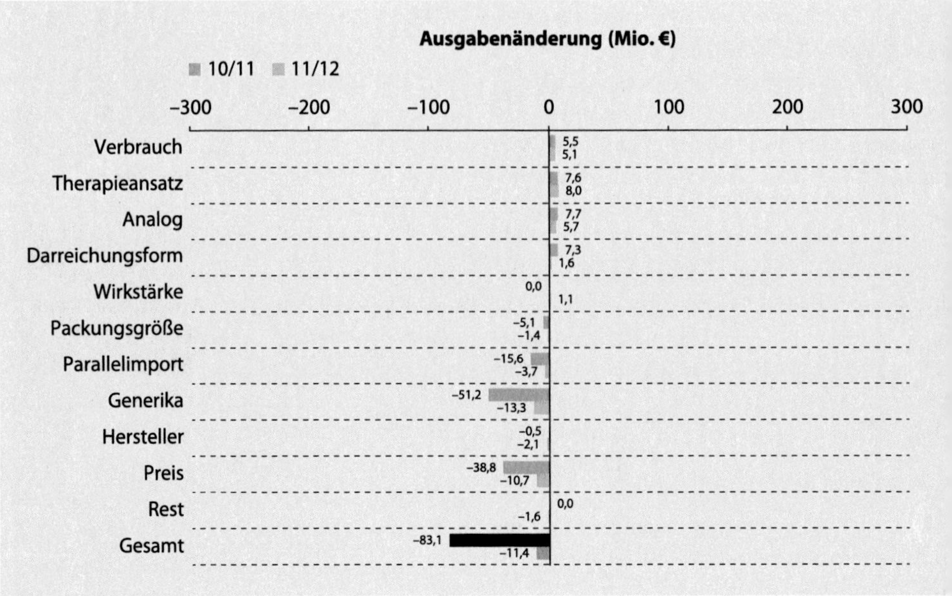

Abb. 3.119 Komponenten der Ausgabenänderung im Jahr 2012 für die Indikationsgruppe „N04 Anti parkinsonmittel".

Quelle: IGES-Berechnungen nach NVI (INSIGHT Health)

Fazit zur Indikationsgruppe „N04 Antiparkinsonmittel"

Ausgaben	Rückgang
Prominenteste Komponente(n)	Generikawettbewerb, Preis
Verbrauch	Unterdurchschnittliches Wachstum
Therapieansätze	Leitlinienempfehlung: Höherer Anteil von Dopaminagonisten (Ersttherapie bei Patienten unter 70 Jahren)
Analog-Wettbewerb	Leitlinienempfehlung: Bevorzugung von Non-Ergot-Dopamin-agonisten
Sonstiges	Ausgabenrückgang durch Preiskomponente

Literatur

Berger K, Luedemann J, Trenkwalder C, John U, Kessler C (2004) Sex and the risk of restless legs syndrome in the general population. Arch Intern Med 164: 196–202.

Berger K, Kurth T (2007). RLS epidemiology – frequencies, risk factors and methods in population studies. Mov Disord 22 (Suppl 18): S420–423 (Review).

von Campenhausen S, Bornschein B, Wick R et al. (2005) Prevalence and incidence of Parkinson's disease in Europe. European Neuropsychopharmacology 15: 473–490.

DGN (2008) Restless-Legs-Syndrom (RLS) und Periodic Limb Movement Disorder (PLMD) Leitlinien für Diagnostik und Therapie in de Neurologie; 4. überarbeitete Auflage, Geor, Thieme Verlag Stuttgart: 654 ff.

Eggert K, Oertel W, Reichmann H et al. (2012) Parkinson-Syndrome: Diagnostik und Therapie http://www.awmf.org/uploads/tx_szleitlinien 030-010l_S2k_Parkinson_Syndreome_Diagnos tik_Therapie_2012-09.pdf. (20.03.2013).

Happe S, Vennemann M, Evers S, Berger K (2008) Treatment wish of individuals with known and unknown restless legs syndrome in the community. J Neurol 255: 1365–1371.

Möller C, Wetter TC, Koster J, Stiasny-Kolster K (2010) Differential diagnosis of unpleasant sensations in the legs: prevalence of restless legs syndrome in a primary care population. Sleep Med 2: 161–6.

de Rijk MC, Launer LJ, Berger K et al. (2000) Prevalence of Parkinson's disease in Europe: A collaborative study of population-based cohorts. Neurology 54 (Suppl 5): S21–S23.

3.22 N05 Psycholeptika

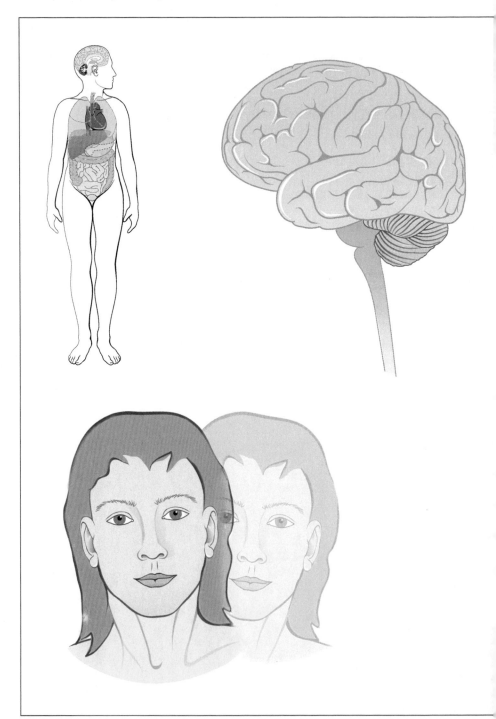

3.22.1 Entwicklung der Indikationsgruppe

Die Psycholeptika umfassen Wirkstoffgruppen, die überwiegend hemmend auf bestimmte Abläufe im zentralen Nervensystem wirken. Die Indikationsgruppe untergliedert sich in die Teil-Indikationsgruppen der Neuroleptika und Antipsychotika sowie die Teil-Indikationsgruppe der Anxiolytika und Sedativa.

Neuroleptika und Antipsychotika
Neuroleptika und Antipsychotika werden zur Behandlung der Schizophrenie sowie anderer wahnhafter Störungen eingesetzt. Einige der Wirkstoffe finden auch Anwendung bei Unruhe- und Verwirrtheitszuständen. In den 1950er Jahren wurden erstmals Psychosen mit dem Wirkstoff Chlorpromazin behandelt. Ausgehend von diesem Wirkstoff wurden weitere Phenothiazin-Derivate synthetisiert. 1958 wurde mit der Synthese von Haloperidol die Wirkstoffklasse der Butyrophenone begründet. Haloperidol gehört noch immer zu den wichtigsten Neuroleptika.

Heute werden *typische* und *atypische* Neuroleptika unterschieden, wobei die typischen Neuroleptika außerdem nach ihrer antipsychotischen Potenz (niedrig, mittel, hoch) differenziert werden. Kennzeichnend für die typischen Neuroleptika ist die Nebenwirkung der extrapyramidal-motorischen Störungen, die sich – für den Patienten unkontrollierbar – in teilweise bizarren Bewegungsabläufen äußern. Sie treten dosisabhängig auf und können irreversibel sein. Lange Zeit nahm man an, dass diese extrapyramidal-motorischen Störungen untrennbar mit der antipsychotischen Wirkung der Neuroleptika verbunden seien. In den 1970er Jahren wurde jedoch mit Clozapin ein antipsychotischer Wirkstoff gefunden, der wesentlich geringere extrapyramidal-motorische Störungen hervorruft. Wegen dieser für Neuroleptika untypischen Eigenschaft wurde Clozapin als „atypisches Neuroleptikum" bezeichnet. Ab 1990 kamen ausschließlich atypische Neuroleptika auf den deutschen Markt: Zotepin (1990), Risperidon (1994), Olanzapin (1996), Amisulprid (1999), Quetiapin (2000), Ziprasidon (2002), Aripiprazol (2004), Paliperidon(2007) und Asenapin (2010; ◻ Tab. 3.60). Bei diesen Wirkstoffen ist das Risiko extrapyramidal-motorischer Störungen im Vergleich zu stark wirksamen typischen Neuroleptika wie Haloperidol geringer (*NN* 2009) und am geringsten bei Clozapin. Bei Clozapin besteht jedoch die Gefahr, dass es – selten – zu einer Agranulozytose führen kann, was die Anwendung auf therapieresistente Fälle beschränkt.

Als eigener Therapieansatz muss das Tiaprid angesehen werden, das zur Behandlung Neuroleptika-induzierter Bewegungsstörungen sowie bei Chorea Huntington eingesetzt wird. Es ist strukturell mit Sulpirid verwandt, das als Neuroleptikum oder Antidepressivum zum Einsatz kommt.

Lithium wurde in der Psychiatrie erstmals 1949 zur Behandlung von Manien eingeführt. Der Wirkstoff wird außerdem als sogenanntes Phasenprophylaktikum bei bipolaren Störungen verwendet, d. h. zur ProphylaXE der depressiven und manischen Episoden bei dieser Erkrankung.

◻ **Tab. 3.60** Neue Wirkstoffe in der Indikationsgruppe „N05 Psycholeptika" im Zeitraum von 2008 bis 2012.

Jahr (Markteinführung)	Wirkstoff	Teil-Indikationsgruppe	Therapieansatz
2010	Asenapin	Neuroleptika	Atypische Neuroleptika
2011	Dexmedetomidin	Anxiolytika, Sedativa	Andere Sedativa, chemisch

Quelle: IGES

Anxiolytika und Sedativa

Zu dieser Teil-Indikationsgruppe gehören angstlösende (Anxiolytika) sowie beruhigende und schlafanstoßende Mittel (Sedativa). Die wichtigsten Therapieansätze sind die Benzodiazepine und die mit ihnen verwandten Mittel.

Die Entwicklung der Benzodiazepine basiert auf den Forschungsarbeiten, die *Leo Henryk Sternbach* in den 1950er Jahren in den Laboratorien der Firma Hoffmann-La Roche begann. Als erster Wirkstoff wurde 1960 Chlordiazepoxid auf den Markt gebracht. Diazepam ist sicher der bekannteste Vertreter der Benzodiazepine. Es wurde 1959 erstmals synthetisiert und kam 1963 auf den Markt. Besonders in den 1970er und 1980er Jahren wurden zahlreiche weitere Benzodiazepine eingeführt; an dieser Stelle sei nur eine Auswahl genannt: Flunitrazepam (1975), Triazolam (1979), Lormetazepam (1980), Oxazolam (1982), Alprazolam (1984) und Midazolam (1984). Benzodiazepine wirken anxiolytisch, sedierend, muskelrelaxierend und antikonvulsiv (siehe auch ▶ 3.20) und werden dementsprechend eingesetzt. Ihr Vorteil gegenüber den Barbituraten ist ihre große therapeutische Breite, d. h. sie führen bei hoher Überdosierung zwar zu einer ausgeprägten Sedierung, tödliche Ausgänge sind aber selten. Benzodiazepine können bei regelmäßiger Anwendung zur Abhängigkeit führen.

Die Benzodiazepin-verwandten Mittel haben einen den Benzodiazepinen ähnlichen, aber nicht identischen Wirkmechanismus. Das Abhängigkeitspotenzial scheint in dieser Wirkstoffgruppe geringer zu sein als bei den Benzodiazepinen. Als erste Vertreter der Gruppe wurden 1991 Zopiclon und Zolpidem in Deutschland eingeführt, 1999 folgte Zaleplon.

Als weiterer Therapieansatz sind „Andere Sedativa" zu nennen. Hierzu gehören beispielsweise die Wirkstoffe Meprobamat und Chloralhydrat. Aus dem Therapieansatz „Andere Anxiolytika" ist der 1985 eingeführte Wirkstoff Buspiron zu nennen, der an bestimmten Serotoninrezeptoren (5HT1) angreift und anxiolytisch, aber nicht sedierend wirkt. 2011 wurde das Dexmedetomidin eingeführt, das zur Sedierung intensivmedizinisch behandelter Patienten eingesetzt wird (🔲 Tab. 3.60).

Im Jahr 2008 wurde mit der Einführung von Melatonin zur Therapie von Schlafstörungen bei älteren Menschen der neue Therapieansatz der Melatonin-Rezeptor-Agonisten geschaffen.

Unter den pflanzlichen Mitteln stellen baldrianhaltige Mittel die wichtigste Gruppe dar.

3.22.2 Entwicklung des Verbrauchs

Arzneimittel aus der Indikationsgruppe der Psycholeptika fallen konstant in die Kategorie der häufig verordneten Arzneimittel. Der theoretische Verbrauch jedes GKV-Versicherten lag 2012 im Mittel bei 8,3 DDD.

Der Verbrauch ging von 1999 bis 2004 kontinuierlich um ein Fünftel zurück. Zwischen 2004 und 2008 lag der Verbrauch stabil bei rund 600 Mio. DDD jährlich, seit 2009 ist ein Trend zu einem leichten Verbrauchrückgang zu erkennen. (🔲 Abb. 3.120). 2012 ging der Verbrauch um 2,5% zurück (🔲 Tab. 3.61). Der Verbrauchsrückgang betrifft allerdings nur die Teil-Indikationsgruppe der Anxiolytika und Sedativa. Für die Neuroleptika dagegen stieg der Verbrauch in der Vergangenheit an. Zwischen 2004 und 2012 sank der Verbrauch von Anxiolytika und Sedativa von 343 Mio. auf 260 Mio. DDD. Der Neuroleptikaverbrauch stieg zwischen 2004 und 2011 von 249 Mio. auf 313 Mio. 2012 jedoch nur noch auf 315 Mio. DDD. Zu den Ursachen des Verbrauchsanstiegs lassen sich nur Vermutungen formulieren. Den größten Anteil an der Verbrauchssteigerung dürfte der zunehmende Bedarf in der Geriatrie haben, aufgrund der wachsenden Anzahl älterer Menschen in der GKV: Nach Angaben der KM6-Statistik des Bundesministeriums für Ge-

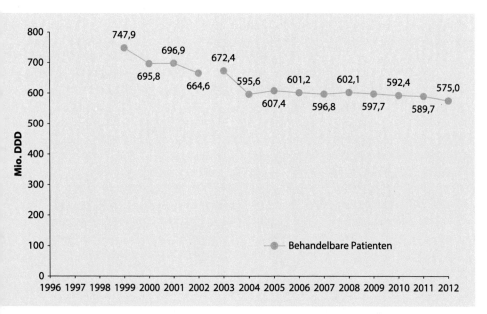

⌐ Abb. 3.120 Verbrauch von Arzneimitteln aus der Indikationsgruppe „N05 Psycholeptika" in Mio. DDD im Zeitraum von 1999 bis 2012.
Quelle: IGES nach AVR (1999 bis 2002), IGES-Berechnungen nach NVI (INSIGHT Health) (ab 2003)

⌐ Tab. 3.61 Übersicht der Menge der verordneten DDD in den Teil-Indikationsgruppen der Indikationsgruppe N05 Psycholeptika in den Jahren 2010 bis 2012.

Teil-Indikationsgruppe	DDD 2010 (Mio.)	DDD 2011 (Mio.)	DDD 2012 (Mio.)	Differenz 2010 vs. 2011 (%)	Differenz 2011 vs. 2012 (%)
Neuroleptika und Antipsychotika	304,66	312,68	315,14	2,63	0,79
Anxiolytika und Sedativa	287,77	277,06	259,90	−3,72	−6,19
Summe	**592,43**	**589,73**	**575,05**	**−0,46**	**−2,49**

Quelle: IGES-Berechnungen nach NVI (INSIGHT Health)

sundheit stieg zwischen 2004 und 2012 die Zahl der über 85-Jährigen in der GKV um rund 611.000, die Zahl der über 80-Jährigen um rund 818.000. Die Verordnungsprävalenz beispielsweise bei Demenzkranken ist dagegen kaum zurückgegangen (*Schulze* 2011), obwohl Warnungen zu einer erhöhten Sterblichkeit unter Neuroleptika-Therapie publiziert wurden (*NN* 2005). Etwa die Hälfte der Pflegeheimbewohner mit Demenz erhält ein Neuroleptikum (*Gertz* et al. 2012).

Bei den Therapieansätzen der Neuroleptika und Antipsychotika setzten sich 2012 die Entwicklungen der vergangenen Jahre fort (⌐ Abb. 3.121). Der Anteil der atypischen Neuroleptika stieg weiterhin und erreichte fast 55%. Sie konkurrieren mit den typischen Neuroleptika, insbesondere den hochpotenten; entsprechend sank der Anteil der typischen Neuroleptika insgesamt auf rund 37% des Verbrauchs. Die Anteile der beiden weiteren Therapieansätze blieben relativ stabil.

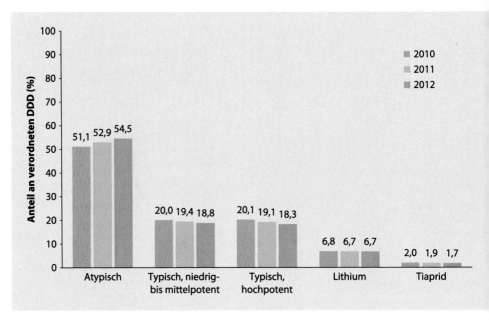

Abb. 3.121 Anteile der verordneten DDD in der Indikationsgruppe N05 – Therapieansätze der Teil-Indikationsgruppe „Neuroleptika und Antipsychotika" für 2010 bis 2012.
Quelle: IGES-Berechnungen nach NVI (INSIGHT Health)

Die Atypika stellen die bevorzugte Gruppe unter den Neuroleptika dar. In den derzeit verfügbaren deutschen Leitlinien werden für die medikamentöse Behandlung der Schizophrenie die atypischen Neuroleptika als Mittel der Wahl genannt (*NN* 2006). Das heißt allerdings nicht, dass jeder Patient zwingend Atypika erhalten bzw. auf diese umgestellt werden muss.

Innerhalb des Therapieansatzes der atypischen Neuroleptika waren im Beobachtungszeitraum Quetiapin, Risperidon und Olanzapin die führenden Wirkstoffe mit insgesamt fast 71% des Verbrauchs (Abb. 3.122). Zwischen 2010 und 2012 stieg der Verbrauchsanteil lediglich für die Wirkstoffe Quetiapin, Aripripazol und Paliperidon an. Der absolute Verbrauch stieg 2011 für fast alle atypischen Neuroleptika außer für Ziprasidon an: Für Quetiapin war der Zuwachs am stärksten, gefolgt von Paliperidon und Aripiprazol. Von den drei am häufigsten verordneten Wirkstof-

fen ist Risperidon bereits seit 2007 generisch verfügbar. Für Olanzapin und Quetiapin wurden Generika im Herbst 2011 bzw. Frühjahr 2012 eingeführt. Die Anteile der Generika am Verbrauch betrugen im Jahr 2012 82%, 75% bzw. 34%. Die Einführung der Generika hat allerdings nicht zu einer deutlichen Verbrauchssteigerung geführt – im Gegenteil. Für Quetiapin war der Verbrauchsanstieg 2011 sehr viel größer als 2012 und der Verbrauch von Olanzapin war 2012 genauso hoch wie 2011.

Zum Stellenwert der einzelnen Atypika gibt es kontroverse Diskussionen. Am besten untersucht sind wohl Clozapin, Olanzapin und Risperidon. Eine ausführliche Diskussion dieser Wirkstoffgruppe im AVR kommt zu dem Schluss, dass die therapeutische Überlegenheit atypischer Neuroleptika, mit Ausnahme von Clozapin, nicht überzeugend belegt sei (*Lohse* et al. 2007 und folgende). Als Reaktion auf Me-Too-Listen wies die Deutsche Ge-

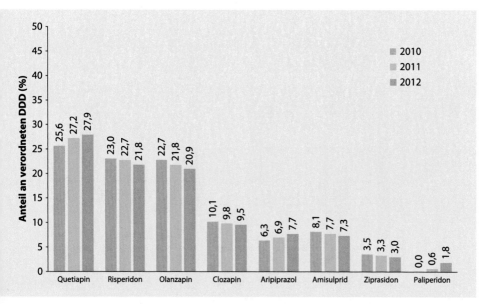

Abb. 3.122 Anteile der verordneten DDD in der Indikationsgruppe N05 – Wirkstoffe der Teil-Indikationsgruppe „Neuroleptika und Antipsychotika"/Therapieansatz „Atypische Neuroleptika" für 2010 bis 2012. Quelle: IGES-Berechnungen nach NVI (INSIGHT Health)

sellschaft für Psychiatrie, Psychotherapie und Nervenheilkunde (DGPPN) darauf hin, dass die klinische Wirkung dieser Medikamente sehr unterschiedlich und daher eine therapeutische Entscheidung für jeden Einzelfall erforderlich sei (*Hillienhof* 2007). Die Feststellung, dass für jeden Patienten das für ihn optimale Neuroleptikum unter besonderer Berücksichtigung seines individuellen Risikoprofils ausgewählt werden solle, findet sich auch im AVR (*Lohse* et al. 2007 und folgende).

Stabil zeigten sich die Anteile am Verbrauch der typischen hochpotenten Neuroleptika (◨ Abb. 3.123). Zwischen 2010 und 2012 lag der Anteil von Haloperidol konstant bei einem knappen Drittel, gefolgt von Benperidol und Flupentixol mit Verbrauchsanteilen von je rund einem Fünftel. Der Rest des Verbrauchs entfiel vor allem auf die Wirkstoffe Fluphenazin und Fluspirilen, der zusammen ebenfalls rund ein Fünftel ausmachte. Die Wirkstoffe Haloperidol, Flupentixol und Fluphenazin gehören zu jenen, die von der

derzeit verfügbaren Leitlinie der DGPPN zur Behandlung der Schizophrenie empfohlen werden, wenn die Wahl auf typische Neuroleptika fällt. Einen relativ hohen Anteil hat Benperidol, ein relativ alter Wirkstoff, zu dem sich nur spärliche Informationen finden: Es handelt sich um ein sehr potentes Neuroleptikum mit vermutlich hoher Rate unerwünschter Wirkungen und ist indiziert zur Behandlung akuter psychotischer Syndrome oder akuter psychomotorischer Erregungszustände. Es kann angenommen werden, dass dieser Wirkstoff vor allem zur Initialtherapie eingesetzt wird. Der relativ hohe Anteil am Verbrauch der hochpotenten typischen Neuroleptika täuscht wahrscheinlich über den tatsächlichen Umfang des Gebrauchs hinweg: Die DDD von Benperidol beträgt 1,5 mg, während die mit 42% am häufigsten verordnete Wirkstärke 2011 jedoch 10 mg war. Die Wirkstärken 4 mg und 5 mg machten nochmals rund 26% des Verbrauchs aus. Es ist also anzunehmen, dass der Anteil der mit

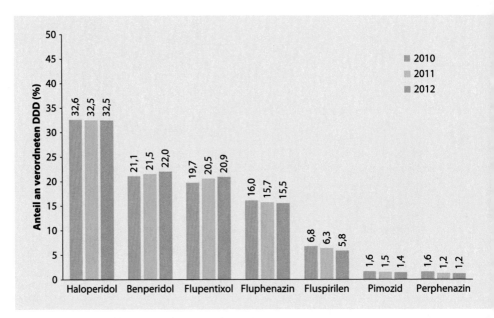

■ **Abb. 3.123** Anteile der verordneten DDD in der Indikationsgruppe N05 – Wirkstoffe der Teil-Indikationsgruppe „Neuroleptika und Antipsychotika"/Therapieansatz „Typische hochpotente Neuroleptika" für 2010 bis 2012. Dargestellt sind nur Wirkstoffe mit einem Anteil von mindestens 1%.

Quelle: IGES-Berechnungen nach NVI (INSIGHT Health)

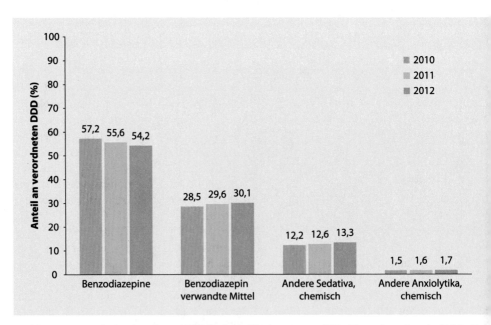

■ **Abb. 3.124** Anteile der verordneten DDD in der Indikationsgruppe N05 – Therapieansätze der Teil-Indikationsgruppe „Anxiolytika und Sedativa" für 2010 bis 2012.

Quelle: IGES-Berechnungen nach NVI (INSIGHT Health)

Benperidol behandelten Patienten im Vergleich zu Haloperidol deutlich niedriger ist, als der Verbrauchsanteil des Benperidols erwarten lässt.

Innerhalb der Teil-Indikationsgruppe der Anxiolytika und Sedativa zeigten sich zwischen 2010 und 2012 nur geringe Veränderungen (◻ Abb. 3.124). Mehr als 84% umfassen die Therapieansätze der Benzodiazepine und der Benzodiazepin-verwandten Mittel im Jahr 2012. Der Anteil der stärksten Gruppe, der Benzodiazepine, ist allerdings seit Jahren zugunsten der Benzodiazepin-verwandten Mittel rückläufig. Ein weiterer nennenswerter Anteil von rund 13% entfiel auf den Therapieansatz „Andere chemisch definierte Sedativa". Alle übrigen Therapieansätze spielten keine Rolle beim Verbrauch zu Lasten der GKV.

Innerhalb des Therapieansatzes der Benzodiazepine zeigten Verbrauchsanteile auch im Beobachtungszeitraum 2010 bis 2012 kaum Änderungen. Die Anteile der fünf am häufigsten verwendeten Wirkstoffe betrugen 2012 für Lorazepam 26,6%, für Diazepam 19,3%, für Bromazepam 12,0%, für Lormetazepam 8,6% und für Oxazepam 7,7%.

3.22.3 Regionale Unterschiede im Verbrauch

Für den Verbrauch von Arzneimitteln aus der Indikationsgruppe der Psycholeptika wurden 2012 deutliche Unterschiede zwischen den KV-Regionen beobachtet (◻ Abb. 3.125). Im Mittel erhielt jeder Versicherte in der KV-Region Saarland mit 10,9 DDD die größte verordnete Menge, in Brandenburg mit 6,3 DDD dagegen fast nur die Hälfte dieser Menge. Die geographische Verteilung zeigt nicht das häufig beobachtete Muster eines höheren Verbrauchs in den östlichen Ländern. Der Verbrauch von Psycholeptika war 2012 neben dem Saarland am höchsten in den KV-Regionen Westfalen-Lippe, Nordrhein, Baden-Württemberg und Bremen. Ein Blick auf die Teil-Indi-

kationsgruppen zeigt, dass die Unterschiede im Pro-Kopf-Verbrauch von Neuroleptika zwischen 3,9 DDD in Brandenburg und 6,3 DDD in Schleswig-Holstein schwankten und bei den Anxiolytika und Sedativa zwischen 2,2 DDD in Sachsen-Anhalt und 6,9 DDD im Saarland. In den meisten Regionen war der Verbrauchsanteil der Teil-Indikationsgruppe der Neuroleptika mit 52% (Bremen) bis 66% (Sachsen-Anhalt) größer. Nur im Saarland und Westfalen-Lippe lagen die Anxiolytika und Sedativa mit jeweils 54% vorn.

Das Verordnungsmuster in Bezug auf Neuroleptika war in allen Regionen vergleichbar: Hier führten 2012 jeweils die drei Wirkstoffe Olanzapin, Quetiapin und Risperidon, wenn auch in unterschiedlicher Reihenfolge. Der Anteil dieser drei Neuroleptika zusammen schwankte zwischen 30 und 43%. Bei den Anxiolytika zeigten die Muster eine größere Varianz. Meist hatten die Wirkstoffe Promethazin, Lorazepam und Zopiclon die größten Verordnungsanteile. Lorazepam lag in 15 Regionen auf den ersten drei Rängen und hatte in Sachsen den höchsten Anteil mit 19,9%. Promethazin erreichte in 14 Regionen Rang 1 bis 3 und hatte mit 27,5% in Sachsen-Anhalt den größten Anteil. Zopiclon wurde in zehn Regionen als einer der drei am häufigsten verordneten Wirkstoffe beobachtet, am höchsten war sein Verordnungsanteil in Nordrhein mit 25,6%.

Nicht zuletzt aufgrund der teilweise breiten Indikationen für die genannten Wirkstoffe sind die Verbrauchsunterschiede kaum zu interpretieren.

3.22.4 Epidemiologie, Bedarf und Angemessenheit der Versorgung

Die Wirkstoffe der Teil-Indikationsgruppe der Anxiolytika und Sedativa werden zur symptomatischen Therapie bei einer Reihe von Indikationen eingesetzt. Dazu gehört die

315

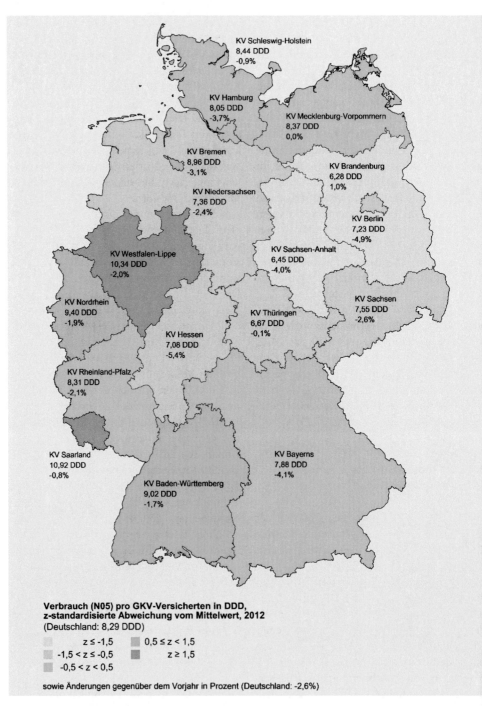

Abb. 3.125 Verbrauch von Arzneimitteln aus der Indikationsgruppe „N05 Psycholeptika" in DDD je Versicherten im Jahr 2012 und Änderung gegenüber dem Vorjahr nach KV-Region.

Quelle: IGES-Berechnungen nach NVI (INSIGHT Health)

kurzfristige Behandlung von Schlafstörungen ebenso wie eine sedierende Therapie bei depressiven Patienten mit Suizidgefahr. Eine Schätzung des Bedarfs erscheint auf der Basis der verfügbaren epidemiologischen Kennziffern derzeit nicht möglich.

Neuroleptika und Antipsychotika sind zur Behandlung der Schizophrenie geeignet, sie werden aber auch bei anderen akuten wahnhaften Störungen wie der Manie oder anderen Psychosen eingesetzt. Darüber hinaus kommen Neuroleptika – wie bereits erwähnt – auch bei symptomatischen Störungen zur Anwendung, insbesondere bei Unruhe- und Verwirrtheitszuständen. Neuroleptika wie etwa Melperon sind ferner bei Schlafstörungen indiziert. Eine Bedarfsschätzung ist auch für diese Teil-Indikationsgruppe kaum möglich. Im Folgenden soll daher lediglich geprüft werden, ob der beobachtete Verbrauch für den Bedarf zur antipsychotischen Behandlung der Schizophrenie ausreichend wäre.

In einer umfangreichen systematischen Übersichtsarbeit zur Häufigkeit der Schizophrenie (*Saha* et al. 2005) wurde eine Punktprävalenz von 4,6 pro 1.000 Personen (0,46%) ermittelt. *Gaebel* (1999) nennt für Deutschland eine Prävalenz von einem Prozent. Das Robert Koch-Institut geht von einer Prävalenz in ähnlicher Höhe von 0,8 bis 0,9% unter den 18- bis 65-Jährigen aus (*Gaebel* und *Wölwer* 2010). Je nach zugrunde gelegter Prävalenz ergeben sich demnach 280.000 bis 608.000 GKV-Versicherte mit Schizophrenie.

In der evidenzbasierten Leitlinie der Deutschen Gesellschaft für Psychiatrie, Psychotherapie und Neurologie (DGPPN) zur Behandlung der Schizophrenie wird davon ausgegangen, dass bei rund 20% der inzidenten Patienten nach einer ersten akuten Phase eine längerfristige volle Wiederherstellung der psychischen Gesundheit eintritt (*NN* 2006). Für diese Patienten ist ein dauerhafter medikamentöser Behandlungsbedarf nicht anzunehmen. Bei den übrigen 80% kommt es nach der ersten akuten Phase zu einer Remission

unterschiedlichen Ausmaßes: Bei manchen Patienten tritt Symptomfreiheit ein, bei anderen bestehen weiterhin Einschränkungen kognitiver oder sozialer Art (*NN* 2006). Vereinfachend soll für diese Patienten angenommen werden, dass bei ihnen ein kontinuierlicher Behandlungsbedarf mit Neuroleptika besteht, obwohl der tatsächliche Bedarf vermutlich geringer ist. Den Angaben des Gesundheitsberichts für Deutschland zufolge treten nur bei rund 30% der Patienten mittelschwere bis schwere Krankheitserscheinungen auf (*Statistisches Bundesamt* 1998; siehe ▸ Abschn. 3.23). Für die Versicherten der GKV errechnet sich somit, dass im Mittel – je nach Prävalenz – für etwa 224.000 bis 487.000 Patienten ein medikamentöser Behandlungsbedarf besteht. Es soll vom Mittelwert dieser Spanne ausgegangen werden, sodass für rund 355.000 Patienten der GKV mit Schizophrenie ein Behandlungsbedarf mit Neuroleptika angenommen wird.

Bei Patienten mit Schizophrenie ist in vielen Fällen eine eher geringe Therapietreue zu verzeichnen (*Lieberman* et al. 2005). Die Dosisspannen bei der Behandlung sind sehr groß. So wird beispielsweise Olanzapin bei Schizophrenie in einer Dosis von 2,5 bis 20 mg täglich eingesetzt, die DDD ist mit 10 mg definiert. Für Haloperidol beträgt die übliche Dosisspanne 1,5 bis 20 mg, die DDD wird mit 8 mg angegeben (Dosisspannen nach *Naber* und *Lambert* 2004). Die Annahme, dass zur Bedarfsdeckung jedem Patienten täglich eine DDD zur Verfügung stehen sollte, ist daher sehr vereinfachend. Unter dieser Annahme hätten 2012 etwa 863.000 Patienten mit den Neuroleptika und Antipsychotika behandelt werden können, die in diesem Jahr verbraucht wurden (gegenüber rund 856.000 Patienten im Vorjahr; zu den möglichen Ursachen des Verbrauchsanstiegs siehe ▸ Abschn. 3.22.2). Das sind erheblich mehr, als der maximal geschätzte Behandlungsbedarf für Patienten mit Schizophrenie erwarten lässt, und auch erheblich mehr, als die maximale Prävalenz dieser Erkrankung erwarten lässt.

Wie oben bereits erwähnt, kommen Neuroleptika und Antipsychotika allerdings nicht ausschließlich bei Schizophrenie, sondern auch bei anderen Störungen zum Einsatz. Insbesondere die niedrig- bis mittelpotenten typischen Neuroleptika, deren Anteil 2012 etwa 19% betrug (◘ Abb. 3.121), werden eher zur Sedierung bei Verwirrtheits- oder Erregungszuständen verwendet.

Es ist bekannt, dass der größte Teil der Neuroleptika und Antipsychotika nicht zur Behandlung der Schizophrenie eingesetzt wird. Dies geht auch aus dem Gutachten der *Fricke & Pirk GmbH* (2004) hervor, wonach 2003 nur 30% der ambulanten Neuroleptika-Verordnungen auf die Behandlung der Schizophrenie entfielen. Unterstützt wird diese Annahme durch die Beobachtung, dass rund 60% aller Neuroleptika-Verordnungen für Patienten ab 60 Jahren erfolgten, während der Altershöhepunkt der Schizophrenie nach *Supina* und *Patten* (2006) bei einem Alter zwischen 30 und 40 Jahren liegt (siehe Arzneimittel-Atlas 2007). Aus der Untersuchung von *Supina* und *Patten* (2006) kann zudem abgeleitet werden, dass der Anteil der über 60-Jährigen an den Schizophrenie-Patienten nur ca. 26% beträgt. Der im Vergleich zur Prävalenz der Schizophrenie überproportionale Verbrauch von Neuroleptika bei älteren Menschen lässt darauf schließen, dass die Verordnung der Neuroleptika in dieser Altersgruppe vorwiegend bei anderen Indikationen als der Schizophrenie erfolgt. Dafür infrage kommen vor allem Verwirrtheits- und Unruhezustände bei älteren Menschen, deren Betreuung nicht selten durch einen Mangel an Personal in Pflegeheimen bzw. durch die Überforderung betreuender Angehöriger gekennzeichnet ist. Es ist daher nicht auszuschließen, dass durch die Gabe von Neuroleptika Versorgungsmängel im Bereich der Pflege kompensiert werden. Eine aktuelle Analyse schätzt den Anteil an potenziell inadäquater Medikation bei den Psycholeptika bei Personen ab 65 Jahren auf mehr als 10% (*Amann* et al. 2012).

3.22.5 Analyse der Ausgabendynamik

Mit 85,3% hatte die Teil-Indikationsgruppe der Neuroleptika und Antipsychotika 2012 den größten Anteil an den Ausgaben der Indikationsgruppe N05. Für diese Teil-Indikationsgruppe sanken 2012 die Ausgaben um fast 18% im Vergleich zum Vorjahr, 2011 war ein Rückgang um lediglich 4,8% zu beobachten (◘ Tab. 3.62).

Bei der Betrachtung der Komponenten zeigen sich für 2011 und 2012 Unterschiede vor allem im Hinblick auf die Verbrauchs- und Generikakomponente (◘ Abb. 3.126). 2011 stiegen die Ausgaben um 20,1 Mio. durch einen höheren Verbrauch, 2012 dagegen minderte der geringfügige Verbrauchsrückgang die Ausgaben um 2,0 Mio. Euro.

Die Therapieansatz- und Analogkomponente verhielten sich ähnlich wie im Vorjahr. Die Therapieansatzkomponente war wie schon im Vorjahr durch den höheren Anteil der atypischen Neuroleptika bedingt. Für die positive Analogkomponente war auch 2012 die Teil-Indikationsgruppe der Neuroleptika und Antipsychotika verantwortlich, in welcher der Verbrauchsanteil von höherpreisigen Wirkstoffen anstieg. Hierbei sind insbesondere die Wirkstoffe Aripiprazol, Paliperidon und Quetiapin zu nennen.

Die Ausgaben wurden 2012 insbesondere durch die Generika-, Parallelimport-, und Preiskomponenten gesenkt. Grund für die deutlich höhere Ausprägung der Generikakomponente, auf welche 2012 Einsparungen von 141 Mio. Euro (Vorjahreswert 10,0 Mio. Euro) entfielen, ist der deutlich erhöhte Marktanteil der Generika für die Wirkstoffe Olanzapin und Quetiapin. So stieg der Marktanteil generischer Produkte bei Olanzapin von 12,2% im Jahr 2011 auf 74,9% im Jahr 2012. Quetiapin wurde erst 2012 generisch. Der Anteil der Generika-Ausgaben für Quetiapin betrug im selben Jahr 33,9%. Allerdings standen Generika für die retardierte Zubereitung, auf die 2012 55% des Verbrauchs ent-

Tab. 3.62 Ausgabenentwicklung in der Indikationsgruppe „N05 Psycholeptika" in den Jahren 2011 und 2012.

Indikations-/ Teil-Indikationsgruppe	Ausgaben (Mio. Euro)		Ausgabenänderung gegenüber Vorjahr (Mio. Euro)		Prozentuale Veränderung gegenüber Vorjahr		Anteil an Gesamtausgaben (%)	
	2011	2012	2010 vs. 2011	2011 vs. 2012	2010 vs. 2011	2011 vs. 2012	2011	2012
Neuroleptika und Antipsychotika	968,30	798,04	−48,80	−170,26	−4,80	−17,58	3,62	2,99
Anxiolytika und Sedativa	142,84	137,05	−15,00	−5,79	−9,50	−4,05	0,53	0,51
Gesamt	1.111,14	935,09	−63,80	−176,05	−5,43	−15,84	4,15	3,50

Quelle: IGES-Berechnungen nach NVI (INSIGHT Health)

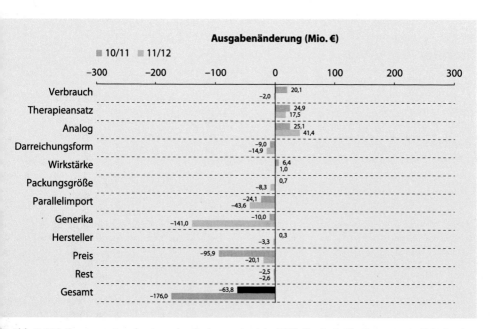

Abb. 3.126 Komponenten der Ausgabenänderung im Jahr 2012 für die Indikationsgruppe „N05 Psycholeptika".
Quelle: IGES-Berechnungen nach NVI (INSIGHT Health)

fiel, erst nach einem Gerichtsentscheid im November 2012 Verfügung (*NN 2012*).

Die durch die Parallelimport-Komponente angezeigten Einsparungen von 43,6 Mio. Euro waren 2012 deutlich höher als im Vorjahr mit 24,1 Mio. Euro. Verantwortlich für die Einsparungen waren einerseits die höheren Anteile von Parallelimporten für Aripipazol und Paliperidon, andererseits der geringere Anteil von Parallelimporten am Verbrauch von Olanzapin, der durch die Generikaeinführung bedingt war.

Die Preiskomponente zeigte für 2012 mit 20,1 Mio. Euro deutlich geringere Einsparungen als im Vorjahr mit 95,9 Mio. Euro an.

Neben gestiegenen Individualrabatten ist hier vor allem der Rückgang der Apothekenverkaufspreise als wesentliche Ursache zu nennen.

Fazit zur Indikationsgruppe „N05 Psycholeptika"

Ausgaben	Rückgang
Prominenteste Komponente(n)	Generika, Parallelimport, Analogwettbewerb
Verbrauch	Stagnierend
Therapieansätze	Leitlinienempfehlung: Atypika sollen zur Behandlung der Schizophrenie bevorzugt eingesetzt werden Präferenz: Atypika werden vermutlich auch bei anderen Indikationen als der Schizophrenie bevorzugt eingesetzt
Analog-Wettbewerb	Höhere Anteile hochpreisiger Atypika
Sonstiges	Einsparungen durch Generika, Parallelimport- und Preiskomponente

Literatur

Amann U, Schmedt N, Garbe E (2012) Ärztliche Verordnungen von potenziell inadäquater Medikation bei Älteren. Eine Analyse basierend auf der PRISCUS-Liste. Dtsch. Ärzteblatt 109(5): 69–75.

BGH (2008) Aktenzeichen X ZR 89/07. Urteil verkündet am 16.12.2008.

Fricke & Pirk GmbH (2004) Gutachten „Defizite in der Arzneimittelversorgung in Deutschland" für VFA-Verband Forschender Arzneimittelhersteller e.V. http://www.vfa.de/de/patienten/artikelpa/unterversorgung2004.html (12.05.2010).

Gaebel W (1999) Kompetenznetz Schizophrenie. In: Neurologie und Psychiatrie. Pahnke A und Mühlenhaus A (Hrsg.) Stuttgart.

Gertz HJ, Stoppe G, Müller-Oerlinghausen B, Schmidt LG et al. (2012) Antipsychotika zur Behandlung neuropsychiatrischer Störungen bei Demenz. Nervenarzt 84: 370–373.

Hillienhof A (2007) Psychiatrische Versorgung – Eingeschränkte Therapieoptionen. Dtsch Ärztebl 104: A757.

Lieberman JA, Stroup TS, McEvoy JP, et al., the Clinical Antipsychotic Trials of Intervention Effectiveness (CATIE) Investigators (2005) Effectiveness of antipsychotic drugs in patients with chronic schizophrenia. N Engl J Med 353: 1209–1223.

Lohse MJ, Lorenzen A, Müller-Oerlinghausen B (2007) Psychopharmaka. In: Schwabe U, Paffrath D (Hrsg.) Arzneiverordnungs-Report 2006. Berlin u. a.: Springer: 819–868.

Naber D, Lambert M (Hrsg.) (2004) Schizophrenie. Stuttgart: Thieme.

NN (2005). Erhöhte Sterblichkeit unter „atypischen" Neuroleptika bei Demenz. Arznei-Telegramm 36: 51–52.

NN (2006) Band 1 – Behandlungsleitlinie Schizophrenie. In: S3 Praxisleitlinien in Psychiatrie und Psychotherapie. Deutsche Gesellschaft für Psychiatrie, Psychotherapie und Neurologie (Hrsg.). Darmstadt: Steinkopff.

NN (2009) Typische und atypische Neuroleptika zur Behandlung der Schizophrenie. Ein Vergleich. Der Arzneimittelbrief 43: 21.

NN (2011) Astra Zeneca verliert Streit um retardiertes Quetiapin. Apotheke Adhoc. http://www.apotheke-adhoc.de/nachrichten/nachricht-detail/astra-zeneca-verliert-streit-um-quetiapin-retard/ (10.05.2013).

Gaebel W, Wölwer W (2010) Schizophrenie. Heft 50. Gesundheitsberichterstattung des Bundes. Berlin: Robert Koch-Institut.

Saha S, Chant D, Welham J, McGrath J (2005) A systematic review of the prevalence of schizophrenia. PLoS Med 2: e141.

Schulze J (2011) Zur Versorgung von Demenzerkrankten mit Neuroleptika. In: Glaeske G, Schicktanz C: BARMER GEK Arzneimittelreport 2011. Schriftenreihe zur Gesundheitsanalyse, Band 8 hrsg. von der BARMER GEK.

Statistisches Bundesamt (Hrsg.) (1998) Gesundheitsbericht für Deutschland. Stuttgart: Metzler-Poeschel: 213–218.

Supina AL, Patten SB (2006) Self-reported diagnoses of schizophrenia and psychotic disorders may be valuable for monitoring and surveillance. Can J Psychiatry 51: 256–259.

3.23 N06 Psychoanaleptika

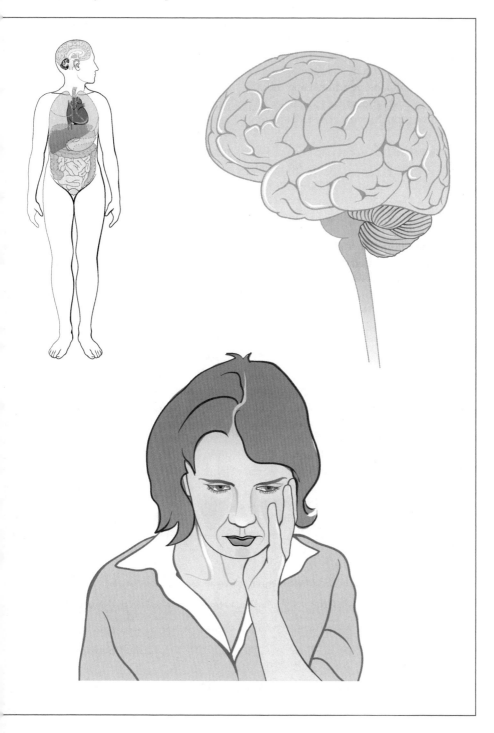

3.23.1 Entwicklung der Indikationsgruppe

Als Psychoanaleptika werden Wirkstoffe bezeichnet, die eine stimulierende Wirkung im zentralen Nervensystem entfalten. Psychoanaleptika werden bei verschiedenen Indikationen eingesetzt, sodass verschiedene Teil-Indikationsgruppen zu unterscheiden sind.

Antidepressiva

Die Geschichte der spezifischen Arzneimitteltherapie der Depression beginnt im Jahr 1951 mit der zufälligen Entdeckung der stimmungsaufhellenden Wirkung von Iproniazid, das zur Behandlung der Tuberkulose eingesetzt wurde. Nachdem ein Jahr später sein Wirkmechanismus aufgeklärt worden ist, der auf einer Hemmung der Monoaminoxidase (MAO) beruht, wurden bis 1991 mehrere MAO-Hemmer zur Behandlung depressiver Erkrankungen entwickelt, die jedoch heute eine untergeordnete Rolle in der antidepressiven Therapie spielen. Aktuell gibt es zwei Therapieansätze, die jeweils durch einen Wirkstoff vertreten werden: die nichtselektiven MAO-Hemmer mit dem Wirkstoff Tranylcypromin sowie die MAO-A-Hemmer mit dem 1991 eingeführten Moclobemid.

Der entscheidende Durchbruch auf dem Gebiet antidepressiv wirksamer Substanzen gelang 1957 *Roland Kuhn* mit der Entdeckung der antidepressiven Eigenschaften von Imipramin. Er begründete die Gruppe der trizyklischen Antidepressiva, deren Wirkung auf einer Hemmung der Wiederaufnahme von Noradrenalin und Serotonin beruht. Noradrenalin und Serotonin sind Monoamine, daher gehören die trizyklischen Antidepressiva zu den nichtselektiven Monoamin-Wiederaufnahmehemmern (NSMRI). Wichtigster Vertreter dieser Gruppe ist das 1959 eingeführte Amitriptylin.

Das Ergebnis weiterer Entwicklungsarbeit waren die selektiven Serotonin-Wiederaufnahmehemmer (SSRI). Derzeit sind sechs Wirkstoffe dieses Therapieansatzes verfügbar: Fluvoxamin (1984), Fluoxetin (1990), Paroxetin (1992), Citalopram (1996), Sertralin (1997) und Escitalopram (2003).

Im Therapieansatz „andere Antidepressiva" werden verschiedene Wirkstoffe mit unterschiedlichen Wirkmechanismen zusammengefasst, wie beispielsweise Mianserin. In den letzten Jahren kamen folgende weitere Wirkstoffe auf den deutschen Markt: Mirtazapin (1996), Venlafaxin (1996), Nefazodon (1997) und Reboxetin (1998). Das auch bei Inkontinenz eingesetzte Duloxetin (siehe 3.9) erhielt 2005 die Zulassung für die Behandlung der Depression. Seit 2009 steht der Melatonin-Rezeptoragonist Agomelatin zur Verfügung (☐ Tab. 3.63). 2012 wurde in Deutschland das Tianeptin eingeführt (als Generikum), das in anderen europäischen Ländern bereits seit Jahren im Handel ist. Für Tianeptin wird postuliert, dass es auf das glutamerge System wirkt.

Zu erwähnen ist auch noch der Therapieansatz der pflanzlichen Antidepressiva, bei

☐ **Tab. 3.63** Neue Wirkstoffe in der Indikationsgruppe N06 im Zeitraum von 2008 bis 2012.

Jahr (Markteinführung)	Wirkstoff	Teil-Indikationsgruppe	Therapieansatz
2009	Agomelatin	Antidepressiva	Andere Antidepressiva
2011	Dexamfetamin	ADHS	Zentral wirkende Sympathomimetika bei ADHS
2012	Tianeptin	Antidepressiva	Andere Antidepressiva

Quelle: IGES

dem Johanniskrautpräparate von Bedeutung sind. *Paracelsus* hatte die stimmungsaufhellende Wirkung dieser Pflanze bereits im 15. Jahrhundert beschrieben, doch erst seit den 1990er Jahren werden Johanniskrautpräparate vermehrt zur Behandlung leichter depressiver Störungen eingesetzt.

Antidementiva

Die Teil-Indikationsgruppe der Antidementiva umfasst eine Reihe von Wirkstoffen, deren Wirkung zum Teil als zweifelhaft angesehen werden muss, wie etwa die von Kälberblutextrakt (Therapieansatz „andere Antidementiva"). Von Bedeutung ist in dieser Teil-Indikationsgruppe der Therapieansatz der Cholinesterasehemmer. Durch diese Wirkstoffe wird der Abbau des Botenstoffes Acetylcholin gehemmt. Grundlage für die Entwicklung dieser Wirkstoffe war die Hypothese, dass es bei der Alzheimer-Demenz zu einer Verarmung an Acetylcholin in bestimmten Regionen des zentralen Nervensystems kommt. Ab 1995 wurden vier Cholinesterasehemmer in Deutschland eingeführt, zunächst das inzwischen zurückgezogene Tacrin, gefolgt von Donepezil (1997), Rivastigmin (1998) und Galantamin (2001). Der Wirkstoff Memantin, ein sogenannter NMDA-Rezeptorantagonist, kam 1982 ursprünglich als Muskelrelaxans auf den Markt und wurde 2002 zur Behandlung von schwerer Alzheimer-Demenz zugelassen und eingeführt, 2005 erfolgte die Zulassung auch für moderate Formen. Unter den pflanzlichen Antidementiva ist nur der Ginkgoblätter-Extrakt von Bedeutung.

Mittel bei ADHS

Zum Behandlungskonzept des Aufmerksamkeitsdefizit-Hyperaktivitätssyndroms (ADHS) bei Kindern gehört die Therapie mit Wirkstoffen aus der Gruppe der Psychostimulanzien, insbesondere Methylphenidat (bekannt geworden als Ritalin®). Es wirkt ähnlich wie Amphetamin und erhöht im zentralen Nervensystem die Konzentration des Botenstoffes Noradrenalin. Seit 2005 steht außerdem der Wirkstoff Atomoxetin zur Verfügung. Der Wirkmechanismus ist vermutlich dem verschiedener Antidepressiva ähnlich, bei denen die Wiederaufnahme von Noradrenalin in die freisetzenden Neuronen gehemmt wird. Für Kinder, die auf eine Behandlung mit diesen Wirkstoffen nicht ansprechen, steht der bislang nur als Rezeptur erhältliche Wirkstoff Dexamfetamin seit 2011 auch als Fertigarzneimittel zur Verfügung (◻ Tab. 3.63).

Weitere Teil-Indikationsgruppen

Teil-Indikationsgruppen von untergeordneter Bedeutung sind Mittel bei Leistungsstörungen sowie Mittel bei Narkolepsie (z. B. das 1998 eingeführte Modafinil).

3.23.2 Entwicklung des Verbrauchs

Mit durchschnittlich 21,5 DDD, die 2012 im Mittel jedem Versicherten der GKV verordnet wurden, zählen die Wirkstoffe aus der Indikationsgruppe der Psychoanaleptika zu den sehr häufig verordneten Arzneimitteln.

Der Verbrauch ist in der Indikationsgruppe seit 1999 um mehr als 80% gestiegen. Dabei war zunächst ein etwas langsameres Wachstum bis 2003 zu beobachten, das durch das Inkrafttreten der Gesundheitsreform 2004 unterbrochen wurde. Die Reform führte vermutlich zu Vorzieheffekten im Jahr 2003. Zwischen 2005 und 2011 war ein annähernd stetiges Wachstum von knapp 90 Mio. DDD pro Jahr zu beobachten. 2012 war das Wachstum mit 48 Mio. DDD deutlich geringer als in den vergangenen Jahren (◻ Abb. 3.127). Die Gründe für die Zunahme des Verbrauchs von Antidepressiva sind im Einzelnen nicht bekannt. Kaum zu prüfen ist, ob die Prävalenz dieser Erkrankung tatsächlich zugenommen hat. Möglicherweise wenden sich Betroffene inzwischen eher und häufiger an einen Arzt und eventuell werden Depressionen von Ärzten mittlerweile häufiger diagnostiziert und

323

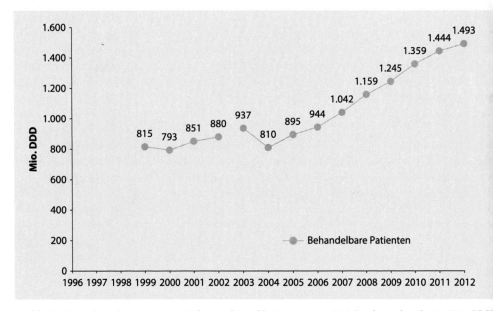

□ Abb. 3.127 Verbrauch von Arzneimitteln aus der Indikationsgruppe „N06 Psychoanaleptika" in Mio. DDD im Zeitraum von 1999 bis 2012.
Quelle: IGES nach AVR (1999 bis 2002), IGES-Berechnungen nach NVI (INSIGHT Health) (ab 2003)

medikamentös behandelt. Ganz sicher spielt auch eine Rolle, dass Antidepressiva verstärkt bei anderen Indikationen als der Depression verwendet werden. In einer britischen Studie wurde untersucht, warum sich die Zahl der „Verordnungstage" von Antidepressiva zwischen 1993 und 2005 nahezu verdoppelt hat: Die Inzidenz von Patienten, bei denen erstmals eine depressive Episode festgestellt wurde, ging zwischen 1993 und 2005 insgesamt leicht zurück. Der enorme Zuwachs an Verordnungstagen lässt sich darauf zurückführen, dass sich der Anteil der Patienten, denen Antidepressiva mittel- oder langfristig verordnet werden, geringfügig erhöht hatte (*Moore* et al. 2009). Ob es vergleichbare Entwicklungen auch in Deutschlang gegeben hat, ist unklar. Die britische Studie zeigt jedoch, dass kaum wahrnehmbare Veränderungen im Verordnungsverhalten über die Zeit drastische Auswirkungen auf den Verbrauch haben können. Die starke Zunahme des Verbrauchs in Deutschland seit dem Jahr 2007 hat ihre

Ursachen auch in der Bonus-Malus-Regelung, die durch die Leitsubstanzregelung abgelöst wurde: Wie in anderen davon betroffenen Gruppen auch, führten die gesunkenen Preise für bestimmte Wirkstoffe zu einem vermehrten Verbrauch.

Mit einem Anteil von über fast 89% am Verbrauch dominiert die Teil-Indikationsgruppe der Antidepressiva. Nennenswerte Verbrauchsanteile hatten außerdem die Teil-Indikationsgruppen der Antidementiva bei Alzheimer-Demenz mit rund 6% sowie die Mittel bei ADHS mit etwa 4%. Deutliche Verbrauchssteigerungen waren zwischen 2010 und 2012 auch nur für diese Teil-Indikationsgruppen zu beobachten (□ Tab. 3.64). In der Teil-Indikationsgruppe der Mittel bei ADHS stagnierte der Verbrauch 2011, nahm aber 2012 wieder deutlich zu.

In der Teil-Indikationsgruppe der Antidepressiva verteilte sich zwischen 2010 und 2012 der Verbrauch weitgehend auf drei Therapieansätze (□ Abb. 3.128): Der Verbrauchs-

Tab. 3.64 Übersicht der Menge der verordneten DDD in den Teil-Indikationsgruppen der Indikationsgruppe N06 in den Jahren 2010 bis 2012.

Teil-Indikationsgruppe	DDD 2010 (Mio.)	DDD 2011 (Mio.)	DDD 2012 (Mio.)	Differenz 2010 vs. 2011 (%)	Differenz 2011 vs. 2012 (%)
Antidepressiva	1191,44	1276,81	1323,86	7,17	3,68
Antidementiva (Alzheimer-Demenz)	76,47	80,21	82,76	4,89	3,18
Mittel bei ADHS	59,35	59,11	61,03	−0,40	3,25
Mittel bei Leistungsstörungen	18,02	15,58	13,06	−13,54	−16,19
Andere Demenzsyndrome	13,05	11,63	11,15	−10,92	−4,11
Mittel bei Narkolepsie	0,85	0,83	0,82	−1,78	−1,61
Summe	**1359,18**	**1444,18**	**1492,68**	**6,25**	**3,36**

Quelle: IGES-Berechnungen nach NVI (INSIGHT Health)

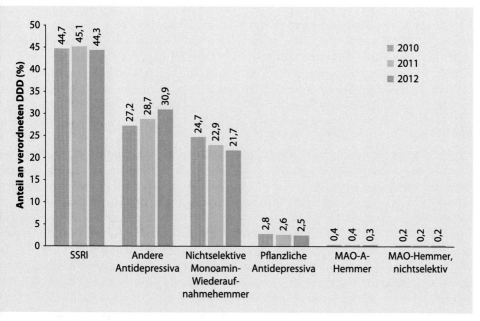

Abb. 3.128 Anteile der verordneten DDD in der Indikationsgruppe N06 – Therapieansätze der Teil-Indikationsgruppe „Antidepressiva" für 2010 bis 2012.
Quelle: IGES-Berechnungen nach NVI (INSIGHT Health)

anteil der mit rund 44% größten Gruppe, der SSRI, blieb erstmals stabil. An zweiter Stelle folgten die „anderen Antidepressiva", deren Anteil leicht anstieg und 2012 bei knapp 31% lag. Der Verbrauchsanteil der nichtselektiven Monoamin-Wiederaufnahmehemmer (NSMRI) war erneut deutlich zurückgegangen, sodass sie mit knapp 22% des Verbrauchs nur noch die drittgrößte Gruppe waren.

Die S3-Leitlinie/Nationale Versorgungsleitlinie zur Depression weist darauf hin, dass es keinen Hinweis darauf gibt, dass eine bestimmte Gruppe von Antidepressiva bei Depression wirksamer ist als eine andere. Hinsichtlich der Nebenwirkungen gibt es allerdings relevante Unterschiede. Die neueren SSRI gelten allgemein als besser verträglich als NSMRI. Bei Überdosierung sind die NSMRI toxischer als SSRI oder andere Antidepressiva (*DGPPN* et al. 2012). Für Amitriptylin gibt es Belege für eine bessere Wirksamkeit im Vergleich zur Gruppe der SSRI. Der hohe Anteil der SSRI und der anderen Antidepressiva ist daher nicht überraschend. Der immer noch hohe Anteil der NSMRI zeigt andererseits, dass von den Ärzten durchaus an bewährten Medikamenten festgehalten wird. Zu dem wachsenden Anteil der SSRI hat sicher auch beigetragen, dass inzwischen – bis auf Escitalopram – alle Wirkstoffe aus dieser Gruppe auch als Generika zur Verfügung stehen. Der Generika-Anteil lag bei den SSRI 2012 bei fast 95,0%. Bei den Wirkstoffen, die generisch zur Verfügung stehen, lag der Generikaanteil sogar über 99%. Auch bei den „anderen Antidepressiva" liegt der Generikaanteil inzwischen bei 78%.

Dem Bericht zum Modellprojekt „Verfahren zur verbesserten Versorgungsorientierung am Beispielthema Depression" ist zu entnehmen, dass bei Patienten eine Präferenz für Phytopharmaka bestehe (*G-BA* 2011). Diese Präferenz bildet sich in den hier dargestellten Verbrauchsanteilen der Antidepressiva-Therapieansätze nicht ab: Pflanzliche

Antidepressiva (ausschließlich Johanniskrauthaltige Präparate) haben einen Verbrauchsanteil von lediglich 2,5%. Es ist nicht auszuschließen, dass diese Präferenz in großem Umfang zu Selbstmedikation führt oder Johanniskrautpräparate von den Patienten überwiegend selbst bezahlt werden.

Innerhalb des Therapieansatzes der SSRI blieben im Beobachtungszeitraum die Verhältnisse relativ stabil (◻ Abb. 3.129). Der Anteil des führenden Wirkstoffes Citalopram blieb 2012 bei rund 60% des Verbrauchs. Citalopram fungiert als Leitsubstanz entsprechend den Rahmenvorgaben nach § 84 Abs. 7 SGB V. An zweiter Stelle folgte Sertralin, der einzige Wirkstoff, dessen Anteil 2012 anstieg und rund 15% erreichte. Die Anteile von Fluoxetin und Paroxetin lagen bei etwa 10% und veränderten sich nur geringfügig. Der Anteil von Escitalopram ging zwischen 2010 und 2012 von 11,0% auf nur noch 5,0% zurück. Dies ist auf den im Juli 2011 eingeführten Festbetrag zurückzuführen. Der AVP von Escitalopram wurde jedoch nicht auf Festbetragsniveau abgesenkt. Seit dem 15. Dezember 2011 wird der Festbetrag für den Wirkstoff nicht mehr angewendet, weil in einem Sozialgerichtsbeschluss die Klage des Herstellers gegen den Festbetrag als begründet angesehen wurde (*NN* 2011). Dies hat dennoch nicht zu einem Anstieg des Verbrauchsanteils geführt.

Wenig Änderungen waren auch bei den Verbrauchsanteilen der „anderen Antidepressiva" zu beobachten (◻ Abb. 3.130). Es dominierten die Wirkstoffe Mirtazapin und Venlafaxin mit insgesamt fast 80% des Verbrauchs. Während der Anteil von Mirtazapin auf knapp 40% zurückging, stieg der von Venlafaxin auf 37% an. Beide Wirkstoffe werden fast ausschließlich als Generika abgegeben. Duloxetin blieb stabil bei 12% und das 2009 eingeführte Agomelatin erreichte 6%.

Sehr stabil verhielten sich die Verbrauchsanteile der Wirkstoffe innerhalb des Therapieansatzes der NSMRI. Hier zeigten sich in den letzten drei Jahren nur wenige nennens-

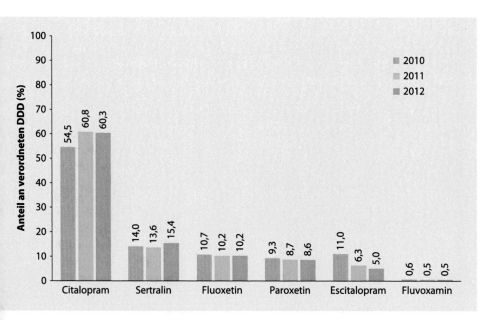

■ **Abb. 3.129** Anteile der verordneten DDD in der Indikationsgruppe N06 – Wirkstoffe der Teil-Indikationsgruppe „Antidepressiva"/Therapieansatz „SSRI" für 2010 bis 2012.
Quelle: IGES-Berechnungen nach NVI (INSIGHT Health)

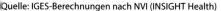

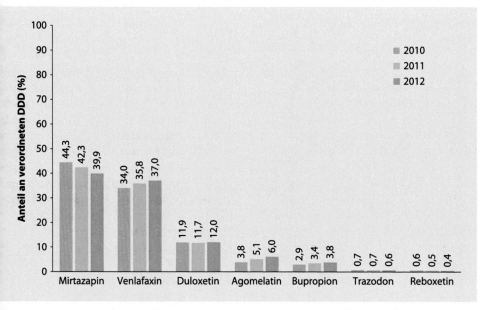

■ **Abb. 3.130** Anteile der verordneten DDD in der Indikationsgruppe N06 – Wirkstoffe der Teil-Indikationsgruppe „Antidepressiva"/Therapieansatz „Andere Antidepressiva" für 2010 bis 2012. Gezeigt sind nur Wirkstoffe mit einem Anteil von mindestens 1%.
Quelle: IGES-Berechnungen nach NVI (INSIGHT Health)

werten Veränderungen. Die drei führenden Wirkstoffe waren 2012 das Amitriptylin mit einem stabilen Verbrauchsanteil von 32%, gefolgt von Opipramol, das seinen Verbrauchsanteil auf knapp 29% erhöhte, sowie das Doxepin mit einem auf 18% rückläufigen Verbrauchsanteil. Trimipramin konnte rund 12% des Verbrauchs für sich beanspruchen, während auf die übrigen Wirkstoffe nur sehr geringe Anteile entfielen. Wie schon 2011 war Opipramol der einzige Wirkstoff mit einem absoluten Verbrauchsanstieg gegenüber dem Vorjahr; für alle anderen NSMRI dagegen ging der Verbrauch zurück oder stagnierte. Opipramol gehört strukturell zu den trizyklischen Antidepressiva, wird seiner Wirkung nach jedoch den Anxiolytika zugerechnet. Im Gegensatz zu den NSMRI wird die Wiederaufnahme von Monoaminen nicht gehemmt. Opipramol wird nicht zur Behandlung der Depression eingesetzt, sondern bei Angststörungen und somatoformen Störungen, und steht somit nur teilweise in Konkurrenz zu den NSMRI, die ebenfalls bei Angststörungen eingesetzt werden können (*Benkert* und *Hippius* 2010).

3.23.3 Regionale Unterschiede im Verbrauch

Wie ◻ Abb. 3.131 zeigt, gab es 2012 deutliche regionale Unterschiede im Pro-Kopf Verbrauch der Psychoanaleptika. Die geografische Verteilung zeigt kein einheitliches Muster. Mit 18,15 DDD je Versicherten war der Verbrauch in Sachsen-Anhalt am niedrigsten, mit 23,38 und 23,33 DDD pro Kopf in Mecklenburg-Vorpommern bzw. Bayern am höchsten. Mit Ausnahme Mecklenburg-Vorpommerns und der Stadtstaaten fand sich in den nördlichen KV-Regionen ein niedrigerer Verbrauch. Der Anteil der Teil-Indikationsgruppe der Antidepressiva ist in den Regionen sehr unterschiedlich und variiert zwischen 84,4% in Sachsen und 92,0% in Bremen.

In Bezug auf die Teil-Indikationsgruppe der Antidepressiva ergab sich eine Rangfolge mit dem höchsten Pro-Kopf-Verbrauch in Bayern und dem niedrigsten in Sachsen-Anhalt. Neben Bayern wurden die höchsten Pro-Kopf-Verbräuche von Antidepressiva in Rheinland-Pfalz, Schleswig-Holstein, Mecklenburg-Vorpommern und Berlin beobachtet. In einer Untersuchung des Zentralinstituts für die kassenärztliche Versorgung in Deutschland wurde kürzlich über eine Analyse regionaler Unterschiede in der Prävalenz und Versorgung depressiver Störungen berichtet (*Erhart* und *von Stillfried* 2012) und Angaben zu regionalen Unterschieden in der administrativen Prävalenz (Anteil von Versicherten mit einer Diagnose in den ärztlichen Abrechnungsdaten) der Depression. Hier fanden sich die höchsten Prävalenzen in bayerischen Landkreisen und Berlin sowie allgemein höhere Prävalenzen in den westlichen Kreisen. Die Analyse zeigt, dass die Prävalenzunterschiede zu einem großen Teil durch sozioökonomische Faktoren und die Dichte der psychiatrischen und psychotherapeutischen Versorgung erklärt werden können. Die beobachteten Verbrauchsunterschiede sind nur teilweise mit den beobachteten Prävalenzunterschieden in Einklang zu bringen. Zwischen der selbst berichteten Prävalenz depressiver Verstimmungen im Jahr 2010 (*RKI* 2012) und dem regionalen Pro-Kopf-Verbrauch an Antidepressiva findet sich nur ein geringer Zusammenhang, der lediglich auf dem 10%-Niveau signifikant ist. Es muss also neben der Prävalenz der Depression noch weitere Faktoren geben, die zu den Verbrauchsunterschieden führen.

3.23.4 Epidemiologie, Bedarf und Angemessenheit der Versorgung

Die Schätzung der Bedarfsgerechtigkeit der Versorgung mit Wirkstoffen aus der Teil-In-

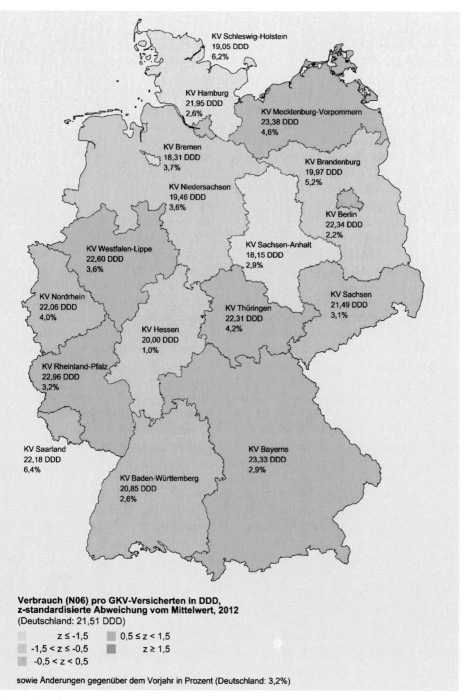

KV Schleswig-Holstein
19,05 DDD
6,2%

KV Hamburg
21,95 DDD
2,6%

KV Mecklenburg-Vorpommern
23,38 DDD
4,6%

KV Bremen
18,31 DDD
3,7%

KV Brandenburg
19,97 DDD
5,2%

KV Niedersachsen
19,46 DDD
3,6%

KV Berlin
22,34 DDD
2,2%

KV Westfalen-Lippe
22,60 DDD
3,6%

KV Sachsen-Anhalt
18,15 DDD
2,9%

KV Nordrhein
22,06 DDD
4,0%

KV Sachsen
21,49 DDD
3,1%

KV Thüringen
22,31 DDD
4,2%

KV Hessen
20,00 DDD
1,0%

KV Rheinland-Pfalz
22,96 DDD
3,2%

KV Saarland
22,18 DDD
6,4%

KV Bayerns
23,33 DDD
2,9%

KV Baden-Württemberg
20,85 DDD
2,6%

Verbrauch (N06) pro GKV-Versicherten in DDD,
z-standardisierte Abweichung vom Mittelwert, 2012
(Deutschland: 21,51 DDD)

z ≤ -1,5		0,5 ≤ z < 1,5
-1,5 < z ≤ -0,5		z ≥ 1,5
-0,5 < z < 0,5		

sowie Änderungen gegenüber dem Vorjahr in Prozent (Deutschland: 3,2%)

Abb. 3.131 Verbrauch von Arzneimitteln aus der Indikationsgruppe „N06 Psychoanaleptika" in DDD je Versicherten im Jahr 2012 und Änderung gegenüber dem Vorjahr nach KV-Region.
Quelle: IGES-Berechnungen nach NVI (INSIGHT Health)

dikationsgruppe der Antidepressiva kann nur orientierenden Charakter haben, da Antidepressiva auch bei anderen Erkrankungen und Störungen als der Depression eingesetzt werden. So dient besonders Amitriptylin als sogenanntes Koanalgetikum in der Schmerztherapie und wird – wie die neueren Antidepressiva Venlafaxin oder Duloxetin – auch zur Behandlung neuropathischer Schmerzen verwendet. Schließlich gibt es insbesondere für die SSRI und die neueren Antidepressiva weitere Indikationen wie Angststörungen, Panikstörungen oder Essstörungen. Zu bedenken ist außerdem, dass die Dosierung in der akuten Behandlungsphase einer Depression deutlich über 1 DDD täglich liegen kann. Für Amitriptylin ist beispielsweise 1 DDD mit 75 mg definiert, die Dosierung kann aber ambulant bis zu 150 mg täglich betragen.

Nach den Ergebnissen eines systematischen Literaturreviews des GBA reichen die Angaben zur Prävalenz der Depression bei Erwachsenen in Deutschland je nach Messmethode von 3,0% bis 10,9% (12-Monats-Prävalenz) (G-BA 2011). Bei älteren Menschen können die Prävalenzen weit über diesen Angaben liegen (*Wild* et al. 2012; *Luppa* 2012). In ◘ Tab. 3.65 ist eine Reihe von Prävalenzangaben zu depressiven Erkrankungen in der deutschen Bevölkerung zusammengestellt. Nach *RKI* 2012 beträgt die 12-Monats-Prävalenz 7,1% ab 18 Jahren. Bei Kindern und Jugendlichen zwischen 7 und 17 Jahren liegt die Prävalenz nach *Wittchen* et al. (2010) bei 5%. Insgesamt ist in der GKV-Population mit über 4,5 Mio. Patienten zu rechnen, die im Jahr 2012 an einer Depression leiden.

Nicht jede Depression muss medikamentös behandelt werden. Bei schweren Formen wird eine medikamentöse Therapie als obligat angesehen, doch selbst bei mittelschweren Formen der Depression gilt die alleinige psychotherapeutische Behandlung als mögliche Therapieoption, wenn der Patient eine medikamentöse Therapie ablehnt oder Kontraindikationen gegen eine Therapie mit Antidepressiva vorliegen (*DGPPN* et al. 2009). Allein

um zu prüfen, ob der Verbrauch an Antidepressiva für die Behandlung der Patienten mit Depression ausreichend ist, soll davon ausgegangen werden, dass bei jedem der oben genannten 4,5 Mio. Patienten der GKV mit einer Depression eine medikamentöse Behandlung erforderlich ist. Die Behandlung dauert so lange, bis sich die akute Symptomatik gebessert hat. Daran sollte sich zur Stabilisierung der Remission eine Behandlung von weiteren vier bis neun Monaten Dauer anschließen (*DGPPN* et al. 2009). Es wurde daher angenommen, dass für jeden Patienten mit Depression für mindestens 180 Tage je 1 DDD täglich zur Verfügung stehen sollte. Demnach hätten im Jahr 2012 rund 7,4 Mio. Patienten behandelt werden können. Dies sind erheblich mehr, als der Bedarf hätte annehmen lassen. Der Verbrauch an Antidepressiva wäre also in den vergangenen drei Jahren mehr als ausreichend gewesen, um alle an Depression erkrankten Patienten zu behandeln. Da – wie bereits erwähnt – über den tatsächlichen Bedarf an Antidepressiva nur orientierende Schätzungen vorgenommen werden können, weil diese Arzneimittel auch in vielen anderen Indikationsbereichen zur Anwendung kommen, kann nicht der Schluss gezogen werden, dass der Bedarf auch qualitativ gedeckt wurde. Der Bericht des G-BA aus dem Jahr 2011 zum „Verfahren zur verbesserten Versorgungssituation am Beispielthema Depression" kommt zu dem Schluss, dass es für die Arzneimitteltherapie Hinweise sowohl für Über- als auch Unterversorgung gebe, sodass Verbesserungspotenziale in Bezug auf eine leitliniengerechte Arzneimittelversorgung angenommen werden können.

3.23.5 Analyse der Ausgabendynamik

Die Antidepressiva stellen 2012 die Teil-Indikationsgruppe mit dem größten Ausgabenanteil dar, der etwa bei 65% liegt. Fast 23% der Ausgaben entfallen auf die Antidementiva

Tab. 3.65 Angaben zur Prävalenz der Depression in Deutschland in der Literatur.

Art der Prävalenz	Prävalenz (%)			Alter	Art der Feststellung	Quelle
	Männer	Frauen	beide			
12-Monats-Prävalenz	5,1	9,0	7,1	≥18	Selbstauskunft	RKI 2012
4-Wochen-Prävalenz	4,75	7,82	6,3	18–65	Diagnose affektive Störung	Wittchen et al. 1999 (auch Sachverständigen-rat für die Konzertierte Aktion im Gesundheits-wesen 2001/Bd 2. S. 87)
12-Monats-Prävalenz			8,3	18–65	Diagnose Major Depression	Jacobi et al. 2004
Punkt-prävalenz			3		Diagnose Major Depression	Statistisches Bundesamt 1998
			1,7–16			Sachverständigenrat für die Konzertierte Aktion im Gesundheitswesen 2001/Bd 1. S. 104
12-Monats-Prävalenz	2,8	4,5	3,7	≥18	Befragung mithilfe des WMH-CIDI	Günther et al. 2007
Punkt-prävalenz			15,9	≥50	Befragung mithilfe der ADS	Glaesmer et al. 2010
			9,6		Befragung mithilfe des PHQ-2	Glaesmer et al. 2010
	6,6	6,6	6,6	≥60	Befragung mithilfe des PHQ-9	Glaesmer et al. 2011
3-Monats-Prävalenz			5		Diagnose Depressive Episode oder Rezidivierende depressive Störung	Bramesfeld et al. 2010
Punkt-prävalenz			5	7–17	CES-DC (Eltern- bzw. Selbstauskunft)	Wittchen et al. 2010 (BELLA-Studie/ KiGGS-Zusatzmodul)

Anmerkung: ADS – Allgemeine Depressionsskala; CES-DC – Center for Epidemiological Studies Depression Scale for Children; PHQ-2 – 2-Item-Kurzform des Patient Health Questionnaire; WMH-CIDI – Composite International Diagnostic Interview.
Quelle: IGES nach Literatur wie angegeben

◻ **Tab. 3.66** Ausgabenentwicklung in der Indikationsgruppe „N06 Psychoanaleptika" in den Jahren 2011 und 2012.

Indikations-/ Teil-Indikationsgruppe	Ausgaben (Mio. Euro)		Ausgabenände-rung gegenüber Vorjahr (Mio. Euro)		Prozentuale Veränderung gegenüber Vorjahr		Anteil an Gesamtaus-gaben (%)	
	2011	2012	2010 vs. 2011	2011 vs. 2012	2010 vs. 2011	2011 vs. 2012	2011	2012
Antidepressiva	621,57	592,60	−48,04	−28,97	−7,17	−4,66	2,32	2,22
Antidementiva (Alzheimer-Demenz)	287,20	204,43	−11,17	−82,77	−3,74	−28,82	1,07	0,77
Mittel bei ADHS	87,51	90,21	−8,10	2,70	−8,47	3,08	0,33	0,34
Andere Antidementiva	9,87	9,51	−1,18	−0,36	−10,71	−3,68	0,04	0,04
Mittel bei Narkolepsie	6,14	5,82	−0,50	−0,32	−7,47	−5,17	0,02	0,02
Mittel bei Leistungs-störungen	5,08	4,26	−1,41	−0,82	−21,78	−16,08	0,02	0,02
Gesamt	**1.017,38**	**906,84**	**−70,40**	**−110,54**	**−6,47**	**−10,87**	**3,80**	**3,40**

Quelle: IGES-Berechnungen nach NVI (INSIGHT Health)

und knapp 10% auf die Mittel bei ADHS. Die Ausgaben gingen 2012 in allen Teil-Indikationsgruppen, mit Ausnahme der Mittel bei ADHS, zurück, wobei der absolute Ausgabenrückgang für die Antidepressiva und Antidementiva am größten war (◻ Tab. 3.66).

Der Einfluss der untersuchten Komponenten auf die Ausgabenänderungen unterschied sich 2011 und 2012 vor allem in Bezug auf die Analogkomponente und die Generikakomponente (◻ Abb. 3.132). Zu Ausgabensteigerungen führte in beiden Jahren die Verbrauchskomponente, doch war der Effekt mit 31,1 Mio. Euro 2012 geringer als im Vorjahr mit 56,1 Mio. Euro. Weitaus geringer fiel die Ausgabenerhöhung durch die Therapieansatzkomponente aus, die in 2012, wie schon im Vorjahr, nur von den Antidepressiva bestimmt wurde. Hier stieg der Anteil der überdurchschnittlich teuren „anderen Antidepressiva" nochmals an. Dies führte zu Mehrausgaben in der Indikations-

gruppe von 14,1 Mio. Euro, was einen leichten Anstieg im Vergleich zum Vorjahr (10,4 Mio. Euro) darstellt. Durch Analog-Wettbewerb wurden 2011 noch 24,0 Mio. Euro eingespart, 2012 nur noch 1,7 Mio. Euro. Die wichtigste Komponente, welche zu Ausgabensteigerungen führte, war die Verbrauchskomponente, die 2012 mit einem Wert von 31,1 Mio. Euro deutlich geringer ausfiel als 2011 (56,1 Mio. Euro).

Den ausgabenerhöhenden Komponenten standen auch 2012 beträchtliche Einsparungen gegenüber, sodass insgesamt die Ausgaben zurückgingen. Die Einsparungen waren 2012 vor allem durch die Generikakomponente und die Preiskomponente bedingt. Durch den höheren Generikaanteil wurden die Ausgaben um 77,8 Mio. Euro gesenkt. Hier ist vor allem zu erwähnen, dass der Verbrauchsanteil der seit Ende 2008 verfügbaren Venlafaxin-Generika von 91 auf 99% stieg. Einen noch größeren Beitrag zu den Ein-

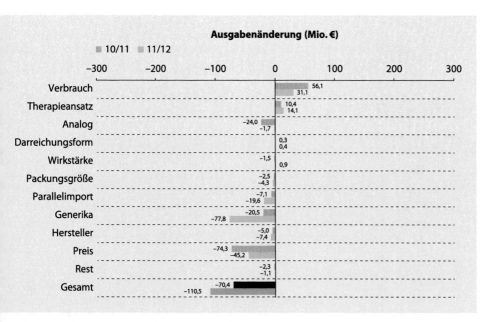

Abb. 3.132 Komponenten der Ausgabenänderung im Jahr 2012 für die Indikationsgruppe „N06 Psycho-analeptika".

Quelle: IGES-Berechnungen nach NVI (INSIGHT Health)

sparungen leistete die Substitution durch die 2012 eingeführten Donepezil-Generika.

Die Preiskomponente sorgte für einen Ausgabenrückgang von 45,2 Mio. Euro. Die größten Beiträge leisteten dazu die Anti-depressiva und die Mittel bei Morbus Alz-heimer mit –38,4 bzw. –6,8 Mio. Euro. In beiden Teil-Indikationsgruppen trugen dazu hauptsächlich die gestiegenen Individual-rabatte bei.

Fazit zur Indikationsgruppe „N06 Psycholanaleptika"

Ausgaben	Rückgang
Prominenteste Komponente(n)	Generika, Preis, Verbrauch
Verbrauch	Überdurchschnittliches Wachstum Häufigere Verordnung von Antidepressiva, epidemiologisch begründet: Die Prävalenz der Demenz steigt.
Therapieansätze	Leitlinienempfehlung: Höherer Anteil von SSRI (und „anderer Antidepressiva"), weil für sie wegen des Nebenwirkungsprofils eine bessere Akzeptanz durch die Patienten angenommen wird.
Analog-Wettbewerb	Ohne Bedeutung
Sonstiges	Ausgabenrückgang durch Preiskomponente

Literatur

21. BtMÄndV (2008) Einundzwanzigste Verordnung zur Änderung betäubungsmittelrechtlicher Vorschriften (Einundzwanzigste Betäubungsmittelrechts-Änderungsverordnung – 21. BtMÄndV). URL: http://www.buzer.de/gesetz/8104/index.htm (25.07.2011).

AkdÄ (2006) Empfehlungen zur Therapie der Depression. Therapieempfehlung hrsg. von der Arzneimittelkommission der deutschen Ärzteschaft (2. Aufl.).

Benkert O, Hippius H (Hrsg.) (2010) Kompendium der Psychiatrischen Pharmakotherapie. Heidelberg: Springer.

Bramesfeld A, Grobe T, Schwartz FW (2010) Prevalence of depression diagnosis and prescription of antidepressants in East and West Germany: an analysis of health insurance data. Soc Psychiatry Psychiatr Epidemiol 3: 329–335.

DGPPN, BÄK, KBV, AWMF, AkdÄ, BPtK, BApK, DAGSHG, DEGAM, DGPM, DGPs, DGRW (Hrsg) für die Leitliniengruppe Unipolare Depression (2012) S3-Leitlinie/Nationale Versorgungs-Leitlinie. Unipolare Depression. Langfassung, 1. Auflage 2012. DGPPN, ÄZQ, AWMF – Berlin, Düsseldorf. URL: http://www.awmf.org/uploads/tx_szleitlinien/nvl-005l_S3_Unipolare_Depression_2012-01.pdf (21.03.2013).

Erhart M, von Stillfried D (2012) Analyse regionaler Unterschiede in der Prävalenz und Versorgung depressiver Störungen auf Basis vertragsärztlicher Abrechnungsdaten – Teil 1 Prävalenz. URL: http://www.versorgungsatlas.de/fileadmin/ziva_docs/Bericht_Depressionen_20120529.pdf (05.06.2012).

G-BA (2011) Abschlussbericht. AG Versorgungsorientierung/Priorisierung. Modellprojekt. Verfahren zur verbesserten Versorgungsorientierung am Beispielthema Depression. Stand: 3. Februar 2011.

Glaesmer H, Kallert TW, Brahler E, Hofmeister D, Gunzelmann T (2010) [The prevalence of depressive symptomatology in the german elderly population and the impact of methodical aspects on the identified prevalence]. Psychiatr Prax 2: 71–77.

Glaesmer H, Riedel-Heller S, Braehler E, Spangenberg L, Luppa M (2011) Age- and gender-specific prevalence and risk factors for depressive symptoms in the elderly: a population-based study. International Psychogeriatrics 23:8, 1294–1300.

Günther OH, Friemel S, Bernert S, Matschinger H, Angermeyer MC, König HH (2007) Die Krankheitslast von depressiven Erkrankungen in Deutschland. Ergbnisse aus dem Projekt European Study of the Epidemiology of Mental disorders (ESEMeD). Psychiatrische Praxis 34: 292–301.

Jacobi F, Klose M, Wittchen HU (2004) Psychische Störungen in der deutschen Allgemeinbevölkerung: Inanspruchnahme von Gesundheitsleistungen und Ausfalltage. Bundesgesundheitsblatt Gesundheitsforschung Gesundheitsschutz 47: 736.

Luppa M, Sikorski C, Luck T, Weyerer S, Villringer A, König HH, Riedel-Heller SG (2012) Prevalence and risk factors of depressive symptoms in latest life – results of the Leipzig Longitudinal Study of the Aged (LEILA 75+). Int Journal Geriatr Psychiatry; 27: 286–295.

Moore M, Yuen HM, Dunn N, Mullee MA et al. (2009) Explaining the rise in antidepressant prescribing: a descriptive study using the general practise research database. BMJ 339:b3999 (doi:10.1136/bmj.b3999).

NN (2011) Festbetrag für Escitalopram gekippt. Ärzte Zeitung vom 13.12.2012. URL: http://www.aerztezeitung.de/politik_gesellschaft/berufspolitik/article/683392/festbetrag-escitalopram-gekippt.html (17.04.2012).

RKI (2012) Daten und Fakten: Ergebnisse der Studie „Gesundheit in Deutschland aktuell 2010". Beiträge zur Gesundheitsberichterstattung des Bundes Berlin.

Sachverständigenrat für die Konzertierte Aktion im Gesundheitswesen (2001) Gutachten 2000/2001 des Sachverständigenrates für die Konzertierte Aktion im Gesundheitswesen. Bände I und II.

Statistisches Bundesamt (Hrsg.) (1998) Gesundheitsbericht für Deutschland. Stuttgart: Metzler-Poeschel: 219–222.

Wild B, Herzog W, Schellberg D, Lechner S, Niehoff D, Brenner H, Rothenbacher D, Stegmaier C, Raum E (2012) Association between the prevalence of depression and age in a large representative German sample of people aged 53 to 80 years. Int Journal Geriatr Psychiatry; 27: 375–381.

Wittchen HU, Müller N, Pfister H, Winter S, Schmidtkunz B (1999) Affektive, somatoforme und Angststörungen in Deutschland. Erste Ergebnisse des bundesweiten Zusatzsurveys „Psychische Störungen". Das Gesundheitswesen 61 (Sonderheft 2): S216–S222.

Wittchen HU, Jacobi F, Klose M, Ryl L (2010) Depressive Erkrankungen, Heft 51.Gesundheitsberichterstattung des Bundes.Berlin: Robert Koch-Institut.

3.24 N07 Andere Mittel für das Nervensystem

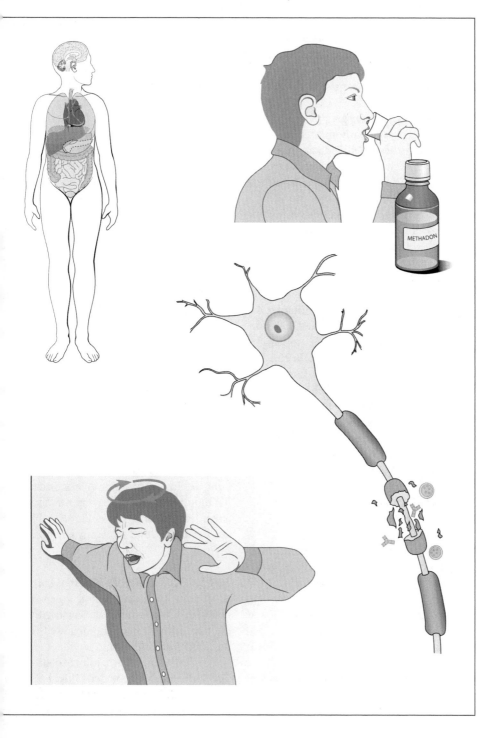

3.24.1 Entwicklung der Indikationsgruppe

Die Indikationsgruppe der anderen Mittel für das Nervensystem ist eine Sammelgruppe sehr heterogener Teil-Indikationsgruppen, die im Folgenden kurz dargestellt werden.

3.24.1.1 Teil-Indikationsgruppe der Parasympathomimetika

Die Wirkstoffe dieser Teil-Indikationsgruppe führen zu ähnlichen Effekten wie Acetylcholin. Acetylcholin ist ein wichtiger Botenstoff einerseits des parasympathischen Nervensystems, andererseits bei der Signalübertragung auf die Skelettmuskulatur an der sogenannten motorischen Endplatte. Diese Signalübertragung ist bei der Myasthenia gravis gestört und kann durch Parasympathomimetika gebessert werden. Zum Einsatz kommen das bereits seit 1954 verfügbare Pyridostigmin oder das in den 1970er Jahren eingeführte Distigmin. Beide Wirkstoffe hemmen den Abbau von Acetylcholin und sorgen indirekt für eine vermehrte Wirkung des Botenstoffs. Ein weiteres Anwendungsgebiet ist die Behandlung bestimmter Blasenentleerungsstörungen. Neben Distigmin wird hier auch Bethanechol eingesetzt, das eine ähnliche Struktur wie Acetylcholin hat und direkt an bestimmten Acetylcholinrezeptoren angreift.

3.24.1.2 Teil-Indikationsgruppen der Mittel zur Behandlung von Suchterkrankungen

Es werden drei verschiedene Teil-Indikationsgruppen von Mitteln zur Behandlung von Suchterkrankungen unterschieden.

Bei den Mitteln zur Behandlung der Opiatabhängigkeit handelt es sich um Opioide, die zur Substitutionsbehandlung eingesetzt werden. Angewendet werden Wirkstoffe, die auch als Analgetika verwendet werden (siehe ▶ Kap. 3.19). Zu nennen sind hier Levomethadon, Methadon und Buprenorphin. Methadon zur Substitution steht seit 1999 in Form von Fertigarzneimitteln zur Verfügung; davor war es für diese Indikation nur als Zubereitung erhältlich. Buprenorphin für die Substitution wurde 2000 auf den Markt gebracht. Zu nennen ist außerdem das 1990 eingeführte Naltrexon. Es hebt die Wirkung von Opioiden auf und wird unterstützend bei der Opiatentwöhnung eingesetzt.

Als wichtigster Wirkstoff unter den Mitteln bei Alkoholabhängigkeit ist das 1996 eingeführte Acamprosat zu nennen. Es wird bei alkoholabhängigen Patienten unterstützend zur Einhaltung der Abstinenz eingesetzt.

Zu den Mitteln bei Nikotinabhängigkeit zählen neben Nicotin das 2001 für dieses Anwendungsgebiet eingeführte Buproprion und das seit 2007 verfügbare Vareniciclin. Alle Wirkstoffe dieser Teil-Indikationsgruppe gelten als Life-Style-Arzneimittel und sind entsprechend Anlage II der Arzneimittel-Richtlinie von der Erstattung durch die GKV ausgeschlossen.

3.24.1.3 Teil-Indikationsgruppe der Antivertiginosa

Die Wirkstoffe dieser Teil-Indikationsgruppe werden zur symptomatischen Therapie bei Schwindelsymptomatik eingesetzt. Zu nennen sind hier das seit 1970 verfügbare Betahistin, das bei Morbus Menière eingesetzt wird, einer in Anfällen auftretenden Erkrankung des Innenohrs. Zur unspezifischen Behandlung von Schwindelsymptomatik stehen außerdem Flunarizin sowie eine Kombination aus Cinnarizin und Dimenhydrinat zur Verfügung.

3.24.1.4 Weitere Teil-Indikationsgruppen

Als weitere Teil-Indikationsgruppen von Bedeutung für die ambulante Versorgung sind die folgenden zu nennen, die jeweils nur einen Wirkstoff umfassen.

Das 1996 eingeführte Riluzol definiert die Teil-Indikationsgruppe der Mittel bei amyotropher Lateralsklerose (ALS). Es wird eingesetzt, um die Lebenszeit oder die Zeit bis

Tab. 3.67 Neue Wirkstoffe in der Indikationsgruppe N07 im Zeitraum von 2008 bis 2012.

Jahr (Markt-einführung)	Wirkstoff	Teil-Indikationsgruppe	Therapieansatz
2010	Amifampridin	Kaliumkanalblocker	Kaliumkanalblocker
2011	Fampridin	Kaliumkanalblocker	Kaliumkanalblocker
2011	Tafamidis	Familiäre Amyloidpolyneuropathie	Transthyretin-Stabilisatoren

Quelle: IGES

zur Notwendigkeit einer mechanischen Beatmung zu verlängern. Der Wirkmechanismus ist unklar.

Zur Teil-Indikationsgruppe der Kaliumkanalblocker gehören das 2010 eingeführte Amifampridin (auch 3,4-Diaminopyridin oder 3,4-DAP genannt) und das 2011 eingeführte Fampridin (□ Tab. 3.67). Beide Wirkstoffe wurden bereits vor Einführung der genannten Fertigarzneimittel seit vielen Jahren als Rezeptur eingesetzt. Amifampridin wird zur symptomatischen Therapie beim Lambert-Eaton-Myasthenie-Syndrom (LEMS) eingesetzt. Wie bei der Myasthenia gravis kommt es beim LEMS u. a. zu einer Muskelschwäche, weil zu wenig Acetylcholin freigesetzt wird. Amifampridin hemmt einen Kaliumkanal, wodurch indirekt die Ausschüttung von Acetylcholin erhöht wird. Fampridin wurde zugelassen zur Verbesserung der Gehfähigkeit bei Patienten mit Multipler Sklerose (MS).

Das seit 2011 verfügbare Tafamidis begründete die Teil-Indikationsgruppe der Mittel bei familiärer Amyloidpolyneuropathie vom Transthyretin-Typ (TTR-FAP). Bei dieser angeborenen Erkrankung kommt es zur Bildung eines fehlerhaften Transthyretin-Moleküls, was dazu führt, dass Amyloid in verschiedenen Organen abgelagert wird. Bei der TTR-FAP ist das Nervensystem betroffen; es kommt zu unterschiedlichen Störungen bedingt durch die sich entwickelnde Polyneuropathie. Tafamidis wirkt als Stabilisator des Transthyretins, wodurch die Ablagerungen vermindert werden sollen.

3.24.2 Entwicklung des Verbrauchs

Aus der Indikationsgruppe der anderen Mittel für das Nervensystem wurden jedem Versicherten der GKV 2012 im Mittel 1,3 DDD verordnet, womit diese Wirkstoffe zu den selten verwendeten Arzneimitteln gehören.

Der Verbrauch der Arzneimittel dieser Indikationsgruppe stieg zwischen 1996 und 2003 deutlich an. 2004 hat sich der Verbrauch mehr als halbiert, was sicher dadurch bedingt ist, dass nicht rezeptpflichtige Arzneimittel seitdem in der Regel von der GKV nicht mehr erstattet werden. Seit 2004 zeigte der jährliche Verbrauch nur wenig Änderung (□ Abb. 3.133).

Der größte Anteil des Verbrauchs entfällt auf die Teil-Indikationsgruppe der Antiverginosa mit einem Anteil von mehr als zwei Dritteln (□ Tab. 3.68). Es folgen die Parasympathomimetika und die Mittel bei Opiatabhängigkeit, die jeweils gut ein Zehntel des Verbrauchs ausmachen. Die auffälligsten Verbrauchsänderungen waren für die Kaliumkanalblocker zu beobachten, deren Verbrauch sich 2012 im Vergleich zu 2011 um mehr als das Siebenfache erhöhte. Ursache hierfür ist der Verbrauchsanstieg von Fampridin von 0,38 auf 2,89 Mio. DDD.

Innerhalb der Teil-Indikationsgruppen werden keine Therapieansätze unterschieden. Die Verbrauchsanteile der Wirkstoffe in der Teil-Indikationsgruppe der Antiverginosa waren zwischen 2010 und 2012 stabil. Rund 75% entfielen auf Betahistin, weitere 20% auf die Cinnarizin-Kombination und knapp 4%

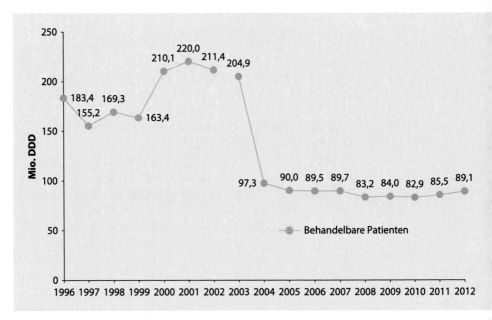

◻ Abb. 3.133 Verbrauch von Arzneimitteln aus der Indikationsgruppe „N07 Andere Mittel für das Nervensystem" in Mio. DDD im Zeitraum von 1996 bis 2012.

Quelle: IGES nach AVR (1997 bis 2002), IGES-Berechnungen nach NVI (INSIGHT Health) (ab 2003)

◻ Tab. 3.68 Übersicht der Menge der verordneten DDD in den Teil-Indikationsgruppen der Indikationsgruppe N07 in den Jahren 2010 bis 2012.

Teil-Indikationsgruppe Antiepileptika bei	DDD 2010 (Mio.)	DDD 2011 (Mio.)	DDD 2012 (Mio.)	Differenz 2010 vs. 2011 (%)	Differenz 2011 vs. 2012 (%)
Antivertiginosa	56,62	58,58	59,87	3,46	2,20
Parasympathomimetika	10,91	11,28	11,53	3,41	2,18
Mittel bei Opiatabhängigkeit	10,54	10,80	10,76	2,43	−0,38
Kaliumkanalblocker	–		0,39	−2,91	644,69
Andere Mittel für das Nervensystem, chemisch	2,67	2,54	2,49	−4,97	−1,61
Mittel bei ALS	0,98	1,07	1,07	8,66	0,27
Mittel bei Alkoholabhängigkeit	1,20	0,82	0,49	−31,61	−40,07
Indikationsgruppe gesamt	**82,94**	**85,49**	**89,14**	**3,07**	**4,27**

Quelle: IGES-Berechnungen nach NVI (INSIGHT Health)

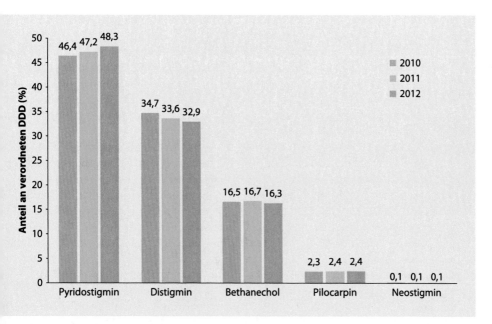

Abb. 3.134 Anteile der verordneten DDD für die Wirkstoffe der Teil-Indikationsgruppe „Parasympathomimetika" für 2010 bis 2012.
Quelle: IGES-Berechnungen nach NVI (INSIGHT Health)

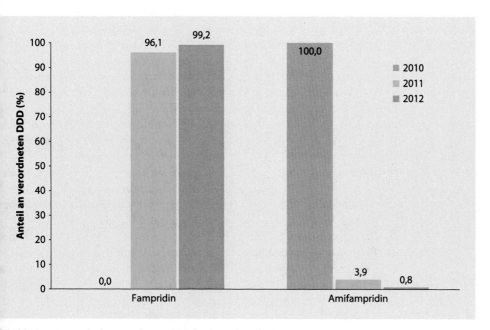

Abb. 3.135 Anteile der verordneten DDD für die Wirkstoffe der Teil-Indikationsgruppe „Kaliumkanalblocker" für 2010 bis 2012.
Quelle: IGES-Berechnungen nach NVI (INSIGHT Health)

auf Flunarizin. Der Einsatz von Betahistin bei Morbus Menière wird von der aktuellen Leitlinie zur Behandlung von Schwindel empfohlen (*Strupp* et al. 2012).

In der Teil-Indikationsgruppe der Parasympathomimetika änderten sich die Verbrauchsanteile von Pyridostigmin und Distigmin jeweils gegenläufig (◘ Abb. 3.134). Pyridostigmin erreichte 2012 rund 48%, und Distigmin sank auf einen Anteil von rund 33%. Die Anteile von Bethanechol, Pilocarpin und Neostigmin blieben im Beobachtungszeitraum konstant.

Die auffälligsten Verschiebungen waren bei den Kaliumkanalblockern zu beobachten. Durch die Einführung von Fampridin im Jahr 2011 und dessen raschen Verbrauchsanstieg lag der Anteil von Amifampridin 2011 bei nur noch 3,9% und sank 2012 auf 0,8% (◘ Abb. 3.135). Für beide Wirkstoffe stieg der Verbrauch an. Das Verbrauchsniveau war jedoch bereits im Jahr der Einführung für Fampridin mit 0,38 Mio. DDD etwa hundertfach höher als für Amifampridin. Dies kann mit der unterschiedlichen Prävalenz der Erkrankungen MS und LEMS zusammenhängen (siehe ► Abschn. 3.24.4). Laut Leitlinie der DGN sollte 3,4-DAP als symptomatisches Therapeutikum der ersten Wahl bei LEMS verordnet werden (*Wiendl* et al. 2012).

3.24.3 Regionale Unterschiede im Verbrauch

Der Pro-Kopf-Verbrauch von anderen Mitteln für das Nervensystem variierte 2012 regional erheblich und lag zwischen 1 DDD pro Versicherten in Bremen und Brandenburg und 1,8 DDD in Mecklenburg-Vorpommern. Die Karte (◘ Abb. 3.136) zeigt, dass in den nördlichen Regionen ein höherer Pro-Kopf-Verbrauch als in den südlichen zu beobachten war.

In allen Regionen wurden Antivertiginosa am häufigsten verordnet, dennoch schwankte ihr Anteil am Verbrauch erheblich: Außer in Berlin und Hamburg lag der Anteil der Antivertiginosa zwischen rund 60 und 80%. In Hamburg erreichte er nur rund 41% und in Berlin 49%. In diesen beiden Regionen fanden sich mit 40 bzw. 25% die höchsten Verbrauchsanteile der Mittel gegen Opiatabhängigkeit.

Ärztliche Behandlung wegen Schwindelsymptomatik wird bei vestibulärem Schwindel häufiger in Anspruch genommen als bei anderen Formen des Schwindels (*Neuhauser* 2009). Der vestibuläre Schwindel ist bei älteren Menschen deutlich häufiger als bei jüngeren Menschen. Prüft man den Zusammenhang zwischen dem Pro-Kopf-Verbrauch von Antivertiginosa und dem Anteil der über 55-Jährigen, so erweist sich das Alter als signifikante Einflussvariable für den Verbrauch; das Bestimmtheitsmaß liegt bei 0,43.

3.24.4 Epidemiologie, Bedarf und Angemessenheit der Versorgung

Im folgenden Abschnitt werden vor allem die Erkrankungen dargestellt, bei denen Arzneimittel aus der Indikationsgruppe der anderen Mittel für das Nervensystem die größte Bedeutung für die Ausgaben der GKV haben. Dies sind vor allem die Teil-Indikationsgruppen

>> Kaliumkanalblocker zur symptomatischen Behandlung der Multiplen Sklerose (MS) und des Lambert-Eaton-Myasthenie-Syndroms (LEMS)
>> Mittel bei Schwindel (Menière und unspezifischer Schwindel).

Die Epidemiologie der Multiplen Sklerose (MS) wurde im ► Kap. 3.15 (L03 Immunstimulanzien) ausführlich dargestellt. Demnach wird die Prävalenz der MS in Deutschland auf 122.000 Patienten geschätzt (*Hein* und *Hopfenmüller* 2000). Dies entspricht etwa 104.000 GKV-Patienten. Aktuellere Daten zur

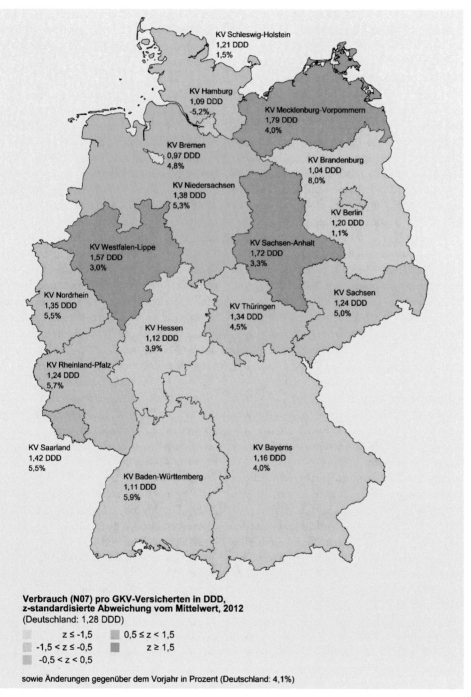

KV Schleswig-Holstein
1,21 DDD
1,5%

KV Hamburg
1,09 DDD
-5,2%

KV Mecklenburg-Vorpommern
1,79 DDD
4,0%

KV Bremen
0,97 DDD
4,8%

KV Brandenburg
1,04 DDD
8,0%

KV Niedersachsen
1,38 DDD
5,3%

KV Berlin
1,20 DDD
1,1%

KV Westfalen-Lippe
1,57 DDD
3,0%

KV Sachsen-Anhalt
1,72 DDD
3,3%

KV Nordrhein
1,35 DDD
5,5%

KV Sachsen
1,24 DDD
5,0%

KV Thüringen
1,34 DDD
4,5%

KV Hessen
1,12 DDD
3,9%

KV Rheinland-Pfalz
1,24 DDD
5,7%

KV Saarland
1,42 DDD
5,5%

KV Bayerns
1,16 DDD
4,0%

KV Baden-Württemberg
1,11 DDD
5,9%

Verbrauch (N07) pro GKV-Versicherten in DDD,
z-standardisierte Abweichung vom Mittelwert, 2012
(Deutschland: 1,28 DDD)

z ≤ -1,5

0,5 ≤ z < 1,5

-1,5 < z ≤ -0,5

z ≥ 1,5

-0,5 < z < 0,5

sowie Änderungen gegenüber dem Vorjahr in Prozent (Deutschland: 4,1%)

Abb. 3.136 Verbrauch von Arzneimitteln aus der Indikationsgruppe „N07 Andere Mittel für das Nerven-system" in DDD je Versicherten im Jahr 2012 und Änderung gegenüber dem Vorjahr nach KV-Region.
Quelle: IGES-Berechnungen nach NVI (INSIGHT Health)

Häufigkeit der MS in Deutschland gibt es bislang nicht. Laut einer internationalen Studie wurde in den letzten Jahren ein Anstieg der Prävalenz beobachtet *(Koch-Hendriksen 2010)*. Eine symptomatische Behandlung ist mit dem Kaliumkanalblocker Fampridin möglich. Der Anteil der MS-Patienten mit Gehbehinderung (Expanded Disability Status Scale (EDSS) von 4–6,5 Punkten), die für eine Therapie mit Fampridin in Frage kommen, liegt bei etwa 38% *(Kobelt* 2006). Da nur 35 bis 43% der MS-Patienten auf die Therapie mit Fampridin ansprechen – und nur bei diesen eine begonnene Therapie fortgeführt werden soll *(Fachinformation Fampyra* 2012) – ist mit einem möglichen Bedarf von etwa 14.000 bis 17.000 MS-Patienten zu rechnen. Bei einem angenommenen Bedarf von kontinuierlich einer DDD täglich hätten im Jahr 2012 etwa 8.000 MS-Patienten mit Fampridin behandelt werden können. Die niedrige Anzahl an behandelbaren Patienten im Vergleich zum Behandlungsbedarf lässt sich u. a. dadurch erklären, dass das Vorliegen einer Gehstörung bei MS keine zwingende Indikation für die Anwendung einer symptomatischen Arzneimitteltherapie ist. Somit ist die Abweichung nicht als Anzeichen einer Unterversorgung zu werten.

Das Lambert-Eaton-Myasthenie-Syndrom (LEMS) zählt zu den seltenen Erkrankungen. Laut der europäischen Definition sind von einer seltenen Erkrankung nicht mehr als fünf von 10.000 Menschen betroffen. Durch eine Störung der Signalweiterleitung von der Nervenzelle auf die Muskelzelle kommt es zu einer Muskelschwäche. Valide Daten zur Häufigkeit des LEMS in Deutschland gibt es bislang nicht. Das Syndrom wird bei einem Teil der Patienten durch Autoimmunprozesse hervorgerufen, und bei diesen Patienten ist der Kaliumkanalblocker Amifampridin das Mittel der Wahl *(Wiendl* et al. 2012). Bei 50 bis 60% der Betroffenen tritt das LEMS als paraneoplastische Erkrankung auf, besonders beim kleinzelligen Bronchialkarzinom *(Wiendl* et al.

2012). Bei diesen Patienten steht die Behandlung der Tumorerkrankung im Vordergrund. Nur für bestimmte Patientengruppen sind epidemiologische Daten zum LEMS verfügbar. Demnach liegt der Anteil der Patienten mit LEMS innerhalb der Gruppe mit kleinzelligem Lungenkarzinom bei etwa 3% *(Erlington* 1991). Der Bedarf an Kaliumkanalblockern zur Behandlung des LEMS ist also unklar.

In der ärztlichen Praxis zählt Schwindel zu den häufigsten Leitsymptomen *(Neuhauser* 2009). Eine repräsentative Befragung der Gesamtbevölkerung ergab eine 12-Monats-Prävalenz von 22,9% und eine Lebenszeitprävalenz von 29,3% *(Neuhauser* 2009). Die 12-Monats-Inzidenz in der deutschen Bevölkerung lag bei 3%. Diese Schätzungen sind eher als konservativ zu werten, da sie nur mäßig starken bis starken Schwindel berücksichtigen. Die Anzahl der betroffenen Frauen in der GKV ist mit 7,8 Mio. etwas höher als die der Männer mit 7,2 Mio. Die Ursachen für Schwindel sind vielfältig, und nur ein geringer Teil der Erkrankung lässt sich auf eine Störung im peripheren oder zentralen vestibulären System zurückführen *(Neuhauser* 2009). So wird die 12-Monats-Prävalenz für vestibulären Schwindel in der deutschen Bevölkerung mit 4,9% angegeben, und die Lebenszeitprävalenz liegt bei 7,4%. Die Inzidenz erreicht 1,4% bezogen auf zwölf Monate *(Neuhauser* 2009). Der Morbus Menière, eine Unterform des vestibulären Schwindels, ist mit einer Lebenszeitprävalenz von 0,12% selten *(Radtke* 2008). Da das Krankheitsbild Schwindel in seinem Verlauf sehr variabel ist, variiert auch der individuelle Arzneimittelbedarf sehr stark, insbesondere hinsichtlich Dosierung und Therapiedauer. Daher ist eine valide Aussage zur Anzahl der Patienten mit einem Therapiebedarf und somit ein Vergleich des tatsächlichen Verbrauchs und des Bedarfs nicht möglich.

◘ **Tab. 3.69** Ausgabenentwicklung in der Indikationsgruppe „N07 Andere Mittel für das Nervensystem" in den Jahren 2011 und 2012.

Indikations-/ Teil-Indikationsgruppe	Ausgaben (Mio. Euro)		Ausgabenänderung gegenüber Vorjahr (Mio. Euro)		Prozentuale Veränderung gegenüber Vorjahr		Anteil an Gesamtausgaben (%)	
	2011	2012	2010 vs. 2011	2011 vs. 2012	2010 vs. 2011	2011 vs. 2012	2011	2012
Kaliumkanalblocker	7,88	49,95	7,51	42,07	2017,38	533,99	0,03	0,19
Antivertiginosa	35,38	36,28	−1,32	0,90	−3,59	2,55	0,13	0,14
Parasympathomimetika	19,19	19,54	−0,36	0,35	−1,86	1,82	0,07	0,07
Mittel bei Opiatabhängigkeit	18,58	18,51	−1,15	−0,07	−5,82	−0,38	0,07	0,07
Mittel bei ALS	17,25	15,67	−0,03	−1,57	−0,18	−9,13	0,06	0,06
Andere Mittel für das Nervensystem, chemisch	7,11	7,16	−0,25	0,05	−3,34	0,70	0,03	0,03
Familiäre Amyloidpolyneuropathie (TTR-FAP)	0,23	4,72	0,23	4,49	−	1984,28	0,00	0,02
Gesamt	1,52	1,18	−0,54	−0,34	−26,19	−22,46	0,01	0,00

Quelle: IGES-Berechnungen nach NVI (INSIGHT Health)

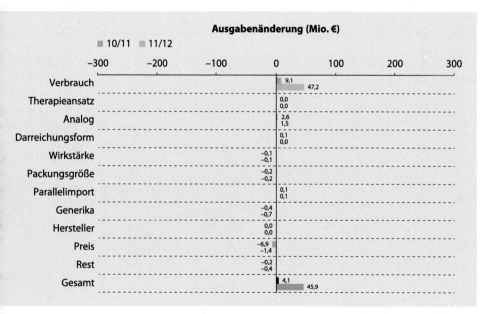

◘ **Abb. 3.137** Komponenten der Ausgabenänderung im Jahr 2012 für die Indikationsgruppe „N07 Andere Mittel für das Nervensystem".
Quelle: IGES-Berechnungen nach NVI (INSIGHT Health)

3.24.5 Analyse der Ausgabendynamik

Die Ausgaben für die Indikationsgruppe der anderen Mittel für das Nervensystem stiegen 2011 um 7 Mio. Euro und 2012 um rund 46 Mio. Euro. Der Ausgabenanstieg war in beiden Jahren allein durch die Teil-Indikationsgruppe der Kaliumkanalblocker bedingt (■ Tab. 3.69). Ursache war hier die Einführung des Wirkstoffs Fampridin im Jahr 2011.

Die Komponenten der Ausgabenentwicklung für die Jahre 2011 und 2012 zeigt (■ Abb. 3.137). 2011 wurden die verbrauchsbedingten Ausgabensteigerungen von 9,1 Mio. Euro teil-

weise durch die Preiskomponente kompensiert. 2012 zeigt sich lediglich die Verbrauchskomponente in Höhe von 47,2 Mio. Euro als relevante Komponente. Hauptverantwortlich dafür war vor allem die Teil-Indikationsgruppe der Kaliumkanalblocker (■ Tab. 3.69) und hier der Wirkstoff Fampridin. Die Verbrauchskomponente dieser Teil-Indikationsgruppe lag bei knapp 42 Mio. Euro. An zweiter Stelle folgten die Mittel bei familiärer Amyloidpolyneuropathie mit rund 4 Mio. Euro. Andere Komponenten hatten 2012 keine Bedeutung für die Ausgabenentwicklung in der Indikationsgruppe.

Fazit zur Indikationsgruppe „N07 Andere Mittel für das Nervensystem"

Ausgaben	Zuwachs
Prominenteste Komponente(n)	Verbrauch
Verbrauch	Überdurchschnittliches Wachstum in der Gruppe der Kaliumkanalblocker
Therapieansätze	Keine Bedeutung
Analog-Wettbewerb	Keine Bedeutung
Sonstiges	Keine Bedeutung

Literatur

Biogen Idec Limited (2012) Fachinformation. Fampyra® 10mg Retardtabletten. Stand: Mai 2012.

Elrington et al. (1991) Neurological paraneoplastic syndromes in patients with small cell lung cancer. A prospective survey of 150 patients. Journal of Neurology, Neurosurgery, and Psychiatry 54: 764–767.

Hein T, Hopfenmüller W (2000) Hochrechnung der Zahl an Multiple Sklerose erkrankten Patienten in Deutschland. Nervenarzt 71:288–294.

Koch-Hendriksen N, Sørensen PS (2010) The changing demographic pattern of multiple sclerosis epidemiology. Lancet Neurology, Vol 9. (5):520–532.

Kobelt et al. (2006) Costs and quality of life of multiple sclerosis in Germany. The European Journal of Health Economics, Vol 7. Suppl. 2:34–44.

Neuhauser HK (2009) Epidemiologie von Schwindelerkrankungen. Nervenarzt 80: 887–894.

Radtke et al. (2008) Screening for Menière's Disease in the general population – the needle in the haystack. Acta Oto-Laryngologica 128: 272–276.

Strupp et al. (2012) Schwindel – Therapie. In: Diener HC, Weimar CH (Hrsg.) Leitlinien für Diagnostik und Therapie in der Neurologie. http://www.dgn. org/images/stories/dgn/leitlinien/LL_2012/pdf/ ll_49_2012_schwindel__therapie.pd (25.03.2012).

Wiendl et al. (2012) Diagnostik und Therapie der Myasthenia gravis und des Lambert-Eaton-Syndroms. In: Diener HC, Weimar CH (Hrsg.) Leitlinien für Diagnostik und Therapie in der Neurologie. http://www.dgn.org/leitlinien-online-2012 inhalte-nach-kapitel/2408-ll-68-2012-diagnostik und-therapie-der-myasthenia-gravis-und-des lambert-eaton-syndroms.html (25.03.2012).

3.25   R03 Mittel bei obstruktiven Atemwegserkrankungen

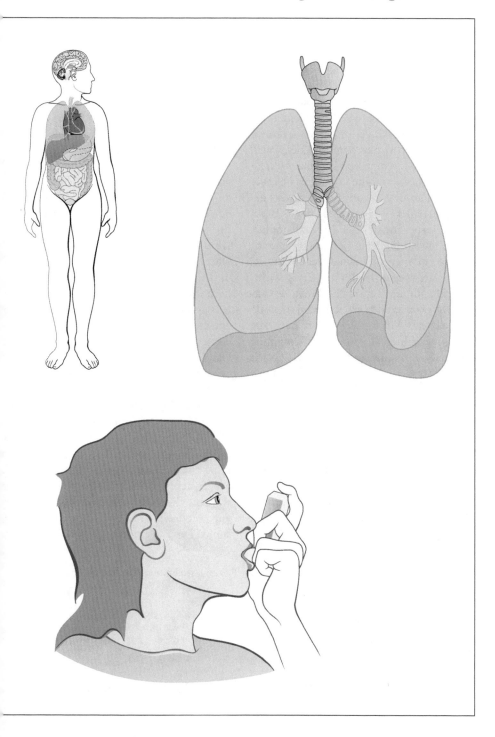

3.25.1 Entwicklung der Indikationsgruppe

Zu den obstruktiven Atemwegserkrankungen gehören das Asthma bronchiale und die chronisch obstruktive Lungenerkrankung (COPD). Obwohl sie unterschiedliche Ursachen haben, werden diese Erkrankungen zum Teil mit den gleichen Medikamenten behandelt. Grundsätzlich werden zwei zentrale Behandlungsprinzipien unterschieden: Durch selektive Beta$_2$-Sympathomimetika, Anticholinergika oder Xanthine kommt es überwiegend zu einer Erweiterung der Atemwege und damit zu einer Verbesserung der Symptomatik. Insbesondere bei der Behandlung des Asthma bronchiale sieht man heute die Hemmung der entzündlichen Veränderungen in den Atemwegen als das langfristig wichtigere Behandlungsziel an, das durch die Gabe von Glucocorticoiden erreicht wird. Viele der eingesetzten Wirkstoffe werden bevorzugt inhalativ verabreicht, um die Wirkung möglichst auf die Atemwege zu begrenzen. Nachfolgend werden die wichtigsten Therapieansätze kurz skizziert.

Beta$_2$-Mimetika

Das nicht-selektive Sympathomimetikum Ephedrin wurde im späten 19. Jahrhundert entdeckt, 1927 wurde es erstmals synthetisiert. Aus der Erkenntnis, dass Ephedrin sympathomimetisch wirkt (d. h. es kommt zu Wirkungen wie bei der Aktivierung des sympathischen Nervensystems), entstanden die Wirkstoffe Orciprenalin und Isoprenalin, die jedoch nicht nur auf die Beta$_2$-Rezeptoren an den Bronchien, sondern auch auf die Beta$_1$-Rezeptoren des Herzens wirken und dort zu unerwünschten Wirkungen führen. Mit Fenoterol wurde 1962 das erste relativ selektive Beta$_2$-Sympathomimetikum synthetisiert und knapp zehn Jahre später in den Markt eingeführt. 1968 wurde das Salbutamol vorgestellt. Weitere Beta$_2$-Mimetika, die nachfolgend auf den Markt kamen, sind z. B. Bambuterol (1992), Salmeterol (1995), Formoterol (1997) und Indacaterol (2009, nur zur Anwendung bei COPD; (▢ Tab. 3.70). Beta$_2$-Mimetika werden in der Regel inhalativ angewendet.

Glucocorticoide

Die Nebennierenrindenhormone Cortison und Cortisol wurden erstmals 1936/37 isoliert; die Synthese eines Corticosteroids gelang das erste Mal 1938. Die hervorragende entzündungshemmende Wirkung der Glucocorticoide wurde 1948 klinisch demonstriert. Glucocorticoide wurden bei Asthma zunächst systemisch, d. h. in Form von Tabletten oder Spritzen eingesetzt. Inzwischen stehen Glucocorticoide für diese Indikation in Form von inhalierbaren Aerosolen zur Verfügung, was die Verträglichkeit dieser Therapieoption erheblich verbesserte. Die Möglichkeit der inhalativen Glucocorticoid-Therapie muss als Meilenstein in der Asthmatherapie angesehen werden. Eines der am häufigsten inhalativ angewendeten Glucocorticoide ist das Budesonid. Der Wirkstoff kam bereits 1983 auf

▢ **Tab. 3.70** Neue Wirkstoffe in der Indikationsgruppe R03 im Zeitraum von 2008 bis 2012.

Jahr (Markteinführung)	Wirkstoff	Therapieansatz
2009	Indacaterol	Beta2-Mimetika
2010	Roflumilast	Phosphodiesterase-4-Hemmer
2012	Aclidiniumbromid	Anticholinergika
2012	Glycopyrroniumbromid	Anticholinergika

Quelle: IGES

len deutschen Markt. Im Jahr 2005 wurde die Gruppe der inhalativen Glucocorticoide durch das Ciclesonid ergänzt.

Anticholinergika

Bereits im 18. Jahrhundert setzte man atropinartige Wirkstoffe zur Behandlung des Asthma bronchiale ein, indem man die Patienten Stängel von Bilsenkraut, Stechapfel oder Tollkirsche mittels einer Pfeife rauchen ließ. Die atropinartigen Inhaltsstoffe der genannten Pflanzen wirken anticholinerg, d. h. sie hemmen den Einfluss des parasympathischen Nervensystems. Heute kommen synthetische Anticholinergika in Form von Dosieraerosolen vor allem bei der COPD zum Einsatz. Als Erstes wurde 1974 das Ipratropiumbromid auf den Markt gebracht, gefolgt von 1983 Oxitropiumbromid) (1983), Tiotropiumbromid (2002) sowie Aclidiniumbromid und Glycopyrroniumbromid (2012, ◻ Tab. 3.70).

Kombinationen mit Sympathomimetika

Häufig ist die Kombination von zwei Wirkstoffen notwendig, um die Symptomatik bei Asthma oder COPD ausreichend zu kontrollieren. Es stehen daher inhalative Präparate zur Verfügung, die entweder eine fixe Kombination aus einem $Beta_2$-Mimetikum und einem Glucocorticoid, aus einem $Beta_2$-Mimetikum und einem Anticholinergikum oder aus einem $Beta_2$-Mimetikum und einem Antiallergikum enthalten. Die Anwendung wird durch fixe Kombinationen erleichtert, weil sich dadurch die Zahl der Inhalationen reduziert.

Xanthine

Zu den Xanthinen gehören Coffein, Theobromin und Theophyllin, die sich beispielsweise in Kaffee- oder Kakaobohnen sowie in den Blättern des Teestrauches finden. Theophyllin wurde bereits 1888 isoliert. Bei der Erforschung der Xanthine interessierten zunächst die zentral stimulierenden Effekte. 1912 wurde die atemstimulierende und bronchodilatierende Wirkung von Coffein erkannt. Zur Behandlung chronisch obstruktiver Atemwegserkrankungen werden nur Theophyllin-Derivate eingesetzt, von denen heute nur noch das Theophyllin selbst eine Bedeutung hat.

Weitere Therapieansätze

Als in Deutschland einziger Vertreter des Therapieansatzes der Leukotrienrezeptor-Antagonisten wurde 1998 das Montelukast eingeführt, das als Zusatztherapie beim Asthma eingesetzt wird und entzündungshemmend wirkt. Sogenannte Mastzellstabilisatoren hemmen die Histaminausschüttung aus Mastzellen, spielen jedoch in der Therapie chronisch obstruktiver Atemwegserkrankungen nur eine untergeordnete Rolle. Seit 2005 steht der monoklonale Antikörper Omalizumab zur Verfügung. Omalizumab wirkt gegen IgE-Antikörper, eine Klasse von Antikörpern, durch die akute allergische Reaktionen vermittelt werden. Der Antikörper wird in Form einer Injektion bei schwer verlaufendem allergischem Asthma angewendet. Das 2010 eingeführte Roflumilast ist der erste Vertreter der Phosphodiesterase(PDE)-4-Hemmer und soll entzündungshemmend wirken (◻ Tab. 3.70).

3.25.2 Entwicklung des Verbrauchs

Aus der Indikationsgruppe der Mittel bei obstruktiven Atemwegserkrankungen wurden jedem Versicherten der GKV im Jahr 2012 im Mittel 18,2 DDD verordnet. Diese Arzneimittel sind daher als sehr häufig verordnet anzusehen.

Der Verbrauch ist zwischen 1996 und 2012 insgesamt um etwa ein Achtel zurückgegangen. Dabei war zunächst ein beinahe kontinuierlicher Verbrauchsrückgang bis zum Jahr 2004 zu beobachten (◻ Abb. 3.138). Seitdem war eine sehr langsame Verbrauchszunahme von etwa 20 Mio. jährlich erkennbar, die nur 2008 und 2012 durch einen Verbrauchsrückgang unterbrochen wurde.

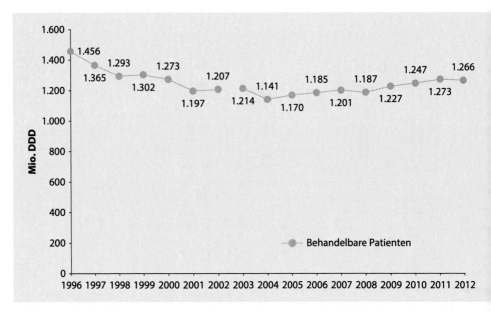

□ Abb. 3.138 Verbrauch von Arzneimitteln aus der Indikationsgruppe „R03 Mittel bei obstruktiven Atemwegserkrankungen" in Mio. DDD im Zeitraum von 1996 bis 2012.
Quelle: IGES nach AVR (1996 bis 2002), IGES-Berechnungen nach NVI (INSIGHT Health) (ab 2003)

Die Anteile der Therapieansätze am Verbrauch änderten sich zwischen 2010 und 2012 nur wenig (□ Abb. 3.139). Den höchsten Anteil, der stabil bei etwa einem Drittel der verordneten DDD lag, hatten die inhalativen Kombinationen mit Sympathomimetika. Einen ebenfalls annähernd konstanten Verbrauchsanteil zeigten mit rund 20% die inhalativen $Beta_2$-Mimetika. An dritter Stelle standen die Anticholinergika, deren Anteil auf knapp 14% anstieg und die damit die inhalativen Glucocorticoide mit leicht sinkendem Anteil auf den vierten Rang verwiesen. Der Anteil der Xanthine ging weiter zurück und lag bei knapp 7%. Die übrigen Therapieansätze waren von untergeordneter Bedeutung.

Sowohl für die Behandlung des Asthmas als auch der COPD wurde eine Nationale Versorgungs-Leitlinie erstellt (*NVL Asthma* 2010; *NVL COPD* 2010). Abhängig von Schweregrad und Symptomatik werden zur Behandlung des Asthmas vor allem die Wirkstoffgruppen der inhalativen $Beta_2$-Mimetika

und der inhalativen Glucocorticoide empfohlen. Für die Therapie der COPD werden in erster Linie inhalative $Beta_2$-Mimetika oder Anticholinergika und inhalative Glucocorticoide angeraten. Xanthine gelten bei beiden Erkrankungen als nachrangige Therapieoption. Diese Empfehlungen finden sich in den Verbrauchsanteilen der Therapieansätze wieder. Insbesondere ist der deutliche Rückgang des Anteils der Xanthine zu begrüßen. Die Bevorzugung der fixen Kombinationen ist nachvollziehbar, da es für die Patienten bedeutet, dass die Inhalation der Medikamente jeweils nur einmal und nicht – wie bei der freien Kombination – zweimal erfolgen muss. Allerdings ist der Anteil inhalativer $Beta_2$-Mimetika fast so hoch wie der der Fixkombinationen. Die NVL Asthma weist darauf hin, dass bisher kein Beleg dafür erbracht werden konnte, dass fixe Kombinationen das Therapieergebnis verbessern.

Die Anteile der Wirkstoffe innerhalb des größten Therapieansatzes, den inhalativen

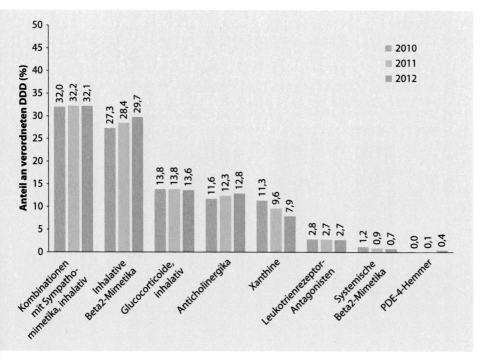

Abb. 3.139 Anteile der Therapieansätze an den verordneten DDD in der Indikationsgruppe „R03 Mittel bei obstruktiven Atemwegserkrankungen" für 2010 bis 2012.
Quelle: IGES-Berechnungen nach NVI (INSIGHT Health)

Kombinationen mit Sympathomimetika, zeigten zwischen 2010 und 2012 deutliche Veränderungen (◻ Abb. 3.140). Es muss berücksichtigt werden, dass nur die Kombinationen mit Salmeterol und Formoterol tatsächlich miteinander vergleichbar sind, denn nur hier handelt es sich um fixe Kombinationen mit einem Glucocorticoid. Der Anteil dieser Kombinationen ist im betrachteten Zeitraum angestiegen und lag 2012 bei über 73%. Erhöht hat sich dabei besonders der Anteil der fixen Kombinationen von Formoterol mit Beclometason. Dies mag vor allem wirtschaftlich motiviert sein, denn – bei allen Vorbehalten gegenüber Preisvergleichen in Bezug auf DDD – war diese Kombination mit einem mittleren AVP von 1,86 Euro je DDD auch 2012 die preisgünstigste Fixkombination aus einem Sympathomimetikum und einem Glucocorticoid. Seit Ende 2010 unterliegen diese Fix-

kombinationen der Festbetragsregelung. Für die Fixkombination Salmeterol mit Fluticason ging 2012 der mittlere AVP je DDD auf 1,88 Euro zurück und ihr Anteil blieb stabil. Der Anteil der fixen Kombinationen mit anderen Mitteln war erneut rückläufig. Auch diese Entwicklung steht in Einklang mit der Nationalen Versorgungs-Leitlinie, denn insbesondere die Kombination von Sympathomimetika und Cromoglicinsäure wird dort nicht als Standardtherapieoption erwähnt.

Nur sehr geringfügige Veränderungen zeigten sich innerhalb des zweitgrößten Therapieansatzes, den inhalativen Beta$_2$-Mimetika. Den größten Anteil hatte Salbutamol mit 52% im Jahr 2012. Der Anteil von Formoterol ist auf 35,5% angestiegen und Fenoterol lag stabil bei 10,5%.

Einen Therapieansatz, dessen Anteil am Verbrauch in den betrachteten Jahren ge-

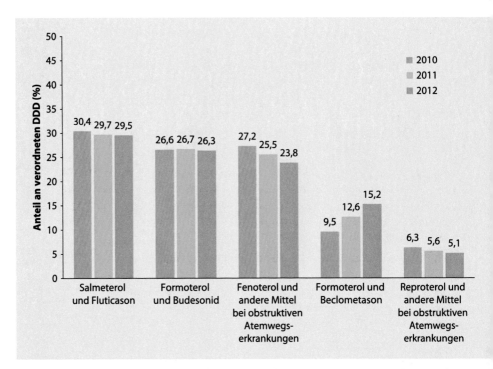

◘ Abb. 3.140 Anteile der verordneten DDD für die Wirkstoffe des Therapieansatzes „Inhalative Kombinationen mit Sympathomimetika" für 2010 bis 2012. Gezeigt sind nur Kombinationen mit einem Anteil von mindestens 1%. Quelle: IGES-Berechnungen nach NVI (INSIGHT Health)

stiegen ist, stellen die Anticholinergika dar. Dieser Therapieansatz umfasst inzwischen vier Wirkstoffe. Der Anteil von Tiotropiumbromid lag im Beobachtungszeitraum stabil bei 93%, der von Ipratropiumbromid ging leicht von 7,4 auf 6,0% zurück (◘ Abb. 3.141). Die im Herbst 2012 neu eingeführten Wirkstoffe Glycopyrroniumbromid und Aclidiniumbromid erreichten Anteile von 0,5 bzw. 0,4%. Bezogen auf den absoluten Verbrauch war lediglich für Tiotropiumbromid ein bedeutsames Wachstum festzustellen, das bei rund 11 Mio. DDD lag. Die Bevorzugung von Tiotropiumbromid erklärt sich durch seine lange Wirkungsdauer.

Für die hier im Detail dargestellten Therapieansätze inhalativer Therapeutika muss berücksichtigt werden, dass bei der Auswahl eines Wirkstoffes bzw. einer Wirkstoffkombination nicht nur die Eigenschaften des Wirkstoffes an sich eine Rolle spielen, sondern auch die Art des Inhalationssystems, welches für den Wirkstoff zur Verfügung steht.

3.25.3 Regionale Unterschiede im Verbrauch

In Bezug auf regionale Unterschiede im Verbrauch von Mitteln bei obstruktiven Atemwegserkrankungen zeigt sich ein recht klares geografisches Bild: Am höchsten ist der Pro-Kopf-Verbrauch in den nördlichen und westlichen KV-Regionen, in Berlin und im Saarland. An der Spitze liegt Bremen mit einem Verbrauch von 22,9 DDD je Versicherten. Die übrigen östlichen Regionen und Hessen nehmen in Bezug auf den Verbrauch eine mittlere Position ein. Die niedrigsten Verbrauchswerte wurden im Süden und Südosten beobachtet, wobei der Verbrauch in Baden-

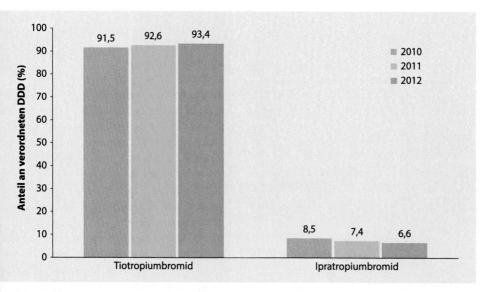

□ Abb. 3.141 Anteile der verordneten DDD für die Wirkstoffe des Therapieansatzes „Anticholinergika" für 2010 bis 2012.
Quelle: IGES-Berechnungen nach NVI (INSIGHT Health)

Württemberg mit 14,2 DDD je Versicherten am geringsten war. Diese geografische Verteilung zeigt eine gewisse Übereinstimmung mit der berichteten regionalen Asthmaprävalenz entsprechend GEDA (*RKI* 2012a), die jedoch keinen signifikanten Zusammenhang ergibt. Noch geringer ist die Korrelation zwischen dem Verbrauch und der selbst berichteten Prävalenz der chronischen Bronchitis für das Jahr 2010 (*RKI* 2012b).

3.25.4 Epidemiologie, Bedarf und Angemessenheit der Versorgung

Bei den chronisch obstruktiven Atemwegserkrankungen ist die COPD vom Asthma bronchiale zu unterscheiden. Die COPD tritt fast überwiegend bei Rauchern und in den meisten Fällen nicht vor dem 40. Lebensjahr auf. Das Asthma bronchiale hat häufig eine allergische Ursache und manifestiert sich oft schon im Kindesalter.

In deutschen Gesundheitssurveys finden sich Prävalenzangaben zur chronischen Bronchitis, die nicht immer identisch mit einer COPD ist. Im telefonischen Gesundheitssurvey 2010 (GEDA) gaben 5,5% aller Frauen und 3,7% aller Männer an, an einer ärztlich festgestellten chronischen Bronchitis zu leiden (12-Monats-Prävalenz) (*RKI* 2012a). Andere Quellen nennen Prävalenzen zwischen 4 und 15% (*NVL COPD* 2010; *Halbert* et al. 2003). Die Nationale Versorgungsleitlinie COPD (*NVL COPD* 2010) gibt an, dass vermutlich bei 14% der Erwachsenen die Lungenfunktion eingeschränkt ist und schätzt die Prävalenz für die chronische Bronchitis auf ca. 10 bis 15%. Die Autoren der BOLD-Studie ermittelten anhand einer Spirometrie und einer Befragung eine COPD-Prävalenz von 13,2% bei über 40-Jährigen in Deutschland (Männer: 18,1%, Frauen 9,3%; *Geldmacher* et al. 2008). Demnach ist in der GKV-Population 2012 mit 5,4 Mio. Patienten im Alter ab 40 Jahren zu rechnen, die an einer COPD leiden.

Die COPD kann nach den GOLD-Leitlinien (*Global Strategy for the Diagnosis, Management and Prevention of COPD* 2010) oder der Nationalen Versorgungs-Leitlinie COPD in verschiedene Schweregrade eingeteilt werden. Ein dauerhafter medikamentöser Behandlungsbedarf besteht ab dem Schweregrad 2. Nach einer schwedischen Studie mit rund 22.000 Teilnehmern zeigen 40% der Patienten mit COPD Symptome, die mindestens dem Schweregrad 2 zugeordnet werden müssen (*Ekberg-Aronsson* et al. 2005). Nach *Geldmacher* et al. (2008) liegt die Prävalenz für den Schweregrad 2 und höher bei 5,8%. Es ist also in der GKV von 2,4 Mio. Patienten mit COPD und dauerhaftem medikamentösem Therapiebedarf auszugehen.

Der Nationalen Versorgungs-Leitlinie Asthma (*NVL Asthma* 2010) zufolge leiden etwa 5% der Erwachsenen sowie 10% der Kinder an Asthma. *Hasford* et al. (2010) publizierten auf der Basis von bayerischen Krankenkassendaten eine Prävalenz in Höhe von 4,8% bei Frauen und 4,5% bei Männern. In der Studie SHIP (Study of Health in Pomerania) lag die Punktprävalenz im Mecklenburg-Vorpommern nur bei 1,8% bei Personen zwischen 20 und 79 Jahren (*Schäper* et al. 2010). Im telefonischen Gesundheitssurvey 2010 (GEDA)(*RKI* 2012a) gaben 6,2% der Frauen und 4,2% der Männer über 18 Jahre an, an Asthma zu leiden (12-Monats-Prävalenz). Die Quelle enthält nach Altersgruppen (ab 18 Jahren) differenzierte Angaben zur Prävalenz. Bei der Schätzung für die GKV wurde vereinfachend nur die Population bis 44 Jahre berücksichtigt, da bei älteren Patienten Asthma und COPD klinisch nicht immer zu trennen sind. Ausgehend von den Angaben des *RKI* (2012a) kann für die GKV-Population eine Zahl von rund 2,1 Mio. Patienten mit Asthma angenommen werden.

Die medikamentöse Therapie wird in einem Stufenschema in der Nationalen Versorgungs-Leitlinie Asthma beschrieben (*NVL Asthma* 2010). Entsprechend der aktuell vorliegenden Fassung der NVL Asthma richtet sich die Behandlungsbedürftigkeit nach der Kontrolle der Asthmasymptomatik. Dadurch kann die Therapie optimal den Bedürfnissen der Patienten angepasst werden, denn die Behandlungsbedürftigkeit mit Medikamenten ist damit für den einzelnen Patienten – abhängig von der Symptomatik – nicht mehr festgeschrieben. Allerdings wird es durch dieses dynamische Konzept der Bedarfsdefinition schwieriger, den statischen Behandlungsbedarf zu schätzen. Weiterhin geht man davon aus, dass alle Patienten, die nach der alten Schweregradeinteilung dem Schweregrad 2 und höher zuzuordnen sind (geringgradig persistierendes Asthma), als dauerhaft behandlungsbedürftig anzusehen sind. Über die Verteilung der Schweregrade bei Asthmapatienten berichteten *Bacharier* et al. (2004) sowie *Liard* et al. (2000). Eine Symptomatik, die mindestens dem Schweregrad 2 entspricht findet sich demnach bei rund 61% der Patienten mit Asthma, d. h. in der GKV-Population ist von rund 1,3 Mio. Patienten auszugehen, die an einem dauerhaft medikamentös zu behandelnden Asthma bronchiale leiden.

Insgesamt liegt die Zahl der behandlungsbedürftigen Patienten mit chronisch obstruktiven Atemwegserkrankungen in der GKV also bei rund 3,6 Mio. Patienten. Für die Bedarfsschätzung wurde angenommen, dass an allen Tagen eines Jahres je 1 DDD aus der Indikationsgruppe der Mittel bei obstruktiven Atemwegserkrankungen zur Verfügung steht. In ◘ Abb. 3.142 ist das Ergebnis der Bedarfsschätzung dargestellt. Die Zahl der behandelbaren Patienten hat entsprechend dem rückläufigen Verbrauch (◘ Abb. 3.138) von 1996 bis 2000 abgenommen. Zwischen 2001 und 2008 lag die Zahl der behandelbaren Patienten relativ stabil bei 3,3 und ist seitdem leicht angestiegen auf knapp 3,5 Mio. Patienten im Jahr 2012. Ob die für 2012 kleine Lücke zwischen behandlungsbedürftigen und behandelbaren Patienten als Unterversorgung interpretiert werden muss, bleibt hier offen. Aller-

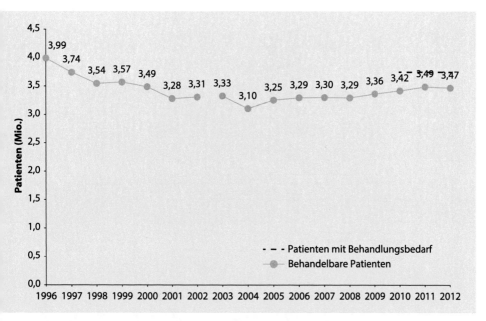

Abb. 3.142 Behandlungsbedarf mit Mitteln bei obstruktiven Atemwegserkrankungen (R03).
Quelle: IGES-Berechnungen nach AVR (1996–2002) und NVI (INSIGHT Health) (ab 2003)

dings geht die Nationale Versorgungs-Leit-linie COPD (*NVL COPD* 2010) davon aus, dass die Erkrankung in Deutschland immer noch unterschätzt und daher zu wenig diagnostiziert und behandelt wird.

3.25.5 Analyse der Ausgabendynamik

Die Ausgaben und Ausgabenänderungen bei den Mitteln bei obstruktiven Atemwegserkrankungen sind in ◻ Tab. 3.71 und ◻ Abb.

3.143 aufgeführt. Im Vergleich zum Vorjahr sanken 2012 die Ausgaben um 26,8 Mio. Euro. Die Beiträge der einzelnen Komponenten zur Ausgabenänderung unterschieden sich 2012 im Vergleich zum Vorjahr. Hier sind besonders die Verbrauchs-, Preis- und Therapieansatzkomponente zu nennen (◻ Abb. 3.144).

Die Verbrauchskomponente nahm, anders als in 2011, einen negativen Wert an und führte zu Einsparungen in Höhe von 8,4 Mio. Euro aufgrund von Verbrauchsrückgängen.

◻ **Tab. 3.71** Ausgabenentwicklung in der Indikationsgruppe „R03 Mittel bei obstruktiven Atemwegserkrankungen" in den Jahren 2011 und 2012.

Ausgaben (Mio. Euro)		Ausgabenänderung gegenüber Vorjahr (Mio. Euro)		Prozentuale Veränderung gegenüber Vorjahr		Anteil an Gesamtausgaben (%)	
2011	2012	2010 vs. 2011	2011 vs. 2012	2010 vs. 2011	2011 vs. 2012	2011	2012
1.451,63	1.424,87	−71,25	−26,76	−4,68	−1,84	5,34	5,34

Quelle: IGES-Berechnungen nach NVI (INSIGHT Health)

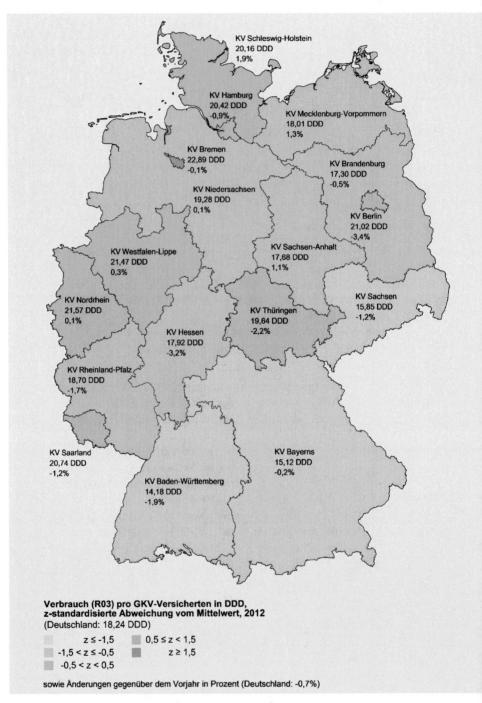

**Verbrauch (R03) pro GKV-Versicherten in DDD,
z-standardisierte Abweichung vom Mittelwert, 2012**
(Deutschland: 18,24 DDD)

$z \leq -1,5$ $0,5 \leq z < 1,5$
$-1,5 < z \leq -0,5$ $z \geq 1,5$
$-0,5 < z < 0,5$

sowie Änderungen gegenüber dem Vorjahr in Prozent (Deutschland: -0,7%)

Abb. 3.143 Verbrauch von Arzneimitteln aus der Indikationsgruppe „R03 Mittel bei obstruktiven Atemwegserkrankungen" in DDD je Versicherten im Jahr 2012 und Änderung gegenüber dem Vorjahr nach KV-Region.

Quelle: IGES-Berechnungen nach NVI (INSIGHT Health)

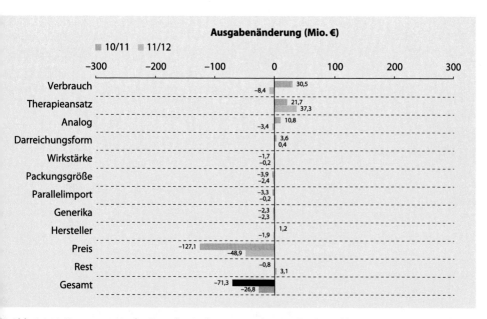

Abb. 3.144 Komponenten der Ausgabenänderung im Jahr 2012 für die Indikationsgruppe „R03 Mittel bei obstruktiven Atemwegserkrankungen".
Quelle: IGES-Berechnungen nach NVI (INSIGHT Health)

Die Therapieansatzkomponente war in beiden Jahren positiv. 2012 war dies auf den gestiegenen Anteil von Anticholinergika sowie auf den Rückgang des Verbrauchsanteils der Xanthine zurückzuführen Die Analogkomponente zeigt für 2012 einen Ausgabenrückgang von 3,4 Mio. Euro an, während sie im Vorjahr zu Mehrausgaben von 10,8 Mio. Euro führte. Für den Ausgabenrückgang 2012 ist besonders der höhere Anteil der Fix-

kombination von Salmeterol und Fluticason zu nennen, die seit Mitte 2012 in generischer Form zur Verfügung steht.

Die Preiskomponente war in beiden Jahren die Komponente, welche zu den größten Einsparungen führte. Diese waren 2012 mit 48,9 Mio. Euro geringer als 2011 mit 127,1 Mio. Euro. Für den Ausgabenrückgang 2012 sind vor allem höhere Individualrabatte zu nennen.

Fazit zur Indikationsgruppe „R03 Mittel bei obstruktiven Atemwegserkrankungen"

Ausgaben	Rückgang
Prominenteste Komponente(n)	Preis, Verbrauch, Therapieansatz
Verbrauch	Rückgang
Therapieansätze	Leitlinienempfehlung: Geringerer Anteil der Xanthine
Analog-Wettbewerb	Wirtschaftlich motiviert: Höherer Anteil der Fixkombination Salmeterol und Fluticason
Sonstiges	Ausgabenrückgang durch Preiskomponente

Literatur

Bacharier LB, Strunk RC, Mauger D, White D, Lemanske RF Jr, Sorkness CA (2004) Classifying asthma severity in children: mismatch between symptoms, medication use, and lung function. Am J Respir Crit Care Med 170: 426–432.

Ekberg-Aronsson M, Pehrsson K, Nilsson JA, Nilsson PM, Lofdahl CG (2005) Mortality in GOLD stages of COPD and its dependence on symptoms of chronic bronchitis. Respir Res 6: 98.

Ellert U, Wirz J, Ziese T (2006) Telefonischer Gesundheitssurvey des Robert Koch-Instituts (2. Welle). Berlin: Robert Koch-Institut.

Geldmacher H, Biller H, Herbst A, et al. (2008) Die Prävalenz der chronisch obstruktiven Lungenerkrankung (COPD) in Deutschland: Ergebnisse der BOLD-Studie. Dtsch Med Wochenschrift 133(50): 2609–2614.

Global Strategy for the Diagnosis, Management and Prevention of COPD (2010) Global Initiative for Chronic Obstructive Lung Disease (GOLD). Updated 2010. URL: http://www.goldcopd.org/uploads/users/files/GOLDReport_April112011.pdf (25.07.2011).

Halbert RJ, Isonaka S, George D, Iqbal A (2003) Interpreting COPD prevalence estimates: what is the true burden of disease? Chest 123: 1684–1692.

Hasford J, Uricher J, Tauscher M, Bramlage P, Virchow JC (2010) Persistence with asthma treatment is low in Germany especially for controller medication – a population based study of 483,051 patients. Allergy 3: 347–354.

Liard R, Leynaert B, Zureik M, Beguin FX, Neukirch F (2000) Using Global Initiative for Asthma guidelines to assess asthma severity in populations. Eur Respir J 16: 615–620.

NVL Asthma (2010) Bundesärztekammer (BÄK), Kassenärztliche Bundesvereinigung (KBV), Arbeitsgemeinschaft der Wissenschaftlichen Medizinischen Fachgesellschaften (AWMF). Nationale VersorgungsLeitlinie Asthma, 2. Auflage. Version 1.1 URL: http://www.versorgungsleitlinien.de/themen/asthma (15.04.2010).

NVL COPD (2010) Bundesärztekammer (BÄK), Kassenärztliche Bundesvereinigung (KBV), Arbeitsgemeinschaft der Wissenschaftlichen Medizinischen Fachgesellschaften (AWMF). Nationale VersorgungsLeitlinie COPD, Version 1.7 URL: http://www.versorgungsleitlinien.de/themen/copd (15.04.2010).

RKI (2012a) Daten und Fakten: Ergebnisse der Studie „Gesundheit in Deutschland aktuell 2010". Beitrage zur Gesundheitsberichterstattung des Bundes. Berlin.

RKI (2012b) Gesundheit in Deutschland aktuell. Public Use File GEDA 2010.

Schäper C, Gläser S, Obst A, Schmidt CO, Völzke H, Felix SB, Ewert R, Koch B (2010) Symptoms and diagnosis of asthma in a general population – longitudinal results from the SHIP database. J Asthma, 8: 860–864.

3.26 V01 Allergenextrakte

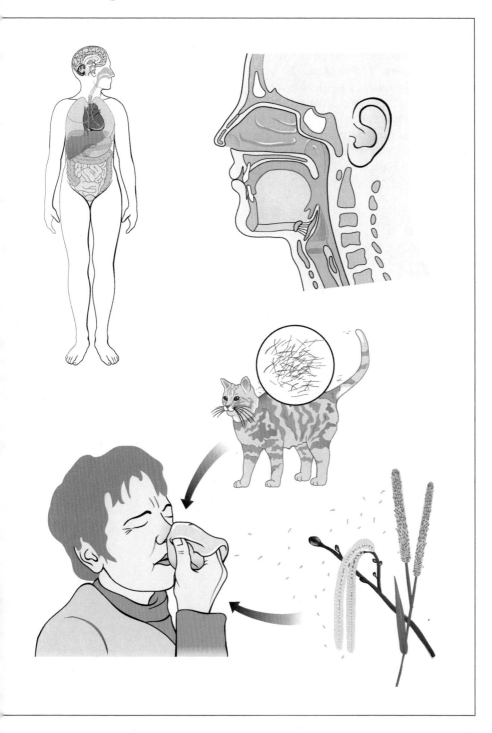

3.26.1 Entwicklung der Indikationsgruppe

Allergenextrakte werden zur spezifischen Immuntherapie (SIT), auch Hyposensibilisierung genannt, eingesetzt. Allergene sind die Stoffe, die eine Allergie auslösen. Bei der subkutanen Immuntherapie (SCIT) werden die Allergene, gegen die ein Patient allergisch ist, in langsam steigender Dosierung unter die Haut gespritzt. Bei der sublingualen Immuntherapie (SLIT) werden sie in Form von Tropfen oder Tabletten unter die Zunge (sublingual) getropft bzw. gelegt.

Die Indikationsgruppe der Allergenextrakte gliedert sich in mehrere Teil-Indikationsgruppen, entsprechend den verschiedenen Allergenen, die eingesetzt werden (◘ Tab. 3.72).

Erste Formen der Immuntherapie gab es bereits zu Beginn des 20. Jahrhunderts (*Ring* 2005). Etwa um 1900 wurden wässrige Pollenextrakte verwendet, um Patienten mit Heuschnupfen oder Asthma zu immunisieren (*Finegold* 2001). Im Jahre 1911 publizierte *Leonard Noon* Ergebnisse einer Untersuchung zur Wirksamkeit der Injektion von Pollenextrakten bei Heuschnupfen in der Zeitschrift *The Lancet*. Bereits in den 1950er Jahren konnte die Wirksamkeit von Pollenallergen-Extrakten in Studien belegt werden. Positive Studien mit weiteren Allergenen folgten, beispielsweise 1978 zur Immuntherapie mit Insektengiften, in den 70er Jahren zur SIT mit Allergenextrakten der Hausstaubmilbe oder in den 80er und 90er Jahren zur Anwendung von Extrakten bei Haustierallergien (nach *Norman* 1998).

Die anfänglich verwendeten Allergenextrakte enthielten die verschiedensten Verunreinigungen und sind mit den heute angewendeten, gereinigten Extrakten nicht mehr zu vergleichen. Schon *Noon* verwendete eine einfache Standardisierung der eingesetzten Allergenextrakte.

Neben den Methoden zur Reinigung und Standardisierung wurden auch solche zur Modifikation der Allergenextrakte entwickelt. Seit 1940 ist bekannt, dass die Bindung der Allergene an Aluminiumhydroxid zu einer Depotwirkung führt, sodass die Extrakte seltener gespritzt werden müssen. Später wur-

◘ **Tab. 3.72** Übersicht der Menge der verordneten DDD in den Teil-Indikationsgruppen der Indikationsgruppe V01 in den Jahren 2010 bis 2012.

Teil-Indikationsgruppe	DDD 2010 (Mio.)	DDD 2011 (Mio.)	DDD 2012 (Mio.)	Differenz 2010 vs. 2011 (%)	Differenz 2011 vs. 2012 (%)
Gräserpollen	37,66	42,23	39,82	12,12	−5,71
Baumpollen	33,40	38,85	36,09	16,32	−7,11
Hausstaubmilben	27,80	28,34	28,46	1,94	0,45
Verschiedene Allergene	43,96	27,89	24,70	−36,55	−11,44
Insekten	10,58	10,44	10,64	−1,34	1,93
Blüten	0,57	0,82	1,57	43,18	90,50
Schimmel- und Hefepilze	0,62	0,60	0,54	−2,74	−10,88
Tierische Allergene	0,03	0,03	0,10	11,69	227,61
Summe	154,62	149,21	141,92	−3,50	−4,88

Quelle: IGES-Berechnungen nach NVI (INSIGHT Health)

len Methoden zur chemischen Modifikation
ler Allergene entwickelt. So wurde 1970 eine
Vorgehensweise beschrieben, um sogenannte
Allergoide zu erzeugen. Im Vergleich zu den
unbehandelten Allergenextrakten ist bei
len Allergoiden die allergisierende Wirkung
geringer, der immunisierende Effekt aber
nur wenig vermindert. Dadurch ist es möglich, die Dauer der SIT zu verkürzen (nach
Norman 1998).

3.26.2 Entwicklung des Verbrauchs

edem Versicherten der GKV wurden im Jahr
2012 im Mittel 2 DDD aus der Indikationsgruppe der Allergenextrakte verordnet. Damit gehören die Allergene zu den selten verordneten Arzneimitteln.

Der Verbrauch entwickelte sich zwischen
2003 und 2008 stetig mit einer jährlichen Steigerung von knapp 10 Mio. DDD. Seit 2008
geht der jährliche Verbrauch jedoch langsam,
aber stetig wieder zurück (◻ Abb. 3.145). Die
Ursachen für diesen Rückgang sind nicht bekannt. Der Verbrauch verteilte sich im Jahr
2012 mit knapp 122 Mio. DDD auf die Darreichungsformen zur Injektion und mit rund
20 Mio. DDD auf die sublingualen Darreichungsformen. Unter den sublingualen Darreichungsformen überwogen die flüssigen
Zubereitungen mit etwa 14 Mio. DDD. Der
Verbrauch stieg 2012 lediglich für die festen
sublingualen Darreichungsformen um rund
10% an, für alle anderen war er dagegen geringer als im Vorjahr. Besonders für die flüssigen
oralen Darreichungsformen ging der Verbrauch erneut deutlich zurück: Es wurden
rund 1,8 Mio. DDD, d. h. 11% weniger als im
Vorjahr verbraucht. Entsprechend den unterschiedlichen Ursachen allergischer Erkrankungen werden verschiedene Teil-Indikationsgruppen unterschieden, die sich an der
Struktur der ATC-Klassifikation orientieren
(◻ Tab. 3.72). Den höchsten Verbrauch umfasste noch 2010 die Teil-Indikationsgruppe „Ver-

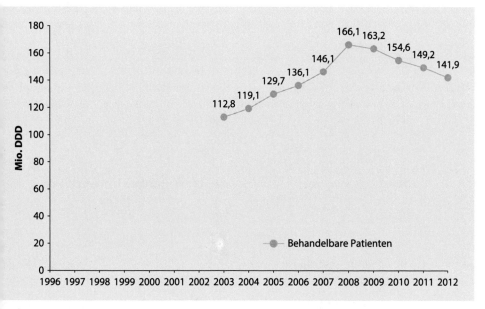

◻ **Abb. 3.145** Verbrauch von Arzneimitteln aus der Indikationsgruppe „V01 Allergenextrakte" in Mio. DDD im Zeitraum von 2003 bis 2012.
Quelle: IGES-Berechnungen nach NVI (INSIGHT Health)

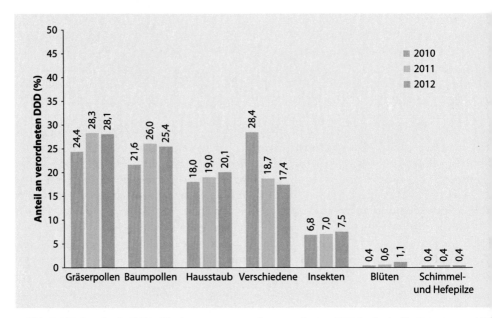

◻ Abb. 3.146 Anteile der Teil-Indikationsgruppen an den verordneten DDD in der Indikationsgruppe „V01 Allergenextrakte" für 2010 bis 2012. Gezeigt sind nur Teil-Indikationsgruppen mit einem Verbrauchsanteil von mehr als 0,01 %.
Quelle: IGES-Berechnungen nach NVI (INSIGHT Health)

schiedene Allergene", deren Verbrauch jedoch 2011 drastisch einbrach. Es war ein Rückgang von 36,6% im Vergleich zum Vorjahr zu beobachten. Die bisher an zweiter Stelle liegende Teil-Indikationsgruppe der „Gräserpollen" verzeichnete dagegen 2011 einen Verbrauchsanstieg um 12,1% und stellte damit 2011 und 2012 die verbrauchsstärkste Gruppe dar. Auf Rang zwei lagen die Baumpollen.

Die beschriebenen Verbrauchsänderungen zeigten sich entsprechend in den Anteilen der Teil-Indikationsgruppen am Verbrauch (◻ Abb. 3.146). Durch den Rückgang des Anteils der Teil-Indikationsgruppe „Verschiedene Allergenextrakte" von rund 28 auf 17% im Beobachtungszeitraum erhöhten sich die Anteile aller anderen Teil-Indikationsgruppen, insbesondere der Gräserpollen und Baumpollen.

Innerhalb der verschiedenen Teil-Indikationsgruppen können weder Therapieansätze noch Analog-Wirkstoffe wie in anderen Indikationsgruppen unterschieden werden. Es existieren innerhalb jeder Teil-Indikationsgruppe verschiedene Präparate, und jedes Präparat ist jeweils in unterschiedlichen Konzentrationen der Allergenextrakte erhältlich. Welche Konzentration eines Allergenextraktes erforderlich ist, hängt vom Stadium der spezifischen Immuntherapie ab. Bei der Auswahl eines Präparates spielt außerdem die Darreichungsform eine Rolle.

3.26.3 Regionale Unterschiede im Verbrauch

Wie ◻ Abb. 3.147 zeigt, variierte der Verbrauch von Allergenextrakten in den KV-Regionen erheblich. Der Pro-Kopf-Verbrauch war mit 1,44 DDD im Saarland am niedrigsten und mit der fast doppelt so hohen Menge von 2,72 DDD in der Region der KV-Nordrhein am höchsten. Eine einheitliche geografische Verteilung ist nicht zu erkennen: Der Ver-

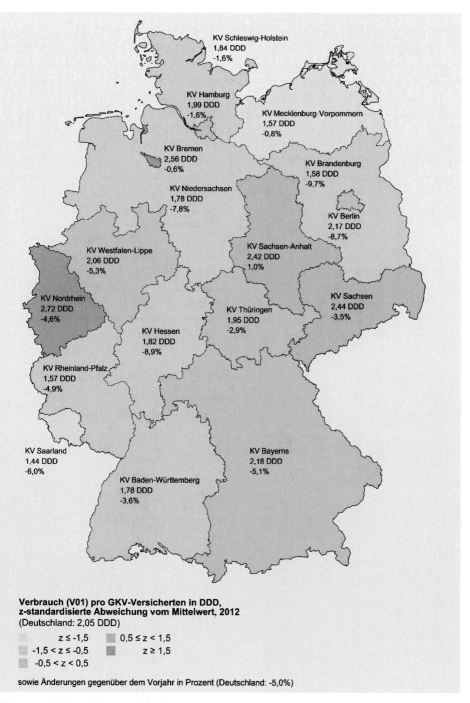

KV Schleswig-Holstein
1,84 DDD
-1,6%

KV Hamburg
1,99 DDD
-1,6%

KV Mecklenburg-Vorpommern
1,57 DDD
-0,8%

KV Bremen
2,56 DDD
-0,6%

KV Brandenburg
1,58 DDD
-9,7%

KV Niedersachsen
1,78 DDD
-7,8%

KV Berlin
2,17 DDD
-8,7%

KV Westfalen-Lippe
2,06 DDD
-5,3%

KV Sachsen-Anhalt
2,42 DDD
1,0%

KV Nordrhein
2,72 DDD
-4,6%

KV Sachsen
2,44 DDD
-3,5%

KV Thüringen
1,95 DDD
-2,9%

KV Hessen
1,82 DDD
-8,9%

KV Rheinland-Pfalz
1,57 DDD
-4,9%

KV Saarland
1,44 DDD
-6,0%

KV Bayerns
2,18 DDD
-5,1%

KV Baden-Württemberg
1,78 DDD
-3,6%

**Verbrauch (V01) pro GKV-Versicherten in DDD,
z-standardisierte Abweichung vom Mittelwert, 2012**
(Deutschland: 2,05 DDD)

z ≤ -1,5   0,5 ≤ z < 1,5
-1,5 < z ≤ -0,5   z ≥ 1,5
-0,5 < z < 0,5

sowie Änderungen gegenüber dem Vorjahr in Prozent (Deutschland: -5,0%)

Abb. 3.147 Verbrauch von Arzneimitteln aus der Indikationsgruppe „V01 Allergenextrakte" in DDD je Versicherten im Jahr 2012 und Änderung gegenüber dem Vorjahr nach KV-Region.
Quelle: IGES-Berechnungen nach NVI (INSIGHT Health)

brauch war im Südwesten und Nordosten (mit Ausnahme Berlins) vergleichbar niedrig, die höchsten Verbrauchswerte wurden im Saarland, in Bremen, Sachsen und Sachsen-Anhalt beobachtet. Mit Ausnahme der KV-Region Sachsen-Anhalt war in allen anderen Regionen ein mehr oder weniger hoher Verbrauchsrückgang im Vergleich zum Vorjahr festzustellen. Am stärksten ausgeprägt war der Rückgang in Brandenburg, Hessen und Berlin, wo im Vergleich zum Vorjahr zwischen rund 9 und 10% weniger verbraucht wurden.

3.26.4 Epidemiologie, Bedarf und Angemessenheit der Versorgung

Der Heuschnupfen (allergische Rhinokonjunktivitis) gehört zu den häufigen Allergie-formen in Deutschland. Er wird ausgelöst durch die Exposition gegenüber Allergenen wie Pflanzenpollen (v. a. Gräser, Bäume), Absonderungen von Tieren („Katzenhaarallergie"), Ausscheidungen von Hausstaubmilben und Schimmelpilze. Seine Prävalenz bzw. die seiner Symptome nimmt offenkundig im Alters-, aber auch im Zeitverlauf zu (*Bachert* et al. 2003). Schätzungen der Lebenszeitprävalenz reichen von 4,9% bei Kindern (*Toschke* und *Kries* 2004; ◻ Tab. 3.73) bis 20% bei Erwachsenen (*Bachert* et al. 2003).

Die Heuschnupfensymptome Niesen, Juckreiz, Absonderung klaren Sekrets und eine verstopfte Nase können die Betroffenen stark einschränken und die Leistungsfähigkeit reduzieren. Daneben weisen Patienten mit Heuschnupfen ein höheres Risiko für Asthma auf. Die auslösenden Allergene der Rhinokonjunktivitis können mit geeigneten Testverfahren spezifiziert werden. Ein persistierender.

◻ **Tab. 3.73** Angaben zur Prävalenz von allergischer Rhinokonjunktivitis in Deutschland in der Literatur.

Art der Prävalenz	Prävalenz (%)			Alter	Art der Feststellung	Quelle
	Männer	Frauen	beide			
12-Monats-Prävalenz			6,9	6–7	Auskunft der Eltern	*Asher* et al. (2006)
			15,0	13–14	Selbstauskunft	*Asher* et al. (2006)
	10,0	7,4	8,7	0–17	Auskunft der Eltern	*Schlaud* et al. (2007), KiGGS
Lebenszeit-prävalenz	12,5	8,9	10,7	0–7	Auskunft der Eltern	*Schlaud* et al. (2007), KiGGS
			9,1	Schulalter	Auskunft der Eltern	*Zöllner* et al. (2005)
			4,9	5–6	Selbstauskunft	*Toschke* und *Kries* (2004)
	14,4	16,3	15,4	18–79	Selbstauskunft	*Hermann-Kunz* (1999), BGS 1998
			13,7	n.a.	Selbstauskunft	*Schäfer* et al. (2005)

Quelle: IGES nach Literatur wie angegeben

mäßiggradiger bis schwerer Heuschnupfen ist nur dann medikamentös behandlungsbedürftig, wenn Karenzmaßnahmen unmöglich sind und eine erhebliche Belastung für den Patienten besteht. Zur symptomatischen Behandlung stehen unter anderem Antihistaminika und Glucocorticoide zur Verfügung.

Bei ausgewählten Patienten ab einem Alter von fünf Jahren kann eine spezifische Immuntherapie (SIT, Hyposensibilisierung) als einzige kausale Therapieform sinnvoll sein, wenn folgende Voraussetzungen erfüllt sind: die Beschwerderelevanz des Allergens ist sicher, eine IgE-vermittelte Auslösung der Symptome wurde nachgewiesen, eine alleinige Pharmakotherapie mindert die Beschwerden nicht ausreichend oder verursacht Nebenwirkungen, eine Allergenkarenz ist nicht möglich oder nur unzureichend wirksam und eine frühe Intervention im natürlichen Verlauf der Erkrankung bzw. eine Reduktion der Arzneimitteltherapie wird angestrebt (*Kleine-Tebbe* et al. 2009, *Bachert* et al. 2003, *AkdÄ* 2007). Die Therapie sollte so früh wie möglich nach Krankheitsbeginn einsetzen und bei Patienten, die auf die Behandlung ansprechen, mindestens drei Jahre dauern.

In einem europäischen Survey, für den über das Internet auch in Deutschland Allergiker befragt wurden, gaben 33% an, unter allergiebedingten Schlafproblemen zu leiden, 20% hatten Probleme bei ihren täglichen Lebensaktivitäten und 31% „schlägt die Allergie auf die Stimmung". 43% halten ihre Symptome für zu leicht, als dass sie eine medikamentöse Behandlung benötigten (*Maurer* und *Zuberbier* 2007). Da aber nicht ermittelt werden kann, bei wie vielen Betroffenen die Beschwerden so schwer sind, dass sie die Bereitschaft zu einer SIT mit einer Dauer von drei Jahren aufbringen, und nicht klar ist, bei wie vielen Allergikern die Allergie durch einen Test nachgewiesen und spezifiziert wurde, kann der Bedarf für eine Hyposensibilisierung nicht ermittelt werden. Mit der 2012 verbrauchten Menge an Allergen-

extrakten hätten knapp 390.000 Allergiker im Jahr behandelt werden können, wenn man von einem Bedarf von 1 DDD pro Tag ausgeht.

3.26.5 Analyse der Ausgabendynamik

Anders als im Vorjahr, in dem ein Ausgabenrückgang von 26,3 Mio. Euro verzeichnet wurde, kam es 2012 in der Indikationsgruppe zu einem deutlichen Ausgabenzuwachs von 67,3 Mio. Euro. Den größten Anteil an den Ausgaben hatte auch 2012 die Teil-Indikationsgruppe „Gräserpollen" mit rund 30%. Des Weiteren konnten die Teil-Indikationsgruppen „Baumpollen" mit 26% sowie „Verschiedene Allergene" mit 19% deutliche Anteile an den Gesamtausgaben erreichen. Während die Ausgaben für Gräser- und Baumpollen geringfügig anstiegen (um 1,3% bzw. 0,3%), fielen die Ausgaben für die Gruppe der „Verschiedenen Allergene" 2012 im Vergleich zu 2011 nochmals deutlich (–16,4%) (◻ Tab. 3.74).

In der Indikationsgruppe gibt es weder Therapieansätze noch Analog-Wirkstoffe. Generika spielen hier ebenso wenig eine Rolle wie Parallelimporte. Entsprechend ist die Anzahl der Komponenten, die zu einer Ausgabenänderung führen können, begrenzt (◻ Abb. 3.148).

Die Verbrauchs-Komponente führte 2012, im nahezu identischen Umfang wie im Vorjahr, zu einer Ausgabensenkung von 16 Mio. Euro. Bei der Packungsgrößenkomponente kam es zu einem Vorzeichenwechsel. Kam es durch die Abgabe von günstigeren Packungen 2011 noch zu Einsparungen in Höhe von 17,1 Mio. Euro, wurden durch einen höheren Anteil von teureren Packungen 2012 3,0 Mio. Euro mehr ausgegeben Hauptverantwortlich für diesen Effekt waren die Teil-Indikationsgruppen der Gräserpollen-, Hausstaub- und verschiedenen Allergenextrakten. Die Preiskomponente nahm 2012 einen positiven Wert

◻ **Tab. 3.74** Ausgabenentwicklung in der Indikationsgruppe „V01 Allergenextrakte" in den Jahren 2011 und 2012.

Indikations-/ Teil-Indikationsgruppe	Ausgaben (Mio. Euro)		Ausgabenände-rung gegenüber Vorjahr (Mio. Euro)		Prozentuale Veränderung gegenüber Vorjahr		Anteil an Gesamtaus-gaben (%)	
	2011	2012	2010 vs. 2011	2011 vs. 2012	2010 vs. 2011	2011 vs. 2012	2011	2012
Gräserpollen	88,16	89,34	5,17	1,19	6,24	1,34	0,33	0,33
Baumpollen	77,25	77,53	8,6	0,28	12,56	0,37	0,29	0,29
Verschiedene Allergene	66,31	55,45	−35,17	−10,86	−34,66	−16,37	0,25	0,21
Hausstaub	47,35	50,93	−2,11	3,58	−4,27	7,57	0,18	0,19
Insekten	15,53	15,96	−1,09	0,42	−6,55	2,73	0,06	0,06
Blütenpollen	1,61	4,26	0,07	2,65	4,39	164,29	0,01	0,02
Schimmel- und Hefepilze	0,95	1,07	−0,12	0,12	−11,60	12,75	0,00	0,00
Tierische Allergene	0,04	0,30	−0,00	0,26	−9,81	635,57	0,00	0,00
Gesamt	**297,19**	**294,84**	**−24,63**	**−2,35**	**−7,65**	**−0,79**	**1,11**	**1,10**

Quelle: IGES-Berechnungen nach NVI (INSIGHT Health)

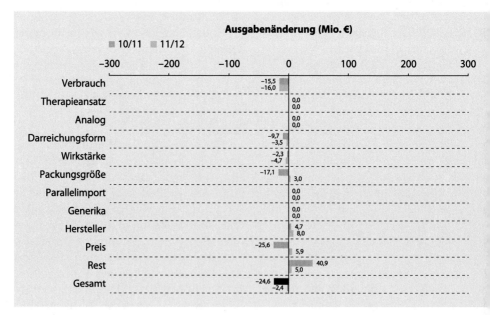

◻ **Abb. 3.148** Komponenten der Ausgabenänderung im Jahr 2012 für die Indikationsgruppe „V01 Allergenextrakte".
Quelle: IGES-Berechnungen nach NVI (INSIGHT Health)

ın. Durch Preissteigerungen in verschiedenen Teilindikationen kam es zu Mehrausgaben von 5,9 Mio. Euro. Im Vorjahr hatten die – auch 2012 noch gültigen – höheren Herstellerabgaben einen Ausgabenrückgang von 25,6 Mio. Euro angezeigt.

Fazit zur Indikationsgruppe „V01 Allergenextrakte"

Ausgaben	Kaum verändert
Prominenteste Komponente(n)	Verbrauch
Verbrauch	Rückgang
Therapieansätze	Ohne Bedeutung
Analog-Wettbewerb	Ohne Bedeutung
Sonstiges	Geringer Ausgabenanstieg durch Preiskomponente

Literatur

AkdÄ (2007) Stellungnahme der AkdÄ zur allergenspezifischen Immuntherapie. Dtsch Ärztebl 104(48): A3355–A3357.

Asher MI, Montefort S, Bjorksten B et al. (2006) Worldwide time trends in the prevalence of symptoms of asthma, allergic rhinoconjunctivitis, and eczema in childhood: ISAAC Phases One and Three repeat multicountry cross-sectional surveys. Lancet 368: 733–743.

Bachert C, Borchard U, Wedi B et al., Interdisziplinäre Arbeitsgruppe „Allergische Rhinitis" der Sektion HNO (2003) Allergische Rhinokonjunktivitis. Leitlinie der Deutschen Gesellschaft für Allergologie und klinische Immunologie (DGAI). Allergo J 12: 182–194.

Finegold I (2001) Immunotherapy historical perspective. Ann Allergy Asthma Immunol 1 Suppl 1: 3–4.

Hermann-Kunz E (1999) Häufigkeit allergischer Krankheiten in Ost- und Westdeutschland. Gesundheitswesen 61, Sonderheft 2: S100–105.

Kleine-Tebbe J, Bufe A, Ebner C et al. (2009) Die spezifische Immuntherapie (Hyposensibilisierung) bei IgE-vermittelten allergischen Erkrankungen. Leitlinien der DGAKI, ÄDA, GPA, ÖGAI und SGAI. Allergo J 18: 508–537.

Maurer M, Zuberbier T (2007) Undertreatment of rhinitis symptoms in Europe: findings from a cross-sectional questionnaire survey. Allergy 9: 1057–1063.

Noon L (1911) Prophylactic inoculation against hayfever. Lancet: 1572.

Norman PS (1998) Immunotherapy: past and present. J Allergy Clin Immunol 102: 1–10.

Ring J (2005) Allergy prevention and therapy. In: Allergy in practise. Berlin: Springer: 218–247.

Schäfer T, Heinrich J, Böhler E et al. für die MONICA/KORA-Studiengruppe (2005) Allergien bei Erwachsenen. Gesundheitswesen 67, Sonderheft 1: S187–S192.

Schlaud M, Atzpodien K, Thierfelder W (2007) Allergic diseases. Results from the German Health Interview and Examination Survey for Children and Adolescents (KiGGS). Bundesgesundheitsblatt Gesundheitsforschung Gesundheitsschutz 5–6: 701–710.

Toschke AM, von Kries R (2004) Werden Asthma und andere allergische Erkrankungen häufiger? Daten aus den Schuleingangsuntersuchungen in Bayern. Kinderärztliche Praxis Nr. 2: 85–89.

Zöllner IK, Weiland SK, Piechotowski I et al. (2005) No increase in the prevalence of asthma, allergies, and atopic sensitisation among children in Germany: 1992–2001. Thorax 7: 545–548.

3.27   V04 Diagnostika

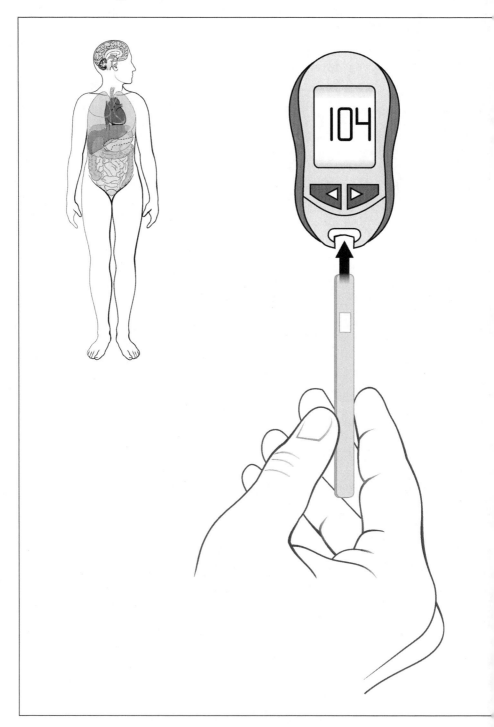

3.27.1 Entwicklung der Indikationsgruppe

In der Indikationsgruppe der Diagnostika werden verschiedene Teil-Indikationsgruppen unterschieden, abhängig davon, zu welchem Zweck die zugehörigen Tests eingesetzt werden (◻ Tab. 3.75).

Die ersten Teststreifen, die bereits am Anfang des 20. Jahrhunderts in der Industrie breite Anwendung fanden, wurden erst gegen Ende der 1960er Jahre für medizinisch-diagnostische Zwecke weiterentwickelt. Zu den wichtigsten Entwicklungen zählte die Methode zur enzymatischen Bestimmung der Blutglukose, die 1957 den Grundstein für die Patientenselbstmessung legte. Bereits 1970 wurden die ersten visuell ablesbaren Teststreifen eingeführt, die in Verbindung mit einem Blutzuckermessgerät verwendet werden.

◻ **Tab. 3.75** Übersicht der Menge der verordneten Tests in der Teil-Indikationsgruppe der Diabetestests der Indikationsgruppe V04 in den Jahren 2010 bis 2012.

Teil-Indikationsgruppe	DDD 2010 (Tsd.)	DDD 2011 (Tsd.)	DDD 2012 (Tsd.)	Differenz 2010 vs. 2011 (%)	Differenz 2011 vs. 2012 (%)
Diabetestests	1.220.823,7	1.235.304,3	1.233.384,8	1,19	–0,16
Gerinnung	6.478,1	7.098,8	7.328,0	9,58	3,23
Urintests	4.464,6	4.143,7	3.852,7	–7,19	–7,02
Mittel zur Diagnosevorbereitung	2.588,5	2.595,9	2.700,6	0,29	4,03
Diagnostische Hilfsmittel	1.499,9	1.523,5	1.560,5	1,57	2,43
Schilddrüsenfunktion	97,5	93,4	77,2	–4,23	–17,38
Andere Diagnostika	50,3	54,9	52,0	9,17	–5,21
Blut	32,9	28,3	22,1	–14,03	–22,12
Allergie	16,7	18,3	20,0	9,82	8,96
Tuberkulose	20,1	16,5	13,9	–18,25	–15,57
H pylori	13,0	11,2	9,0	–14,00	–19,45
Herzinfarkt	7,4	7,5	6,8	2,08	–9,11
Fertilitätstests	7,3	6,6	5,9	–9,69	–10,99
Hypophysenfunktion	5,7	5,2	5,1	–9,12	–1,46
Cholesterin	6,6	5,5	3,3	–16,39	–40,99
Schwangerschaft	2,0	1,9	1,8	–5,90	–6,05
Streptokokken	1,7	0,9	1,3	–48,08	51,32
Drogentests	1,3	0,7	0,7	–43,64	–7,57
Summe	**1.236.117,4**	**1.250.917,1**	**1.249.045,5**	**1,20**	**–0,15**

Quelle: IGES-Berechnungen nach NVI (INSIGHT Health)

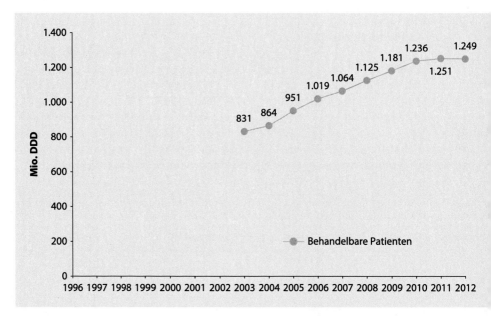

□ **Abb. 3.149** Verbrauch von Arzneimitteln aus der Indikationsgruppe „V04 Diagnostika" in Mio. DDD im Zeit-raum von 2003 bis 2012.
Quelle: IGES-Berechnungen nach NVI (INSIGHT Health)

3.27.2 Entwicklung des Verbrauchs

Mit umgerechnet durchschnittlich 18 ver-ordneten DDD pro GKV-Versicherten sind Diagnostika als sehr häufig verordnet ein-zustufen. Ihr Verbrauch stieg zwischen 2003 und 2010 stetig um gut 50 Mio. DDD pro Jahr. 2011 lag die Steigerung mit knapp 15 Mio. DDD deutlich niedriger und blieb 2012 unverändert im Vergleich zum Vorjahr (□ Abb. 3.149). Bestimmend für den Ver-brauch der Indikationsgruppe insgesamt ist der Verbrauch an Diabetestests. Diese hatte im betrachteten Zeitraum von 2010 bis 2012 mit fast 99% den größten Anteil am Ver-brauch (□ Tab. 3.75). Die Daten erlauben keine Unterscheidung, wie viele der Diabetestests als Praxisbedarf verordnet wurden und wie viele von den Patienten zur Selbstmessung von Glukose im Blut bzw. im Urin verwendet wurden. Bei der Interpretation des Ver-brauchs an Teststreifen muss außerdem be-

rücksichtigt werden, dass die vorliegenden Daten nur den Verbrauch von Teststreifen erfassen, die über Apotheken abgegeben bzw. über Apothekenrechenzentren mit der GKV abgerechnet wurden. Der Verbrauchszuwachs war 2011 bei den Diabetestests mit einer Wachstumsrate von 1,2% sehr viel niedriger als in der Vergangenheit, und 2012 blieb der Verbrauch unverändert. Das deutlich ver-minderte Wachstum könnte auf den Be-schluss des G-BA im Frühjahr 2011 zurück-zuführen sein, dass Diabetestests (Harn- und Blutzuckerteststreifen) bei Typ-2-Diabetikern, die keine Insulintherapie erhalten, nur noch unter bestimmten Umständen erstattungs-fähig sind (*G-BA* 2011). Es ist aber auch mög-lich, dass der Verbrauch der Teststreifen sta-gniert, weil auch der Verbrauch von Antidia-betika in den letzten drei Jahren erheblich langsamer wächst als in dem Zeitraum davor.

3.27.3 Regionale Unterschiede im Verbrauch

Der Verbrauch von Diagnostika variierte 2012 in den KV-Regionen in dem Ausmaß, wie in ◘ Abb. 3.150 dargestellt. Während in Bayern 14,2 DDD je Versicherten verbraucht wurden, waren es in Hamburg 21,8 DDD. Der höchste Verbrauch fand sich neben Hamburg in Sachsen und Rheinland-Pfalz. In Rheinland-Pfalz, Sachsen, Bayern, und Hamburg ging der Verbrauch 2012 zwischen 3 und 5% zurück. In Mecklenburg-Vorpommern stieg er dagegen um mehr als 10% an, in Brandenburg um über 7%. In allen Regionen betrug der Anteil der Diabetestests an den Diagnostika insgesamt mindestens 98%. Die regionalen Verbrauchsunterschiede zeigen keinerlei Zusammenhang mit dem Verbrauch von Antidiabetika insgesamt, lediglich ein mäßiger Zusammenhang mit dem Pro-Kopf-Verbrauch an Insulin ist erkennbar. Es könnten in den Regionen unterschiedliche Vertriebswege für Diabetestests genutzt werden; für die Analysen des Arzneimittel-Atlas kann aber lediglich der Verbrauch von Diabetestests berücksichtigt werden, die über Apotheken distribuiert und über Apothekenrechenzentren abgerechnet wurden.

3.27.4 Epidemiologie, Bedarf und Angemessenheit der Versorgung

Die Teil-Indikationsgruppe mit dem höchsten Verbrauch stellen die Diabetestests dar, also Tests zur Bestimmung der Glukosekonzentration vor allem im Blut, aber auch im Harn. Die Blutzuckerselbstmessung ist für die intensivierte Insulintherapie, wie sie als Standard zur Behandlung des Typ-1-Diabetes durchgeführt wird, unverzichtbar. Bei Typ-2-Diabetikern wird die Blutzuckerselbstmessung dann erforderlich sein, wenn sie ebenfalls eine intensivierte Insulintherapie benö-

tigen. Die Patienten kontrollieren auf diese Weise, wie gut ihr Blutzucker eingestellt ist und können die Therapie entsprechend anpassen.

Die Anzahl der Typ-1-Diabetiker in der GKV wird auf 0,5 Mio., die der Typ-2-Diabetiker auf 4,5 Mio. geschätzt (siehe ► Kap. 3.2). Von den Typ-2-Diabetikern sollten etwa 32% eine Insulintherapie durchführen (siehe ► Kap. 3.2). Daher ist in der GKV-Population von rund 0,5 Mio. Typ-1-Diabetikern und 1,4 Mio. insulinpflichtigen Typ-2-Diabetikern auszugehen. Insgesamt sind das 1,9 Mio. Diabetiker, bei denen die Verwendung von Blutzuckerteststreifen angezeigt sein könnte.

Die Schätzung des Bedarfs ist mit Unsicherheiten behaftet, da die optimale Testfrequenz für verschiedene Formen der Insulintherapie und Diabetestypen nicht bekannt ist. Nach *Nauck* et al. (2009) gibt es keine evidenzbasierte Empfehlung zum Umfang der Blutzuckerselbstbestimmung, sie sollte nach individueller Abwägung erfolgen. *Martin* et al. (2009) veröffentlichten Empfehlungen, die Anforderungen an eine erfolgreiche Blutzuckerselbstbestimmung enthält. Demnach ist die Messfrequenz abhängig von Diabetestyp und Stabilität der Stoffwechselsituation. Andere Autoren sehen keine Notwendigkeit zur Blutzuckerselbstkontrolle, wenn nicht mit Insulin behandelt wird (z. B. *Farmer* et al. 2009). Auch das IQWiG hat keinen Beleg für den Nutzen einer Selbstkontrolle für diese Patientengruppe festgestellt (*IQWiG* 2009), weshalb inzwischen für Harn- und Blutzuckerteststreifen Verordnungseinschränkungen gelten (*G-BA* 2011).

Grundsätzlich kann jedoch angenommen werden, dass Diabetiker, die eine intensivierte Insulintherapie anwenden, mehrmals täglich testen. *Kern* et al. (2006) ermittelten bei Typ-1-Diabetikern im Jahr 2004 im Mittel 4,9 Testungen täglich. Nach *Schütt* et al. (2006) messen Typ-1-Diabetiker durchschnittlich 4,4 mal täglich; Typ-2-Diabetiker im Mittel 2,7 mal am Tag, wenn sie mit Insulin behan-

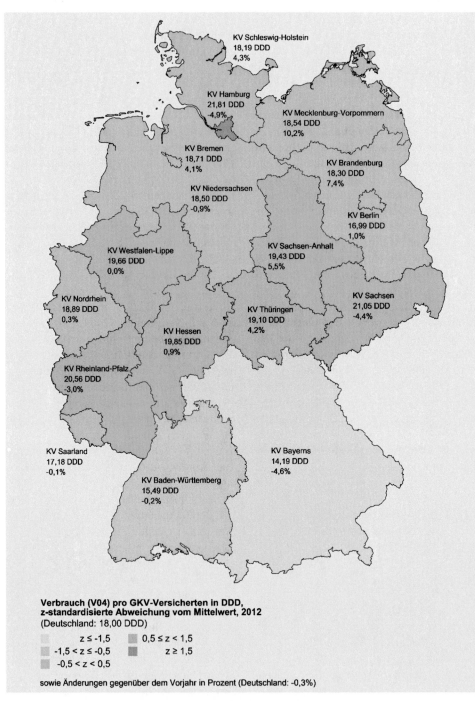

**Verbrauch (V04) pro GKV-Versicherten in DDD,
z-standardisierte Abweichung vom Mittelwert, 2012**
(Deutschland: 18,00 DDD)

z ≤ -1,5   0,5 ≤ z < 1,5
-1,5 < z ≤ -0,5   z ≥ 1,5
-0,5 < z < 0,5

sowie Änderungen gegenüber dem Vorjahr in Prozent (Deutschland: -0,3%)

Abb. 3.150 Verbrauch von Arzneimitteln aus der Indikationsgruppe „V04 Diagnostika" in DDD je Versicherten im Jahr 2012 und Änderung gegenüber dem Vorjahr nach KV-Region.

Quelle: IGES-Berechnungen nach NVI (INSIGHT Health)

lelt werden, und 2,0 mal unter oralen Anti-
liabetika bzw. unter Diät.

Bei Typ-1-Diabetikern ist davon auszugehen, dass mindestens 80% eine intensivier-
:e Insulintherapie anwenden; bei Patienten
n Disease-Management-Programmen liegt
lieser Anteil höher (*Häussler* et al. 2010). Der
Anteil der Typ-2-Diabetiker, bei denen dies
ler Fall ist, dürfte in der Vergangenheit stetig
gewachsen sein, und man kann annehmen,
lass inzwischen ein sehr großer Teil der Dia-
ðetiker eine intensivierte Insulintherapie
lurchführt. Diese Annahme wird auch da-
lurch unterstützt, dass der Verbrauchsanteil
ler schnell wirkenden Insuline (die für eine
ntensivierte Insulintherapie benötigt werden)
größer ist als der der Mischinsuline, die üb-
icherweise für eine konventionelle Insulin-
:herapie eingesetzt werden (siehe ▶ Kap. 3.2).

Zur Schätzung der Bedarfsdeckung wurde
vereinfachend angenommen, dass es sich bei
allen verbrauchten Diabetestests um Tests zur
3estimmung der Blutglukose handelte und
lass alle Tests für die Patientenselbstmessung
zur Verfügung standen und nicht im Rahmen
les Praxisbedarfs verbraucht wurden. Legt
nan die von *Kern* et al. (2006) berichtete Zahl
von durchschnittlich 4,9 Testungen täglich
zugrunde, dann hätten die 1.233 Mio. Diabe-
:estests, die 2012 verbraucht wurden, für rund
590.000 Patienten ausgereicht. Wegen der
oben erläuterten Unsicherheiten bezüglich
ler tatsächlichen Bedarfsermittlung ist es je-
loch unklar, ob der beobachtete Verbrauch
an Diabetestests den tatsächlichen Bedarf
leckt. Man muss allerdings auch berücksich-
igen, dass Blutzuckerteststreifen nicht allein
iber Apotheken distribuiert werden, sondern
zunehmend auch über andere Lieferanten
wie beispielsweise Sanitätshäuser (siehe auch
▶ Abschn. 3.27.2). Es ist daher davon auszugehen, dass die Anzahl der tatsächlich ver-
>rauchten Teststreifen höher liegt als hier
?rmittelt.

3.27.5 Analyse der Ausgabendynamik

Die Diabetestests hatten nicht nur den höchsten Anteil am Verbrauch (über 98%), sondern
auch an den Ausgaben. Hier betrug er allerdings nur knapp 94%; weitere 3% bzw. rund
2% entfielen auf die Gerinnungstests und die
Mittel zur Diagnosevorbereitung (überwiegend Laxanzien).

Bedingt durch die Struktur der Indikationsgruppe, die zwar sehr viele Teil-Indikationsgruppen aufweist, aber keine Therapieansätze und auch kaum Analog-Produkte
kennt, tragen nur wenige Komponenten in
nennenswertem Ausmaß zur Ausgabenänderung bei (◘ Abb. 3.151). 2011 wurden die Ausgaben vor allem durch die Verbrauchs-Komponente erhöht, die im Wesentlichen durch
die Diabetestests bedingt war. 2012 jedoch
lag die Verbrauchskomponente bei Null und
hatte keinen Effekt auf die Ausgaben. Dies
erklärt vor allem der stagnierende Verbrauch
in der Teil-Indikationsgruppe der Diabetestests. Die Preiskomponente führte in beiden
Jahren zu einem Ausgabenrückgang, der 2012
mit 24,5 Mio. Euro höher ausfiel als im Vorjahr mit 8,7 Mio. Euro. Bei der Bewertung
dieser Komponente muss unabdingbar mit in
die Betrachtung einbezogen werden, dass es
sich bei den Diagnostika um Medizinproduk-
te handelt. Für diese gelten gesetzliche Her-
steller- und Apothekenabschläge sowie Preis-
moratoria nicht. Die Analyse der Preise basiert also auf dem allgemeinen AVP. Dieser ist
jedoch in den wenigsten Fällen identisch mit
dem tatsächlich abgerechneten – in der Regel
sehr viel niedrigeren – Preis. Rein rechnerisch
erhält man nach AVP für die Jahre 2011 und
2012 beispielsweise einen Durchschnittspreis
von jeweils 0,73 bzw. 0,71 Euro pro Diabetes-
teststreifen. Vereinbarungen über strukturierte Behandlungsprogramme (DMP nach
§ 137f SGB V), regionale Arzneimittelliefer-
verträge und individuelle Rabattverträge zwischen einzelnen Kassen und dem Deutschen
Apothekerverband (DAV) müssen hierbei

Ausgabenänderung (Mio. €)

■ 10/11 ■ 11/12

−300	−200	−100	0	100	200	300

Kategorie	Werte
Verbrauch	0,0 / 13,0
Therapieansatz	0,0 / 0,0
Analog	1,0 / 2,2
Darreichungsform	0,1 / 0,0
Wirkstärke	0,1 / 0,0
Packungsgröße	0,1 / 0,1
Parallelimport	0,3 / 1,6
Generika	1,0 / 0,1
Hersteller	−5,3 / −4,6
Preis	−8,7 / −24,5
Rest	6,1 / 5,2
Gesamt	−19,8 / 7,7

◪ Abb. 3.151 Komponenten der Ausgabenänderung im Jahr 2012 für die Indikationsgruppe »V04 Diagnostika«.
Quelle: IGES-Berechnungen nach NVI (INSIGHT Health)

jedoch mitberücksichtigt werden und relativieren die Preise. Es ist davon auszugehen, dass für die Krankenkassen pro Blutzucker-teststreifen Kosten von 0,45 bis 0,60 Euro (inklusive Mehrwertsteuer) eher als realistisch anzusehen sind.

Fazit zur Indikationsgruppe „V04 Diagnostika"

Ausgaben	Rückgang
Prominenteste Komponente(n)	Preis
Verbrauch	Stagnation durch G-BA-Beschluss der Verordnungseinschränkung für Diabetestests
Therapieansätze	Ohne Bedeutung
Analog-Wettbewerb	Ohne Bedeutung
Sonstiges	Ausgabenrückgang durch Preiskomponente

Literatur

Farmer AJ, Wade AN, French DP, Simon J, Yudkin P et al., DiGEM Trial Group (2009) Blood glucose self-monitoring in type 2 diabetes: a randomised controlled trial. Health Technol Assess 13(15): 1–72.

G-BA (2011) Beschluss des Gemeinsamen Bundesausschusses über die Änderung der Arzneimittel-Richtlinie (AM-RL): Anlage III – Übersicht der Verordnungseinschränkungen und -ausschlüsse Harn- und Blutzuckerteststreifen bei Diabetes mellitus Typ 2. http://www.g-ba.de/downloads/39-261-1307/2011-03-17_AM-RL3_Blutzuckerteststreifen.pdf (25.05.2011).

Häussler B (2011) DMP: Wirkungen und Nebenwirkungen – Folgenabschätzung. Monitor Versorgungsforschung, Vol. 4, Kongress-Special 2: 18–21.

Häussler B, Klein S, Hagenmeyer E (2010) Weißbuch Diabetes in Deutschland. Bestandsaufnahme und Zukunftsperspektiven. Stuttgart, New York: Thieme.

IQWiG (2009) Urin- und Blutzuckerselbstmessung bei Diabetes mellitus Typ 2. Abschlussbericht. Köln: IQWiG Berichte – Jahr 2009 Nr. 65.

Kern W, Schütt M, Krause U et al., DPV-Wiss Study Group (2006) Besteht ein Zusammenhang zwischen Häufigkeit der Blutzuckerselbstmessung (BZSM) und Blutzu-cker-Langzeiteinstellung? Eine Multicenter-Analyse von 24500 Patienten aus 191 Zentren in Deutschland und Österreich. Diabetologie und Stoffwechsel S1–52.

Nauck MA, El-Ouaghlidi A, Vardarli I (2009) Blutzuckerselbstkontrolle bei Diabetes mellitus. Dtsch Arztebl Int 106(37): 587–594.

Schütt M, Kern W, Krause U et al.; DPV Initiative (2006) Is the frequency of self-monitoring of blood glucose related to long-term metabolic control? Multicenter analysis including 24,500 patients from 191 centers in Germany and Austria. Exp Clin Endocrinol Diabetes 114(7): 384–388.

Stefan N (2009) Individualisierte Prävention des Typ-2-Diabetes. Bundesgesundheitsblatt 52: 677–682.

4 Regionale Entwicklung von Ausgaben und Verbrauch

CHRISTOPH DE MILLAS, ROBERT HAUSTEIN

Betrachtet man die Entwicklung der Arzneimittelausgaben auf regionaler Ebene, so zeigen sich erhebliche Unterschiede in den Wachstumsraten und im Ausgabenvolumen. Um eine bessere Vergleichbarkeit der Ausgaben zwischen den KV-Regionen zu gewährleisten, wurde die folgende Betrachtung in Bezug auf die Zahl der GKV-Versicherten vorgenommen. Im gesamten Bundesgebiet betrugen die durchschnittlichen Pro-Kopf-Ausgaben für Fertigarzneimittel, die 2012 zu Lasten der GKV abgegeben wurden, 384 Euro. Gegenüber 2011 entsprach dies einem Rückgang um 0,4% (□ Abb. 4.1). Wie bereits in den

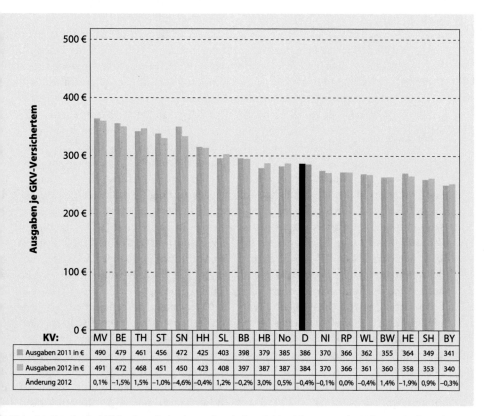

KV:	MV	BE	TH	ST	SN	HH	SL	BB	HB	No	D	NI	RP	WL	BW	HE	SH	BY
▪ Ausgaben 2011 in €	490	479	461	456	472	425	403	398	379	385	386	370	366	362	355	364	349	341
▪ Ausgaben 2012 in €	491	472	468	451	450	423	408	397	387	387	384	370	366	361	360	358	353	340
Änderung 2012	0,1%	-1,5%	1,5%	-1,0%	-4,6%	-0,4%	1,2%	-0,2%	3,0%	0,5%	-0,4%	-0,1%	0,0%	-0,4%	1,4%	-1,9%	0,9%	-0,3%

□ **Abb. 4.1** Durchschnittliche Arzneimittelausgaben in Euro je Versicherten nach KV-Region in den Jahren 2011 und 2012.

Quelle: IGES-Berechnungen nach NVI (INSIGHT Health) und KM6. BB: Brandenburg, BE: Berlin, BW: Baden-Württemberg, BY: Bayern, D: Deutschland, HB: Bremen, HE: Hessen, HH: Hamburg, MV: Mecklenburg-Vorpommern, NI: Niedersachsen, No: Nordrhein, RP: Rheinland-Pfalz, SH: Schleswig-Holstein, SL: Saarland, SN: Sachsen, ST: Sachsen-Anhalt, TH: Thüringen, WL: Westfalen-Lippe

Vorjahren wiesen die ostdeutschen KVen im Vergleich zu den westdeutschen tendenziell höhere Arzneimittelausgaben pro Kopf auf.

Bei der Betrachtung der regionalen Ausgaben ist folgende Einschränkung zu beachten: Im Rahmen des Atlas lagen keine regionalen Daten nach Kassenart vor, daher wurde für die einzelnen Pharmazentralnummern (PZN) der durchschnittliche bundesweite Erstattungspreis angenommen. Da es regionale Unterschiede in den Marktanteilen für die einzelnen Krankenkassen gibt und entsprechend Unterschiede in der Höhe der individuellen Rabatte nach § 130a Abs. 8 SGB V, können Erstattungspreise in einer KV-Region vom Bundesdurchschnitt abweichen. Diese Abweichung kann hier nicht einbezogen werden. Bei der Interpretation der Ergebnisse gilt es daher zu berücksichtigen, dass diese zwar den strukturellen Unterschieden in der GKV-Bevölkerung und dem Verschreibungsverhalten der Ärzte Rechnung tragen, nicht aber strukturellen Unterschieden in der Kassenzugehörigkeit.

Im Vergleich zum Jahr 2011 hat sich im Berichtsjahr die Spannweite zwischen den KV-Regionen kaum verändert, aber es zeigte sich eine weiterhin steigende Tendenz. So wurden je GKV-Versicherten in Mecklenburg-Vorpommern 151 Euro mehr ausgegeben als in Bayern. Im Jahr 2011 lag der Abstand zwischen den beiden KV-Regionen mit den höchsten bzw. niedrigsten Ausgaben mit 150 Euro auf ähnlichem Niveau. Die Zunahme der Differenz war dabei nicht allein Folge eines höheren Ausgabenanstiegs; auch die Entwicklung der Anzahl der GKV-Versicherten war regional unterschiedlich. So ging beispielsweise die Anzahl GKV-Versicherter im Bereich der KV Mecklenburg-Vorpommern um 0,7% zurück, während sie in der KV Bayern um 0,5% anstieg. Die Rangfolge der KV-Regionen nach Ausgaben pro Kopf änderte sich zwischen 2011 und 2012 nur unwesentlich: Bayern und Schleswig-Holstein blieben auch 2012 die Regionen mit den geringsten Pro-Kopf-Ausgaben, während Mecklenburg-Vorpommern und Berlin erneut an der Spitze lagen.

Von 2010 nach 2011 zeigte sich aufgrund der gesetzlichen Sparmaßnahmen noch ein durchgehender Rückgang der Ausgaben pro Kopf in den KV-Regionen. Für das Jahr 2012 war die Entwicklung der Wachstumsraten hingegen in den einzelnen KV-Regionen sehr unterschiedlich. In acht KV-Regionen nahmen die Ausgaben pro Kopf zu, entsprechend gingen in neun KV-Regionen die Ausgaben zurück. Der höchste Rückgang war in der KV Sachsen mit 4,6% zu verzeichnen. Auf der anderen Seite stand die KV Bremen mit einer Zunahme von 3,0%. Insgesamt waren aber die Ausgabenänderungen moderat. Dies zeigt dass der früher zu beobachtende Zusammenhang – in KV-Regionen mit überdurchschnittlichen Ausgaben fanden sich auch überdurchschnittliche Wachstumsraten – für 2012 wie bereits für 2011 nicht mehr galt. Mit den KV-Regionen Sachsen-Anhalt (–1,0%) Berlin (–1,5%) und Sachsen (–4,6%) war in drei ostdeutschen Regionen der Rückgang sogar relativ groß.

Der Ausgabenrückgang war auch 2012 wieder die Folge gesunkener Erstattungspreise, denn der Verbrauch je Versicherten gemessen in Tagesdosen (DDD) nahm in aller KV-Regionen zu (◻ Abb. 4.2). Die Spreizung im Verbrauch hat dabei stark zugenommen. In der KV Bayerns wurden 245 Tagesdosen (DDD) pro Kopf weniger verbraucht als in der KV Mecklenburg-Vorpommern. Der stärkste Verbrauchsanstieg zeigte sich in der KV Schleswig-Holstein (7,8%), am geringsten war er mit 0,3% in der KV Hessen. Der relative starke Anstieg in der KV Schleswig-Holstein war insbesondere auf Sondereffekte in der Indikationsgruppe A01 (Stomatologika) zurückzuführen. Im Jahr 2011 ließen sich gut 90% des Verbrauchs in dieser Indikationsgruppe nicht einer KV-Region zuordnen und wurden somit allein bei der Pro-Kopf-Betrachtung des Deutschlandwertes berücksich

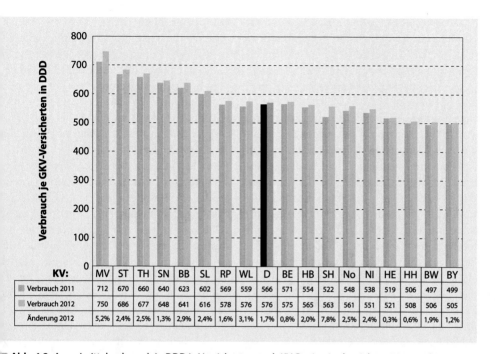

KV:	MV	ST	TH	SN	BB	SL	RP	WL	D	BE	HB	SH	No	NI	HE	HH	BW	BY
Verbrauch 2011	712	670	660	640	623	602	569	559	566	571	554	522	548	538	519	506	497	499
Verbrauch 2012	750	686	677	648	641	616	578	576	576	575	565	563	561	551	521	508	506	505
Änderung 2012	5,2%	2,4%	2,5%	1,3%	2,9%	2,4%	1,6%	3,1%	1,7%	0,8%	2,0%	7,8%	2,5%	2,4%	0,3%	0,6%	1,9%	1,2%

Abb. 4.2 Arzneimittelverbrauch in DDD je Versicherten nach KV-Region in den Jahren 2011 und 2012. Quelle: IGES-Berechnungen nach NVI (INSIGHT Health) und KM6. BB: Brandenburg, BE: Berlin, BW: Baden-Württemberg, BY: Bayern, D: Deutschland, HB: Bremen, HE: Hessen, HH: Hamburg, MV: Mecklenburg-Vorpommern, NI: Niedersachsen, No: Nordrhein, RP: Rheinland-Pfalz, SH: Schleswig-Holstein, SL: Saarland, SN: Sachsen, ST: Sachsen-Anhalt, TH: Thüringen, WL: Westfalen-Lippe

zigt. Für das Jahr 2012 lag die Quote des Verbrauchs ohne Zuordnung jedoch mit 79% sehr viel niedriger. Die Gruppe der Stomatologika umfasst insbesondere Produkte zur Kariesprophylaxe (Fluorid-Produkte). Diese Produkte sind verbrauchsstark, fallen aber preislich (gemessen an den Ausgaben je DDD) kaum ins Gewicht, daher fiel die Änderung in der Zuordnung allein beim Verbrauch auf. Die Zuwächse waren dabei in den einzelnen KV-Regionen sehr uneinheitlich. In vier KV-Regionen (Mecklenburg-Vorpommern, Schleswig-Holstein, Westfalen-Lippe und Berlin) wurden sehr hohe Anstiege beobachtet, andere KV-Regionen waren hingegen unauffällig oder verzeichneten sogar Rückgänge im Verbrauch. Ohne die Gruppe A01 betrug der Verbrauchsanstieg pro Kopf für die KV Schleswig-Holstein nur 4,1%, für die

KV Mecklenburg-Vorpommern nur 3,2%. Im Vergleich dazu war die Steigerungsrate für Gesamt-Deutschland bei dieser Betrachtung mit 1,8% praktisch unverändert. D. h. auch unabhängig von der Entwicklung in der Gruppe A01 war die Zunahme des Verbrauchs in den KV-Regionen Schleswig-Holstein und Mecklenburg-Vorpommern stark überdurchschnittlich.

Es verblieben somit weiterhin deutliche regionale Unterschiede in den Ausgaben und im Verbrauch. Im Arzneimittel-Atlas kann jedoch regelmäßig gezeigt werden, dass die Unterschiede zwischen den Regionen zu einem großen Teil durch die Heterogenität bezüglich demographischer und epidemiologischer Faktoren erklärt werden können. Insbesondere die Anteile von adipösen und älteren Menschen als Indikatoren für eine höhere Morbidität haben einen Einfluss auf die Höhe der Arzneimittelausgaben. Dadurch relativieren sich die Unterschiede zwischen den Regionen erheblich.

Für die Versorgungssegmente der Grund- und Spezialversorgung (siehe ▶ Abschn. 6.7 zur Abgrenzung der Versorgungssegmente) wurden Einflüsse verschiedener Faktoren auf die Ausgaben je GKV-Versicherten in den KV-Regionen betrachtet. Die in den jeweiligen Regressionsmodellen berücksichtigten Einflussgrößen wurden mittels einer schrittweisen Regression („stepwise regression") bestimmt. Eine Übersicht der getesteten Faktoren ist in ▶ Abschn. 6.8 zu finden. Anschließend wurde sowohl für die Grundversorgung als auch für die Spezialversorgung jeweils das Regressionsmodell ausgewählt, dessen Kombination von unabhängigen Variablen die höchste Erklärungskraft hinsichtlich der abhängigen Größen, gemessen durch das adjustierte Bestimmtheitsmaß R^2, aufwies. Hierbei stellten sich folgende Variablen als bedeutsam heraus:

》 Der Anteil an GKV-Versicherten in einem Bundesland mit einem Body-Mass-Index (BMI) von über 30: Personen mit einem BMI über dieser Schwelle gelten als adipös. Adipositas kann sich in vielfältiger Weise auf die Morbidität auswirken, beispielsweise auf das Risiko, an Diabetes zu erkranken. Der Indikator zeigt sich daher in der Grundversorgung als statistisch signifikant.

》 Der Anteil an GKV-Versicherten in der KV-Region mit einem Alter von über 55 Jahren: Diese Variable, die Einflüsse von Demographie, aber auch Morbidität vereint, wird auf Basis der KM6-Statistik des Bundesgesundheitsministeriums ermittelt und kann für jede KV-Region ausgewiesen werden. Der Indikator hat sich sowohl im Bereich der Grundversorgung als auch bei der Spezialversorgung als statistisch signifikant für die Erklärung von Unterschieden zwischen den KV-Regionen erwiesen.

》 Die Anzahl der (Fach-)Ärzte pro 100.000 Einwohner in einer KV-Region: Die Arztdichte ist ein statistisch schwach signifikanter Indikator zur Erklärung der regionalen Unterschiede in der Grundversorgung. Er hat deutlich geringere Erklärungskraft als der Anteil der Übergewichtigen und die Altersstruktur. Für die Spezialversorgung ist die Facharztdichte ein statistisch signifikanter und wichtiger Indikator, um Unterschiede in diesem Versorgungsbereich zu erklären.

Die Regressionsanalysen führten zu den in ▫ Tab. 4.1 dargestellten Ergebnissen. Das Bestimmtheitsmaß R^2 betrug für das Modell der Grundversorgung 0,89 und für das Modell der Spezialversorgung 0,50. Die Angabe der standardisierten Koeffizienten dient dazu, den Einfluss der berücksichtigten signifikanten Indikatoren besser vergleichen zu können.

Für die berücksichtigten Versorgungssegmente verblieben nach Adjustierung um die relevanten Einflussfaktoren durch Regressionsverfahren je KV-Region die in ▫ Abb. 4.3 gezeigten Unterschiede in den Pro-Kopf-Ausgaben für das Jahr 2012. Die Abbildung zeigt somit die Residuen (Abweichung der beobachteten von den adjustierten, d. h. den entsprechend dem Regressionsmodell erwarteten Pro-Kopf-Ausgaben) der Regression. Die Abweichungen bewegten sich in der Grundversorgung im Bereich zwischen –19,86 Euro (KV Bremen) und 19,36 Euro (KV Hamburg). Die prozentualen Abweichungen von den adjustierten Werten bewegten sich entsprechend zwischen –9,2% und 8,8%. Im Bereich der Spezialversorgung lagen die absoluten Abweichungen zwischen –22,11 Euro (KV Bremen) und –22,36 Euro (KV Mecklenburg-Vorpommern). Entsprechend dem geringeren Erklärungsgrad des Modells waren die prozentualen Abweichungen in der Spezialversorgung größer: Sie bewegten sich zwischen –17,0% und 14,1%.

Durch die Regression relativieren sich Aussagen bezüglich über- oder unterdurch

Tab. 4.1 Ergebnisse der Regressionsmodelle zur Erklärung der regionalen Unterschiede.

	Nichtstandardisierte Koeffizienten		Standardisierte Koeffizienten		
	B	Standardfehler	Beta	t-Wert	p-Wert
Modell Grundversorgung					
Konstante	−134,67	53,99		−2,49	0,03
Anteil 55+	5,79	1,28	0,72	4,53	0,00
BMI	7,66	3,13	0,47	2,44	0,03
Arztdichte	0,34	0,14	0,33	2,42	0,03
Modell Spezialversorgung					
Konstante	−76,06	56,47		−1,35	0,20
Anteil 55+	3,95	1,20	0,76	3,28	0,01
Facharztdichte	0,66	0,19	0,78	3,40	0,00

Quelle: IGES-Berechnungen

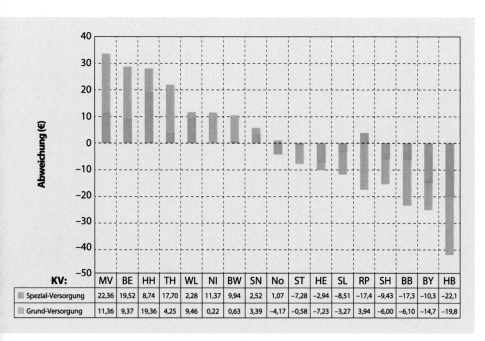

KV:	MV	BE	HH	TH	WL	NI	BW	SN	No	ST	HE	SL	RP	SH	BB	BY	HB
Spezial-Versorgung	22,36	19,52	8,74	17,70	2,28	11,37	9,94	2,52	1,07	−7,28	−2,94	−8,51	−17,4	−9,43	−17,3	−10,3	−22,1
Grund-Versorgung	11,36	9,37	19,36	4,25	9,46	0,22	0,63	3,39	−4,17	−0,58	−7,23	−3,27	3,94	−6,00	−6,10	−14,7	−19,8

Abb. 4.3 Abweichung der beobachteten von den adjustierten Pro-Kopf-Ausgaben für die einzelnen KV-Regionen, differenziert nach Grund- und Spezialversorgung im Jahr 2012.

Quelle: IGES-Berechnungen nach NVI (INSIGHT Health) und KM6. BB: Brandenburg, BE: Berlin, BW: Baden-Württemberg, BY: Bayern, D: Deutschland, HB: Bremen, HE: Hessen, HH: Hamburg, MV: Mecklenburg-Vorpommern, NI: Niedersachsen, No: Nordrhein, RP: Rheinland-Pfalz, SH: Schleswig-Holstein, SL: Saarland, SN: Sachsen, ST: Sachsen-Anhalt, TH: Thüringen, WL: Westfalen-Lippe

schnittlicher Arzneimittelausgaben teilweise. Dies zeigt sich zum Beispiel an den KV-Regionen Sachsen-Anhalt und Westfalen-Lippe. Die Ausgaben je Versicherten in der KV Sachsen-Anhalt lagen 2012 über dem Bundesdurchschnitt. Im Ergebnis der Regression zeigte sich jedoch, dass die Ausgaben pro Kopf sogar niedriger waren, als man aufgrund der strukturellen Gegebenheiten erwartet hätte. Für die KV Westfalen-Lippe ergab sich hingegen ein umgekehrtes Bild. Die Ausgaben pro Kopf waren zwar unterdurchschnittlich, aber höher, als man in Abhängigkeit von den gewählten Einflussfaktoren erwartet hätte.

Betrachtet man die Addition der Residuen, konnten die größten positiven Abweichungen zwischen beobachteten und adjustierten Werten für die KV-Regionen Mecklenburg-Vorpommern, Berlin und Hamburg festgestellt werden. Die größte negative Abweichung wurde für die KV-Region Bremen berechnet. Zu den drei KV-Regionen mit den größten negativen Abweichungen gehörten außerdem die KV Brandenburg und die KV Bayern. Demnach lagen in der KV Mecklenburg-Vorpommern die beobachteten Ausgaben pro Kopf um rund 34 Euro über den erwarteten Ausgaben, in der KV Bremen dagegen um rund 42 Euro darunter. In KV-Regionen mit deutlichen Abweichungen mussten daher – neben den erklärenden Faktoren (Anteil der Personen mit einem BMI über 30, Anteil der über 55-Jährigen und (Fach-)Arztdichte) – noch andere Faktoren für die Ausgaben bestimmend gewesen sein, die aber im Regressionsmodell nicht berücksichtigt werden konnten. Für die KV-Regionen Berlin und Hamburg wäre beispielsweise ein weiterer erklärender Faktor gewesen, dass in großem Umfang eine Versorgung von Versicherten des Umlands stattfand. Dies begründet vermutlich auch, warum in der KV-Region Brandenburg die beobachteten Pro-Kopf-Ausgaben deutlich geringer waren als die erwarteten. Neben solchen strukturellen Unterschieden spielten vermutlich zudem Unterschiede in der Morbidität eine Rolle, die durch den Anteil der über 55-Jährigen und den BMI allein nicht erklärt werden können.

5 AMNOG: Zwischenbilanz nach zwei Jahren Erfahrung mit der frühen Nutzenbewertung nach § 35 SGB V

ARIANE HÖER, XIAOYU CHEN

Mit der Einführung des Arzneimittelmarkt-neuordnungsgesetzes (AMNOG) wird seit dem 1. Januar 2011 für jeden neu eingeführten Wirkstoff in Deutschland erstmals eine Bewertung des Zusatznutzens nach § 35a SGB V vorgenommen. Das angestrebte Ziel des Gesetzgebers war es, durch das Verfahren eine neue Balance zwischen Innovation und Bezahlbarkeit von Medikamenten zu schaffen (*BMG* 2012). Maßgeblich verantwortlich für die Durchführung der frühen Nutzenbewertung und der damit verbundenen Festlegung des Zusatznutzens ist der G-BA mit Unterstützung des IQWiG. Die Ergebnisse der frühen Nutzenbewertung dienen als Grundlage für die Verhandlungen des Erstattungsbetrags nach § 130b SGB V zwischen dem Hersteller und dem GKV Spitzenverband (*G-BA* 2012a).

Auch wenn es sich bei der frühen Nutzenbewertung nach § 35a SGB V weiterhin um ein junges Verfahren handelt, kann nun nach zwei Jahren eine Zwischenbilanz zur Nutzenbewertung von neuen Arzneimitteln in Deutschland gezogen werden. Die folgenden Aspekte spielen bei der Nutzenbewertung eine zentrale Rolle:

» die Operationalisierung des Ausmaßes des Zusatznutzens anhand der IQWiG-Methodik

» die Festlegung der zweckmäßigen Vergleichstherapie

» die Abbildung von Anwendungsgebieten und Patientengruppen

» die Bewertung von Surrogatparametern und deren Anerkennung beim Zusatznutzennachweis

» die Anwendung von Standards der evidenzbasierten Medizin (EbM) (*Häussler et al.* 2013).

Die Umsetzung dieser relevanten Themen durch den G-BA und das IQWiG hat in der Vergangenheit bei den betroffenen pharmazeutischen Unternehmen und zum Teil auch in der Fachöffentlichkeit für Kritik gesorgt. Daher werden – wie bereits im vergangenen Jahr – im Arzneimittel-Atlas die bislang publizierten Dossiers, Nutzenbewertungen des IQWiG und Beschlüsse des G-BA exemplarisch hinsichtlich der genannten Aspekte dahingehend analysiert, inwieweit es zu Abweichungen zwischen dem G-BA, dem IQWiG und den pharmazeutischen Unternehmen zu den o. g. Eckpunkten kommt. Dazu wird zunächst eine Übersicht über alle bisherigen Verfahren, deren Status und ggf. das Ergebnis der Nutzenbewertung gegeben (Stichtag 31. Dezember 2012). Ein Fokus dieses Kapitels sind außerdem Unstimmigkeiten bei der Nutzenbewertung zwischen den G-BA-Beschlüssen und den IQWiG-Nutzenbewertungen. Dabei wird beispielhaft geprüft, ob bereits eine gemeinsame Linie in Bezug auf die oben genannten Aspekte erkennbar ist und wie die beiden Institutionen ggf. ihre abweichenden Standpunkte begründen. Darüber hinaus werden Inkonsistenzen in der Vorgehensweise innerhalb der IQWiG-Nutzenbewertungen beschrieben.

5.1 Übersicht zu Verfahrensstand und aktuellen Nutzenbewertungen

Seit Inkrafttreten des AMNOG am 1. Januar 2011 wurden bis zum Stichtag am 31. Dezember 2012 insgesamt 47 Verfahren für 45 Wirkstoffe[1] zur frühen Nutzenbewertung eingeleitet. Ein Überblick über die bewerteten Wirkstoffe und der jeweiligen zugeordneten Zusatznutzenkategorie wird in ◻ Tab. 5.1 gegeben. Aus Gründen der Übersichtlichkeit wird nur die Nutzenbewertung für die jeweils größte Patientengruppe betrachtet.

Für die Wirkstoffkombination Olmesartanmedoxomil/Amlodipin/Hydrochlorothiazid wurde das Verfahren gegenstandslos, da dieses Arzneimittel nicht als neuer Wirkstoff eingestuft wurde. Drei weitere Wirkstoffe (Dexmedetomidin, Ceftarolinfosamil und eine fixe Wirkstoffkombination von Piperaquintetraphosphat/Dihydroartemisinin) wurden von der Nutzenbewertung freigestellt, da sie nur zu geringfügigen Ausgaben für die GKV führen würden.

Für weitere sechs Wirkstoffe wurde das Bewertungsverfahren zum Stichtag vorbereitet, doch der Beschluss zur bereits vorliegenden Nutzenbewertung des IQWiG stand noch aus. Bei acht Wirkstoffen wurde das Bewertungsverfahren bereits begonnen, es lagen jedoch zum Stichtag noch keine Nutzenbewertungen der eingereichten Dossiers durch das IQWiG vor. Insgesamt wurde für 29 Wirkstoffe das Verfahren abgeschlossen und es lag am 31. Dezember 2012 eine Nutzenbewertung des IQWiG sowie ein Beschluss des G-BA vor.

Für fünf Wirkstoffe mit abgeschlossenem Verfahren (Azilsartanmedoxomil, Bromfenac, Pitavastatin, Regadenoson und die fixe Kombination aus Tegafur, Gimeracil und Oteracil)

wurde kein Dossier von den pharmazeutischen Unternehmern eingereicht. In diesen Fällen wurde kein Zusatznutzen zuerkannt. Die Wirkstoffe Azilsartanmedoxomil und Pitavastatin wurden umgehend in die Festbetragsgruppe nach § 35 Abs. 1 SGB V eingeordnet.

Somit lagen für insgesamt 24 Wirkstoffe jeweils das eingereichte Dossier, die Nutzenbewertung des IQWiG sowie der Beschluss des G-BA vor. Die Anteile der 24 Wirkstoffe nach Indikationsgebieten (ATC-3) sind in ◻ Abb. 5.1 dargestellt. Es ist auffällig, dass L01 Antineoplastische Mittel (21%), L04 Immunsuppressiva (17%) und J05 Antivirale Mittel (17%) zusammen einen großen Anteil (55%) der neuen Wirkstoffe ausmachen. Drei der 24 Wirkstoffe unterliegen als Orphan Drugs besonderen Regeln. Für diese müssen die pharmazeutischen Unternehmen keinen Nachweis des Zusatznutzen im Verhältnis zur zweckmäßigen Vergleichstherapie im Dossier vorlegen, da gemäß § 35a Abs. 1 Satz 10 SGB V ein Zusatznutzen von Arzneimitteln zur Behandlung seltener Erkrankungen bereits durch die Zulassung als belegt gilt (G-BA 2013). Aufgrund dieses Sonderstatus werden die Nutzenbewertungen der Orphan Drugs hier gesondert von den anderen Wirkstoffen betrachtet.

Die Zuordnung zur jeweiligen Zusatznutzenkategorie durch den G-BA, das IQWiG und die pharmazeutischen Hersteller ist in ◻ Abb. 5.2 abgebildet. Es zeigt sich, dass bis dato kein Wirkstoff einen „erheblichen Zusatznutzen" vom IQWiG bzw. G-BA zugewiesen bekommen hat, während die Herstellerseite 14 Wirkstoffen einen erheblichen Zusatznutzen zuordnet. Bei 13 (62%) der 21 Nutzenbewertungen konnte nach Ansicht des IQWiG kein bzw. ein nicht quantifizierbarer Zusatznutzen belegt werden. Ein quantifizierbarer Zusatznutzen (umfasst erheblichen, beträchtlichen, geringen Zusatznutzen) lag aus Sicht des IQWiG somit nur für acht der 21 Wirkstoffe vor. Im Gegensatz dazu komm

---

[1] Für den Wirkstoff Linagliptin wurde eine erneute Nutzenbewertung nach § 35a Absatz 5b SGB V sowie ein Verfahren für ein neues Anwendungsgebiet nach 5. Kapitel VerfO G-BA § 1 Abs. 2 Nr. 2 begonnen.

Tab. 5.1 Übersicht über die Verfahren der frühen Nutzenbewertung seit dem 1. Januar 2011 zum Stichtag 31. Dezember 2012 nach § 35a SGB V.

Wirkstoff	Indikation	Beginn des Bewertungs-verfahrens	Verfahrensstand	Zusatznutzen laut*		
				Hersteller	IQWiG	G-BA
Abirateronacetat	Prostatakarzinom	01.10.2011	Verfahren abgeschlossen	Erheblich	Beträchtlich	Beträchtlich
Aclidiniumbromid	COPD	01.10.2012	Beschlussfassung wird vorbereitet	Gering	Kein Zusatznutzen	
Aflibercept	Neovaskuläre altersabhängige Makuladegeneration	15.12.2012	Verfahren begonnen			
Aliskiren/Amlodipin	Essenzielle Hypertonie	15.05.2011	Verfahren abgeschlossen	Beträchtlich	Kein Zusatznutzen	Kein Zusatznutzen
Apixaban	Thromboembolie-prophylaxe	15.6.2011	Verfahren abgeschlossen	Beträchtlich	Gering	Gering
Axitinib	Nierenzellkarzinom	01.10.2012	Beschlussfassung wird vorbereitet	Beträchtlich	Kein Zusatznutzen	
Azilsartanmedoxomil	Essenzielle Hypertonie	15.1.2012	Verfahren abgeschlossen (Festbetrag)	Kein Dossier	Kein Zusatznutzen	Kein Zusatznutzen
Belatacept	Nierentransplantation	15.07.2011	Verfahren abgeschlossen	Beträchtlich	Gering	Gering
Belimumab	Systemischer Lupus erythematodes	27.07.2011	Verfahren abgeschlossen	Erheblich	Kein Zusatznutzen	Beträchtlich
Boceprevir	Hepatitis C	01.9.2011	Verfahren abgeschlossen	Erheblich	Nicht quantifizierbar	Nicht quantifizierbar
Brentuximab Vedotin	Hodgkin-Lymphome, anaplastische groß-zellige Lymphome	01.12.2012	Verfahren begonnen	Orphan Drug	Orphan Drug	Orphan Drug
Bromfenac	Postoperative Augenentzündung nach Katarakt-OP	01.8.2011	Verfahren abgeschlossen	Kein Dossier	Kein Zusatznutzen	Kein Zusatznutzen

Tab. 5.1 Übersicht über die Verfahren der frühen Nutzenbewertung seit dem 1. Januar 2011 zum Stichtag 31. Dezember 2012 nach § 35a SGB V. (Fortsetzung)

Wirkstoff	Indikation	Beginn des Bewertungsverfahrens	Verfahrensstand	Zusatznutzen laut*		
				Hersteller	IQWiG	G-BA
Cabazitaxel	Prostatakarzinom	15.4.2011	Verfahren abgeschlossen	Erheblich	Beträchtlich	Gering
Ceftarolinfosamil	Andere Beta-Lactam-Antibiotika	14.03.2012	Freigestellt	k. A.	k. A.	k. A.
Crizotinib	Nicht kleinzelliges Bronchialkarzinom	15.11.2012	Verfahren begonnen			
Dapagliflozin	Diabetes mellitus Typ 2	15.12.2012	Verfahren begonnen			
Decitabin	Myeloische Leukämie	01.11.2012	Verfahren begonnen			
Dexmedetomidin	Sedierung	13.07.2011	Freigestellt	k. A.	k. A.	k. A.
Emtricitabin, Rilpivirin, Tenofovirdisoproxil	HIV-Infektion	15.01.2012	Verfahren abgeschlossen	Erheblich	Kein Zusatznutzen	Gering
Eribulin	Brustkrebs	01.05.2011	Verfahren abgeschlossen	Erheblich	Kein Zusatznutzen	Gering
Extrakt aus Cannabis sativa	Spastik bei Multipler Sklerose	01.07.2011	Verfahren abgeschlossen	Beträchtlich	Kein Zusatznutzen	Gering
Fampridin	Multiple Sklerose	29.07.2011	Verfahren abgeschlossen	Erheblich	Kein Zusatznutzen	Kein Zusatznutzen
Fingolimod	Multiple Sklerose	15.4.2011	Verfahren abgeschlossen	Erheblich	Kein Zusatznutzen	Kein Zusatznutzen
Ipilimumab	Melanom	01.08.2011	Verfahren abgeschlossen	Erheblich	Beträchtlich	Beträchtlich
Ivacaftor	Zystische Fibrose	15.08.2012	Beschlussfassung wird vorbereitet	Orphan Drug (Erheblich)	Orphan Drug (Zusatznutzen belegt)	Orphan Drug
Linagliptin	Diabetes Typ 2	1.10.2011	Verfahren abgeschlossen	Kein Zusatznutzen	Kein Zusatznutzen	Kein Zusatznutzen
Linagliptin (Absatz 5b)	Diabetes Typ 2	01.09.2012	Beschlussfassung wird vorbereitet	Beträchtlich	Kein Zusatznutzen	Kein Zusatznutzen

Tab. 5.1 Übersicht über die Verfahren der frühen Nutzenbewertung seit dem 1. Januar 2011 zum Stichtag 31. Dezember 2012 nach § 35a SGB V. (Fortsetzung)

Wirkstoff	Indikation	Beginn des Bewertungsverfahrens	Verfahrensstand	Zusatznutzen laut*		
				Hersteller	IQWiG	G-BA
Linagliptin (neues AWG)	Diabetes Typ 2	01.12.2012	Verfahren begonnen			
Mikrobielle Collagenase aus Clostridium histolyticum	Dupuytren'sche Kontraktur	01.05.2011	Verfahren abgeschlossen	Erheblich	Kein Zusatznutzen	Kein Zusatznutzen
Olmesartanmedoxomil, Amlodipin, Hydrochlorothiazid	Essenzielle Hypertonie		Verfahren gegenstandslos	n. a.	n. a.	n. a.
Pasireotid	Hypophysendysfunktion	15.06.2012	Verfahren abgeschlossen	Orphan Drug (Erheblich)	Orphan Drug (Zusatznutzen belegt)	Orphan Drug (Gering)
Perampanel	Partielle Epilepsie	15.09.2012	Beschluss-fassung wird vorbereitet	Erheblich	Kein Zusatznutzen	
Piperaquintetra-phosphat, Dihydroartemisinin	Malariamittel	21.03.2012	Freigestellt	k. A.	k. A.	k. A.
Pirfenidon	Idiopathische Lungen-fibrose	15.9.2011	Verfahren abgeschlossen	Orphan Drug (Beträchtlich)	Orphan Drug (Kein Zusatznutzen)	Orphan Drug (Nicht quantifizierbar)
Pitavastatin	Hypercholesterinämie	01.6.2011	Verfahren abgeschlossen (Festbetrag)	Kein Dossier	Kein Zusatznutzen	Kein Zusatznutzen
Pixantron	Lymphome, Non-Hodgkin	01.12.2012	Verfahren begonnen			
Regadenoson	Bildgebung Myokard-perfusion	15.4.2011	Verfahren abgeschlossen	Kein Dossier	Kein Zusatznutzen	Kein Zusatznutzen

◻ Tab. 5.1 Übersicht über die Verfahren der frühen Nutzenbewertung seit dem 1. Januar 2011 zum Stichtag 31. Dezember 2012 nach § 35a SGB V. (Fortsetzung)

Wirkstoff	Indikation	Beginn des Bewertungs-verfahrens	Verfahrensstand	Zusatznutzen laut*		
				Hersteller	IQWiG	G-BA
Retigabin	Fokale Epilepsie	15.05.2011	Verfahren abgeschlossen	Nicht quantifizierbar	Kein Zusatznutzen	Kein Zusatznutzen
Rilpivirin	HIV-Infektion	15.01.2012	Verfahren abgeschlossen	Gering	Beträchtlich	Gering
Ruxolitinib	Chronisch myeloproli-ferative Erkrankungen	15.09.2012	Beschlussfassung wird vorbereitet	Orphan Drug (Beträchtlich)	Orphan Drug (Zusatznutzen belegt)	Orphan Drug
Saxagliptin/ Metformin	Typ-2-Diabetes mellitus	15.11.2012	Verfahren begonnen			
Tafamidismeglumin	Transthyretin-Amyloidose	15.12.2011	Verfahren abgeschlossen	Orphan Drug (Erheblich)	Orphan Drug	Orphan Drug (Gering)
Tegafur, Gimeracil, Oteracil	Magenkrebs	01.07.2012	Verfahren abgeschlossen	Kein Dossier	Kein Zusatznutzen	Kein Zusatznutzen
Telaprevir	Hepatitis C	15.10.2011	Verfahren abgeschlossen	Erheblich	Nicht quantifizierbar	Nicht quantifizierbar
Ticagrelor	Akutes Koronarsyndrom	01.01.2011	Verfahren abgeschlossen	Erheblich	Beträchtlich	Beträchtlich
Vandetanib	Schilddrüsenkrebs	15.3.2012	Verfahren abgeschlossen	Erheblich	Kein Zusatznutzen	Kein Zusatznutzen
Vemurafenib	Melanom	15.3.2012	Verfahren abgeschlossen	Erheblich	Beträchtlich	Beträchtlich

n. a.: Es liegt noch kein Beschluss des G-BA vor

k. A.: keine Angaben

* Angegeben ist der beanspruchte bzw. festgestellte Zusatznutzen für die jeweils größte Patientengruppe.

Quelle: IGES nach Angaben des G-BA (http://www.g-ba.de/informationen/nutzenbewertung/); die genannte Indikation orientiert sich an der Fachinformation

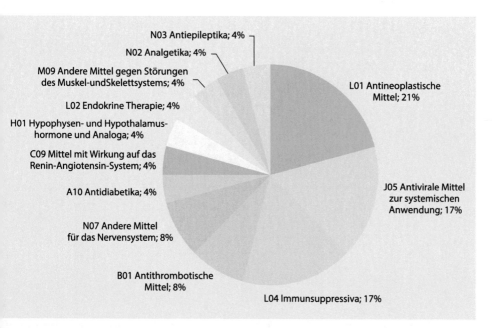

○ **Abb. 5.1** Anteile der neuen Wirkstoffe nach Indikationsgebieten (ATC-3) in den Jahren 2011* und 2012.
Dargestellt sind 24 Wirkstoffe, für die bis zum 31. Dezember 2012 zumindest ein Beschluss des G-BA vorlag.
* Im Jahr 2011 ist nur ein Verfahren für den Wirkstoff Ticagrelor abgeschlossen.)
Quelle: IGES nach Angaben des G-BA (http://www.g-ba.de/informationen/nutzenbewertung/)

der G-BA zu einer positiveren Bilanz (*G-BA 2012a*): Immerhin für 14 (67%) der 21 Wirkstoffe konnte ein Zusatznutzen belegt werden, der in zwölf Fällen quantifizierbar war, in zwei Fällen als nicht quantifizierbar eingestuft wurde. Nur sieben Wirkstoffe wurden in die Kategorie „kein Zusatznutzen" eingeordnet. Bei insgesamt sieben Wirkstoffen stimmt der G-BA bei der Bewertung des Zusatznutzens nicht mit dem IQWiG überein. Die Herstellerseite schätzt die eigenen Produkte noch deutlich positiver ein. Sie beanspruchen für 14 Wirkstoffe (67%) einen erheblichen Zusatznutzen und für vier (19%) Wirkstoffe einen beträchtlichen Zusatznutzen. Hersteller, IQWIG und G-BA urteilen lediglich im Fall von Linagliptin mit der Einstufung in die Kategorie „kein Zusatznutzen" bei der Nutzenbewertung einheitlich.

Für die drei Orphan Drugs haben die jeweiligen Hersteller in ihren Dossiers eine Quantifizierung des Zusatznutzens vorgenommen, über das Ausmaß des Zusatznutzens hat der G-BA beschlossen. Während der Hersteller von Pirfenidon einen beträchtlichen Zusatznutzen für sein Produkt sah, lautete die IQWiG-Bewertung „kein Zusatznutzen". Letztendlich stufte der G-BA den Zusatznutzen als „nicht quantifizierbar" ein. Die Hersteller von Tafamidis und Pasireotid schätzten den Zusatznutzen ihres Produkts als erheblich ein, der G-BA jedoch sah den Zusatznutzen nur als gering an.

Die Analyse der Ergebnisse der frühen Nutzenbewertung zeigen, dass es in der überwiegenden Anzahl der Fälle hinsichtlich Zusatznutzen nicht nur abweichende Einschätzungen zwischen Hersteller und dem IQWiG bzw. G-BA gibt, sondern auch die zwei bewertenden Institutionen, das IQWiG und der G-BA, nicht immer übereinstimmen.

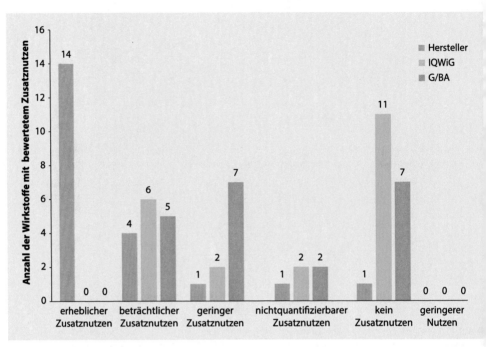

■ **Abb. 5.2** Anteil der allgemeinen Wirkstoffe in den jeweiligen Zusatznutzenkategorien nach den Bewertungen durch den Hersteller bzw. G-BA/IQWiG*. Dargestellt sind die Ergebnisse für 21 Verfahren, für die bis zum 31. Dezember 2012 zumindest ein Beschluss des G-BA vorlag. (* Angegeben ist die Zusatznutzenkategorie für die jeweils größte Patientengruppe nach dem aktuellen Stand des Verfahrens, also bei abgeschlossenen Verfahren der Zusatznutzen entsprechend G-BA-Beschluss, bei laufenden Verfahren der Zusatznutzen entsprechend IQWiG-Bewertung.)

Quelle: IGES nach Angaben des G-BA (http://www.g-ba.de/informationen/nutzenbewertung/)

5.2 Inkongruenzen zwischen Bewertungen des IQWiG und Beschlüssen des G-BA

In der letzten Ausgabe des Arzneimittel-Atlas wurde festgestellt, dass in den meisten Fällen die Beschlüsse des G-BA zum Ausmaß des Zusatznutzens mit den Bewertungen des IQWiG übereinstimmen (*Häussler* et al. 2013). ■ Tab. 5.2 gibt einen aktuellen Überblick über die Abweichungen bei der Beurteilung des Zusatznutzens zwischen Hersteller, IQWiG und G-BA bei den zum 31.12.2012 abgeschlossenen AMNOG-Verfahren. Dabei zeigt sich, dass es insgesamt bei sieben von 29 Fällen eine Inkongruenz zwischen den G-BA-Beschlüssen und den IQWiG-Nutzenbewertungen gibt. Bei

fünf Arzneimitteln konnte ein Zusatznutzen aus Sicht des IQWiG nicht belegt werden, während der G-BA einen Zusatznutzen attestierte. Ein quantifizierbarer Zusatznutzen wurde vom G-BA für die vier Wirkstoffe Belimumab, Emtricitabin/Rilpivirin/Tenofovirdisoproxil, Eribulin und dem Extrakt aus Cannabis sativa (im Folgenden entsprechend dem zugehörigen ATC-Kode N02BG10 als Nabiximols bezeichnet) beschlossen. Im Fall des Orphan Drugs Pirfenidon wurde der Zusatznutzen seitens des G-BA als nicht quantifizierbar eingestuft. Für die Wirkstoffe Cabazitaxel und Rilpivirin wurde vom IQWiG ein beträchtlicher Zusatznutzen festgelegt, während der G-BA den Zusatznutzen auf gering abstufte (■ Tab. 5.2). Im Folgenden werden

□ Tab. 5.2 Unterschiedliche Bewertung des Ausmaßes des Zusatznutzens aus der Perspektive des IQWiG und des G-BA.

Wirkstoff	Ausmaße des Zusatznutzens*		Begründung der Bewertung	
	IQWiG-Nutzen- bewertung	G-BA-Beschluss	durch IQWiG	durch G-BA
Belimumab	Kein Zusatz- nutzen	Beträchtlich	Keine relevanten Studien für die Nutzen- bewertung	Die eingereichte Studie wurde als relevant betrachtet
Cabazitaxel	Beträchtlich	Gering	Ableitung des Zusatz- nutzens in der Subgruppe (Patienten ≥ 65 Jahre)	Keine Differenzierung der Patientengruppe nach Alter
Emtricitabin, Rilpivirin, Teno- fovirdisoproxil	Kein Zusatz- nutzen	Gering	Keine Bewertung, da Dossier inhaltlich unvollständig	Die Studiendaten wurden als therapeu- tisch relevant bewertet
Eribulin	Kein Zusatz- nutzen	Gering	Abwägung des Scha- dens und Nutzens unter Berücksichtigung der Teilpopulation	Herabstufung des therapeutisch bedeut- samen Zusatznutzens unter Berücksichtigung der Schadensaspekte der Gesamtpopulation
Extrakt aus Cannabis sativa	Kein Zusatz- nutzen	Gering	Keine relevanten Studien für die Nutzen- bewertung	Die eingereichte Studie wurde als relevant betrachtet
Pirfenidon (Orphan Drug)	Kein Zusatz- nutzen	Nicht quantifizierbar	Auf Endpunktebene wurde kein Zusatz- nutzen belegt	Die verfügbare Daten- lage zum Bewertungs- zeitpunkt lässt keine Quantifizierung zu
Rilpivirin	Beträchtlich	Gering	Ableitung des Zusatz- nutzens in der Subgruppe (Männer)	Keine Differenzierung der Patientengruppe nach Geschlecht

* Angegeben ist der beanspruchte bzw. festgestellte Zusatznutzen für die jeweils größte Patientengruppe.
Quelle: IGES nach Angaben des IQWiG und G-BA (http://www.g-ba.de/informationen/nutzenbewertung/)

diese abweichenden Bewertungen exempla- risch näher beleuchtet und diskutiert.

5.2.1 Bewertung des Ausmaßes des Zusatznutzens

Die Festlegung des Ausmaßes des Zusatz- nutzens zählt zum wesentlichen Element der frühen Nutzenbewertung. Das Ausmaß des Zusatznutzens wird im Verhältnis zur vom G-BA festgelegten zweckmäßigen Vergleichs- therapie bestimmt und den folgenden Kate- gorien zugeordnet:

>> erheblicher Zusatznutzen
>> beträchtlicher Zusatznutzen
>> geringer Zusatznutzen
>> Zusatznutzen nicht quantifizierbar
>> kein Zusatznutzen
>> geringerer Nutzen.

Bislang gibt es noch keine standardisierte Methode zur Festlegung des Ausmaßes des Zusatznutzens. Zwar hat das IQWiG einen Vorschlag zur Quantifizierung des Ausmaßes des Zusatznutzens im Rahmen der Ticagrelor-Nutzenbewertung vorgelegt, allerdings hat der G-BA bislang dazu noch nicht offiziell Stellung bezogen (*IQWiG* 2011a). ◻ Tab. 5.2 gibt einen Überblick zu den unterschiedlichen Bewertungen des Ausmaßes des Zusatznutzens durch IQWiG und G-BA. Interessant ist dabei, wie die beiden Institutionen ihren jeweiligen Standpunkt begründen und den Zusatznutzen ableiten.

Zu Abweichungen bei der Bewertung des Zusatznutzens kommt es beispielsweise beim Wirkstoff Eribulin. Bei näherer Betrachtung zeigt sich, dass in diesem Fall der Zusatznutzen des Endpunktes „Gesamtüberleben" für eine der größeren Patientengruppen, bei der keine erneute Behandlung mit Taxanen oder Anthrazyklinen möglich ist, unterschiedlich eingeschätzt wurde: Das IQWiG stufte den patientenrelevanten Endpunkt „Gesamtüberleben" in die Kategorie „nicht quantifizierbarer Zusatznutzen" ein, da zu den beiden Auswertungszeitpunkten keine konsistenten Ergebnisse ermittelt wurden. Nach Abwägung des Schadens und Nutzens hat das IQWiG schließlich „keinen Zusatznutzen" für den Wirkstoff Eribulin in der größeren Patientenpopulation festgestellt (*IQWiG* 2012a). Im Gegensatz dazu hat der G-BA unter Berücksichtigung der Gesamtpopulation den Endpunkt „Gesamtüberleben" als therapeutisch „bedeutsamen Zusatznutzen" eingestuft. Zwar hat auch der G-BA ausgeprägte Nebenwirkungen auf der Schadenseite von Eribulin festgestellt, jedoch kommt er nach der Gesamtbetrachtung zu der Bewertung „geringer Zusatznutzen" (*G-BA* 2012b). Das Beispiel zeigt, dass es aufgrund eines unterschiedlichen Vorgehens bei der Saldierung des Zusatznutzens von einzelnen patientenrelevanten Endpunkten zu Abweichungen zwischen dem G-BA und IQWiG kommt.

Nach Ansicht des IQWiG lagen für die Wirkstoffe Belimumab und Nabiximols keine relevanten Studien zur Nutzenbewertung vor. Daher wurden die von den Herstellern in den eingereichten Dossiers dargelegten Ergebnisse nicht in die Nutzenbewertung einbezogen und unmittelbar in die Kategorie „kein Zusatznutzen" eingestuft (IQWiG 2012b, IQWiG 2012c). Der G-BA wiederum sah die im Dossier vorgelegten Studien als relevant für die Bewertung des Zusatznutzens an und führte eine eigene Bewertung durch, mit dem Ergebnis, dass dem Wirkstoff Belimumab ein „beträchtlicher Zusatznutzen" (G-BA 2012c) und Nabiximols ein „geringer Zusatznutzen" attestiert wurde (G-BA 2012d). Eine vergleichbare Situation lag bei der fixen Kombination Emtricitabin/Rilpivirin/Tenofovirdisoproxil vor: Das IQWiG stellte aufgrund inhaltlicher Unvollständigkeiten im Dossier „keinen Zusatznutzen" fest, da relevante Studien zur Nutzenbewertung fehlten (*IQWiG* 2012d). Dagegen hat der G-BA die Studiendaten im Hinblick auf ihre therapeutische Relevanz bewertet und stufte den Zusatznutzen als „gering" ein (G-BA 2012e).

Im Sonderfall der Orphan Drugs wird gemäß Gesetzesregelung grundsätzlich ein Zusatznutzen angenommen und lediglich das Ausmaß dessen bestimmt. Im Fall von Pirfenidon kommt das IQWiG zu dem Ergebnis, dass der Wirkstoff keinen Zusatznutzen hat. Da dieses Ergebnis im Widerspruch zur gesetzlichen Vorgabe steht, korrigierte der G-BA diese Bewertung und stellte einen „nicht quantifizierbaren Zusatznutzen" fest, da die Datenlage der im Dossier vorgelegten Studien insgesamt nicht ausreichend aussagekräftig war (*IQWiG* 2011b, *G-BA* 2012f).

Darüber hinaus wurde in zwei Fällen eine Abstufung des Zusatznutzens durch den G-BA im Vergleich zum IQWiG vorgenommen. Für die Wirkstoffe Cabazitaxel und Rilpivirin wurde die Bewertung des Zusatznutzens seitens des G-BA von „beträchtlich" (IQWiG) auf „gering"» abgestuft. Dies erfolgte aufgrund von Abweichungen bei der Abbildung der bewertungsrelevanten Patientengruppen sowie der Einstufung patientenrelevanter Endpunkte (*G-BA* 2012h, *G-BA* 2012i). Die beiden Beispiele werden im ► Abschn. 5.2.3 und ► Abschn. 5.2.4 näher beschrieben.

5.2.2 Zweckmäßige Vergleichstherapie

Die Bestimmung der zweckmäßigen Vergleichstherapie (ZVT) wird anhand der in § 6 im 5. Kapitel der Verfahrensordnung vorgeschriebenen Kriterien durch den G-BA festgelegt (G-BA 2012g). Generell gilt die vom G-BA bestimmte ZVT als Maßstab für die Auswahl der Vergleichstherapie sowie relevanter Studien und hat maßgeblichen Einfluss auf die Bewertung des Zusatznutzens des einzelnen Wirkstoffes.

Es ist anzumerken, dass das IQWiG nur die Studien zur Bewertung heranzieht, die mit der vom G-BA festgelegten ZVT übereinstimmen. Ein Zusatznutzen des bewerteten Wirkstoffes kann somit ausschließlich gegenüber der ZVT belegt werden. Abweichende Interpretationen der vom G-BA festgelegten ZVT seitens des IQWiG können allerdings zu negativen Beurteilungen bei der Nutzenbewertung führen. In den meisten Fällen ist jedoch der Beschluss des G-BA zur ZVT deckungsgleich mit dem IQWiG. Bislang wurde lediglich in den zwei Fällen Belimumab und Nabiximols eine vom G-BA abweichende Interpretation der ZVT durch das IQWiG festgestellt. Im Fall von Belimumab entspricht die im Dossier verwendete optimierte Standardtherapie nach Auffassung des IQWiG nicht der durch den G-BA festgelegten ZVT, weil der Hersteller die optimierte Standardtherapie in der Zulassungsstudie beschränkte (*IQWiG* 2012b). Aufgrund fehlender relevanter Studien wurde dem Wirkstoff somit vom IQWiG „kein Zusatznutzen" zugewiesen. Dagegen interpretiert der G-BA die Restriktion bei der Anpassung der Standardtherapie in der Zulassungsstudie nicht als Mangel und kommt zu einem beträchtlichem Zusatznutzen (*G-BA* 2012c).

Für Nabiximols wurde vom G-BA als ZVT die optimierte Standardtherapie mit Baclofen oder Tizanidin oder anderen Wirkstoffen zur Behandlung von Spastiken bestimmt. Aus Sicht des IQWiG konnten die in der Studienkontrollgruppe angewendeten Optimierungsmöglichkeiten eine anti-spastische Therapie nicht hinreichend abbilden. Daher wurde die Studie nicht für die Bewertung des Zusatznutzens herangezogen (*IQWiG* 2012c). Dem widersprach der G-BA ebenfalls und stellte fest, dass unter Berücksichtigung des indikationsspezifischen Krankheitsverlaufs sowie der durchgeführten Vorbehandlung (mit Baclofen und/oder Tizanidin) die vorliegende Patientenpopulation die anti-spastischen therapeutischen Optimierungsmöglichkeiten zuvor prinzipiell erhalten hat. Die ZVT wurde somit vom G-BA grundsätzlich akzeptiert, allerdings weist er auf die Unsicherheiten der Datenlage hin und stellt einen „geringen Zusatznutzen" im Vergleich zur ZVT fest (*G-BA* 2012d).

5.2.3 Segmentierung der Zielpopulation

Ausschlaggebend für die Betrachtung von Patientengruppen im Rahmen der Nutzenbewertung sind die Definitionen der zugelassenen Anwendungsgebiete und die festgelegte ZVT. Darüber hinaus spielt die differenzierte Betrachtung von Patienteneigenschaften sowie Krankheitsmerkmalen eine bedeutsame Rolle für die Segmentierung von Patientengruppen, wenn durch diese eine Effektmodifikation für einzelne Endpunkte vorliegt (*Häussler* et al. 2013). Die Aufteilung in Patientengruppen führt ggf. auch zu einer Segmentierung der Nutzenbewertung, d. h., für die betrachteten Patientengruppen kann sich der Zusatznutzen unterscheiden.

Deutlich unterschiedliche Sichtweisen zwischen dem IQWIG und dem G-BA in Bezug auf die Segmentierung von Patientengruppen zeigen sich bei folgenden Beispielen:

Bei der Bewertung von Cabazitaxel hat das IQWiG zwei Patientengruppen basierend auf den zwei zugelassenen Anwendungsgebieten gebildet und hat eine der zwei Teilpopulationen („Best Supportive Care"-Population) weiter aufgeteilt in Abhängigkeit vom Effektmodifikationsmerkmal Alter (<65 Jahre, >65 Jahre) (*IQWiG* 2012e). Somit ergaben sich insgesamt drei Patientengruppen, für die jeweils ein Zusatznutzen in unterschiedlichem Ausmaß festgelegt wurde. Bezüglich der Aufteilung der Patientenpopulationen auf Basis der zugelassenen zwei Anwendungsgebiete stimmte der G-BA mit dem IQWiG überein. Allerdings hielt der G-BA die weitere Unterteilung der einen Subpopulation nach Alter für nicht angemessen aufgrund der Unsicherheiten hinsichtlich der Übertragbarkeit der Studienergebnisse nach dem Patientenalter in die Versorgungsrealität (*G-BA* 2012h). Daraus resultierte, dass der G-BA den Zusatznutzen insgesamt anders bewertete als das IQWiG.

Auch beim Rilpivirin-Verfahren liegt eine vergleichbare Situation vor: Aufgrund der Effektmodifikation durch das Merkmal Geschlecht hat das IQWiG die Patientenpopulation nach Männern bzw. Frauen getrennt betrachtet und die Ausprägung des Zusatznutzens unterschiedlich festgelegt (*IQWiG* 2012f). Der G-BA sah jedoch eine Differenzierung der Therapieeffekte nach Männern und Frauen als nicht plausibel an, da in den bisherigen Studien lediglich ein geringer geschlechtsspezifischer Unterschied festgestellt wurde (*G-BA* 2012i).

Im Fall von Boceprevir sah das IQWiG zwei Anwendungsgebiete und leitete davon vier Patientengruppen ab, unter Berücksichtigung unterschiedlicher möglicher Therapieschemata. Der G-BA summierte diese vier Subgruppen zu zwei Patientengruppen: therapieerfahrene und therapienaive Patienten

mit chronischer HCV Infektion. Dies hatte jedoch zur Folge, dass für einige Subgruppen innerhalb der therapieerfahrenen bzw. therapienaiven Patienten keine ausreichenden Daten vorlagen. Daher wurde der Zusatznutzen vom G-BA als „nicht quantifizierbar"[2] eingestuft. Eine ähnliche Vorgehensweise bei der Nutzenbewertung bezüglich der Aufteilung der Patientengruppen ergab sich für den Wirkstoff Telaprevir (*G-BA* 2012j *G-BA* 2012k).

Die Beispiele zeigen, dass sich der G-BA bei der Differenzierung der Patientengruppen davon leiten lässt, ob sich die Differenzierung durch medizinische Kriterien begründen lässt und/oder deren therapeutische Relevanz auch klinisch belegt werden kann. Dann, so der G-BA, erscheine eine Übertragung der Therapieeffekte von Subgruppen in die ärztliche Praxis sinnvoll und plausibel (*G-BA* 2012l).

5.2.4 Patientenrelevante Endpunkte und Validierung von Surrogatparametern

Die Bewertung des Zusatznutzens erfolg durch die Gesamtbetrachtung der patienten relevanten Endpunkte. Die vom IQWiG und G-BA anerkannten patientenrelevanten End punkte betreffen Mortalität, Morbidität, ge sundheitsbezogene Lebensqualität und Ne benwirkungen des Arzneimittels. Ein Zu satznutzen wird in erster Linie auf Ebene de patientenrelevanten Endpunkte bestimmt Bei vielen Arzneimitteln, insbesondere sol chen zur Minderung des Risikos von Folge komplikationen wie bei Diabetes mellitus un Herz-Kreislauferkrankungen, ist der Zeit raum, in dem patientenrelevante Endpunkt wie Mortalität oder Morbidität beeinfluss

---

2 Auch vom IQWiG war ein „nicht quantifizierbarer Zu satznutzen" bestimmt worden, allerdings mit de Begründung, dass der patientenrelevante Endpunk des dauerhaften virologischen Ansprechens (SVP formal nicht validiert war.

werden, vergleichsweise lang. Es wird daher in der Regel zunächst auf Surrogatparameter zurückgegriffen. Diese lassen sich relativ schnell und einfach messen und ermöglichen eine frühzeitige Einschätzung des Arzneimittelnutzens, bevor später die Ergebnisse der patientenrelevanten Outcome-Variablen aus den klinischen Studien ermittelt werden. Entscheidende Voraussetzungen für zuverlässige Aussagen über die Wirksamkeit und Sicherheit einer neuen Therapie sind relevante Validierungsstudien, die eine sichere Korrelation zwischen dem Surrogatparameter und dem patientenrelevanten Endpunkt nachweisen (*IQWiG* 2011c). Falls eine Korrelation zwischen dem Surrogatparameter und dem patientenrelevanten Endpunkt nicht mit adäquater Methodik nachgewiesen wurde, wird der Endpunkt vom IQWiG als „formal nicht validiert" beurteilt. Dies kann zur Folge haben, dass der Endpunkt bei der Nutzenbewertung nicht berücksichtigt wird oder der Zusatznutzen als nicht quantifizierbar angesehen wird (s. o.).

Im Hinblick auf die Patientenrelevanz von Endpunkten kommen IQWiG und G-BA bisweilen zu anderen Ergebnissen: Der Wirkstoff Belimumab stellt eine neue Therapie bei aktivem systemischem Lupus erythematodes (SLE) dar. Die vom Hersteller dargestellten Endpunkte wurden vom IQWiG nicht als patientenrelevant eingestuft, weil keine Validierung vorlag. Dagegen sah der G-BA in seiner Bewertung den Endpunkt „SLE-Responder-Index (SRI)" und den Endpunkt „Vermeidung von Schüben" als patientenrelevant an. Zudem wurde der Endpunkt „Reduktion Glukokortikoiddosierung" als ein relevantes Surrogat zur Vermeidung von Glukokortikoidinduzierten Nebenwirkungen vom G-BA akzeptiert. In der Gesamtbetrachtung aller Endpunkte wurde dem Wirkstoff von Seiten des G-BA ein beträchtlicher Zusatznutzen zugewiesen, während das IQWiG die Bewertung mit „kein Zusatznutzen" abschloss (*IQWiG* 2012b, *G-BA* 2012c).

Darüber hinaus sind auch bei der Akzeptanz der Art der Validierung des Surrogatparameters Diskrepanzen zwischen IQWiG und G-BA aufgetreten. Beispielhaft dafür ist der Endpunkt „dauerhaftes virologisches Ansprechen" (SVR) im Rahmen der Nutzenbewertung der Wirkstoffe Boceprevir und Telaprevir zur Behandlung der chronischen Hepatitis C. Der Endpunkt wurde im Vorfeld als Surrogat für die EU-Zulassung anerkannt. Das IQWiG hat den Endpunkt SVR zwar als ausreichend valides Surrogat beurteilt, aber dennoch dem Endpunkt – aufgrund „nicht formal validiert" – nur einen nicht quantifizierbaren Zusatznutzen zugewiesen (*IQWiG* 2012g, *IQWiG* 2012h). Abweichend davon hat der G-BA den Endpunkt SVR unmittelbar als patientenrelevant akzeptiert und ausdrücklich festgestellt, dass somit der Zusatznutzen prinzipiell quantifizierbar ist. Letztlich wurde aus anderen Gründen für diese Wirkstoffe ein „nicht quantifizierbarer Zusatznutzen" festgestellt (s. o.) (*G-BA* 2012j, *G-BA* 2012k).

Im Fall von dem bei HIV-Infektion eingesetzten Rilpivirin lagen hochwertige Validierungsstudien für den Endpunkt „Viruslast" (virologisches Ansprechen) vor. Daher wurde aus Sicht des IQWiG der Endpunkt durch das Vorlegen der relevanten Studien durch den Hersteller auch ausreichend validiert. Jedoch wurde auch hier keine formale Validierung gesehen, da anhand der Studien keine Korrelation zwischen Surrogat und patientenrelevantem Endpunkt nachgewiesen werden konnte. Grundsätzlich sei damit die Ableitung eines Zusatznutzens möglich, allerdings gehe die Bestimmung mit einer erhöhten Unsicherheit einher. In der Konsequenz stufte das IQWiG daher das Ausmaß des Zusatznutzens als „nicht quantifizierbar" ein (*IQWiG* 2012f). Auch in diesem Fall entschied der G-BA, dass der Surrogatparameter valide ist und somit auch ein Zusatznutzen quantifiziert werden könne (*G-BA* 2012i). Aus anderen Gründen beschloss der G-BA letztlich, dass der Zusatznutzen des Wirkstoffes Rilpivirin nicht belegt ist (s. o.).

Die beschriebenen Beispiele zeigen, dass sich das IQWiG sehr eng an formale Kriterien hält. Generell zeigen die bisherigen Erfahrungen, dass der Nachweis eines Zusatznutzens auf der Grundlage von Surrogatendpunkten nur dann möglich ist, wenn diese vom G-BA als patientenrelevant anerkannt werden. Im Gegensatz zum IQWiG besteht der G-BA nicht auf der formalen Validierung des Surrogatparameters. Zur Durchführung der Validierung werden im Rapid Report zu Surrogatendpunkten in der Onkologie methodisch sehr anspruchsvolle, aufwendige prospektiv vergleichende Interventionsstudien für die betreffenden Endpunkte gefordert (*IQWiG* 2011d). Studien niedrigerer Evidenzklasse oder deren Metaanalysen werden für die Validierung nicht anerkannt. Für Endpunkte aus anderen klinischen Bereichen gibt es bislang keine Vorgaben zur Validierung (*IQWiG* 2011c). Die Problematik, dass unter bestimmten Bedingungen die geforderten Interventionsstudien praktisch und ethisch überhaupt nicht durchführbar sind (*G-BA* 2012m), wurde bislang nicht diskutiert.

5.2.5 Formale Mängel

Bei der Identifizierung und Auswahl relevanter Studien für die Nutzenbewertung stellt das IQWIG folgende Anforderungen:

» Definierte Ein- und Ausschlusskriterien basierend auf dem zugelassenen Anwendungsgebiet als Grundlage für die Studienselektion

» Adäquate Studienauswahl anhand der festgelegten ZVT und der davon abgeleiteten entsprechenden Zulassungspopulation

» Vorrangige Bewertung und Berücksichtigung von Studien mit höherer Evidenzstufe.

Wenn die für das Dossier vorgelegten Studien die oben genannten Anforderungen nicht

vollständig erfüllen, werden diese vom IQWiG als nicht relevant betrachtet und für die Nutzenbewertung nicht berücksichtigt. Darüber hinaus werden Studien auch nicht einbezogen, wenn sie nach Ansicht des IQWiG formale Mängel aufweisen, inadäquate Interventionen einsetzen oder unpassende Studienpopulationen untersuchen (*IQWiG* 2012i).

Bei der Bewertung von Belimumab wurden beispielsweise die beiden vom Hersteller herangezogenen Zulassungsstudien aufgrund der eingesetzten ZVT vom IQWiG als ungeeignet eingestuft und nicht in der Nutzenbewertung berücksichtigt. Die Folge war, dass sich für den Wirkstoff Belimumab auf Basis der verbleibenden Studien kein Zusatznutzer ableiten ließ (*IQWiG* 2012b). Der G-BA dagegen akzeptierte die beiden Zulassungsstudien als sachgerechte relevante Studien, da diese die Vorgaben der ZVT hinreichend abbilden (*G-BA* 2012c). Daher wurden beide Studien im G-BA-Beschluss neu bewertet mit der Folge, dass der Zusatznutzen als beträchtlich eingestuft wurde. Ein ähnlicher Sachverhalt zeigte sich auch bei der Nutzenbewertung der Wirkstoffkombination Emtricitabin/Rilpivirin/Tenofovirdisoproxil und Nabiximols.

5.3 Inkongruenzen bei der Nutzenbewertung vom IQWiG

Um die Praxis des IQWiG bei der Nutzenbewertung auf Inkongruenzen zu prüfen wurden die IQWiG-Nutzenbewertungen untersucht und exemplarisch dargestellt. In der meisten Fällen geht das IQWiG konsequent und einheitlich in seinen Bewertungen vor beispielsweise in Hinblick auf die Validierung der Surrogatparameter oder die Auswahl der zweckmäßigen Vergleichstherapie. Lediglich bei der Abwägung des Nutzens und Schaden wurden Inkonsistenzen in der Nutzenbewertung des Instituts festgestellt. Diese werden im Folgenden näher erörtert.

5.3.1 Abwägung von Nutzen und Schadenspotenzial

Im Rahmen der Nutzenbewertung sollen sowohl Nutzen- als auch Schadensaspekte berücksichtigt werden. Zur Abgrenzung der beiden Begriffe hat das IQWiG in seinem allgemeinen Methodenpapier Folgendes definiert (*IQWiG* 2011c):

>> Unter „Nutzen" versteht man „kausal begründete positive Effekte einer medizinischen Intervention auf patientenrelevante Endpunkte".

>> Demgegenüber werden „negative Effekte einer medizinischen Intervention auf patientenrelevante Endpunkte" als „Schaden" bezeichnet (*IQWiG* 2011c).

Nutzen- und Schadensaspekte sollen in erster Linie endpunktbezogen betrachtet werden. Im Anschluss erfolgt in der Gesamtschau die Abwägung der Nutzen- und Schadensaspekte aller patientenrelevanten Endpunkte. Nach dieser Vorgehensweise wird letztlich das Ausmaß des Zusatznutzens bestimmt.

In ◻ Tab. 5.3 wird eine Übersicht über die Nutzen- und Schadensaspekte einzelner Bewertungsverfahren und deren Auswirkung auf das Ausmaß des Zusatznutzens exemplarisch dargestellt. Eine Abwägung zwischen Nutzen und Schaden ist nicht erforderlich, wenn entweder keine negativen Effekte im Sinne eines „Schadens" oder keine positiven im Sinne eines „Nutzens" festgestellt wurden. Ersteres ist beispielsweise bei den Wirkstoffen Abirateronacetat, Belatacept und Rilpivirin der Fall. Hier fließen ausschließlich die Endpunkte auf der Nutzenseite in die Bewertung ein. Ein Sonderfall ist Pirfenidon. Hier hat das Institut das Ausmaß des Zusatznutzens aufgrund des geringen Nutzens unmittelbar der Kategorie „kein Zusatznutzen" zugeordnet. Somit entfiel für dieses Orphan Drug eine Abwägung zwischen Nutzen und Schaden, obwohl Schadenspotenziale (von gering bis beträchtlich) erkannt wurden. Eine ähnliche Vorgehensweise zeigte sich auch beim Beispiel Telaprevir. Hier wurde in einer Subgruppe (therapienaive Patienten ohne Zirrhose) das Ausmaß des Zusatznutzens aufgrund eines fehlenden Nutzenbelegs unmittelbar in die Kategorie „geringerer Nutzen" eingestuft.

Bei den bisherigen Fällen, wo das Ausmaß des Schadens auffällig ist, wurde abgewogen. Wie ◻ Tab. 5.3 zeigt, sind zwei unterschiedliche Konsequenzen möglich:

>> Herabstufung des Ausmaßes des Zusatznutzens

>> Kein Einfluss auf das Ausmaß des Zusatznutzens.

Bei den Wirkstoffen Cabazitaxel, Ipilimumab und Vemurafenib wurde das Ausmaß des Zusatznutzens herabgestuft: Der „erhebliche" Nutzen der Wirkstoffe wurde aufgrund der größeren Schadensaspekte gemindert und somit der Zusatznutzen auf „beträchtlich" herabgestuft. Bei den Wirkstoffen Ticagrelor (Patienten mit instabiler Angina pectoris und Myokardinfarkt ohne ST-Streckenhebung) und Boceprevir (Subgruppe „therapienaive Patienten ohne Zirrhose") wurde der Zusatznutzen nicht herabgestuft, obwohl für beide Wirkstoffe ein beträchtliches Schadenspotenzial angenommen wurde. Die Begründung dafür ist, dass „ein etwaiges Herunterstufen des Ausmaßes auf Zusatznutzenseite" aus Sicht des Instituts nicht angemessen erscheint.

Auch am Beispiel Telaprevir lassen sich deutliche Inkonsistenzen bei der Nutzen-Schaden-Abwägung erkennen (◻ Tab. 5.3). Für drei Subgruppen wurden sowohl positive Effekte bei dem Endpunkt SVR – ein Surrogat für den patientenrelevanten Endpunkt hepatozelluläres Karzinom (HCC) – als auch negative Effekte durch beträchtliche Nebenwirkungen festgestellt. Jedoch nur für die Patientengruppe „Relaps-Patienten mit Zirrhose" wurde der Zusatznutzen von „nicht quantifizierbar" auf „kein Zusatznutzen" herabgestuft, während es für die „Non-Responder"-Subgruppen nicht zu einer Herabstufung kam.

◻ **Tab. 5.3** Exemplarische Übersicht über die Abwägungen von Nutzen und Schaden in der Nutzenbewertungen von IQWiG.

Wirkstoff	Patientengruppe (Subgruppe)*	Positive Effekte als Nutzen	Negative Effekte als Schaden	Gesamtaussage zum Zusatznutzen**	Konsequenzen der Abwägung
Abirateronacetat	Best supportive care-Population	Gesamtüberleben: beträchtlich, Zeit bis zum ersten skelettalen Ereignis: beträchtlich, Zeit bis zur Schmerzprogression: gering	–	Beträchtlich	Keine Abwägung
Belatacept	Erwachsene Patienten mit Nierentransplantation nach Standardkriterien	SUE: gering, Therapieabbrüche wegen UE: gering	–	Gering	Keine Abwägung
Boceprevir	Therapienaive Patienten ohne Zirrhose	HCC: nicht quantifizierbar	UE: beträchtlich	Nicht quantifizierbar	Kein Einfluss
	Therapieerfahrene Patienten ohne Zirrhose	HCC: nicht quantifizierbar	Kein größerer Schaden	Nicht quantifizierbar	Kein Einfluss
Cabazitaxel	Patienten ≥65 Jahre in der Best supportive care-Population	Gesamtüberleben: erheblich	UE mit CTCAE-Grad ≥ 3: beträchtlich, SUE: erheblich, Therapieabbrüche wegen UE: beträchtlich	Beträchtlich	Herabstufen des Zusatznutzens
Ipilimumab	Patienten mit fortgeschrittenem (nicht resezierbarem oder metastasiertem) Melanom	Gesamtüberleben: erheblich	Immunvermittelte UE/UE mit CTCAE-Grad ≥ 3/ SUE/Therapieabbrüche wegen UE: beträchtlich	Beträchtlich	Herabstufen des Zusatznutzens
Pirfenidon	Patienten mit leichter bis mittelschwerer idiopathischer pulmonaler Fibrose	Belastbarkeit (Gehstrecke): gering	Therapieabbrüche wegen UE: gering, UE des Gastrointestinaltrakts: gering, UE der Haut und des Unterhautzellgewebes: beträchtlich	Kein Zusatznutzen belegt	Keine Abwägung

Tab. 5.3 Exemplarische Übersicht über die Abwägungen von Nutzen und Schaden in der Nutzenbewertungen von IQWiG. (Fortsetzung)

Wirkstoff	Patientengruppe (Subgruppe)*	Positive Effekte als Nutzen	Negative Effekte als Schaden	Gesamt-aussage zum Zusatz-nutzen**	Konse-quenzen der Abwägung
Rilpivirin	Nicht vorbehandelte erwachsene Männer mit einer HIV-1-Infektion	Viruslast (virologische Ansprechen): nicht quantifizierbar, neurologische Ereignisse: beträchtlich	–	Beträchtlich	Keine Abwägung
Telaprevir	Therapienaive Patienten ohne Zirrhose	–	UE (Anämie): beträchtlich, UE (Hautausschlag): gering	Geringerer Nutzen	Keine Abwägung
	Vorbehandelte Non-Responder ohne Zirrhose	HCC: nicht quantifizierbar	UE (Anämie): gering, UE (Hautausschlag): beträchtlich	Nicht quantifizierbar	Kein Einfluss
	Vorbehandelte Non-Responder mit Zirrhose	HCC: nicht quantifizierbar	UE (Anämie): gering, UE (Hautausschlag): beträchtlich	Nicht quantifizierbar	Kein Einfluss
	Vorbehandelte Relaps-Patienten mit Zirrhose	HCC: nicht quantifizierbar	SUE: beträchtlich	Kein Zusatznutzen belegt	Herabstufen des Zusatznutzens
Ticagrelor	IA/NSTEMI	Gesamtmortalität: beträchtlich, kardiovaskuläre Mortalität: beträchtlich, Myokardinfarkt: gering	UE: beträchtlich, Abbruch wegen UE: gering	Beträchtlich	Kein Einfluss
Vemurafenib	Erwachsene Patienten mit BRAF-V600-Mutation-positivem, nicht resezierbarem oder metastasiertem Melanom	Gesamtmortalität: erheblich	UE mit CTCAE-Grad ≥ 3/SUE: erheblich	Beträchtlich	Herabstufen des Zusatznutzens

n. a.: Es liegt noch keine Bewertung des IQWiG vor

HCC: hepatozelluläres Karzinom, SVR: dauerhaftes virologisches Ansprechen

CTCAE: Common Terminology Criteria of Adverse Events, SUE: schwerwiegendes unerwünschtes Ereignis, UE: unerwünschtes Ereignis

IA/NSTEMI: Patienten mit instabiler Angina pectoris und Myokardinfarkt ohne ST-Streckenhebung

* Angegeben ist die repräsentative Patientengruppe bzw. Subgruppe

** Angegeben ist der festgestellte Zusatznutzen basierend auf der jeweils dargestellten Patientengruppe bzw. Subgruppe.

Quelle: IGES nach Angaben des IQWiG (http://www.g-ba.de/informationen/nutzenbewertung/)

Anhand der dargestellten Beispiele lässt sich Folgendes zusammenfassen: Grundsätzlich fehlt eine transparente, einheitliche und wissenschaftlich gestützte Methode zur Abwägung der Nutzen- und Schadensaspekte, obwohl diese maßgeblichen Einfluss auf die Festlegung des Zusatznutzens hat. Es ist jedoch kein einheitliches Vorgehen für die Abwägung zwischen Nutzen und Schaden erkennbar. Die vom IQWiG präsentierten Begründungen zur Festlegung des Ausmaßes des Zusatznutzens klingen dadurch nach „einseitigen" Argumentationen und „subjektiven" Bewertungen. Am Beispiel von Telaprevir lässt sich zeigen, dass das IQWiG selbst bei ein und demselben Wirkstoff nicht einheitlich vorgeht.

5.4 Neuheiten und Besonderheiten des AMNOG-Verfahrens 2012

5.4.1 Bewertung von Orphan Drugs

Orphan Drugs sind Arzneimittel zur Behandlung von seltenen Erkrankungen. Gemäß § 35a Abs. 1 Satz 10 SGB V gelten Orphan Drugs insofern als Sonderfall im Rahmen der frühen Nutzenbewertung, dass ein medizinischer Nutzen und Zusatznutzen bereits durch die Zulassung als belegt gilt. Somit steht ein Zusatznutzen der Orphan Drug grundsätzlich fest, und Nachweise zum medizinischen Nutzen und zum medizinischen Zusatznutzen im Vergleich zur ZVT müssen nicht vorgelegt werden, wenn der Umsatz mit der GKV 50 Mio. Euro in den letzten zwölf Monaten nicht übersteigt (G-BA 2013a). Dabei wird die in der Zulassungsstudie untersuchte Vergleichstherapie für die Bewertung des Arzneimittels herangezogen. Allerdings müssen die Angaben zum Ausmaß des Zusatznutzens für die Anzahl der Patienten und Patientengruppen, für die ein therapeutisch bedeutsamer Zusatznutzen besteht, im Dos-

sier enthalten sein (G-BA 2012g). Eine reguläre Nutzenbewertung wird jedoch durchgeführt, sobald die Jahresumsatzschwelle von 50 Mio. Euro überschritten wird. Das heißt, dass die Hersteller den Zusatznutzen gegenüber der zweckmäßigen Vergleichstherapie nachweisen müssen (G-BA 2013).

5.4.2 Arzneimittel des Bestandsmarkts

Nach Kapitel 5 §16 der G-BA-Verfahrensordnung besteht die Möglichkeit, dass Arzneimittel des Bestandsmarktes für die Nutzenbewertung herangezogen werden können, also Arzneimittel, die bereits vor Einführung der frühen Nutzenbewertung am 1. Januar 2011 auf dem deutschen Markt waren. Am 7. Juni 2012 hat der G-BA erstmals eine Arzneimittelgruppe aus dem Bestandsmarkt zur Nutzenbewertung aufgerufen. Dabei handelt es sich um die Wirkstoffgruppe der Gliptine mit den Wirkstoffen Vildagliptin, Saxagliptin und Sitagliptin sowie um die Wirkstoffkombinationen Metformin/Vildagliptin, Metformin/Sitagliptin, die zur Behandlung des Diabetes mellitus Typ 2 in Deutschland zugelassen sind. Die betroffenen Hersteller wurden aufgefordert, ein Dossier bis zum 30. Dezember 2012 einzureichen. Der G-BA begründete seine Entscheidung damit, dass wettbewerbsrechtliche Verzerrungen vermieden werden sollen und somit nicht nur die Neueinführungen im betroffenen Anwendungsgebiet einer Nutzenbewertung unterliegen (G-BA 2012n).

Ein wichtiger Diskussionspunkt bezüglich der Nutzenbewertung der Bestandsmarktprodukte war, dass es bislang keine eindeutigen Kriterien zur Auswahl der Bestandsmarktprodukte gab. Gemäß §35a Abs. 6 SGB V sind Arzneimittel aus dem Bestandsmarkt vorrangig zu bewerten, die „für die Versorgung von Bedeutung sind oder mit anderen Arzneimitteln im Wettbewerb stehen, für die ein Beschluss nach Absatz 3 bereits vorliegt" Innerhalb der Gruppe der Gliptine liegt bei spielsweise seit dem ersten Halbjahr 2012 ein G-BA-Beschluss zum neuen Wirkstoff Linagliptin vor, der somit den Aufruf der Gliptine zur Nutzenbewertung rechtfertigte (*G-BA* 2012n). Inzwischen hat der G-BA anlässlich des Aufrufs weiterer Bestandsmarktsprodukte einen Algorithmus zur Auswahl der Wirkstoffe veröffentlicht (*G-BA* 2013b).

5.4.3 Erneute Bewertung bei formalen Mängeln

Entsprechend der jüngsten G-BA-Bilanz (Stand 7. September 2012) wurden in sieben Fällen mangelhafte oder unvollständige Dossiers in der frühen Phase des AMNOG-Verfahrens eingereicht. Dies hatte zur Folge, dass die Arzneimittel aufgrund formaler Mängel keinen Zusatznutzen erhielten. Um den betroffenen Herstellern eine „zweite Chance" zu eröffnen, lässt der G-BA eine erneute Nutzenbewertung für Wirkstoffe zu, die aus formalen Mängeln keinen Zusatznutzen erhalten haben, wenn die folgenden Kriterien erfüllt sind:

» Nichtberücksichtigung der zuvor bestimmten Vergleichstherapie
» Verzicht auf die G-BA-Beratung wegen inadäquater ZVT
» Unvollständige Dossier-Bestandteile.

Bezüglich der Umsetzung der Änderung hat der G-BA zudem darauf hingewiesen, dass für alle Arzneimittel, für die die o. g. Kriterien nicht zutreffen, die Durchführung einer Neubewertung laut Gesetz frühestens ein Jahr nach der ersten Bewertung möglich ist (*G-BA* 2012o).

5.5 Folgen für die Versorgung

Das AMNOG-Verfahren kann für die pharmazeutischen Hersteller erhebliche Probleme in Bezug auf die Preisbildung mit sich bringen und sich dann unmittelbar auf die Versorgung auswirken. Es sei hier angemerkt, dass die Preisbildung von innovativen Arzneimitteln europaweit sehr unterschiedlich reguliert wird. In vielen Ländern wird das Instrument der internationalen Preisreferenzierung angewendet. Der Preis in den jeweiligen Ländern wird dabei zumeist auf Basis eines gewichteten Durchschnitts oder des niedrigsten Preises der herangezogenen Referenzländer gebildet (*Leopold* et al. 2012). Aufgrund dieser Wechselbeziehung zwischen dem in Deutschland gelisteten Preis und internationalen Preisen stehen die pharmazeutischen Hersteller unter Umständen vor erheblichen Problemen hinsichtlich der verhandelten Erstattungsbeträge bzw. AMNOG-Rabatte.

Einige Hersteller haben sich nach der Nutzenbewertung für die Option „Opt-out" entschieden, wenn ihre Produkte in die Kategorie „kein Zusatznutzen" eingestuft wurden. Das bedeutet, dass der Vertrieb der Arzneimittel in Deutschland eingestellt oder auf die Einführung in den deutschen Markt verzichtet wurde. Dies betrifft bislang vier Wirkstoffe: Linagliptin, Retigabin, Aliskiren/Amlodipin und die mikrobielle Kollagenase aus Clostridium histolyticum. Alle vier Wirkstoffe hatten keinen Zusatznutzen attestiert bekommen, da in den Dossiers von der vom G-BA festgelegten ZVT abgewichen wurde. D. h. in der Regel, dass Patienten in Deutschland keinen Zugang zu diesen Therapien haben. Mögliche Folgen für die Versorgung werden im Folgenden beispielhaft dargestellt.

Der Wirkstoff Linagliptin – ein orales Antidiabetikum – gehört zur neuen Wirkstoffgruppe der Dipeptidylpeptidase-4-Inhibitoren (DPP-4-Inhibitoren) und wurde sowohl als Monotherapie als auch als Kombinationstherapie mit einem oder zwei weiteren oralen Antidiabetika von der EMA zugelassen. Aus formalen Gründen kamen das IQWiG und der G-BA zur Einschätzung, dass der Wirkstoff keinen Zusatznutzen gegenüber der Vergleichstherapie hat. Dies hätte zur Folge gehabt, dass Linagliptin für die GKV keine höheren Ausgaben verursachen dürfte als die ZVT (entsprechend § 35a Abs. 4 SGB V). Angesichts dieses Risikos hat der Hersteller Linagliptin vom deutschen Markt zurückgezogen (*Laschet* 2012). Nationale und internationale Diabetes-Fachgesellschaften wie die Deutsche Diabetes Gesellschaft (DDD) oder die European Association for the Study of Diabetes (EASD) stimmen nicht mit der Nutzenbewertung des IQWiG und G-BA überein. Aus ihrer Sicht sind die DPP-4-Inhibitoren durchaus vorteilhaft für Typ-2-Diabetes-Patienten im Vergleich zu Sulfonylharnstoffen. Insbesondere bei Patienten mit schwerer Nierenfunktionsstörung oder Herz-Kreislauf-Erkrankungen. Bei älteren Patienten könnten mit Linagliptin Hypoglykämien vermieden werden (*DDG* 2013).

Eine ähnliche Situation ergab sich auch für das Neuroleptikum Retigabin, das als Zusatztherapie bei fokaler Epilepsie in Deutschland eingeführt worden war. Nach der frühen Nutzenbewertung wurde in Deutschland der Vertrieb eingestellt. Die Marktrücknahme von Retigabin traf die Patienten, bei denen der Wirkstoff als Mittel der Zweit- oder Drittlinientherapie zu einer Verbesserung der Epilepsiesymptomatik geführt hatte (*DGfE* 2012, *DGfE* und *DGN* 2012). Um die Versorgung für die betroffenen Patienten sicherstellen zu können, haben einige große Krankenkassen daher inzwischen bekannt gegeben, dass sie die Kosten für Retigabin – das über Einzelimporte auch in Deutschland beziehbar ist – übernehmen werden, da es sich um eine europäische Zulassung handele (z. B. TK 2012).

5.6 Verbrauch von Wirkstoffen mit abgeschlossener Nutzenbewertung

Im folgenden Abschnitt soll dargestellt werden, wie sich für neu eingeführte Wirkstoffe der tatsächliche Verbrauch im Jahr 2012 zu dem maximal möglichen Verbrauch verhält,

der auf Basis der in der Nutzenbewertung bekannt gegebenen Daten erwartet werden kann. Berücksichtigt wurden dazu alle Wirkstoffe, die 2012 ganzjährig zur Verfügung standen, also 2011 neu eingeführt wurden, und für die eine frühe Nutzenbewertung durchgeführt wurde und für die es kein Optout gab. ◻ Tab. 5.4 zeigt die berücksichtigten Wirkstoffe und die Patientengruppen, für die der Zusatznutzen beurteilt wurde, außerdem das Ausmaß des Zusatznutzens sowie die relevanten Angaben, die bei der Schätzung des maximal möglichen Verbrauchs berücksichtigt wurden. Es wurde der maximal zu erwartende Verbrauch geschätzt. Dafür wurde für den Zeitraum vor der Beschlussfassung zum Zusatznutzen angenommen, dass alle Zielpopulationen komplett behandelt wurden. Für den Zeitraum ab der Beschlussfassung wurden nur die Zielpopulationen berücksichtigt, für die ein Zusatznutzen anerkannt wurde. Der maximal zu erwartende Verbrauch ist sicher von Fall zu Fall überschätzt, da es für einige der Wirkstoffe therapeutische Alternativen gibt. Allerdings sind die Marktanteile in Bezug auf die relevanten Patientengruppen nicht bekannt, sodass eine genauere Schätzung nicht möglich ist. Für den Wirkstoff Apixaban wurden die Tage berücksichtigt, in denen das Arzneimittel üblicherweise stationär verabreicht wird. Für antineoplastische Mittel ist ebenfalls anzunehmen, dass sie teilweise stationär gegeben werden. Da es kaum möglich ist, für diese stationären Tage zu korrigieren, wurde angenommen, dass die im G-BA-Beschluss genannte Zielpopulation mit Zusatznutzen komplett ambulant behandelt wurde. Somit kann auch für die antineoplastischen Mittel der maximal mögliche ambulante Verbrauch überschätzt sein.

Abbildung 5.3 (◻ Abb. 5.3) zeigt die Ergebnisse der Analyse. Der Anteil am maximal zu erwartenden Verbrauch liegt zwischen 0,2 für Cabazitaxel und 60% für Fingolimod. Lediglich für zwei weitere Wirkstoffe (Abirateron

Tab. 5.4 Wirkstoffe, die bei der Analyse, wie hoch der Anteil des tatsächlichen Verbrauchs am geschätzten maximal möglichen Verbrauch ist, berücksichtigt wurden.

Wirkstoff	Monat Markteinführung (2011)	Beschluss Zusatznutzen (2012)	Patientengruppe	Zusatznutzen	Zielpopulation lt. G-BA-Beschluss zum Zusatznutzen[1]	Behandlungstage pro Jahr laut G-BA-Beschluss[1]	Behandlungsdauer stationär[2]	Menge pro Behandlungstag lt. G-BA-Beschluss[1]	DDD (WIdO) oder Divisor	Maximal zu erwartende Menge in der GKV im Jahr 2012 (Mio. DDD)[3]	Tatsächliche Menge in der GKV 2012 (Mio. DDD)
Abirateron	Oktober	März	Prostatakarzinom, erneute Therapie mit Docetaxel kommt nicht in Frage	beträchtlich	5.355	365	0	1000 mg	1000 mg	1,95	0,75
			Prostatakarzinom, weitere Therapie mit Docetaxel kommt in Frage	kein	945					0,26	
Apixaban	Juni	Juni	Elektive Kniegelenksersatz-OP	kein	165.000	12	12	5 mg	5 mg	0,00	0,04
			Elektive Hüftgelenksersatz-OP	gering	225.000	35	23			2,70	
Belatacept	Juli	Juli	Transplantat nach Standardkriterien	gering	1.985	13	0	500 mg	12,5 mg	1,03	0,01
			Transplantat nach erweiterten Kriterien	gering	1.180					0,61	
Belimumab	August	August	SLE mit hoher Krankheitsaktivität trotz Standardtherapie	beträchtlich	7.000	15	0	747 mg*	25 mg	3,14	0,05

□ Tab. 5.4 Wirkstoffe, die bei der Analyse, wie hoch der Anteils des tatsächlichen Verbrauchs am geschätzten maximal möglichen Verbrauch ist, berücksichtigt wurden. (Fortsetzung)

Wirkstoff	Monat Markteinführung (2011)	Beschluss Zusatznutzen (2012)	Patientengruppe	Zusatznutzen	Zielpopulation lt. G-BA-Beschluss zum Zusatznutzen[1]	Behandlungstage pro Jahr laut G-BA-Beschluss[1]	Behandlungsdauer stationär[2]	Menge pro Behandlungstag lt. G-BA-Beschluss[1]	DDD (WIDO) oder Divisor	Maximal zu erwartende Menge in der GKV im Jahr 2012 (Mio. DDD)[3]	Tatsächliche Menge in der GKV 2012 (Mio. DDD)
Boceprevir	September	März	Therapienaive Patienten mit CHC Genotyp 1	nicht quantifizierbar	12.000	196	0	2400 mg	2400 mg	2,35	0,30
			Therapieerfahrene Patienten mit CHC Genotyp 1	nicht quantifizierbar	34.000					6,66	
Cabazitaxel	April	März	Prostatakarzinom, erneute Therapie mit Docetaxel kommt nicht in Frage	gering	5.355	17	0	60 mg	2,14 mg	2,55	0,01
			Prostatakarzinom, weitere Therapie mit Docetaxel kommt in Frage	kein	945		0			0,34	
Eribulin	Mai	April	Brustkrebs, Behandlung mit Taxanen oder Eribulin nicht mehr möglich	gering	5.175	34	0	2,64 mg	0,21 mg	2,21	0,09
			Brustkrebs, erneute Behandlung mit Taxanen oder Anthrazyklinen möglich	gering	1.295					0,55	

Tab. 5.4 Wirkstoffe, die bei der Analyse, wie hoch der Anteils des tatsächlichen Verbrauchs am geschätzten maximal möglichen Verbrauch ist, berücksichtigt wurden. (Fortsetzung)

Wirkstoff	Monat Markteinführung (2011)	Beschluss Zusatznutzen (2012)	Patientengruppe	Zusatznutzen	Zielpopulation lt. G-BA-Beschluss[1]	Behandlungstage pro Jahr laut G-BA-Beschluss[1]	Behandlungsdauer stationär[2]	Menge pro Behandlungstag lt. G-BA-Beschluss[1]	DDD (WIDO) oder Divisor	Maximal zu erwartende Menge in der GKV im Jahr 2012 (Mio. DDD)[3]	Tatsächliche Menge in der GKV 2012 (Mio. DDD)
Fampridin	September	August	Verbesserung der Gehfähigkeit	kein	46.500[4]	365	0	20 mg	20 mg	2,21	0,02
Fingolimod	April	Mai	Keine ausreichende Therapie mit Interferon-beta	kein	4.300	196	0	0,5 mg	0,5 mg	0,92	1,31
			Keine ausreichende Therapie mit Glatirameracetat	kein	3.700					0,79	
			Rasch fortschreitende schwere RRMS	gering	1.500					0,55	
Ipilimumab	August	August	Melanom, fortgeschritten, Zweitlinie	beträchtlich	3.100	4	0	250 mg	10 mg	0,31	0,03
Nabiximols (Cannabisextrakt)	Juli	Juni	Spastik bei Multipler Sklerose	gering	25.950	365	0	42 mg	42 mg	9,47	0,44
Pirfenidon	September	März	Idiopathische Lungenfibrose	nicht quantifizierbar	6.000	365	0	2400 mg	2400 mg	2,19	0,16
Tafamidis	Dezember	Juni	Transthyretin-Amyloidose	gering	72	365	0	20 mg	20 mg	0,03	0,01
Telaprevir	Oktober	März	Therapienaive Patienten mit CHC Genotyp 1	nicht quantifizierbar	12.000	84	0	2250 mg	2250 mg	1,01	0,31
			Therapieerfahrene Patienten mit CHC Genotyp 1	nicht quantifizierbar	34.000					2,86	

Tab. 5.4 Wirkstoffe, die bei der Analyse, wie hoch der Anteil des tatsächlichen Verbrauchs am geschätzten maximal möglichen Verbrauch ist, berücksichtigt wurden. (Fortsetzung)

Wirkstoff	Monat Markteinführung (2011)	Beschluss Zusatznutzen (2012)	Patientengruppe	Zusatznutzen	Zielpopulation lt. G-BA-Beschluss zum Zusatznutzen[1]	Behandlungstage pro Jahr laut G-BA-Beschluss[1]	Behandlungsdauer stationär[2]	Menge pro Behandlung lt. G-BA-Beschluss[1]	DDD (WIDO) oder Divisor	Maximal zu erwartende Menge in der GKV im Jahr 2012 (Mio. DDD)[3]	Tatsächliche Menge in der GKV 2012 (Mio. DDD)
Ticagrelor	Januar	Januar	NSTEMI	beträchtlich	201.000	365	0	180 mg	180 mg	73,37	7,17
			STEMI	kein	19.000					6,36	
			STEMI, Koronarintervention (außer >75 Jahre oder TIA bzw. ischämischer Insult in Anamnese)	kein	50.000					16,73	
			STEMI, Koronarintervention, >75 Jahre oder TIA bzw. ischämischer Insult in Anamnese (10–25% der Population mit STEMI und PCA)	nicht quantifizierbar	9.125					3,33	
			STEMI und Bypass	kein	5.500					1,84	

1 Ggf. ist der Mittelwert genannt

2 Nur für Apixaban berücksichtigt entsprechend den Angaben in der Dossierbewertung des IQWiG

3 Für die Zielpopulation ohne Zusatznutzen wurde nur der mögliche Verbrauch in den Monaten vor dem Beschluss zu Nutzenbewertung berücksichtigt.

4 Entsprechend den Angaben der Fachinformation für Fampridin wurde von der im G-BA-Beschluss genannten Zielpopulation nur der Anteil der »Responder« (36%) berücksichtigt. Zwei Wochen nach Therapiebeginn soll überprüft werden, ob sich bei den Patienten die Gehfähigkeit verbessert hat. Ist dies nicht der Fall, ist die Therapie abzusetzen.

CHC = chronische Hepatitis C, NSTEMI = Infarkt ohne ST-Streckenhebung, RRMS = schubförmig remittierende Multiple Sklerose, SLE = Systemischer Lupus erythematodes, STEMI = ST-Streckenhebungsinfarkt

Quelle: IGES nach Angaben des G-BA (http://www.g-ba.de/informationen/nutzenbewertung/)

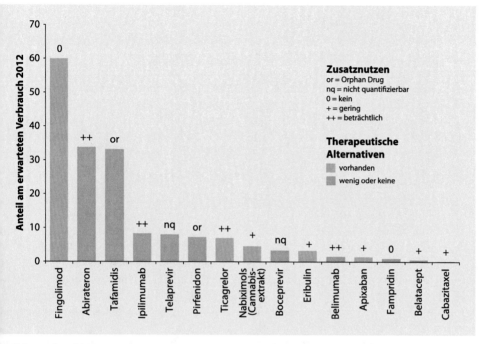

Abb. 5.3 Anteil am maximal zu erwartenden Verbrauch von Wirkstoffen, die im Jahr 2011 eingeführt wurden. Angegeben ist der festgestellte Zusatznutzen für die jeweils größte Patientengruppe.
Quelle: IGES unter Verwendung von Angaben des G-BA (http://www.g-ba.de/informationen/nutzenbewertung/)

und Tafamidis) wurden 2012 Anteile von 33% beobachtet, bei allen anderen Wirkstoffen wurden maximal 8% erreicht. Es ist keinerlei Zusammenhang zwischen dem Anteil am maximal zu erwartenden Verbrauch und dem Ausmaß des Zusatznutzens zu erkennen. Auch scheint es kaum eine Rolle zu spielen, ob für die Patientengruppe therapeutische Alternativen zur Verfügung stehen oder nicht. Der teilweise sehr geringe Anteil am maximalen Verbrauch wird sicher in vielen Fällen in Zusammenhang mit den spezifischen Rahmenbedingungen für jeden Wirkstoff stehen (s. u.). Es gibt allerdings auch Hinweise, dass Ängste vor Regressforderungen der Kassen zu den geringen Anteilen beigetragen haben könnten (*Winnat* 2013). Erwähnenswert ist auch, dass bisher lediglich drei Wirkstoffe als Praxisbesonderheit anerkannt wurden, nämlich Ticagrelor, Pirfenidon und Abirateron

(*Winnat* 2013). Dennoch liegen für Ticagrelor und Pirfenidon die Anteile am maximal möglichen Verbrauch deutlich unter 10%. Ein gesetzgeberisches Ziel des AMNOG war es, den Patienten einen unmittelbaren Zugang zu innovativen Arzneimitteln zu ermöglichen. Die vorliegenden Daten deuten darauf hin, dass dieses Ziel bislang möglicherweise nur teilweise erreicht wurde. Anscheinend wurden durch die frühe Nutzenbewertung mit nachfolgender Preisverhandlung auch die niedergelassenen Ärzte nicht vom Druck des »wirtschaftlichen« Verordnens entlastet.

Im Folgenden soll versucht werden, für einige der beobachteten Phänomene eine mögliche Erklärung zu geben.

Fingolimod ist zugelassen zur Behandlung der Multiplen Sklerose (MS) nach einer bisher erfolglosen Therapie mit Beta-Interferon oder Glatirameracetat sowie bei rasch fortschreitender, schwerer schubförmiger MS. Fingolimod wird oral verabreicht. Alle bisher zur Verfügung stehenden Arzneimittel zur MS-Therapie, die als Therapiestandard angesehen werden können (siehe ▶ Kap. 3.15), müssen als Injektion verabreicht werden. Dies wird zumindest teilweise den beobachteten Verbrauchsanteil begründen. Für eine Teil-Population wurde für Fingolimod ein geringer Zusatznutzen anerkannt, und möglicherweise besteht in dieser Population ein hoher Bedarf für neue Therapieoptionen.

Ipilimumab wurde zugelassen zur Anwendung bei vorbehandelten Patienten mit einem Melanom, das operativ nicht entfernt werden kann bzw. metastasiert ist, und der Zusatznutzen wurde als beträchtlich eingestuft. Der Anteil am maximal zu erwartenden Verbrauch lag 2012 bei 8,4%. Ipilimumab wurde im August 2011 eingeführt, sodass vermutlich die Phase der Marktpenetration noch nicht abgeschlossen ist. Erwähnt werden muss auch, dass mit Vemurafenib, das im März 2012 eingeführt wurde, für knapp die Hälfte der Zielpopulation von Ipilimumab eine Behandlungsalternative zur Verfügung steht.

Die Proteasehemmer Boceprevir und Telaprevir werden – in Kombination mit Peginterferon alfa und Ribavirn – eingesetzt zur Viruselimination bei Patienten mit chronischer Hepatitis C durch Genotyp 1-Viren, und ihr Zusatznutzen wurde vom G-BA als nicht quantifizierbar eingestuft. Für die genannte Zielpopulation gilt die Kombinationstherapie mit den Proteasehemmern als neuer Standard (siehe ▶ Kap. 3.11). Allerdings werden von der Fachwelt in Kürze noch besser wirksame und besser verträgliche Therapieregime erwartet (*Stedman* 2012, *Drenth* 2013). Möglicherweise spielt auch eine Rolle, dass die Behandlungskapazitäten begrenzt sind.

Ticagrelor wird angewendet nach Herzinfarkt, um atherothrombotische Ereignisse zu verhindern. Für die größte Teil-Population, Patienten mit NSTEMI, wurde vom G-BA ein beträchtlicher Zusatznutzen anerkannt. Dennoch liegt der Anteil am maximal zu erwartenden Verbrauch nur bei 7,1%. Auch für Ticagrelor ist anzunehmen, dass die Marktpenetration noch nicht abgeschlossen ist, was aber vermutlich nicht die wichtigste Erklärung für den geringen Anteil ist. Die aktuelle Leitlinie der deutschen Gesellschaft für Kardiologie (*DGK* 2011) empfiehlt bei allen Patienten mit NSTEMI neben ASS die Gabe eines $P2Y_{12}$-Inhibitors (Clopidogrel, Prasugrel oder Ticagrelor). Ticagrelor wird empfohlen für Patienten mit moderatem bis hohem Risiko für ischämische Ereignisse. Dies kann die Zurückhaltung in Bezug auf Ticagrelor zum Teil erklären. Möglicherweise spielen auch Bedenken im Hinblick auf die Wirtschaftlichkeit eine Rolle, denn die Praxisbesonderheiten in Bezug auf Ticagrelor wurden noch nicht in allen KVen abschließend umgesetzt.

Eribulin ist zugelassen zur Behandlung des Mammakarzinoms, bei dem es nach mindestens zwei vorhergehenden Therapien erneut zu einer Progression gekommen ist. Es wurde ein geringer Zusatznutzen festgestellt. Der Anteil am maximalen Verbrauch liegt bei 3,3%. Für Eribulin ist ebenfalls zu erwarten, dass der Anteil in Zukunft noch steigen wird. Zudem gibt es für Eribulin therapeutische Alternativen, wenn auch für diese ein geringerer Nutzen angenommen werden kann. Unklar ist außerdem, ob die Behandlung mit Eribulin überwiegend ambulant oder auch stationär erfolgt. Schließlich muss auch berücksichtigt werden, dass nicht alle Patientinnen mit fortgeschrittenem Mammakarzinom, die bereits mindestens zwei Chemotherapien erlebt haben, noch eine weitere Behandlung wünschen.

Der Faktor Xa-Hemmer Apixaban wurde 2011 zur Vermeidung von thromboembolischen Ereignissen nach einer Hüft- oder Kniegelenksoperation zugelassen. Lediglich für die Patientengruppe mit Hüftoperation wurde ein geringer Zusatznutzen anerkannt

Apixaban konnte einen Anteil von 1,4% am maximal zu erwartenden Verbrauch erreichen. Bei der Schätzung des möglichen Verbrauchs wurde berücksichtigt, dass die Therapie direkt im Anschluss an die Operation und daher stationär erfolgt. Auch andere direkte Faktor Xa-Hemmer sind in den gleichen Anwendungsgebieten wie Apixaban zugelassen, doch wurde für sie bislang keine Nutzenbewertung durchgeführt. Sie wurden früher auf den Markt gebracht und konnten sich bereits besser etablieren als Apixaban. Der Anteil von Wirkstoffen der Heparingruppe ist zudem kaum zurückgegangen (siehe ▶ Kap. 3.4), sodass anzunehmen ist, dass bei den meisten Patienten nach wie vor Heparine zur Thromboseprophylaxe eingesetzt werden.

Cabazitaxel wurde für das gleiche Anwendungsgebiet zugelassen wie Abirateron, nämlich zur Behandlung des metastasierten, kastrationsresistenten Prostatakrebses nach Therapie mit Docetaxel. Für Cabazitaxel wurde in der größeren Teil-Population ein geringer Zusatznutzen festgestellt, für Abirateron dagegen ein beträchtlicher. Daher ist anzunehmen, dass der Anteil von Cabazitaxel am maximal zu erwartenden Verbrauch u. a. auch deshalb nur 0,2% beträgt, weil Abirateron als besser wirksam angesehen wird.

Fampridin wurde zugelassen zur Verbesserung der Gehfähigkeit bei Patienten mit MS und Gehbehinderung. Der G-BA erkannte keinen Zusatznutzen für den Wirkstoff. Insofern ist es plausibel, dass der Anteil am maximal zu erwartenden Verbrauch 2012 nur bei 1% lag.

5.7 Fazit und Ausblick

Aus den bisherigen Ergebnissen der frühen Nutzenbewertung lassen sich folgende wesentliche Schlussfolgerungen ziehen: Offensichtliche Abweichungen zwischen den Bewertungen des IQWiG und den Beschlüssen des G-BA sind in Hinblick auf folgende Punkte zu erkennen:

>> Bewertung des Ausmaßes des Zusatznutzens
>> Zweckmäßige Vergleichstherapie
>> Betrachtete Patientengruppen
>> Patientenrelevante Endpunkte und Validierung von Surrogaten
>> Formale Mängel

Der größte Dissens zwischen G-BA und IQWIG zeigt sich bislang in der Bewertung des Ausmaßes des Zusatznutzens. Diese Abweichungen resultieren aus einer unterschiedlichen Abwägung des Nutzens und Schadens des Arzneimittels, einer abweichenden Vergleichstherapie, der unterschiedlichen Bewertung von Endpunkten oder aus einer anderen Segmentierung der Patientengruppen.

Darüber hinaus konnten Inkonsistenzen in der Nutzenbewertungen des IQWiG bei der Abwägung der Nutzen- und Schadensaspekte festgestellt werden. Die dargestellten Beispiele belegen, dass es in dieser Hinsicht bisher kein einheitliches und standardisiertes Vorgehen gibt.

Im Jahr 2012 hat der G-BA an verschiedenen Stellen des Verfahrens Änderungen vorgenommen bzw. solche angekündigt und damit auf Kritikpunkte anderer Beteiligter wie pharmazeutische Hersteller, Fachgesellschaften sowie Krankenkassen reagiert.

Aufgrund der frühen Nutzenbewertung wurde bislang für vier Wirkstoffe der Vertrieb in Deutschland eingestellt. Im Fall von Retigabin boten daraufhin verschiedene Krankenkassen die Kostenübernahme für die nun erforderlichen Einzelimporte an. Abzuwarten bleibt, wie sich die Bewertungen von Arzneimitteln des Bestandsmarkts auf die Versorgung auswirken werden. Eine Analyse dazu, wie hoch der Anteil von 2011 eingeführten Wirkstoffen am maximal zu erwartenden Verbrauch in der jeweiligen Zielpopulation ist, zeigte, dass dieser Anteil kaum in Zusammenhang mit dem Ausmaß des Zusatznutzens gebracht werden konnte.

Literatur

BMG (2012) Das Gesetz zur Neuordnung des Arzneimittelmarktes (AMNOG). http://www.bmg.bund.de/krankenversicherung/arzneimittelversorgung/arzneimittelmarktneuordnungsgesetz-amnog/das-gesetz-zu-neuordnung-des-arzneimittelmarktes-amnog.html (16.04.2013).

DDG (2013) Stellungnahme der DDG zur Nutzenbewertung von Linagliptin durch den Gemeinsamen Bundesausschuss (G-BA) vom 21.2.2013. http://www.deutsche-diabetes-gesellschaft.de/stellungnahmen/stellungsnahme-detailansicht/article/stellungnahme-der-ddg-zur-nutzenbewertung-von-linaglitpin-durch-den-gemeinsamen-bundesausschuss-gba.html?cHash=0943a0f7f77ac15d9ae6df3d4dd0710c (16.04.2013).

DGfE (2012) Stellungnahme zu Retigabin/Trobalt. http://www.dgfe.info/cweb2/cgi-bin-noauth/cache/VAL_BLOB/4450/4450/1174/Stellungnahme%20zu%20Retigabin-03-2012-DGfE-DGN.pdf (16.04.2013).

DGfE und DGN (2012) Epilepsie: Neues Medikament mit innovativem Wirkmechanismus (Retigabin) ohne „Zusatznutzen" eingestuft. Gemeinsame Stellungnahme der Deutschen Gesellschaft für Epileptologie e. V. (DGfE) und der Deutschen Gesellschaft für Neurologie (DGN). Pressemitteilung vom 4. Juni 2012. http://www.dgn.org/pressemitteilungen/stellungnahme-retigabin.html (16.04.2013).

DGK (2011) (Hrsg.) ESC Pocket Guidelines: Akutes Koronarsyndrom ohne ST-Hebung. http://leitlinien.dgk.org/files/2012_Pocket-Leitlinie_Akutes_Koronarsyndrom_NSTE-ACS.pdf (16.05.2013)

Drenth JPH (2013) HVC Treatment – No more Room for Interferonologists? N Engl J Med 368: 1931-1932.

G-BA (2012a) Frühe Nutzenbewertung: unparteiischer Vorsitzender zieht positive Zwischenbilanz – Kritik am Verfahren haltlos und durch Bewertungspraxis widerlegt. Pressemitteilung zur Sitzung des G-BA vom 3. September 2012. http://www.g-ba.de/institution/presse/pressemitteilungen/450/ (16.04.2013).

G-BA (2012b) Tragende Gründe zum Beschluss – Eribulin. http://www.g-ba.de/downloads/40-268-1925/2012-04-19_AM-RL-XII_Eribulin_TrG.pdf (16.04.2013).

G-BA (2012c) Tragende Gründe zum Beschluss – Belimumab. http://www.g-ba.de/downloads/40-268-2011/2012-08-02_AM-RL-XII_Belimumab_TrG.pdf (16.04.2013).

G-BA (2012d) Tragende Gründe zum Beschluss – Extrakt aus Cannabis Sativa. http://www.g-ba.de/downloads/40-268-1953/2012-06-21_AM-RL-XII_Extrakte%20aus%20Cannabis_TrG.pdf (16.04.2013).

G-BA (2012e) Tragende Gründe zum Beschluss – Emtricitabin/Rilpivirin/Tenofovirdisoproxil. http://www.g-ba.de/downloads/40-268-1980/2012-07-05_AM-RL-XII_Emtricitabin-Rilpivirin-Tenofovir_TrG.pdf (16.04.2013).

G-BA (2012f) Tragende Gründe zum Beschluss – Pirfenidon. http://www.g-ba.de/downloads/40-268-1904/2012-03-15_AM-RL-XII_Pirfenidon_TrG.pdf (16.04.2013).

G-BA (2012g) Verfahrensordnung Stand: 06. Dezember 2012. http://www.g-ba.de/downloads/62-492-667/VerfO_2012-12-06.pdf (16.04.2013).

G-BA (2012h) Tragende Gründe zum Beschluss – Cabazitaxel. http://www.g-ba.de/downloads/40-268-1910/2012-03-29_AM-RL-XII_Cabazitaxel_TrG.pdf (16.04.2013).

G-BA (2012i) Tragende Gründe zum Beschluss – Rilpivirin. http://www.g-ba.de/downloads/40-268-1979/2012-07-05_AM-RL-XII_Rilpivirin_TrG.pdf (16.04.2013).

G-BA (2012j) Tragende Gründe zum Beschluss – Boceprevir. http://www.g-ba.de/downloads/40-268-1888/2012-03-01_AM-RL-XII_Boceprevir_TrG.pdf (16.04.2013).

G-BA (2012k) Tragende Gründe zum Beschluss – Telaprevir. http://www.g-ba.de/downloads/40-268-1909/2012-03-29_AM-RL-XII_Telaprevir_TrG.pdf (16.04.2013).

G-BA (2012l) Newsletter Nr. 04 – April 2012. http://www.g-ba.de/institution/presse/newsletter/124/ (16.04.2013).

G-BA (2012m) Zusammenfassende Dokumentation zur Nutzenbewertung Boceprevir. http://www.g-ba.de/downloads/40-268-1902/2012-03-01_AM-RL-XII_Boceprevir_ZD.pdf (16.04.2013).

G-BA (2012n) G-BA veranlasst Nutzenbewertung von Arzneimitteln aus dem Bestandsmarkt. Pressemitteilung zur Sitzung des G-BA vom 7. Juni 2012. http://www.g-ba.de/institution/presse/pressemitteilungen/439/ (16.04.2013).

G-BA (2012o) AMG-Novelle bietet zweite Chance für man-gelhafte Dossiers bestimmter Unternehmen. Pressemitteilung zur Sitzung des G-BA vom 7. September 2012. http://www.g-ba.de/institution/presse/pressemitteilungen/452/ (16.04.2013).

G-BA (2013) Fragen und Antworten zum Verfahren. http://www.g-ba.de/institution/themenschwerpunkte/arzneimittel/nutzenbewertung35a/fragen/#abschnitt-4 (16.04.2013).

G-BA (2013b) Tragende Gründe zum Beschluss des Gemeinsamen Bundesausschusses über die Veranlassung einer Nutzenbewertung von Arzneimitteln im Bestandsmarkt nach § 35a Abs. 6 SGB V i. V. m. 5. Kapitel § 16 VerfO. http://www.g-ba.de/downloads/40-268-2272/2013-04-18_AM-RL-XII_Bestandsmarktaufrufe_TrG.pdf (04.06.2013)

Häussler B, Höer A, Hempel E (2013) Arzneimittel-Atlas 2012. Springer, Berlin Heidelberg.

IQWiG (2011a) Ticagrelor – Nutzenbewertung gemäß § 35a SGB V. http://www.g-ba.de/downloads/92-975-5/2011-01-01-D-001_Ticagrelor_IQWiG-Nutzenbewertung.pdf (16.04.2013).

IQWiG (2011b) Pirfenidon – Nutzenbewertung gemäß § 35a SGB V. http://www.g-ba.de/downloads/92-975-16/2011-09-15-D-020_Pirfenidon_IQWiG-Nutzenbewertung.pdf (16.04.2013).

IQWiG (2011c) Allgemeine Methoden. https://www.iqwig.de/download/IQWiG_Methoden_Version_4_0.pdf (16.04.2013).

IQWIG (2011d) Aussagekraft von Surrogatendpunkten in der Onkologie. Rapid Report. https://www.iqwig.de/download/A10-05_Rapid_Report_Version_1-1_Surrogatendpunkte_in_der_Onkologie.pdf (16.04.2013).

IQWiG (2012a) Eribulin – Nutzenbewertung gemäß § 35a SGB V. http://www.g-ba.de/downloads/92-975-52/2011-05-01-D-005_Eribulin_IQWiG-Nutzenbewertung.pdf (16.04.2013).

IQWiG (2012b) Belimumab – Nutzenbewertung gemäß § 35a SGB V. http://www.g-ba.de/downloads/92-975-106/2011-07-27-D-012_Belimumab_IQWiG-Nutzenbewertung.pdf (16.04.2013).

IQWiG (2012c) Extrakt aus Cannabis Sativa – Nutzenbewertung gemäß § 35a SGB V. http://www.g-ba.de/downloads/92-975-78/2011-07-01-D-010_Cannabis-Sativa_IQWiG-Nutzenbewertung.pdf (16.04.2013).

IQWiG (2012d) Rilpivirin/Emtricitabin/Tenofovir – Nutzenbewertung gemäß § 35a SGB V. http://www.g-ba.de/downloads/92-975-92/2012-01-15_D-026_Rilpivirin-Emtricitabin-Tenofovir_IQWiG-Nutzenbewertung.pdf (16.04.2013).

IQWiG (2012e) Cabazitaxel – Nutzenbewertung gemäß § 35a SGB V. http://www.g-ba.de/downloads/92-975-32/2011-04-15-D-003_Cabazitaxel_IQWiG-Nutzenbewertung.PDF (16.04.2013).

IQWiG (2012f) Rilpivirin – Nutzenbewertung gemäß § 35a SGB V. http://www.g-ba.de/downloads/92-975-93/2012-01-15_D-027_Rilpivirin_IQWiG-Nutzenbewertung.pdf (16.04.2013).

IQWiG (2012g) Boceprevir – Nutzenbewertung gemäß § 35a SGB V. http://www.g-ba.de/downloads/92-975-11/2011-09-01-D-015_Boceprevir_IQWiG-Nutzenbewertung.pdf (16.04.2013).

IQWiG (2012h) Telaprevir – Nutzenbewertung gemäß § 35a SGB V. http://www.g-ba.de/downloads/92-975-37/2011-10-15-D-022_Telaprevir_IQWiG-Nutzenbewertung.PDF (16.04.2013).

IQWiG (2012i) Abirateronacetat – Nutzenbewertung gemäß § 35a SGB V. http://www.g-ba.de/downloads/92-975-26/2011-10-01-D-023_Abirateronacetat_IQWiG-Nutzenbewertung.PDF (16.04.2013).

Laschet H (2012) Zwischen Klippen und Chancen. http://www.aerztezeitung.de/politik_gesellschaft/gp_specials/fruehe-nutzenbewertung/article/826821/innovationen-nutzenbewertung-zwischen-klippen-chancen.html (16.04.2013).

Leopold C, Vogler S, Mantel-Teeuwisse AK et al. (2012) Differences in external price referencing in Europe—A descriptive overview. Health Policy 104: 50– 60.

Stedman CAM (2012) Current prospects for interferon-free treatment of hepatitis C in 2012. J Gastroenterol Hepatol 28: 38-45.

TK (2012) Techniker Krankenkasse übernimmt weiterhin die Kosten für das Epilepsie-Medikament Retigabin. Pressemitteilung vom 12.06.2012. http://www.tk.de/tk/pressemitteilungen/archivvorjahr/gesundheit-und-service/457018 (04.06.2013).

Winnat C (2013) Vorsicht vor Innovationen? Die KVen spielen mal wieder mit alten Regressängsten. Ärztezeitung vom 03.06.2013.

6 Methodische Erläuterungen

Christoph de Millas, Elke Hempel, Ariane Höer

Es gibt viele verschiedene Einflussfaktoren auf die Entwicklung der Arzneimittelausgaben der GKV. Darunter sind nachfrage- und angebotsseitige Faktoren, die sich aus dem objektiven und subjektiven Bedarf sowie der politischen Steuerung ergeben. Aus der Vielfalt der wirksamen Einflussfaktoren erfolgt im Arzneimittel-Atlas eine Fokussierung auf jene, die auf der Basis von Verordnungsdaten der GKV ermittelt werden können. Grundlage der Analyse bildet daher die Umsatzentwicklung der Apotheken zu Lasten der GKV gemessen am Apothekenverkaufspreis (AVP).

Der Untersuchung liegt die Vorstellung zugrunde, dass der Verbrauch von Arzneimitteln in der Bevölkerung (in diesem Fall der GKV-Versicherten) in erster Linie aus der therapeutischen Versorgung dieser Bevölkerung zu verstehen ist. Aus diesem Grund erfolgt die Analyse strukturiert für insgesamt 96 Gruppen von Arzneimitteln (als „Indikationsgruppen" bezeichnet), die zur Behandlung beschriebener Gesundheitsstörungen eingesetzt werden. Davon wird im Arzneimittel-Atlas 2013 eine Auswahl jener Indikationsgruppen näher dargestellt, die in mindestens einem der Jahre zwischen 2005 und 2012 mehr als 40 Mio. Euro Umsatzsteigerung bzw. -rückgang verzeichneten (siehe ▶ Abschn. 2.2). Im Jahr 2012 gab es mit den „Anderen Mitteln für das Nervensystem" (N07) eine zusätzliche Indikationsgruppe, welche diese Kriterien erfüllte. Die Gruppe „Husten- und Erkältungspräparate" (R05) wird nicht mehr betrachtet, da sie einerseits nur bedingt erstattungsfähige Arzneimittel umfasst und andererseits seit Jahren lediglich

ein abnehmender Verbrauch zu beobachten ist. Die „Mittel zur Behandlung der Hypertonie" umfassen – abweichend von der üblichen Definition von Indikations- und Teil-Indikationsgruppen – mehrere therapeutische Untergruppen der ATC-Klassifikation: Zusammengefasst werden die Teil-Indikationsgruppen „Antihypertonika" (C02), „Diuretika" (C03), „Beta-Adrenozeptor-Antagonisten" (C07), „Calciumkanalblocker" (C08) und „Mittel mit Wirkung auf das Renin-Angiotensin-System" (C09). Über „C02 Antihypertonika", „C03 Diuretika" sowie über „A16 Andere Mittel für das alimentäre System und den Stoffwechsel" wird im Arznei-mittel-Atlas berichtet, obwohl sie das Kriterium der 40 Mio. Euro Umsatzsteigerung bzw. -rückgang nicht erfüllen. Im Arzneimittel-Atlas 2013 werden insgesamt 31 Indikationsgruppen ausführlich dargestellt.

Vor dem Hintergrund dieser versorgungsbezogenen Sichtweise wird untersucht, ob epidemiologische, medizinische, regulatorische oder wettbewerbliche Erklärungen für die beobachteten Entwicklungen in den einzelnen Indikationsgruppen erkannt werden können oder ob möglicherweise nichtbekannte bzw. rational nichtbegründbare Faktoren für die Entwicklungen verantwortlich sein könnten. Im Folgenden werden einzelne Elemente der Methodik detailliert erläutert.

6.1 ATC-Klassifikation

Die ATC-Klassifikation ist die anatomisch-therapeutisch-chemische Klassifikation von Arzneimitteln. Es handelt sich um ein inter-

◘ **Tab. 6.1** Ebenen der ATC-Klassifikation und Verwendung im Arzneimittel-Atlas.

Ebene	Bezeichnung	Beispiel für Code	Bedeutung des Codes	Verwendung im Arzneimittel-Atlas
1.	Anatomische Hauptgruppe	A	Alimentäres System und Stoffwechsel	Wird nicht berücksichtigt
2.	Therapeutische Untergruppe	A10	Antidiabetika	Definiert die Indikationsgruppe
3.	Pharmakologische Untergruppe	A10A	Insuline und Analoga	Definiert ggf. die Teil-Indikationsgruppe
4.	Chemische Untergruppe	A10AB	Insuline und Analoga zur Injektion, schnell wirkend	Definiert in der Regel Therapieansätze
5.	Chemische Substanz	A10AB01	Insulin (human)	Definiert Analog-Wirkstoffe/Wirkstoffe

Quelle: IGES nach *Fricke* et al. 2012a

national anerkanntes Klassifikationssystem für Arzneimittel, das durch das WHO Collaborating Centre for Drug Statistics Methodology (WHOCC) in Oslo erstellt und jährlich aktualisiert wird (http://www.whocc.no/atcddd/). Die internationale Version der ATC-Klassifikation kann den nationalen Besonderheiten angepasst werden. Die ATC-Klassifikation für Deutschland wird seit 2005 in einer amtlichen Fassung vom Deutschen Institut für Medizinische Dokumentation und Information (DIMDI) herausgegeben. Die wissenschaftliche Bearbeitung der nationalen ATC-Klassifikation für Deutschland erfolgt durch das Wissenschaftliche Institut der AOK (WIdO). ◘ Tab. 6.1 veranschaulicht die fünf Ebenen der ATC-Klassifikation.

Die ATC-Klassifikation gliedert Arzneimittel zunächst in anatomische Hauptgruppen, z. B. „A Alimentäres System und Stoffwechsel" oder „B Blut und blutbildende Organe". Innerhalb der anatomischen Hauptgruppen erfolgt eine Gliederung nach therapeutischen Untergruppen, z. B. „A02 Mittel bei säurebedingten Erkrankungen" oder „A10 Antidiabetika". Die therapeutischen Untergruppen umreißen in der Regel das Indikationsgebiet für die dazugehörigen Arznei-

mittel, definieren jedoch in einigen Fällen nicht unbedingt ein Indikationsgebiet, sondern Wirkstoffgruppen, wie z. B. die therapeutische Untergruppe „C09 Mittel mit Wirkung auf das Renin-Angiotensin-Sytem" oder „N06 Psychoanaleptika". Innerhalb der therapeutischen Untergruppen erfolgt die Gliederung nach pharmakologischen Untergruppen, die mehr oder weniger detailliert das Wirkprinzip der klassifizierten Arzneimittel beschreiben. So finden sich in der pharmakologischen Untergruppe „A10B Antidiabetika exkl. Insuline" z. B. die chemischen Untergruppen „A10BA Biguanide" und „A10BB Sulfonylharnstoff-Derivate". Der ATC-Code der chemischen Substanz definiert einzelne Wirkstoffe bzw. fiXE Kombinationen. Wirkstoffe mit unterschiedlichen Indikationsgebieten können mehrere ATC-Codes haben. Ein Beispiel ist die Acetylsalicylsäure, die als Analgetikum mit dem ATC-Code N02BA01 und als Mittel zur Hemmung der Thrombozytenaggregation mit dem ATC-Code B01AC06 bezeichnet wird.

Als international anerkanntes Klassifikationsverfahren liegt die ATC-Klassifikation der Gliederung des ► Kap. 3 in diesem Buch zugrunde. Der Arzneimittel-Atlas gliedert die

Arzneimittel nach Indikationsgruppen, so-dass Mittel, die in medizinischer Hinsicht im Wesentlichen nicht miteinander substituier-bar sind, unterschiedlichen Gruppen zuge-ordnet sind: Ein Mehrverbrauch an Anti-diabetika kann z. B. nicht einen Minder-verbrauch bei Mitteln gegen säurebedingte Erkrankungen zur Folge haben. Die Indika-tionsgruppen entsprechen den therapeuti-schen Untergruppen der ATC-Klassifikation. Da die therapeutischen Untergruppen an einigen Stellen der ATC-Klassifikation zu grob sind, d. h. Wirkstoffgruppen enthalten, die prinzipiell nicht untereinander substitu-ierbar sind, musste man für einige Indika-tionsgruppen Teil-Indikationsgruppen ein-führen. Auf diese Weise wurde z. B. bei den Antianämika verfahren, weil Mittel gegen Eisenmangelanämie nicht gegen Mittel aus-tauschbar sind, die bei renaler Anämie einge-setzt werden können. Die Bildung von Teil-Indikationsgruppen folgt in den meisten Fäl-len den pharmakologischen Untergruppen. So wird die Indikationsgruppe „A10 Anti-diabetika" in die Teil-Indikationsgruppen der Insuline (A10A) und der Antidiabetika exkl. Insuline (A10B) geteilt. Wenn auch innerhalb von pharmakologischen Untergruppen keine prinzipielle Substituierbarkeit besteht bzw. keine pharmakologischen Untergruppen de-finiert sind, werden einzelne chemische Sub-stanzen zu Teil-Indikationsgruppen zusam-mengefasst. Die chemischen Untergruppen der ATC-Klassifikation definieren in der Regel die Therapieansätze im vorliegenden Arzneimittel-Atlas. Von dieser Vorgehens-weise weicht man dann ab, wenn chemische Untergruppen erkennbar mehrere Therapie-ansätze enthalten (so werden für die chemi-sche Untergruppe „L01XX Andere anti-neoplastische Mittel" u. a. die Therapiean-sätze Topoisomerase-Hemmer und Retinoide definiert) oder wenn die Gliederung der che-mischen Untergruppen nicht der üblichen klinischen Einteilung entspricht. So wurden die in über zehn chemische Subgruppen

gegliederten Antipsychotika (N05A) in die Therapieansätze Atypika, niedrig- und mittel-potente konventionelle Neuroleptika, hoch-potente konventionelle Neuroleptika, Lithium und Tiaprid unterteilt. Die Indikationsgruppe der Mittel zur Behandlung der Hypertonie umfasst abweichend von der beschriebenen Gliederung mehrere therapeutische Unter-gruppen der ATC-Klassifikation.

Die Analysen des Arzneimittel-Atlas be-ziehen sich jeweils auf das vorangegange-ne Kalenderjahr. Daher wird prinzipiell die ATC-Klassifikation herangezogen, die in je-nem Kalenderjahr Gültigkeit hatte. Der vor-liegende Arzneimittel-Atlas 2013 verwendet somit die für das Jahr 2012 gültige Klassifika-tion (*Fricke* et al. 2012a). In folgenden Aus-nahmefällen weicht man davon ab:

» Für neue Wirkstoffe, die vom WIdO 2012 noch nicht klassifiziert wurden, wird ge-prüft, ob das WHOCC bereits einen ATC-Code vergeben hat. Ist dies nicht der Fall, wird ein eigener ATC-Code generiert, der für die Klassifikation im Arzneimittel-Atlas solange Gültigkeit hat, bis in den ATC-Klassifikationen des WIdO bzw. des WHOCC ein entsprechender Code ge-funden wird.

» Regelmäßig kommt es innerhalb der ATC-Klassifikation zu kleineren struk-turellen Änderungen. Hat das WHOCC für das Jahr 2013 eine solche Änderung publiziert, deren Anwendung auch schon im Jahr 2012 sinnvoll erscheint, so wird abweichend von der vom WIdO heraus-gegebenen Klassifikation die Kodierung des WHOCC zugrunde gelegt.

6.2 DDD-Konzept

Die DDD ist die „defined daily dose", also die definierte Tagesdosis oder kurz die Tages-dosis. Die DDD ist die angenommene täg-liche Erhaltungsdosis für die Hauptindika-tion eines Wirkstoffes bei Erwachsenen. Das

■ **Tab. 6.2** Berechnete Differenz im Verbrauch als Grundlage der Komponentenanalyse am Beispiel von Diclofenac.

Produkt	2011		2012		Berechnete Differenz im Verbrauch	
	VO	DDD	VO	DDD	VO	DDD
Diclofenac 25 mg 50 St.	40	500	20	250	−20	−250
Diclofenac 25 mg 100 St.	10	250	20	500	10	250
Diclofenac 50 mg 100 St.	10	500	20	1.000	10	500
Summe Diclofenac	60	1.250	60	1.750	0	500

VO = Verordnung; 1 DDD entspricht 100 mg
Quelle: IGES

DDD-Konzept ist eng mit der ATC-Klassifikation verknüpft: Für viele Wirkstoffe werden auf der Ebene der chemischen Substanz der ATC-Klassifikation DDDs festgelegt. Die international gültigen DDDs gibt – wie die ATC-Klassifikation – das WHOCC in Oslo bekannt. Auch Änderungen von DDDs publiziert diese Stelle. Genau wie die ATC-Klassifikation kann die DDD-Festlegung nationalen Besonderheiten angepasst werden. Wurde für einen Wirkstoff international bislang keine DDD definiert, kann eine nationale DDD definiert werden. Die Methodik des DDD-Konzepts haben *Fricke* et al. (2012b) beschrieben.

Eine DDD entspricht nicht der tatsächlich erforderlichen individuellen Tagesdosis für einen einzelnen Patienten und sie kann auch nicht als Dosierungsempfehlung verstanden werden. Bei der DDD handelt es sich um eine Mengeneinheit, die in epidemiologischen Studien den Verbrauch von Arzneimitteln auch über längere Zeiträume standardisiert erfassen soll. Prinzipiell erlauben die DDD-Festlegungen auch keine Aussage über die relative Wirksamkeit verschiedener Wirkstoffe.

Trotz dieser Einschränkungen bietet die Verwendung der DDD als Mengeneinheit für die Komponentenanalyse (siehe ▶ Abschn. 6.4) den Vorteil, dass die tatsächlich verbrauchten Mengen so viel besser erfasst werden als

durch die Anzahl der Verordnungen. Eine Erfassung von Verordnungen kann weder die Packungsgröße noch die verordnete Wirkstärke berücksichtigen. Dies verdeutlicht das Beispiel des Wirkstoffes Diclofenac (ATC-Code M01AB05), dessen DDD 100 mg beträgt: Wie ■ Tab. 6.2 zeigt, kann bei Verwendung der Mengeneinheit „Verordnung" ein gleichbleibender Verbrauch suggeriert werden, wenn sich die Anzahl der Verordnungen nicht ändert. Tatsächlich wurde jedoch eine größere Menge von Diclofenac verbraucht weil einerseits mehr größere und weniger kleine Packungen verordnet wurden, andererseits mehr Tabletten höherer Wirkstärke. Derartige Artefakte vermeidet die Anwendung des DDD-Konzepts. Bei Verordnung von größeren Packungen oder Darreichungsformen höherer Wirkstärke sinkt der mittlere Preis je DDD. Nur bei Anwendung des DDD-Konzepts spiegelt sich dieser Umstand auch in einer negativen Packungsgrößenkomponente bzw. in einer negativen Wirkstärkekomponente – also einer Umsatzminderung – wider wenn der Anteil von größeren Packungen bzw. von Darreichungsformen mit höherer Wirkstärke steigt.

Im Arzneimittel-Atlas ist für jedes durch eine Pharmazentralnummer (PZN) definierte Arzneimittel die Anzahl der DDD je PZN berechnet. Die Berechnung erfolgte prinzipiell nach *Fricke* et al. (2012b) unter Verwendung der vom WIdO (*Fricke* et al. 2012a) publizierten DDD-Festlegung. Dabei wurden nicht die amtlichen DDD-Festlegungen verwendet (*DIMDI* 2012), weil diese dem Kostenvergleich nach § 73 Abs. 8 SGB V dienen. Das WIdO ist durch das WHO Collaborating Centre for Drug Statistics Methodology autorisiert, die ATC-Klassifikationen und DDD-Festlegungen für Deutschland anzupassen. Die WHO hat das DDD-System für epidemiologische Zwecke erarbeitet. Danach ist es weniger wichtig, dass die DDD-Festlegungen in einer Wirkstoffgruppe äquieffektive Dosierungen angeben, als dass eine über einen längeren Zeitraum stabile Maßeinheit zur Verfügung steht, um Arzneimittelverbräuche standardisiert zu erfassen.

Bei neuen Wirkstoffen, für die das WIdO bislang noch keine DDD festgelegt hat, kam ggf. die DDD-Festlegung des WHOCC zum Einsatz. Für alle durch eine PZN definierten Arzneimittel, die für ihre arzneilich wirksamen Bestandteile weder seitens WIdO noch seitens WHOCC eine DDD erhalten haben, wurden präparatespezifische DDDs berechnet. Dies erfolgte gemäß der vom WIdO herausgegebenen Methodik (*Fricke* et al. 2012b).

Die Methode nach *Fricke* et al. (2012b) diente auch für Präparate, die fixE Kombinationen von Wirkstoffen enthalten. So kam beispielsweise für alle ATC-Codes, für die vom WHOCC eine DDD-Festlegung publiziert wurde, diese DDD-Festlegung zum Einsatz.

Für Wirkstoffe oder bestimmte Darreichungsformen, die weder in der von *Fricke* et al. (2012b) publizierten Methodik noch auf der Website des WHOCC zu finden sind, ging man nach den verfügbaren Regeln zur DDD-Berechnung vor. Da diese nicht für jeden Fall eindeutig formuliert sind, existieren wohl bei vielen Präparaten Abweichungen zwischen der von uns und den vom WIdO berechneten DDD.

Für Produkte, die nach der ATC-Klassifikation zur anatomischen Hauptgruppe V (Varia) gehören, ist eine Berechnung von DDD nicht in jedem Fall möglich bzw. nicht sinnvoll. Auch hier wurden soweit wie möglich die Angaben und Prinzipien von *Fricke* et al. (2012b) berücksichtigt. Wenn die Regeln mangels fehlender Informationen nicht anwendbar waren, verwendeten wir anstelle einer berechneten DDD je PZN die Anzahl von Standardeinheiten je PZN. Dies konnten je nach Produkt die Anzahl von Ampullen, Infusionsflaschen oder Stück sein, ggf. aber auch Volumen- oder Gewichtseinheiten wie Milliliter oder Gramm. Fehlten bei PZN-definierten Arzneimitteln die Angaben zu Standardeinheiten, so wiesen wir der PZN den Mittelwert von DDD je PZN der Indikationsgruppe zu.

Den Analysen für den Arzneimittel-Atlas liegen die Daten von über 130.000 Pharmazentralnummern zugrunde. Die Berechnung der DDD-Menge je PZN unterliegt einer ständigen Qualitätskontrolle. Sowohl durch Anpassungen, die wegen Änderungen von DDD-Festlegungen erforderlich sind, als auch durch sonstige Korrekturen ist es daher möglich, dass sich im Vergleich zu früheren Ausgaben des Arzneimittel-Atlas Abweichungen bezüglich der verbrauchten Mengen von Tagesdosen in Indikationsgruppen oder Teil-Indikationsgruppen oder von Anteilen der Therapieansätze bzw. von Wirkstoffen ergeben.

Um festzustellen, wie häufig die Arzneimittel in den einzelnen Indikationsgruppen verordnet werden, bestimmte man für das Jahr 2012, wie viele DDD im Durchschnitt auf jeden Versicherten der GKV entfielen. Die Häufigkeit wurde entsprechend ▢ Tab. 6.3 kategorisiert. Insgesamt gab es im Jahr 2012 93 Indikationsgruppen mit mindestens einer Verordnung zu Lasten der GKV.

□ Tab. 6.3 Kategorien für die Häufigkeit von Verordnungen einer Indikationsgruppe je Versicherten der GKV im Jahr 2012 sowie Anzahl von Indikationsgruppen in der Kategorie.

Kategorie		DDD pro Versicherten und Jahr	Anzahl von Indikationsgruppen der Kategorie
5	Besonders häufig	20 und mehr	10
4	Sehr häufig	10 bis unter 20	6
3	Häufig	4 bis unter 10	11
2	Selten	0,4 bis unter 4	28
1	Sehr selten	Weniger als 0,4	38

Quelle: IGES-Berechnungen nach NVI (INSIGHT Health) und KM6

6.3 Datenbasis

6.3.1 Datenbasis für den Zeitraum 2003 bis 2012

Die Datenbasis für den Zeitraum 2003 bis 2012 liefert die Nationale VerordnungsInformation (NVI), die vom Marktforschungsinstitut INSIGHT Health zur Verfügung gestellt wurde. Hierbei handelt es sich um Daten aus den Apothekenrechenzentren zur Abrechnung der zu Lasten der GKV verordneten Fertigarzneimittel. Ausgehend von diesen Apothekenumsätzen wurden für den Atlas 2013 die Ausgaben der Versicherungsgemeinschaft bestimmt (siehe ► Abschn. 6.3.4). In dieser Datenquelle sind – im Unterschied zu den Ausgaben nach KV45- bzw. KJ1-Statistik – Impfstoffe unter den „Apothekenumsätzen" enthalten, nicht aber Rezepturen, Zubereitungen etc. Abrechnungen mit Internetapotheken sind von der NVI zum großen Teil, aber nicht komplett abgedeckt. Ebenso sind in der amtlichen Statistik die Zu- und Aufzahlungen, welche von den Patienten getragen werden, bereits abgezogen.

Für das Jahr 2012 weist die NVI-Statistik definitionsgemäß um 747 Mio. Euro höhere Ausgaben (Summe aus Impfstoffen, Zubereitungen und Rezepturen, Zu- und Aufzahlungen der Patienten und Rabatte nach § 130b,

siehe □ Tab. 6.4) aus als die amtliche Statistik nach KV45/KJ1. Addiert man diesen Wert zu den Ausgaben nach der KV45/KJ1-Statistik, ergibt sich eine Differenz von –504 Mio. Euro zwischen den beiden Statistiken, was einem Unterschied von –1,85% entspricht. Die beiden Statistiken sind aber letztlich sehr ähnlich und der Arzneimittel-Atlas verwendet aufgrund des geringen Unterschieds zwischen den beiden Statistiken die NVI-Daten als Grundlage aller Berechnungen.

In der NVI ist jedes Fertigarzneimittel durch eine Pharmazentralnummer (PZN) definiert, sodass Eigenschaften wie Wirkstoff, ATC-Code (entsprechend *Fricke* et al. 2012a), Darreichungsform, Wirkstärke usw. eindeutig zuzuordnen sind. Je PZN stehen die Anzahl der Verordnungen sowie der Umsatz in Apothekenverkaufspreisen (AVP) jeweils für die einzelnen Jahre von 2003 bis 2012 zur Verfügung. Darüber hinaus enthält die NVI je PZN Informationen, ob es sich um Parallelimporte, Generika, Biosimilars oder Originalprodukte handelt.

Die Daten der NVI sind Grundlage der Komponentenzerlegung (siehe ► Abschn. 6.4). Die Komponentenzerlegung wurde für den Vergleichszeitraum 2012 vs. 2011 durchgeführt. Je Vergleichszeitraum fließen jeweils alle Fertigarzneimittel ein, für die (bezogen auf die PZN) in mindestens einem der Ver-

Tab. 6.4 Unterschiede der GKV-Ausgaben über Apotheken für Fertigarzneimittel im Jahr 2012 in Mio. Euro nach Erstattungspreisen (EP) in den Datenquellen KV45 und NVI.

	Arzneimittelausgaben in Apotheken nach		
	KJ1	NVI	NVI-Wert in Mio. Euro
Impfstoffe	–	+	796
Zubereitungen etc.	+	–	–1.928
Auf-/Zuzahlungen	-	+	1.912
Rabattvereinbarungen nach § 130b SGB V	-	+	–32
Ausgabendifferenz NVI/KJ1			
Ausgewiesene Ausgaben über Apotheken	26.440	26.684	Definitionsgemäße Ausgaben-differenz NVI/KJ1 747
Bereinigte Ausgaben über Apotheken	27.187		Bereinigte Ausgabendifferenz NVI/KJ1 –504

Quelle: BMG (KJ 1, KV45 (Stand: 11.3.2013)), NVI (INSIGHT Health), IGES-Berechnungen

gleichsjahre Angaben zur Anzahl der Verordnungen sowie zum Umsatz in AVP vorlagen und deren Werte größer als 0 waren. Die Berechnung der Komponentenzerlegung erfolgt auf Basis der Erstattungspreise (siehe ► Abschn. 6.3.4).

Umsätze, Ausgaben sowie der Verbrauch von Fertigarzneimitteln in DDD sind für die Jahre 2003 bis 2012 aus den Angaben der NVI berechnet.

6.3.2 Datenbasis für den Zeitraum 1996 bis 2002

Für den Zeitraum von 1996 bis 2002 ist für ausgewählte Indikationsgruppen der Verbrauch in DDD dargestellt. Die Angaben stammen aus dem Arzneiverordnungs-Report (AVR) (*Schwabe* und *Paffrath* 1997ff): Beginnend mit dem AVR 1997 werden jährlich im Kapitel „Ergänzende statistische Übersicht" die Mengen der pro Jahr verordneten DDD dargestellt (Tabelle „Arzneimittelverbrauch nach ATC-Gruppen" im AVR). Die ATC-Gruppen im AVR entsprechen der therapeutischen Untergruppe der ATC-Klassifikation und damit den Indikationsgruppen im Arzneimittel-Atlas.

6.3.3 Berechnung von mittleren Preisen je DDD

Die mittleren Preise (AVP) z. B. für eine Indikationsgruppe, einen Therapieansatz oder einen Wirkstoff wurden nach der Formel in ◘ Abb. 6.1 ermittelt.

An dieser Stelle sei ausdrücklich darauf hingewiesen, dass nach den Angaben des WHOCC das ATC/DDD-System nicht dazu geeignet ist, Bewertungen hinsichtlich Kostenerstattung und Preisbildung zu treffen. Aus diesem Grund kann man aufgrund der mittleren Preise je DDD auch keine validen Aussagen darüber machen, ob ein bestimmter Analog-Wirkstoff oder eine Wirkstoffgruppe möglicherweise kosteneffektiver im Vergleich zu einem anderen Wirkstoff oder einer anderen Gruppe ist. Angaben zu mittleren Preisen je DDD lassen lediglich die deskriptive Aussage zu, dass bei gegebener DDD-Festlegung

417

$$\text{Mittlerer AVP im Jahr X} = \frac{\text{\textbf{Umsatz} von Indikationsgruppe/ Therapieansatz/ Wirkstoff im Jahr X in AVP}}{\text{\textbf{Menge} der verordneten DDD von Indikationsgruppe/ Therapieansatz/ Wirkstoff im Jahr X}}$$

Abb. 6.1 Formel zur Berechnung der mittleren Apothekenverkaufspreise (AVP).
Quelle: IGES

der mittlere Preis je DDD von Wirkstoff A sich wie angegeben zum mittleren Preis je DDD von Wirkstoff B verhält. Ob bei Bevorzugung des Wirkstoffs mit dem niedrigeren mittleren Preis je DDD auch tatsächlich eine gleichwertige bzw. gleich effektive Therapie möglich ist, die zu geringeren Therapiekosten führt, kann man aus den Angaben nicht ableiten.

6.3.4 Berechnung der mittleren Erstattungspreise je DDD

Im Atlas 2013 bestimmte man wie in den beiden Vorjahren die Ausgabenveränderung von 2011 nach 2012 nicht nur auf Basis der Apothekenverkaufspreise, sondern man führte eine alternative Berechnung durch. Wir

berücksichtigten, dass von Seiten der Arzneimittelhersteller und Apotheker Rabatte an die GKV geleistet wurden. Eine Berechnung auf Basis des AVP würde dagegen Kosten aufzeigen, die letztlich von der Gemeinschaft aus Krankenkassen und Patienten gar nicht getragen werden.

Die Bestimmung des Erstattungspreises (EP) der Versicherungsgemeinschaft erfolgt monatsgenau auf Ebene der einzelnen Krankenkassen. Vom Arzneimittelhersteller der jeweiligen PZN wurden die relevanten Rabatte und Abschläge abgezogen (Tab. 6.5).

Im Falle von Impfstoffen wurde berücksichtigt, dass diese vornehmlich im Rahmen des Sprechstundenbedarfs abgegeben werden und sich damit die Erstattungspreise nach den Arzneimittel-Lieferverträgen zwischen Krankenkassen und Apothekenverbänden

Tab. 6.5 Berücksichtigte Rabatte und Abschläge zur Bestimmung des Erstattungspreises der Versicherungsgemeinschaft (EP).

Regelung	Gesetzliche Grundlage (SGB V)	Datenquelle
Apothekenabschlag	§ 130	ABDA/IGES-Berechnung
Herstellerrabatt	§ 130a Abs. 1 & 1a	ABDA
Impfstoffrabatt	§ 130a Abs. 2	ABDA
Preismoratorium	§ 130a Abs. 3a	ABDA
Generikarabatt	§ 130a Abs. 3b	ABDA
Individualrabatte	§ 130a Abs. 8	ABDA/KV45/IGES
Rabatte nach früher Nutzenbewertung	§ 130b	ABDA/IGES

Quelle: IGES

auf regionaler Ebene ergeben (*IGES Institut et al.* 2010).

Die Rabatte für Impfstoffe nach § 130a Abs. 2 basieren auf europäischen Referenzpreisen. Bis August 2011 mussten die Hersteller die Preisinformationen an den GKV-Spitzenverband übermitteln; und seit September 2011 sind die Rabatte in der Apothekensoftware ausgewiesen. Die Rabatte galten rückwirkend für das gesamte Jahr 2011. Dies wurde bei der Berechnung der Erstattungspreise berücksichtigt. Einschränkend ist zu bemerken, dass für eine einzelne Verordnung keine Information zur Verfügung stand, ob es sich um eine Impfung nach § 20d Abs. 1 SGB V handelte oder nicht (Impfungen nach dem Infektionsschutzgesetz, jedoch nicht Impfungen im Rahmen von Satzungsleistungen der Kassen). Nur auf Impfungen nach § 20d Abs. 1 SGB V ist der Rabatt zu gewähren. Diese Unsicherheit ist bei Betrachtung der EP für Impfstoffe wichtig.

Bezüglich der Individualrabatte nach § 130a Abs. 8 SGB V haben wir einen einheitlichen Rabatt abhängig von der Kassenart für die jeweilige Krankenkasse angenommen. Nicht berücksichtigt ist, dass ggf. eine individuelle Rabattvereinbarung nach § 130a Abs. 8 SGB V einen gesetzlichen Rabatt nach § 130a Abs. 1 oder 1a ablösen kann.

Eine neue Form des Rabatts gilt seit Januar 2012. Seitdem müssen pharmazeutische Hersteller im Zuge der frühen Nutzenbewertung (§ 35a SGB V) Rabatte abführen. Über die Höhe des Rabatts (Erstattungsbetrag) wird im Anschluss an die Entscheidung des G-BA über die Ausprägung des Zusatznutzens zwischen dem GKV-Spitzenverband und dem betroffenen Hersteller verhandelt (§ 130b). Diese Rabatte werden seit Februar 2013 veröffentlicht. Bei den Berechnungen der Erstattungspreise im Rahmen der Analysen des Arzneimittel-Atlas wurde angenommen, dass die Hersteller die Rabatte rückwirkend ab dem zwölften Monat nach Markteinführung erstatten müssen. Es wurde dabei berücksichtigt, ob Rabatte nach § 130a Abs. 1 oder 1a im Rahmen ganz oder teilweise abgesenkt worden sind. Darüberhinausgehende, nicht bekannte Vertragsinhalte und mögliche Rabatte, zum Beispiel bei Überschreitung vereinbarter Mengen, konnten nicht berücksichtigt werden.

Schließlich haben Krankenkassen die Möglichkeit, von der Vereinbarung nach § 130b abzuweichen. Nach § 130c können sie individuelle Verträge mit den Herstellern abschließen, welche eine Vereinbarung nach § 130b ablösen oder ergänzen. Im Unterschied zu Vereinbarungen nach § 130a Abs. 8 und § 130b erfolgt aber keine systematische Erfassung dieser Verträge, sie konnten daher nicht bei der Preisberechnung berücksichtigt werden, fließen aber indirekt in die Berechnung der Rabatte nach § 130a Abs. 8 ein (siehe ▶ Abschn. 6.9.1).

Die berechneten Preise stellen somit die Ausgaben dar, welche von den Krankenkassen (Erstattung) und Patienten (Zuzahlung) getragen werden müssen. Eine weitergehende Differenzierung der Ausgaben nach den erstatteten Kosten der Krankenkassen und den Zuzahlungen der Patienten ist nicht möglich, da für eine einzelne Verordnung keine Informationen zu einer evtl. erlassenen Zuzahlung wegen Überschreitung der Belastungsgrenze nach § 62 SGB V vorliegt.

6.4 Statistische Komponentenzerlegung/Indexanalyse

Die Entwicklung des Umsatzes von bestimmten Warenmärkten in einem bestimmten Zeitraum – so auch des GKV-Arzneimittelmarktes – ist generell dadurch gekennzeichnet, dass sich mehrere Faktoren gleichzeitig ändern können. Relativ einfach zu ermitteln sind die Veränderungen der Menge und der Preise der betrachteten Mengeneinheiten (beispielsweise Stück, Verordnung, DDD), die entsprechend durch eine Mengen- und Preis-Komponente dargestellt werden. Parallel dazu kann die Umsatzänderung bzw. Ausgabenveränderung durch strukturelle Änderungen beeinflusst werden, beispielsweise durch Verschiebungen der Anteile von Wirkstoffen, Packungsgrößen und Generika. Strukturelle Änderungen innerhalb eines Marktes können selbst dann zu Umsatzänderungen führen, wenn die Verbrauchs- und Preiskomponente keine Änderungen gegenüber dem Vergleichszeitraum anzeigen, etwa wenn der Anteil von höherpreisigen Arzneimitteln zu- oder abnimmt.

Der Einfluss derartiger Verschiebungen wird mithilfe von Strukturkomponenten untersucht. Die Berechnung von Strukturkomponenten geht auf das klassische wirtschaftswissenschaftliche Konzept der Indextheorie zurück. Mit der Berechnung eines Index verbindet sich die Erwartung, den jeweiligen Einzeleffekt mehrerer voneinander verschiedener Einflussfaktoren isoliert beschreiben zu können, welche sich auf den Gesamtwert eines Warenkorbes mit einer Vielzahl an Waren auswirken. Dieses Konzept wird seit Beginn der 1980er Jahre auch auf die Ermittlung der Einflussfaktoren auf die Entwicklung der Arzneimittelumsätze der GKV angewendet und im AVR publiziert. Grundlage der dort veröffentlichten Ergebnisse sind die von *Reichelt* (1988) beschriebenen Methoden. Auch die für den Arzneimittel-Atlas durchgeführte Komponentenzerlegung basiert auf den von *Reichelt* beschriebenen Formeltypen.

Die Zerlegung in Komponenten erfolgt durch die Berechnung eines Index für jede Komponente entsprechend den Formeln für Mengen-, Struktur- und Preiskomponenten wie von *Reichelt* (1988) beschrieben. Die errechneten Indexwerte selbst sind Steigerungs- und Wachstumsraten und deshalb nicht summierbar. Die Bewertung mit Absolutbeträgen in Euro erfolgt ebenfalls entsprechend (*Reichelt* 1988). Die Summe der Eurobeträge aller elf Komponenten ist identisch mit der Ausgabenänderung des Jahres 2012 im Vergleich zum Jahr 2011.

Als Mengeneinheit wird für die Berechnungen die Anzahl der DDD je Verordnung herangezogen. Für Verordnungen, die nach der ATC-Klassifikation zur anatomischen Hauptgruppe V (Varia) gehören, dient als Mengeneinheit die Anzahl von Standardeinheiten je Verordnung (siehe ► Abschn. 6.2).

Die Spezifikation der betrachteten Einflussfaktoren einer Verordnung erfolgt anhand der PZN. Die Wirkstoffe werden entsprechend der ATC-Klassifikation (siehe ► Abschn. 6.1) auf der Ebene der chemischen Substanz kodiert. Zur Definition von Therapieansätzen siehe ebenfalls unter ► Abschn. 6.1.

Die Komponentenzerlegung erfolgt nicht für den Gesamtmarkt, sondern auch für Teilmärkte, die jeweils therapeutische Ansätze bzw. Wirkstoffe umfassen und prinzipiell substituierbar sind. Jeder Teilmarkt wird als Indikationsgruppe bezeichnet, die durch die therapeutische Untergruppe der ATC-Klassifikation beschrieben wird (siehe ► Abschn. 6.1). Nicht immer beschreiben die Indikationsgruppen auch tatsächlich Therapieansätze bzw. Wirkstoffe, die prinzipiell substituierbar sind. In solchen Fällen werden die Indikationsgruppen in Teil-Indikationsgruppen gegliedert, z. B. die Indikationsgruppe „A10 Antidiabetika" in die Teil-Indikationsgruppen „Insulinpflichtiger Diabetes mellitus" und „Nicht insulinpflichtiger Diabetes mellitus". Die für jede Teil-Indikationsgruppe ermittelten Eurobeträge je Komponente werden abschließend zu den jeweiligen Beträgen der Indikationsgruppe aufsummiert. Die Komponenteneffekte in Euro je Indikationsgruppe können wiederum für den Gesamtmarkt summiert werden.

Der Indexwert der Verbrauchskomponente basiert auf den abgesetzten Mengen an DDD in den betrachteten Indikationsgruppen bzw. Teil-Indikationsgruppen für das Berichts- und Vorjahr, wobei die Menge des Berichtsjahres durch die Menge des Basisjahres dividiert wird.

▢ Tab. 6.6 Übersicht über die Komponenten der Umsatzentwicklung im Arzneimittel-Atlas.

Name der Komponente	Kurzform	Art der Komponente
Epidemiologische und medizinische Entwicklungen		
1. Entwicklung des Verbrauchs	Verbrauch	Mengenkomponente
2. Verschiebungen zwischen Therapieansätzen	Therapieansatz	Strukturkomponente
3. Verschiebungen zwischen Analog-Wirkstoffen	Analog-Wettbewerb	Strukturkomponente
Überwiegend wirtschaftlich motivierte Veränderungen des Verbrauchs		
4. Verschiebungen zwischen Darreichungsformen	Darreichungsform	Strukturkomponente
5. Verschiebungen zwischen Wirkstärken	Wirkstärke	Strukturkomponente
6. Verschiebungen zwischen Packungsgrößen	Packungsgröße	Strukturkomponente
7. Substitution durch Parallelimporte	Parallelimport	Strukturkomponente
8. Substitution durch Generika	Generika	Strukturkomponente
9. Substitution von Präparaten unterschiedlicher Hersteller (in der Regel Generikahersteller)	Hersteller	Strukturkomponente
Restkomponente	Rest	Strukturkomponente
Preisänderungen		
10. Preisänderungen	Preis	Preiskomponente

Quelle: IGES

Die Strukturkomponenten sind inhaltlich Indizes der mengenmäßigen Marktanteile bzw. ihrer Veränderungen. Die Strukturkomponenten sind hierarchisch gegliedert (▢ Tab. 6.6), d. h. der Einfluss des Therapieansatzes wird vor dem Einfluss des Analog-Wettbewerbs betrachtet. Um den Effekt einer Strukturkomponente tatsächlich nur einmal zu betrachten, wird der Effekt der jeweils zuvor betrachteten Strukturkomponente aus der nachfolgenden herausgerechnet, indem der zunächst berechnete Indexwert (als „Rechenwert" bezeichnet) der betrachteten Komponente durch den „Rechenwert" der vorhergehenden Strukturkomponente dividiert wird. Der so berechnete Wert ist der dargestellte Indexwert. Durch diese Methode wird erreicht, dass jeweils nur die Anteilsverschiebungen der gerade analysierten Strukturkom-

ponente betrachtet werden und die Effekte der Verschiebungen auf der jeweils höheren Ebene rechnerisch entfernt werden.

Der Indexwert der Preiskomponente ergibt sich als Preisindex vom Typ Laspeyres aus den Preisen der einzelnen Präparate im Berichtsjahr geteilt durch die Preise im Vorjahr, jeweils gewichtet mit den Mengen des Basis- oder Vorjahres.

6.4.1 Die Komponenten des Arzneimittel-Atlas

Eine Übersicht der untersuchten Komponenten und ihre Beschreibung zeigt ▢ Tab. 6.6. Bei den insgesamt elf Komponenten (inkl. Restkomponente) beschreibt die Verbrauchskomponente als Mengenkomponente die Ausgabenänderung durch Verbrauchsänderungen von Arzneimitteln und die Preiskomponente entsprechend preisbedingte Änderungen. Mittels der neun Strukturkomponenten (inkl. Restkomponente) berechnet man den Einfluss von Anteilen der jeweils untersuchten Faktoren (Therapieansatz, Analog-Wirkstoffe usw.). Die Restkomponente beschreibt die Auswirkungen der Änderung von Produkteigenschaften, die durch die übrigen Komponenten nicht erfasst werden. Ursache für das Entstehen von Restkomponenten kann beispielsweise sein, dass mehrere Produkte mit identischen Eigenschaften am Markt sind, die sich lediglich durch ihre Pharmazentralnummer (PZN) und den Preis unterscheiden. Bezüglich der Inhaltsstoffe unterschiedlich zusammengesetzte Phytopharmaka-Kombinationen, die nur durch einen ATC-Code definiert werden, ergeben ein weiteres Beispiel: Der ATC-Code definiert hier nicht wie erwartet einen einzelnen Wirkstoff oder eine bestimmte Wirkstoffkombination, sondern unter Umständen mehrere Varianten, sodass Verschiebungen der Anteile dieser Varianten erst durch die Restkomponente erfasst werden können.

Für folgende Faktoren-Komplexe ermittelt man den jeweiligen Einfluss auf die jährliche Veränderung der Arzneimittelumsätze der GKV:

1. Epidemiologische und medizinische Entwicklungen
2. Überwiegend wirtschaftlich motivierte Veränderungen der Inanspruchnahme
3. Preisänderungen.

6.4.1.1 Epidemiologische und medizinische Entwicklungen

Entwicklung des Verbrauchs

Die Entwicklung des Verbrauchs wird gemessen als Veränderung der Menge der in den einzelnen Indikationsgruppen verbrauchten Tagesdosen (DDD). Zur Ermittlung der Ausgabenwirkung von Verbrauchsveränderungen

wird ein Mengenindex gebildet, bei dem die Tagesdosen in beiden Jahren mit den Erstattungspreisen des Berichtsjahrs bewertet werden.

Die Beurteilung der Mengenentwicklung im Berichtsjahr gegenüber dem Vorjahr erfolgt vor dem Hintergrund einer zehnjährigen Zeitreihe, die für die jeweilige Indikationsgruppe zusammengestellt wurde. Die Zeitreihe ermöglicht es, die Veränderungen im Berichtsjahr einzuordnen und zu entscheiden, ob die beobachtete Entwicklung im Rahmen einer langjährigen Tendenz liegt oder ob es sich um eine Sonderentwicklung handelt. Zur Ermittlung saisonaler Besonderheiten (z. B. Grippewelle, Vorzieh- und Nacholeffekte) kann man auch auf monatliche Verbrauchszahlen zurückgreifen.

Therapeutische Ansätze und Analog-Wirkstoffe

Eine weitere Annahme des Arzneimittel-Atlas besteht darin, dass die Entwicklung neuer Therapieoptionen bzw. die Wiederentdeckung bereits bekannter Ansätze die Struktur der Arzneimittelversorgung verändern und damit auch Umfang und Struktur der Ausgaben beeinflussen kann. Der Arzneimittel-Atlas bildet diese in zweierlei Hinsicht ab:

>> Verschiebungen zwischen therapeutischen Ansätzen

>> Verschiebungen zwischen Analog-Wirkstoffen

Unter „therapeutischen Ansätzen" versteht man in der Regel unterschiedliche Wirkstoffgruppen, die meist nacheinander entwickelt werden, auf verschiedenen Wirkprinzipien und -profilen basieren und daher zum Teil unterschiedliche therapeutische Vorgehensweisen ermöglichen. Wirkstoffgruppen aus verschiedenen Indikationsgruppen sind in Bezug auf die zu behandelnden Erkrankungen in gewissen Grenzen untereinander substituierbar, wenn auch mit oftmals sehr unterschiedlicher Wirkung: So wurden in der Indikationsgruppe der „Mittel bei säurebedingten

Erkrankungen" zunächst die Antazida entwickelt, dann Muskarinrezeptor-Antagonisten, später die H_2-Rezeptorenblocker und letztlich die Protonenpumpen-Inhibitoren. Alle Wirkstoffgruppen sind zur Behandlung säurebedingter Erkrankungen geeignet, jedoch in unterschiedlicher Wirksamkeit und bei teilweise unterschiedlicher Indikationsstellung.

Analog-Wirkstoffe sind dagegen Substanzen *innerhalb* einer Wirkstoffgruppe und sind meist in zentralen Indikationen gegeneinander substituierbar. In der Praxis kommt es vor, dass ältere gegen neuere Wirkstoffe ersetzt werden, wenn diese in der Wahrnehmung von Ärzten und Patienten zumindest für Teile der zu behandelnden Patienten über günstigere Eigenschaften verfügen. Umgekehrt können neuere Wirkstoffe gegen ältere ersetzt werden, wenn deren Patentschutz abgelaufen ist, diese dann zu geringeren Preisen verfügbar sind und eine Substitution in den Augen von Ärzten und Patienten gerechtfertigt erscheint.

Ausgabenveränderungen, die auf Verschiebungen zwischen therapeutischen Ansätzen oder Analog-Wirkstoffen zurückzuführen sind, werden innerhalb einer Indikationsgruppe bzw. innerhalb eines therapeutischen Ansatzes in der Art einer Strukturkomponente ermittelt. Die zugrunde liegende Indexberechnung setzt bei den strukturellen Verschiebungen des Verbrauchs an Tagesdosen zwischen dem Berichtsjahr und dem Vorjahr an und bewertet diese mit den Preisen des Berichtsjahres. Vor allem die „Analogkomponente" ist von hohem gesundheitspolitischen Interesse, da die Ansicht – wie oben bereits dargestellt – weit verbreitet ist, dass ein großer Teil des jährlichen Ausgabenanstiegs auf die Verschiebung zu teuren Analog-Arzneimitteln zurückzuführen ist, die mehr oder weniger pauschal als „Scheininnovationen" bezeichnet werden. Dies zu überprüfen, ist eine wesentliche Aufgabe des Arzneimittel-Atlas.

Wirtschaftlich motivierte Strukturveränderungen

Patienten, Ärzte und Apotheker können die Inanspruchnahme von Arzneimitteln innerhalb gewisser Grenzen zur Erzielung von Einsparungen beeinflussen. Hierfür kommen nicht nur Strategien in Frage, die sich auf die unterschiedliche Konfektionierung von Fertigarzneimitteln beziehen, sondern auch solche, die sich auf die Wahl des Importeurs oder – im Falle von Generika – des Herstellers beziehen. Im Einzelnen handelt es sich um folgende Strategien:

» Verschiebungen zwischen Darreichungsformen
» Verschiebungen zwischen Wirkstärken
» Verschiebungen zwischen Packungsgrößen
» Substitution durch Parallelimporte
» Substitution durch Generika
» Substitution von Präparaten unterschiedlicher Hersteller (in der Regel Generikahersteller)

Im vorliegenden Arzneimittel-Atlas werden Ausgabenveränderungen ebenfalls auf der Basis von Tagesdosen als Indexwerte vom Typ einer Strukturkomponente ermittelt und monetär bewertet. Dieses Vorgehen ermöglicht es, dass Verschiebungen auf größere (und in Bezug auf die Tagesdosis zumeist preisgünstigere) Packungen als negative Veränderungen und damit als Einsparungen erfasst werden.

Preisänderungen

Auf dem Arzneimittelmarkt kommt es laufend zu Veränderungen der Preise, die sich möglicherweise in unterschiedlichen Preisniveaus zwischen zwei Jahren ausdrücken. Dies können reguläre Erhöhungen der Listenpreise sein, wenn sie nicht durch entsprechende Regulierungen unterbunden werden. Es kann sich auch um Preissenkungen handeln, wenn diese durch staatliche Eingriffe (wie z. B. durch Festbeträge oder Preisabschläge) oder durch den Wettbewerb erzwungen werden, was sowohl bei patentgeschützten als auch bei generischen Arzneimitteln der Fall sein kann.

Preisänderungen können Ausgabenänderungen nach sich ziehen, die im Arzneimittel-Atlas als Preisindex ermittelt und auf die Ausgabenentwicklung umgerechnet werden.

6.5 Epidemiologie, Bedarf und Angemessenheit der Versorgung

Ein Ansatz zur Beurteilung des Verbrauchs ist die Umrechnung von Verbrauchszahlen in eine Anzahl von Patienten, die mit der verbrauchten Gesamtmenge entsprechend den Leitlinien unter Berücksichtigung von Parametern zur Versorgungsrealität versorgt werden können (behandelbare Patienten). Diese Angaben vergleicht man mit Schätzungen zur Prävalenz der jeweiligen Gesundheitsstörung, die aus epidemiologischen Quellen stammen. Die Vorgehensweise ermöglicht eine Abschätzung, inwieweit die derzeitige Versorgung bedarfsgerecht ist oder ob sich Anzeichen von Über- oder Unterversorgung zeigen. Vor diesem Hintergrund sind die Verbrauchs- und Ausgabenveränderungen im Berichtsjahr einzuordnen. Dieses methodische Vorgehen ist im Folgenden detailliert beschrieben.

6.5.1 Zusammenhang zwischen Verbrauch und Indikation

Die Ermittlung der Bedarfsgerechtigkeit der Versorgung hat zur Voraussetzung, dass zwischen dem Verbrauch der jeweils infrage stehenden Indikationsgruppe und einer geringen Anzahl von Indikationen ein enger Zusammenhang hergestellt werden kann. Das ist z. B. der Fall zwischen der Indikationsgruppe „A10 Antidiabetika" und der Indikation „Diabetes mellitus", weil Antidiabetika nur gegen diese Erkrankung eingesetzt werden. Nicht möglich ist eine solche Zuord-

nung, wenn in einer Indikationsgruppe Wirkstoffe gegen eine größere Zahl von Indikationen zusammengefasst sind, wie z. B. bei der Indikationsgruppe „L01 Antineoplastische Mittel", oder wenn Wirkstoffe in einer Indikationsgruppe gegen eine Vielzahl von Erkrankungen wirksam sind, wie dies z. B. in der Indikationsgruppe „J01 Antibiotika zur systemischen Anwendung" der Fall ist. Daher kann man Aussagen über die Bedarfsgerechtigkeit nicht für alle Indikationsgruppen treffen.

Wir haben versucht, den Zusammenhang zwischen Verbrauch und Prävalenz auf der Ebene der gesamten Indikationsgruppe herzustellen, weil hierfür aus dem AVR die längsten Zeitreihen zur Verfügung stehen. In einzelnen Fällen musste die Betrachtung auf Teil-Indikationsgruppen beschränkt werden. In diesen Fällen erfolgte die Betrachtung nur über die Jahre 2003 bis 2012, weil nur für diese Jahre Daten aus der NVI zur Verfügung stehen.

6.5.2 Ermittlung der Prävalenz

Eine weitere Voraussetzung für die Ermittlung der Bedarfsgerechtigkeit der Versorgung liegt darin, dass Daten zur Prävalenz der jeweiligen Indikation(en) verfügbar sind. Hierzu bieten sich im Wesentlichen zwei Quellen an: Daten aus Surveys oder Registern sowie Daten aus epidemiologischen Studien. Vorrang haben Daten, die sich direkt auf die deutsche Bevölkerung beziehen. In einzelnen Fällen wird auch auf Daten aus anderen Ländern zurückgegriffen, bevorzugt aus Nordwest- oder Westeuropa, ggf. USA oder Kanada, nicht dagegen aus Asien oder Afrika.

6.5.3 Ermittlung der Behandlungsbedürftigkeit

Bei den meisten Erkrankungen ist nicht jeder prävalente Fall gleichzusetzen mit einem Fall der mit einem Arzneimittel aus der betreffenden Indikationsgruppe behandelt werden muss. So gibt es Patienten, die an Diabetes mellitus vom Typ 2 erkrankt sind, jedoch mit Diät behandelt werden können und weder orale Antidiabetika noch Insuline benötigen.

Um den Anteil der behandlungsbedürftigen Patienten zu bestimmen, zieht man in jeder Indikations- oder Teilindikationsgruppe nach Möglichkeit medizinische Leitlinien heran. Die darin formulierten Behandlungsvorschriften werden nach Möglichkeit auf epidemiologische Kenngrößen bezogen; somit sind die Anteile der behandlungsbedürftigen Patienten schätzbar.

Für jede Indikationsgruppe rücken nur solche Behandlungsindikationen in den Fokus, die typischerweise ambulant behandelt werden. Zudem finden nur die häufigsten Indikationen Berücksichtigung, die auch in ihrem Ausmaß von Bedeutung für die ambulante Versorgung mit Arzneimitteln sind.

6.5.4 Ermittlung der Zahl der behandelbaren Patienten

Die Zahl der theoretisch behandelbaren Patienten ergibt sich aus dem Jahresverbrauch der Arzneimittel in den entsprechenden Indikationsgruppen. In der Regel gilt dabei die Annahme, dass pro Tag eine Tagesdosis (DDD) verbraucht wird. Abweichungen gibt es z. B. bei der Annahme, dass zur Behandlung der Hypertonie im Durchschnitt nicht eine, sondern 1,8 Tagesdosen an Mitteln zur Behandlung der Hypertonie erforderlich sind.

Die Annahme, dass an jedem Tag des Jahres mindestens eine DDD zur Verfügung steht, entspricht vermutlich nicht immer der realen Behandlungssituation. Einerseits kann bei einem individuellen Patienten die täglich notwendige Dosis von der DDD erheblich abweichen. Andererseits muss man – vor allem bei der Dauerbehandlung chronischer Erkrankungen – davon ausgehen, dass nicht an jedem Tag eine Tagesdosis eingenommen wird – insbesondere bei Erkrankungen, bei denen die Einnahme der Medikamente die Krankheitssymptomatik für den Patienten nicht spürbar beeinflusst (z. B. bei Bluthochdruck, Fettstoffwechselstörungen oder Osteoporose). Es ist auch sehr wahrscheinlich, dass die Wirkungen verschiedener Arzneimittel in der Dauerbehandlung nicht entscheidend nachlassen, wenn der Patient nicht jeden Tag eine Tagesdosis einnimmt. Für die Therapie der Osteoporose mit Bisphosphonaten wird es beispielsweise als ausreichend angesehen, wenn der Anteil der mit Medikation versorgten Tage mindestens 80% beträgt (*Bartl* et al. 2006, *Huybrechts* et al. 2006, *Siris* et al. 2006). Diese Beobachtung darf man allerdings nicht als Empfehlung interpretieren, tatsächlich nur für 80% der Tage eines Jahres auch je eine Tagesdosis zur Verfügung zu stellen.

Ferner wird die Anzahl von Behandlungsepisoden bestimmt, die bei einem Patienten pro Jahr anfallen, sowie die Anzahl von Tagen, die eine Behandlungsepisode dauert. Bei chronischen Erkrankungen setzt man jeweils eine Behandlungsepisode mit einer Dauer von 365 Tagen an.

Prävalenz und Behandlungsbedarf werden jeweils für die Population der GKV hochgerechnet. Die Hochrechnungen basieren auf den Angaben der Statistik KM6 (*BMG* 2012).[1]

Da sich der Behandlungsbedarf abhängig von den verschiedensten Faktoren im Laufe der Zeit ändern kann, wird in den graphischen Darstellungen jeweils der angenommene Behandlungsbedarf nur für den Zeitraum von 2010 bis 2012 angegeben. Ableitungen für den künftigen Bedarf sind aus den Darstellungen nicht möglich.

---

1 Wenn die Anzahl der GKV-Versicherten je Jahrgang für die Hochrechnung erforderlich ist (z. B. für die Indikationsgruppe „J07 Impfstoffe"), wird zusätzlich die Satzart 40 – adjustiert an KM6 – herangezogen.

6.6 Entwicklung der Indikationsgruppen

Die Darstellungen in Kapitel 3 zur Entwicklung der Indikationsgruppen basieren auf Recherchen zur historischen Entwicklung der Indikationsgruppen, wobei die Entwicklung der jeweiligen Wirkstoffe und nicht die Entwicklung der Therapie in der betrachteten Indikation im Vordergrund steht. Da es vor allem darum ging, einen Überblick über die wichtigsten Entwicklungen zu geben, und weniger um die Vollständigkeit der Darstellung, führten wir kein systematisches Review durch, sondern – neben entsprechenden Artikeln aus wissenschaftlichen Periodika – zogen wir wenige ausgewählte Quellen heran, die ggf. durch Literatur- und Internetrecherchen ergänzt wurden:

» Arzneimittelbrief, Westkreuz-Verlag, Berlin, Bonn
» Arznei-telegramm, herausgegeben durch A.T.I. Arzneimittelinformation Berlin GmbH
» Forth W, Henschler D et al. (Hrsg.) (2001) Allgemeine und spezielle Pharmakologie und Toxikologie. Für Studenten der Medizin, Veterinärmedizin, Pharmazie, Chemie und Biologie sowie für Ärzte, Tierärzte und Apotheker. Urban und Fischer Verlag, München, Jena
» Fricke U, Klaus W (1982) Kritische Wertung der neuen Arzneistoffe. Offizinpharmazie 4: 6–47
» Fricke U, Klaus W (1983) Die neuen Arzneimittel. Wirkungsweise und therapeutischer Stellenwert. Eine Übersicht von April 1981 – Dezember 1982. Offizinpharmazie 7: 6–62
» Fricke U, Klaus W (1985) Die neuen Arzneimittel. Wirkungsweise und therapeutischer Stellenwert. Eine Übersicht von Januar 1983 – Juni 1984. Offizinpharmazie 10: 1–71
» Fricke U, Klaus W (1986) Die neuen Arzneimittel. Wirkungsweise und therapeuti-

scher Stellenwert. Eine Übersicht von Juli 1984 – März 1985. Die Offizin 1: 1–35
» Gothe H, Höer A, Häussler B, Hagenmeyer EG (2002) Die Bedeutung von innovativen Arzneimitteln für die Gesundheit der Bevölkerung in Deutschland. Schriftenreihe Strukturforschung im Gesundheitswesen, Sonderband 1. Berlin
» Hardman JG, Limbird LE (Hrsg.) (2001) Goodmans & Gilman's The pharmacological basis of therapeutics. 10. Auflage, McGraw-Hill, New York
» Brunton LL, Lazo JS, Parker KL (Hrsg.) (2005) Goodmans & Gilman's The pharmacological basis of therapeutics. 11. Auflage, McGraw-Hill, New York
» Müller-Jahncke WD, Friedrich C, Meyer U (2005) Arzneimittelgeschichte. Wissenschaftliche Verlagsgesellschaft mbH Stuttgart
» Schwabe U, Paffrath D (Hrsg.) (1987ff.) Arzneiverordnungs-Report 1987 ff. Springer, Stuttgart, New York
» WHO (2003) The History of Vaccination. http://www.who.int/vaccines-diseases/history/history.shtml (11.08. 2006)

Bei den in den Abschnitten „Entwicklung der Indikationsgruppe" jeweils genannten Indikationen geht es um die wichtigsten Indikationen – vor allem um solche, die in der ambulanten Versorgung mit Arzneimitteln eine Rolle spielen. Die Angaben erheben keinen Anspruch auf Vollständigkeit. Gleiches gilt für die jeweils genannten Wirkstoffe im historischen Verlauf: Auch hier liegt der Schwerpunkt auf den Wirkstoffen, die in der ambulanten Versorgung die wichtigste Rolle spielen.

Für die detailliert dargestellten Indikationsgruppen zeigt eine Tabelle jeweils die innerhalb der letzten fünf Jahre in Deutschland eingeführten neuen Wirkstoffe. Die Einführung neuer Fixkombinationen bereits auf dem Markt befindlicher Wirkstoffe zählt hier nicht als neuer Wirkstoff; ebenso wenig die Wiedereinführung von Wirkstoffen oder Indi-

kationserweiterungen. Darüber wird ggf. ergänzend berichtet, wenn sie von besonderer
Relevanz für die ambulante Versorgung in der
GKV erscheinen. Auch neu eingeführte Biosimilars erscheinen nicht in den Tabellen der
neuen Wirkstoffe, sondern ergänzend im Text.

6.7 Aufteilung des Arzneimittelmarktes in Versorgungssegmente

Die Aufteilung des GKV-Arzneimittelmarktes
in Versorgungssegmente beruht auf der glei-
chen Datenbasis (NVI), wie sie im gesamten
Arzneimittel-Atlas verwendet wurde (siehe
► Abschn. 6.3.1). Nach der Komponentenzer-
legung fasst man die Einzelkomponenten im
Sinne einer einfacheren Darstellung zusam-
men in die vier Hauptkomponenten
» Verbrauch
» Innovationen
  > Therapieansatz
  > Analog-Wettbewerb
» Technische Einsparungen
  > Darreichungsform
  > Wirkstärke
  > Packungsgröße
  > Parallelimport
» Anbieterbezogene Einsparungen
  > Generika
  > Hersteller
  > Preis
Die Versorgungssegmente sind folgender-
maßen definiert:
» Die *Grundversorgung* wird im Wesentli-
chen von hausärztlich tätigen Ärzten und
häufig vertretenen Fachärzten getragen.
» Die *Spezialversorgung* wird von hoch
spezialisierten Fachärzten durchgeführt.
Die Spezialversorgung greift häufig auf
kostenintensive Arzneimitteltherapien
zurück. In diesem Segment spielt die Ver-
lagerung von Versorgungsanteilen vom
Krankenhaus auf die ambulante Versorgung eine wichtige Rolle.

» Die *Supportivversorgung* kommt ebenfalls
bei schweren Erkrankungen zum Einsatz
(Opioid-Analgetika, Antiemetika etc.).
Solche Arzneimittel werden nicht nur von
Spezialisten verordnet. Sie werden aber
häufig im Kontext einer das Krankenhaus
ersetzenden ambulanten Behandlung eingesetzt.
» Die *HIV-Versorgung* wird von spezialisierten Ärzten durchgeführt und betrifft nur
eine relativ geringe Zahl von Patienten.
Die Zuordnung der Fertigarzneimittel zu
den Versorgungssegmenten erfolgt anhand
des ATC-Codes, der PZN-spezifisch zugeordnet wird (siehe ► Abschn. 6.1), sodass es keine
Überschneidungen zwischen den Versorgungssegmenten gibt.

6.8 Regionale Arzneimittelanalysen

Die regionalen Arzneimittelanalysen in den
Kapiteln 3 und 4 beruhen auf der gleichen
Datenbasis (NVI), wie sie im Arzneimittel-
Atlas auf gesamtdeutscher Ebene verwendet
wurde (siehe ► Abschn. 6.3.1). Jede Verordnung ist einer KV-Region zugeordnet. Dies
erfolgt in den Apothekenrechenzentren auf
Basis der KV-Nummer des Arztes, der das
Rezept ausgestellt hat. Zur Vergleichbarkeit
der regionalen Daten rechnet man die Ausgaben bzw. den Verbrauch auf Werte je GKV-
Versicherten um. Grundlage ist die Zahl
der GKV-Versicherten pro KV beruhend auf
der Mitgliederstatistik KM6 (Statistik über
Versicherte, gegliedert nach Status, Alter,
Wohnort, Kassenart) des BMG. Stichtag ist
jeweils der 1. Juli des Berichtsjahres.

Für jede Indikationsgruppe präsentiert
der Arzneimittel-Atlas den mittleren Verbrauch je GKV-Versicherten und KV-Region
in Form einer Landkarte. Die Einfärbung der
Regionen richtet sich nach dem Grad der Abweichung vom Bundesdurchschnitt. Um eine
Vergleichbarkeit der Abweichung zwischen

den verschiedenen Indikationsgruppen herzustellen, werden die Verbräuche pro Kopf (X) in jeder Indikationsgruppe durch eine z-Transformation standardisiert. Für die Transformation ist der Mittelwert µ der Bundesdurchschnitt für den Verbrauch je Kopf in der jeweiligen Indikationsgruppe. Die Standardabweichung σ ergibt sich aus der bevölkerungsgewichteten Varianz über die KV-Regionen. Je dunkler eine Region gefärbt ist, desto höher ist die positive Abweichung vom Bundesdurchschnitt und umgekehrt.

6.8.1 Einflussfaktoren auf regionale Unterschiede

Der Arzneimittel-Atlas untersucht Erklärungsansätze für die regionalen Unterschiede in Ausgaben und Verbrauch je Kopf. Dazu werden verschiedene Einflussfaktoren in einem univariaten Modell auf Signifikanz überprüft. Dabei betrachtet man indikationsübergreifende Faktoren; für einzelne Indikationen werden auch spezifische Faktoren herangezogen.

Allgemeine Einflussfaktoren:

» Die demographische Variable „Alter" (ausgedrückt als Anteil der GKV-Bevölkerung > 55 Jahre)

» Die morbiditätsbeschreibenden Variablen „Anteil BMI> 30" und „Tabakkonsum". Die Variable „Anteil BMI> 30" drückt den Anteil der Bevölkerung in einer KV-Region mit einem Body-Mass-Index (BMI) von > 30 („Fettsucht") aus. Der Tabakkonsum wird über den Anteil an Rauchern (regelmäßig und gelegentlich) in der Bevölkerung bestimmt. Dabei gilt es zu beachten, dass beide Werte altersstandardisiert wurden, sodass keine Beeinflussung durch die Altersstruktur anzunehmen ist.

» Variablen, welche die Versorgungsstruktur beschreiben. Hierzu gehören Angaben zur Hausarzt-, Facharzt- und Krankenhaus-Bettendichte je 100.000 Einwohner.

» Variablen, welche die wirtschaftliche Lage der Region beschreiben. Hier flossen die regionale Arbeitslosenquote sowie das Bruttoinlandprodukt je Einwohner ein.

Indikationsspezifische Einflussfaktoren:

» Spezifische demographische Variablen, wie der Anteil von Kindern (GKV-Bevölkerung < 15 Jahre) bei Antibiotika zur systemischen Anwendung (J01) und der Anteil von Frauen über 55 Jahre bei Mitteln zur Behandlung von Knochenkrankheiten (M05)

» In einzelnen Indikationsgebieten besteht eine eindeutige Wechselbeziehung zwischen der ambulanten und der stationären Versorgung. Aus den Fallzahlen im Krankenhaus differenziert nach der Internationalen Klassifikation der Krankheiten (ICD10) leitet sich somit ein medikamentöser Behandlungsbedarf im ambulanten Bereich ab.

» Die Variable „Prävalenz von Erkrankungen" kann als Erklärungsfaktor beitragen, wenn sich Wirkstoffgruppen spezifisch ausgewählten Erkrankungen zuordnen lassen.

Auf Ebene des Gesamtmarktes werden die Ergebnisse der univariaten Modelle genutzt, um durch eine schrittweise multivariate Regression das Modell mit dem höchsten Erklärungsgrad zu erhalten. Auf Ebene der einzelnen Indikationsgebiete erfolgen univariate oder multivariate Regressionen.

Folgende Quellen wurden für die entsprechenden Analysen herangezogen:

» GKV-Versicherte: Mitgliederstatistik KM6 (Statistik über Versicherte, gegliedert nach Status, Alter, Wohnort, Kassenart) des BMG. Stichtag ist jeweils der 1. Juli des Berichtsjahres.

» BMI: Statistisches Bundesamt, Ergebnisse des Mikrozensus 2009, starkes Übergewicht (BMI über 30) im Jahr 2009, nach Ländern, standardisiert auf den Altersaufbau der Bevölkerung 1987 in Deutschland

》 Arbeitslosenquote: Statistische Ämter des Bundes und der Länder, Erwerbstätigkeit – Arbeitsmarkt, Stand: Dezember 2012

》 BIP: Statistische Ämter des Bundes und der Länder, Volkswirtschaftliche Gesamtrechnung der Länder, Bruttoinlandsprodukt – in jeweiligen Preisen – je Einwohner 2012 (Stichtag 30.6.2012)

》 Arztdichte: Daten der KBV „Statistische Informationen aus dem Bundesarztregister, Bundesgebiet insgesamt, Tabelle 4 mit Stand 31.12.2012. Unter Hausärzten sind hier Allgemeinärzte/Praktische Ärzte, Internisten mit Hausarztentscheidung und Kinderärzte zusammengefasst. Die Fachärzte umfassen die Internisten ohne Hausarztentscheidung und die übrigen Gebietsärzte.

》 Tabakkonsum: Statistisches Bundesamt, Ergebnisse des Mikrozensus 2009, Raucher (regelmäßig und gelegentlich) 2009, nach Ländern, standardisiert auf den Altersaufbau der Bevölkerung 1987 in Deutschland.

》 Bettenzahlen: Statistisches Bundesamt Fachserie 12, Reihe 6.1.1 Grunddaten der Krankenhäuser

》 Fallzahlen im Krankenhaus: Statistisches Bundesamt, Krankenhausstatistik – Diagnosedaten der Patienten und Patientinnen in Krankenhäusern 2011

》 Prävalenz:

》 Robert Koch-Institut Daten und Fakten: Ergebnisse der Studie „Gesundheit in Deutschland aktuell 2010". Beiträge zur Gesundheitsberichterstattung des Bundes. Berlin 2012

》 Robert Koch-Institut Gesundheit in Deutschland aktuell. Public Use File GEDA 2012

》 Robert Koch-Institut HIV/AIDS-Eckdaten in Deutschland und den Bundesländern. 2012

》 Frei U, Schober-Halstenberg HJ (2008). Nierenersatztherapie in Deutschland. Bericht über Dialysebehandlung und Nierentransplantation in Deutschland. Berlin 2006/2007: QuaSi-Niere.

》 Regionalisierte Angaben für Arzneimittel-Umsätze: Nationale VerordnungsInformation (NVI, INSIGHT Health).

In Bezug auf Daten aus der vom Robert Koch-Institut durchgeführten Surveys „Gesundheit in Deutschland aktuell" (GEDA) ist Folgendes anzumerken: Grundlage der Daten ist eine repräsentative Befragung mittels computerunterstützter Telefoninterviews, die im Zeitraum September 2008 bis Juli 2009 vom Robert Koch-Institut bei Personen ab 18 Jahren durchgeführt wurde. Alle Angaben beruhen auf der Selbstauskunft der Befragten. Die auf dieser Basis bestimmte Prävalenz einer Erkrankung ist daher mit bestimmten Unsicherheiten behaftet, kann also über- oder unterschätzt sein. Aus dem Public Use File wurden jeweils die Ergebnisse zur 12-Monats-Prävalenz berücksichtigt. Zur Hochrechnung der Prävalenz auf die Regionen wurden die vom RKI genannten Gewichtungsvariablen verwendet.

6.9 Rabatte in der gesetzlichen Krankenversicherung

6.9.1 Datenlage über die Höhe der Einsparungen

In der GKV gibt es seit 2011 drei Formen von Rabatten, welche den Krankenkassen gewährt werden. Die gesetzlichen Rabatte (§ 130 Abs. 1, § 130a Abs. 1, 1a, 2, 3a und 3b) sind obligatorisch und in ihrer Höhe vorgegeben. Die Individualrabatte (§ 130a Abs. 8 und § 130c) sind freiwillig, sowohl in ihrer Umsetzung als auch in ihrer vertraglichen Ausgestaltung. Die Rabattvereinbarungen nach § 130b in Zusammenhang mit der frühen Nutzenbewertung nach § 35a sind eine Mischform. Sie gelten für die gesamte GKV, jedoch wird die Höhe des Rabatts (Erstattungsbetrag) zwischen dem GKV-Spitzenverband und dem jeweiligen Hersteller verhandelt.

◻ **Tab. 6.7** Gesetzliche Rabatte nach SGB V im Jahr 2012.

Form des Rabatts	Gesetzliche Grundlage (SGB V)	Arzneimittel-Atlas 2013 in Mio. Euro	GAmSi in Mio. Euro	KV45 in Mio. Euro
2,05 Euro Apothekenabschlag	§ 130 Abs. 1	1.245,6		1.157,9
6%/16% Rabatt auf Arzneimittel ohne Festbetrag	§ 130a Abs. 1 & Abs. 1a	1.944,9		2.616,2
Impfstoffrabatte	§ 130a Abs. 2	66,9		
Preismoratorium	§ 130a Abs. 3a	191,9		
Max. 10% Rabatt auf patentfreie Arzneimittel	§130a Abs. 3b	178,0		
Summe der gesetzlichen Rabatte		3.627,4	3.554,2**	3.774,1
Mehrrabatt gegenüber Vorjahr		*−62,6*	*51,0*	*70,7*
Individualrabatte	§ 130a Abs. 8	2.080,7*		2.087,6***
Rabatte nach früher Nutzenbewertung	§ 130b	31,9		
Summe der individuellen Rabatte		2.112,6		2.087,6
Mehrrabatt gegenüber Vorjahr		*392,6*		*367,1*
Summe aller Rabatte		**5.740,0**		**5.861,7**
Mehrrabatt gegenüber Vorjahr		*330,0*		*437,8*

*   Die Berechnung der Abschläge im Rahmen der Rabattverträge erfolgte auf Basis der KV45 (2.087,6 Mio. Euro, Stand 11.3.2013). Die Differenz zwischen Berechnung nach IGES und KV45 ergibt sich hauptsächlich aus Unschärfen der Zuordnung von Rabattverträgen in Folge von Kassenfusionen.

** Angaben nach GAmSi (Bericht mit Stand 06.05.2013) lagen nur für die ersten drei Quartale 2012 vor und wurden auf vier Quartale hochgerechnet (Stand 04.06.2013).

*** Für 2012 wurde angenommen, dass noch keine Rabatte nach § 130b in der KV45 verbucht worden sind. In Zukunft werden sie aber unter dem gleichen Konto wie die Individualrabatte erfasst.

Quelle: IGES (nach NVI), GamSi (GKV-Arzneimittel-Schnellinformation), BMG

Während die gesetzlichen Rabatte in ihrer Höhe je PZN bekannt sind, gilt dies für die Individualrabatte nach § 130a Abs. 8 und § 130c nicht. Diese sowie die Rabatte nach § 130b werden in der offiziellen Statistik zusammengefasst und als eine Gesamtsumme ausgewiesen. Das Bundesministerium für Gesundheit (BMG) veröffentlicht über die Finanzergebnisse der gesetzlichen Krankenversicherung ein vorläufiges (KV45) und ein endgültiges (KJ1) Rechnungsergebnis. Nach den Vorgaben zur amtlichen Statistik des BMG werden die gesetzlichen und individuellen Rabatte in der KV45 und KJ1 getrennt ausgewiesen. Zum besseren Verständnis über die möglichen Einsparungen stellt ◻ Tab. 6.7 die Ergebnisse nach IGES (Berechnung nach NVI), die Angaben der Krankenkassen nach GAmSi (GKV-Arzneimittel-Schnellinformation) und die amtlichen Angaben des BMG (KV45, Stand 11.3.2013) gegenüber. Rabatte nach § 130b sind erst seit Februar 2013 öffentlich und wurden unter der Annahme zurückgerechnet, dass sie ab dem zwölften Monat nach Markteinführung geleistet worden sind. Falls 2012 Rabatte nach § 130c geleistet wurden, ließen sich diese nicht getrennt von Individualrabatten nach § 130a Abs. 8 erfassen.

6.9.2 Arzneimittel mit Individualrabatten

Die Ausführungen in Kapitel 2 beziehen sich auf die freiwilligen Rabatte, welche die Arzneimittelhersteller den Krankenkassen bzw. Krankenkassenverbänden auf Basis des § 130a Abs. 8 SGB V gewähren und die an die Apotheken gemeldet werden. Datenbasis zur Schätzung der Rabatthöhe war ebenfalls die NVI, welche von INSIGHT Health zur Verfügung gestellt wurde (siehe ▶ Abschn. 6.3.1). Ergänzend zu den bereits beschriebenen Analysen des Arzneimittel-Atlas wurden Daten zu monatlichen Umsätzen der Fertigarzneimittel (spezifiziert durch die PZN) differenziert nach Kostenträgern (Kassenart) sowie der Rabattstatus der Fertigarzneimittel ebenfalls differenziert nach Kostenträgern herangezogen.

Literatur

Bartl R, Götte S, Hadji P, Hammerschmidt T (2006) Adhärenz mit täglichen und wöchentlichen oralen Bisphosphonaten in der Osteoporosetherapie. Dtsch Med Wochenschr 131:1257–1262.

BMG (2012) Mitgliederstatistik KM6. Statistik der Anzahl von Mitgliedern und Familienangehörigen der gesetzlichen Krankenversicherung für den Stichtag 1. Juli 2012.

DIMDI (Hrsg.) (2012) Anatomisch-therapeutisch-chemische Klassifikation mit Tagesdosen. Amtliche Fassung des ATC-Index mit DDD-Angaben für Deutschland im Jahr 2012.

Fricke U, Günther J, Zawinell A, Zeidan R (2012a) Anatomisch-therapeutisch-chemische Klassifikation mit Tagesdosen für den deutschen Arzneimittelmarkt. ATC-Index mit DDD-Angaben. Hrsg. vom Wissenschaftlichen Institut der AOK (WIdO), Berlin.

Fricke U, Günther J, Zawinell A, Zeidan R (2012b) Anatomisch-therapeutisch-chemische Klassifikation mit Tagesdosen für den deutschen Arzneimittelmarkt. Methodik der ATC-Klassifikation und DDD-Festlegung. Hrsg. vom Wissenschaftlichen Institut der AOK (WIdO), Berlin.

Huybrechts KF, Ishak KJ, Caro JJ (2006) Assessment of compliance with osteoporosis treatment and its consequences in a managed care population. Bone 38: 922–928.

IGES Institut, Lehrstuhl für Medizinmanagement an der Universität Duisburg-Essen, Office of Health Economics (England), Institute of Public Health, Medical Decision Making and HTA (University for Health Sciences, Medical Informatics and Technology) (2010) Gutachten zur Verbesserung der Wirtschaftlichkeit von Impfstoffen in Deutschland. Berlin: Bundesministerium für Gesundheit (BMG).

Reichelt H (1988) Eine Methode der statistischen Komponentenzerlegung – Konzept einer erweiterten Index-Analyse volkswirtschaftlicher Änderungsraten. WidO-Materialien, Band 31, Bonn.

Schwabe U, Paffrath D (Hrsg.) (1997 ff) Arzneiverordnungs-Report 1997 ff. Stuttgart, New York: Springer.

Siris ES, Harris ST, Rosen CJ et al. (2006) Adherence to bisphosphonate therapy and fracture rates in osteoporotic women: relationship to vertebral and nonvertebral fractures from 2 US claims databases. Mayo Clin Proc 81: 1013–1022.

Tab. 7.1 Ausgaben in den Jahren 2011 und 2012 sowie Rang und Änderung der Ausgaben im Jahr 2012 nach Indikationsgruppen.

Rang 2012	ATC-Code	Indikationsgruppe	Ausgaben (Mio. Euro) 2011	Ausgaben (Mio. Euro) 2012	Ausgaben-änderung (Mio. Euro) 2011 vs. 2012	Prozentuale Veränderung 2011 vs. 2012
64	A01	Stomatologika	27,29	27,76	0,47	1,7%
15	A02	Mittel bei Säure bedingten Erkrankungen	643,01	629,65	−13,36	−2,1%
45	A03	Mittel bei funktionellen gastrointestinalen Störungen	86,25	87,44	1,19	1,4%
54	A04	Antiemetika und Mittel gegen Übelkeit	66,12	64,29	−1,83	−2,8%
63	A05	Gallen- und Lebertherapie	32,45	30,25	−2,20	−6,8%
59	A06	Laxanzien	51,30	51,14	−0,16	−0,3%
37	A07	Antidiarrhoika und intestinale Antiphlogistika/ Antiinfektiva	175,92	178,46	2,54	1,4%
93	A08	Abmagerungsmittel, exkl. Diätetika	0,02	0,01	0,00	−13,6%
55	A09	Digestiva, inkl. Enzyme	58,92	60,77	1,85	3,1%
2	A10	Antidiabetika	1.591,37	1.658,11	66,75	4,2%
58	A11	Vitamine	52,32	52,29	−0,04	−0,1%
56	A12	Mineralstoffe	62,97	59,91	−3,06	−4,9%
92	A13	Tonika	0,02	0,01	0,00	−6,4%
94	A14	Anabolika zur systemischen Anwendung	0,00	0,00	0,00	
94	A15	Appetit stimulierende Mittel	0,00	0,00	0,00	
35	A16	Andere Mittel für das alimentäre System und den Stoffwechsel	197,49	219,79	22,30	11,3%

Tab. 7.1 Ausgaben in den Jahren 2011 und 2012 sowie Rang und Änderung der Ausgaben im Jahr 2012 nach Indikationsgruppen (Fortsetzung).

Rang 2012	ATC-Code	Indikationsgruppe	Ausgaben (Mio. Euro) 2011	Ausgaben (Mio. Euro) 2012	Ausgabenänderung (Mio. Euro) 2011 vs. 2012	Prozentuale Veränderung 2011 vs. 2012
11	B01	Antithrombotische Mittel	785,95	910,16	124,21	15,8%
38	B02	Antihämorrhagika	165,90	174,44	8,54	5,1%
31	B03	Antianämika	249,86	233,93	−15,93	−6,4%
34	B05	Blutersatzmittel und Perfusionslösungen	219,33	221,26	1,93	0,9%
67	B06	Andere Hämatologika	13,42	15,57	2,16	16,1%
33	C01	Herztherapie	253,98	226,37	−27,62	−10,9%
29	C02	Antihypertonika	259,09	271,59	12,51	4,8%
28	C03	Diuretika	287,99	293,05	5,06	1,8%
65	C04	Periphere Vasodilatatoren	26,04	23,20	−2,83	−10,9%
66	C05	Vasoprotektoren	23,76	22,37	−1,39	−5,8%
89	C06	Andere Herz- und Kreislaufmittel	1,77	1,21	−0,56	−31,8%
19	C07	Beta-Adrenorezeptor-Antagonisten	487,51	476,03	−11,48	−2,4%
36	C08	Calciumkanalblocker	218,89	210,95	−7,94	−3,6%
3	C09	Mittel mit Wirkung auf das Renin-Angiotensin-System	1.855,02	1.567,56	−287,46	−15,5%
18	C10	Lipid senkende Mittel	543,26	505,95	−37,31	−6,9%
50	D01	Antimykotika zur dermatologischen Anwendung	77,65	76,25	−1,40	−1,8%
79	D02	Emollientia und Hautschutzmittel	7,22	6,79	−0,43	−6,0%
82	D03	Zubereitungen zur Behandlung von Wunden und Geschwüren	5,26	4,89	−0,37	−7,1%
83	D04	Antipruriginosa, inkl. Antihistaminika, Anästhetika etc.	3,79	3,84	0,04	1,1%
46	D05	Antipsoriatika	77,14	80,88	3,73	4,8%
61	D06	Antibiotika und Chemotherapeutika zur dermatologischen Anwendung	44,26	44,19	−0,07	−0,2%

Tab. 7.1 Ausgaben in den Jahren 2011 und 2012 sowie Rang und Änderung der Ausgaben im Jahr 2012 nach Indikationsgruppen (Fortsetzung).

Rang 2012	ATC-Code	Indikationsgruppe	Ausgaben (Mio. Euro) 2011	Ausgaben (Mio. Euro) 2012	Ausgabenänderung (Mio. Euro) 2011 vs. 2012	Prozentuale Veränderung 2011 vs. 2012
41	D07	Corticosteroide, dermatologische Zubereitungen	136,12	139,83	3,72	2,7%
68	D08	Antiseptika und Desinfektionsmittel	14,69	14,74	0,05	0,3%
88	D09	Medizinische Verbände	3,40	1,57	−1,83	−53,8%
62	D10	Aknemittel	35,56	36,66	1,10	3,1%
57	D11	Andere Dermatika	56,47	58,88	2,41	4,3%
71	G01	Gynäkologische Antiinfektiva und Antiseptika	15,68	14,24	−1,44	−9,2%
73	G02	Andere Gynäkologika	11,75	10,71	−1,04	−8,8%
25	G03	Sexualhormone und Modulatoren des Genitalsystems	326,09	308,62	−17,47	−5,4%
24	G04	Urologika	307,51	308,71	1,20	0,4%
26	H01	Hypophysen- und Hypothalamushormone und Analoga	320,57	306,18	−14,39	−4,5%
39	H02	Corticosteroide zur systemischen Anwendung	160,59	158,00	−2,59	−1,6%
30	H03	Schilddrüsentherapie	252,67	266,76	14,09	5,6%
85	H04	Pankreashormone	2,24	2,27	0,03	1,4%
51	H05	Calciumhomöostase	78,91	75,77	−3,14	−4,0%
16	J01	Antibiotika zur systemischen Anwendung	605,12	598,12	−7,00	−1,2%
53	J02	Antimykotika zur systemischen Anwendung	69,11	68,85	−0,27	−0,4%
80	J04	Mittel gegen Mykobakterien	7,01	6,71	−0,29	−4,2%
7	J05	Antivirale Mittel zur systemischen Anwendung	811,96	974,13	162,18	20,0%
32	J06	Immunsera und Immunglobuline	201,59	226,85	25,27	12,5%
13	J07	Impfstoffe	856,33	795,63	−60,70	−7,1%
10	L01	Antineoplastische Mittel	863,32	930,63	67,31	7,8%
20	L02	Endokrine Therapie	466,59	461,46	−5,13	−1,1%

■ **Tab. 7.1** Ausgaben in den Jahren 2011 und 2012 sowie Rang und Änderung der Ausgaben im Jahr 2012 nach Indikationsgruppen (Fortsetzung).

Rang 2012	ATC-Code	Indikationsgruppe	Ausgaben (Mio. Euro) 2011	Ausgaben (Mio. Euro) 2012	Ausgaben-änderung (Mio. Euro) 2011 vs. 2012	Prozentuale Veränderung 2011 vs. 2012
6	L03	Immunstimulanzien	1.130,16	1.162,05	31,89	2,8%
1	L04	Immunsuppressiva	1.772,10	2.002,81	230,71	13,0%
17	M01	Antiphlogistika und Antirheumatika	532,52	546,87	14,35	2,7%
76	M02	Topische Mittel gegen Ge-lenk- und Muskelschmerzen	9,84	8,34	−1,50	−15,3%
43	M03	Muskelrelaxanzien	118,09	116,04	−2,05	−1,7%
48	M04	Gichtmittel	69,75	77,29	7,54	10,8%
23	M05	Mittel zur Behandlung von Knochenerkrankungen	314,14	308,99	−5,15	−1,6%
90	M09	Andere Mittel gegen Störungen des Muskel- und Skelettsystems	1,21	1,03	−0,17	−14,5%
52	N01	Anästhetika	73,09	72,26	−0,83	−1,1%
5	N02	Analgetika	1.339,18	1.363,50	24,32	1,8%
14	N03	Antiepileptika	709,10	697,12	−11,98	−1,7%
21	N04	Antiparkinsonmittel	457,37	445,99	−11,38	−2,5%
9	N05	Psycholeptika	1.111,14	935,09	−176,05	−15,8%
12	N06	Psychoanaleptika	1.017,38	906,84	−110,54	−10,9%
40	N07	Andere Mittel für das Nervensystem	107,13	153,01	45,87	42,8%
70	P01	Mittel gegen Protozoen-Erkrankungen	14,00	14,54	0,54	3,9%
77	P02	Anthelmintika	7,58	8,15	0,57	7,5%
74	P03	Mittel gegen Ektoparasiten, inkl. Antiscabiosa, Insekti-zide und Repellenzien	9,84	10,19	0,35	3,5%
49	R01	Rhinologika	80,40	77,05	−3,35	−4,2%
87	R02	Hals- und Rachen-therapeutika	2,17	2,00	−0,17	−7,8%
4	R03	Mittel bei obstruktiven Atemwegserkrankungen	1.451,63	1.424,87	−26,76	−1,8%

Tab. 7.1 Ausgaben in den Jahren 2011 und 2012 sowie Rang und Änderung der Ausgaben im Jahr 2012 nach Indikationsgruppen (Fortsetzung).

Rang 2012	ATC-Code	Indikationsgruppe	Ausgaben (Mio. Euro) 2011	Ausgaben (Mio. Euro) 2012	Ausgabenänderung (Mio. Euro) 2011 vs. 2012	Prozentuale Veränderung 2011 vs. 2012
84	R04	Brusteinreibungen und andere Inhalate	2,93	3,22	0,30	10,1%
42	R05	Husten- und Erkältungspräparate	128,54	119,14	−9,40	−7,3%
60	R06	Antihistaminika zur systemischen Anwendung	57,24	49,85	−7,39	−12,9%
81	R07	Andere Mittel für den Respirationstrakt	0,11	5,60	5,49	5136,7%
22	S01	Ophthalmika	438,69	445,23	6,54	1,5%
72	S02	Otologika	14,75	14,17	−0,58	−3,9%
78	S03	Ophthalmologische und otologische Zubereitungen	7,76	7,89	0,12	1,6%
27	V01	Allergene	297,19	294,84	−2,35	−0,8%
44	V03	Alle übrigen therapeutischen Mittel	109,99	110,20	0,21	0,2%
8	V04	Diagnostika	958,91	939,15	−19,76	−2,1%
86	V06	Allgemeine Diätetika	2,93	2,04	−0,89	−30,4%
47	V07	Alle übrigen nicht-therapeutischen Mittel	117,34	78,02	−39,32	−33,5%
75	V08	Kontrastmittel	11,32	9,62	−1,69	−14,9%
91	V10	Radiotherapeutika	0,29	0,23	−0,06	−21,0%
69	V60	Homöopathika und Anthroposophika	16,05	14,59	−1,46	−9,1%
		Gesamt	**26.747,61**	**26.683,52**	**−64,09**	**−0,2%**

Quelle: IGES-Berechnungen nach NVI (INSIGHT Health)

□ **Tab. 7.2** Verbrauch in den Jahren 2011 und 2012, Rang und Änderung des Verbrauchs im Jahr 2012 sowie Häufigkeit der Verordnung von Wirkstoffen je GKV-Versicherten nach Indikationsgruppen.

Rang 2012	ATC-Code	Indikationsgruppe	DDD (Mio.) 2011	DDD (Mio.) 2012	Änderung DDD (Mio.) 2011 vs. 2012	Prozentuale Veränderung 2011 vs. 2012	DDD pro GKV-Versicherten	Häufigkeitskategorie (nach Tabelle 6.3 Methodenkapitel)
14	A01	Stomatologika	1.053,61	1.050,86	−2,75	−0,3%	15	4
2	A02	Mittel bei Säure bedingten Erkrankungen	2.709,51	3.024,59	315,08	11,6%	44	5
40	A03	Mittel bei funktionellen gastrointestinalen Störungen	93,55	91,55	−2,00	−2,1%	1	2
73	A04	Antiemetika und Mittel gegen Übelkeit	6,07	5,95	−0,12	−1,9%	0	1
55	A05	Gallen- und Lebertherapie	20,84	21,68	0,84	4,0%	0	1
44	A06	Laxanzien	73,35	75,69	2,34	3,2%	1	2
42	A07	Antidiarrhoika und intestinale Antiphlogistika/Antiinfektiva	84,85	88,02	3,16	3,7%	1	2
91	A08	Abmagerungsmittel, exkl. Diätetika	0,01	0,01	0,00	−12,4%	0	1
60	A09	Digestiva, inkl. Enzyme	14,53	15,23	0,70	4,8%	0	1
4	A10	Antidiabetika	2.085,25	2.110,93	25,68	1,2%	30	5
26	A11	Vitamine	293,15	337,02	43,87	15,0%	5	3
33	A12	Mineralstoffe	152,44	146,89	−5,55	−3,6%	2	2
90	A13	Tonika	0,03	0,03	0,00	−12,3%	0	1
93	A14	Anabolika zur systemischen Anwendung	0,00	0,00	0,00		0	1
93	A15	Appetit stimulierende Mittel	0,00	0,00	0,00		0	1
82	A16	Andere Mittel für das alimentäre System und den Stoffwechsel	1,02	1,04	0,02	2,0%	0	1

◘ **Tab. 7.2** Verbrauch in den Jahren 2011 und 2012, Rang und Änderung des Verbrauchs im Jahr 2012 sowie Häufigkeit der Verordnung von Wirkstoffen je GKV-Versicherten nach Indikationsgruppen (Fortsetzung).

Rang 2012	ATC-Code	Indikationsgruppe	DDD (Mio.) 2011	DDD (Mio.) 2012	Änderung DDD (Mio.) 2011 vs. 2012	Prozentuale Veränderung 2011 vs. 2012	DDD pro GKV-Versicherten	Häufigkeitskategorie (nach Tabelle 6.3 Methodenkapitel)
10	B01	Antithrombotische Mittel	1.373,41	1.472,03	98,63	7,2%	21	5
72	B02	Antihämorrhagika	6,52	6,31	−0,21	−3,2%	0	1
29	B03	Antianämika	217,44	228,75	11,31	5,2%	3	2
51	B05	Blutersatzmittel und Perfusionslösungen	39,99	39,35	−0,64	−1,6%	1	2
85	B06	Andere Hämatologika	0,76	0,69	−0,07	−9,6%	0	1
20	C01	Herztherapie	608,87	548,02	−60,85	−10,0%	8	3
25	C02	Antihypertonika	333,04	337,40	4,36	1,3%	5	3
6	C03	Diuretika	1.941,07	1.919,65	−21,43	−1,1%	28	5
66	C04	Periphere Vasodilatatoren	14,57	10,24	−4,33	−29,7%	0	1
57	C05	Vasoprotektoren	22,98	20,97	−2,01	−8,8%	0	1
78	C06	Andere Herz- und Kreislaufmittel	4,29	3,13	−1,16	−27,1%	0	1
3	C07	Beta-Adrenorezeptor-Antagonisten	2.265,24	2.267,12	1,88	0,1%	33	5
5	C08	Calciumkanalblocker	1.979,00	2.017,32	38,32	1,9%	29	5
1	C09	Mittel mit Wirkung auf das Renin-Angiotensin-System	7.542,45	7.824,49	282,05	3,7%	113	5
7	C10	Lipid senkende Mittel	1.722,17	1.792,49	70,32	4,1%	26	5
43	D01	Antimykotika zur dermatologischen Anwendung	81,98	79,13	−2,85	−3,5%	1	2
58	D02	Emollientia und Hautschutzmittel	21,11	20,04	−1,07	−5,1%	0	1

Tab. 7.2 Verbrauch in den Jahren 2011 und 2012, Rang und Änderung des Verbrauchs im Jahr 2012 sowie Häufigkeit der Verordnung von Wirkstoffen je GKV-Versicherten nach Indikationsgruppen (Fortsetzung).

Rang 2012	ATC-Code	Indikationsgruppe	DDD (Mio.) 2011	DDD (Mio.) 2012	Änderung DDD (Mio.) 2011 vs. 2012	Prozentuale Veränderung 2011 vs. 2012	DDD pro GKV-Versicherten	Häufigkeitskategorie (nach Tabelle 6.3 Methodenkapitel)
62	D03	Zubereitungen zur Behandlung von Wunden und Geschwüren	15,27	14,10	−1,17	−7,6%	0	1
71	D04	Antipruriginosa, inkl. Antihistaminika, Anästhetika etc.	6,67	6,79	0,12	1,9%	0	1
47	D05	Antipsoriatika	50,20	49,96	−0,24	−0,5%	1	2
50	D06	Antibiotika und Chemotherapeutika zur dermatologischen Anwendung	40,88	39,66	−1,21	−3,0%	1	2
27	D07	Corticosteroide, dermatologische Zubereitungen	278,86	287,03	8,17	2,9%	4	3
45	D08	Antiseptika und Desinfektionsmittel	73,94	72,03	−1,91	−2,6%	1	2
84	D09	Medizinische Verbände	2,18	0,76	−1,43	−65,4%	0	1
48	D10	Aknemittel	41,81	42,89	1,07	2,6%	1	2
46	D11	Andere Dermatika	50,10	50,13	0,03	0,1%	1	2
70	G01	Gynäkologische Antiinfektiva und Antiseptika	7,96	7,11	−0,86	−10,8%	0	1
65	G02	Andere Gynäkologika	11,76	10,51	−1,25	−10,6%	0	1
15	G03	Sexualhormone und Modulatoren des Genitalsystems	981,30	928,44	−52,86	−5,4%	13	4
18	G04	Urologika	565,55	586,09	20,54	3,6%	8	3
61	H01	Hypophysen- und Hypothalamushormone und Analoga	14,75	14,46	−0,29	−1,9%	0	1

◻ **Tab. 7.2** Verbrauch in den Jahren 2011 und 2012, Rang und Änderung des Verbrauchs im Jahr 2012 sowie Häufigkeit der Verordnung von Wirkstoffen je GKV-Versicherten nach Indikationsgruppen (Fortsetzung).

Rang 2012	ATC-Code	Indikationsgruppe	DDD (Mio.) 2011	DDD (Mio.) 2012	Änderung DDD (Mio.) 2011 vs. 2012	Prozentuale Veränderung 2011 vs. 2012	DDD pro GKV-Versicherten	Häufigkeitskategorie (nach Tabelle 6.3 Methodenkapitel)
21	H02	Corticosteroide zur systemischen Anwendung	535,80	531,44	−4,36	−0,8%	8	3
8	H03	Schilddrüsentherapie	1.545,45	1.580,79	35,34	2,3%	23	5
89	H04	Pankreashormone	0,08	0,08	0,00	0,5%	0	1
74	H05	Calciumhomöostase	5,62	5,47	−0,15	−2,7%	0	1
22	J01	Antibiotika zur systemischen Anwendung	390,62	379,16	−11,46	−2,9%	5	3
76	J02	Antimykotika zur systemischen Anwendung	5,35	5,34	−0,01	−0,2%	0	1
75	J04	Mittel gegen Mykobakterien	5,32	5,40	0,08	1,5%	0	1
49	J05	Antivirale Mittel zur systemischen Anwendung	38,67	41,16	2,49	6,4%	1	2
79	J06	Immunsera und Immunglobuline	2,60	2,89	0,30	11,4%	0	1
53	J07	Impfstoffe	34,52	32,22	−2,30	−6,7%	0	2
59	L01	Antineoplastische Mittel	19,06	18,22	−0,83	−4,4%	0	1
35	L02	Endokrine Therapie	141,59	142,82	1,23	0,9%	2	2
54	L03	Immunstimulanzien	27,33	28,24	0,91	3,3%	0	2
37	L04	Immunsuppressiva	114,16	115,17	1,02	0,9%	2	2
13	M01	Antiphlogistika und Antirheumatika	1.112,19	1.132,16	19,97	1,8%	16	4
64	M02	Topische Mittel gegen Gelenk- und Muskelschmerzen	15,38	12,76	−2,62	−17,0%	0	1

Tab. 7.2 Verbrauch in den Jahren 2011 und 2012, Rang und Änderung des Verbrauchs im Jahr 2012 sowie Häufigkeit der Verordnung von Wirkstoffen je GKV-Versicherten nach Indikationsgruppen (Fortsetzung).

Rang 2012	ATC-Code	Indikationsgruppe	DDD (Mio.) 2011	DDD (Mio.) 2012	Änderung DDD (Mio.) 2011 vs. 2012	Prozentuale Veränderung 2011 vs. 2012	DDD pro GKV-Versicherten	Häufigkeits-kategorie (nach Tabelle 6.3 Methodenkapitel)
38	M03	Muskelrelaxanzien	100,98	100,50	−0,48	−0,5%	1	2
23	M04	Gichtmittel	362,69	365,00	2,31	0,6%	5	3
31	M05	Mittel zur Behandlung von Knochen-erkrankungen	223,34	221,27	−2,07	−0,9%	4	2
86	M09	Andere Mittel gegen Störungen des Muskel- und Skelettsystems	0,64	0,57	−0,07	−11,0%	0	1
52	N01	Anästhetika	38,88	34,45	−4,43	−11,4%	0	2
17	N02	Analgetika	611,13	624,09	12,96	2,1%	9	3
24	N03	Antiepileptika	340,61	354,57	13,96	4,1%	5	3
32	N04	Antiparkinsonmittel	148,60	150,27	1,67	1,1%	2	2
19	N05	Psycholeptika	589,73	575,05	−14,69	−2,5%	8	3
9	N06	Psychoanaleptika	1.444,18	1.492,68	48,50	3,4%	22	5
41	N07	Andere Mittel für das Nervensystem	85,49	89,14	3,65	4,3%	1	2
67	P01	Mittel gegen Protozoen-Erkrankungen	8,45	8,86	0,41	4,8%	0	1
83	P02	Anthelmintika	0,93	0,95	0,01	1,6%	0	1
77	P03	Mittel gegen Ektoparasiten, inkl. Anti-scabiosa, Insektizide und Repellenzien	3,54	3,83	0,29	8,2%	0	1
28	R01	Rhinologika	260,00	257,63	−2,38	−0,9%	4	2
81	R02	Hals- und Rachentherapeutika	2,10	1,90	−0,20	−9,7%	0	1

Tab. 7.2 Verbrauch in den Jahren 2011 und 2012, Rang und Änderung des Verbrauchs im Jahr 2012 sowie Häufigkeit der Verordnung von Wirkstoffen je GKV-Versicherten nach Indikationsgruppen (Fortsetzung).

Rang 2012	ATC-Code	Indikationsgruppe	DDD (Mio.) 2011	DDD (Mio.) 2012	Änderung DDD (Mio.) 2011 vs. 2012	Prozentuale Veränderung 2011 vs. 2012	DDD pro GKV-Versicherten	Häufigkeitskategorie (nach Tabelle 6.3 Methodenkapitel)
11	R03	Mittel bei obstruktiven Atemwegserkrankungen	1.273,01	1.265,60	−7,41	−0,6%	18	4
68	R04	Brusteinreibungen und andere Inhalate	8,37	8,55	0,18	2,1%	0	1
34	R05	Husten- und Erkältungspräparate	163,08	145,27	−17,81	−10,9%	2	2
39	R06	Antihistaminika zur systemischen Anwendung	99,13	92,79	−6,34	−6,4%	1	2
87	R07	Andere Mittel für den Respirationstrakt	0,40	0,37	−0,03	−7,5%	0	1
16	S01	Ophthalmika	738,47	751,32	12,85	1,7%	11	4
63	S02	Otologika	14,66	13,37	−1,29	−8,8%	0	1
69	S03	Ophthalmologische und otologische Zubereitungen	8,30	8,41	0,11	1,4%	0	1
36	V01	Allergene	149,21	141,92	−7,28	−4,9%	2	2
56	V03*	Alle übrigen therapeutischen Mittel	20,12	21,09	0,97	4,8%	0	1
12	V04*	Diagnostika	1.250,92	1.249,05	−1,87	−0,1%	18	4
80	V06*	Allgemeine Diätetika	1,74	2,08	0,34	19,8%	0	1
30	V07*	Alle übrigen nichttherapeutischen Mittel	332,65	227,18	−105,47	−31,7%	3	2
88	V08*	Kontrastmittel	0,22	0,16	−0,06	−27,3%	0	1
93	V10	Radiotherapeutika	0,00	0,00	0,00		0	1
92	V60*	Homöopathika und Anthroposophika	0,00	0,00	0,00	−21,7%	1	2

* Angaben für diese Indikationsgruppen in Stück

Quelle: IGES-Berechnungen nach NVI und KM6 (2012)

Glossar

ABDA Bundesvereinigung Deutscher Apotheker-verbände.

AMNOG Arzneimittelmarktneuordnungsgesetz.

ATC-Code Kodierung entsprechend der ATC-Klassifi-kation. In der Regel ist die ATC-Kodierung für einen Wirkstoff gemeint, also die Kodierung auf der Ebene der chemischen Substanz der ATC-Klassifikation.

Androgendeprivation, auch Androgenentzug Die Androgendeprivation kann prinzipiell chirurgisch als Kastration durchgeführt werden und ist dann eine endgültige Maßnahme. Daher wird heute in der Regel die reversible „chemische Kastration" bevorzugt, bei der es nach Gabe von GnRH-Analoga oder GnRH-Antago-nisten zu einer Suppression der Testosteronproduktion kommt (L02).

ApU Abgabepreis des pharmazeutischen Unternehmers.

AVP Apothekenverkaufspreis.

AVR Arzneiverordnungs-Report. Seit 1982 jährlich er-scheinender Bericht zu den Ergebnissen des GKV-Arz-neimittelindex. Der AVR gibt jährlich eine Übersicht zu Arzneimittelverordnungen im GKV-Arzneimittel-markt und Veränderungen im Vergleich zum Vorjahr. Die Darstellung von Wirkstoffgruppen folgt inhaltlich den Indikationsgruppen der Roten Liste.

AVWG Arzneimittelversorgungs-Wirtschaftlichkeits-gesetz.

Biological oder Biologikum Wirkstoff, der sich von Proteinen ableitet, die prinzipiell auch im menschlichen Organismus vorkommen. Diese Wirkstoffe sind iden-tisch mit einem körpereigenen Protein bzw. ähneln diesem sehr stark, wie z. B. Erythropoetine oder Insulin. Zu den Biologicals gehören auch monoklonale Antikör-per, die teilweise oder komplett den Proteinen anderer Spezies entsprechen können (häufig Mäusen). Als weitere Gruppe sind Fusionsproteine zu nennen, bei denen Bestandteile verschiedener natürlicherweise vorkommender Proteine mithilfe gentechnischer Me-

thoden neu zusammengefügt werden (z. B. Abatacept, Etanercept). Biologicals werden in der Regel als rekom-binante Proteine hergestellt.

Biosimilar Arzneimittel, das einem bestimmten Biolo-gical (Referenzprodukt) ähnlich ist und nach Patentab-lauf dieses Biologicals auf den Markt gebracht werden kann.

BMI Body-Mass-Index. Der Index berechnet sich nach der Formel. Körpergewicht in kg dividiert durch das Quadrat der Körpergröße in Meter. Als normal gilt bei Erwachsenen ein BMI zwischen 20 und 25. Ein BMI zwischen 25 und 30 gilt als Übergewicht, ein BMI ab 30 als Adipositas (krankhaftes Übergewicht).

DEGS Studie zur Gesundheit Erwachsener in Deutsch-land des Robert Koch-Instituts.

DDD Defined daily dose = Tagesdosis. Die DDD ist die angenommene tägliche Erhaltungsdosis für die Haupt-indikation eines Wirkstoffes bei Erwachsenen. Zur Methodik siehe: *Fricke U, Günther J, Zawinell A (2008) Anatomisch-therapeutisch-chemische Klassifikation mit Tagesdosen für den deutschen Arzneimittelmarkt. Metho-dik der ATC-Klassifikation und DDD-Festlegung. Hrsg. vom Wissenschaftlichen Institut der AOK (WIdO), Bonn.*

DIMDI Deutsches Institut für Medizinische Dokumenta-tion und Information.

DMP Disease-Management-Programm. Ziel ist die verbesserte und strukturierte Versorgung chronisch kranker Menschen, die in der GKV versichert sind.

EMA Bis 2009 EMEA. European Medicines Agency. Europäische Arzneimittelagentur.

G-BA Gemeinsamer Bundesausschuss. Oberstes Be-schlussgremium der gemeinsamen Selbstverwaltung der Ärzte, Zahnärzte, Psychotherapeuten, Kranken-häuser und Krankenkassen in Deutschland.

GEDA Gesundheit in Deutschland aktuell. Studie des Robert Koch-Instituts.

GKV Gesetzliche Krankenversicherung.

GKV-WSG Gesetz zur Stärkung des Wettbewerbs in der gesetzlichen Krankenversicherung.

IQWiG Institut für Qualität und Wirtschaftlichkeit im Gesundheitswesen.

Indikationsgruppe Gruppe von Wirkstoffen, die durch die therapeutische Subgruppe der ATC-Klassifikation definiert ist.

KBV Kassenärztliche Bundesvereinigung.

KJ1 Amtliche Statistik KJ1. Endgültige Rechenergebnisse der gesetzlichen Krankenkassen, herausgegeben vom Bundesgesundheitsministerium. Stichtag ist jährlich der 31. Dezember.

KM6 Amtliche Statistik KM6, die einmal jährlich mit dem Stichtag 1. Juli die Zahl der Versicherten in der GKV nach Alter, Geschlecht und Wohnort erfasst. Herausgeber ist das Bundesgesundheitsministerium.

KV45 Amtliche Statistik KV45. Rechenergebnisse der gesetzlichen Krankenkassen, quartalsweise herausgegeben vom Bundesgesundheitsministerium.

NVI Nationale Verordnungsinformation. Enthält Daten aus den Apothekenrechenzentren zur Abrechnung der zu Lasten der GKV verordneten Fertigarzneimittel und wurde von der Firma INSIGHT Health zur Verfügung gestellt.

Orphan Drug Arzneimittel gegen seltene Erkrankungen (weniger als 5 Erkrankte je 10.000 Einwohner).

OTC „Over the counter": Gemeint sind Arzneimittel, die nicht verschreibungspflichtig sind. Einige OTCs sind im Einzelhandel frei verkäuflich, also von der Apothekenpflicht ausgenommen.

PZN Pharmazentralnummer. Siebenstelliger, bundeseinheitlicher Identifikationsschlüssel für Arzneimittel, der jedes Arzneimittel nach Wirkstoff, Wirkstärke, Packungsgröße und Darreichungsform klassifiziert.

Rekombinante Proteine Proteine, die mithilfe von gentechnisch veränderten Organismen hergestellt werden.

RSA Risikostrukturausgleich. Krankenkassenartenübergreifender Ausgleich der Versichertenstruktur mit dem Ziel, die Wettbewerbschancen der Kassen anzugleichen.

Therapieansatz Gruppe von Wirkstoffen mit ähnlichem oder identischem Wirkprinzip, die in der Regel durch die chemische Untergruppe der ATC-Klassifikation definiert wird.

Transgen Als transgen werden Organismen bezeichnet, bei denen mithilfe gentechnischer Methoden das Gen einer anderen Spezies in die Erbsubstanz integriert wurde. Mithilfe transgener Tiere lassen sich bestimmte Biologicals einfacher herstellen als unter Verwendung von Zellkulturen.

WHOCC WHO Collaborating Centre for Drug Statistics Methodology in Oslo.

WIdO Wissenschaftliches Institut der AOK.

Zubereitungen auch Rezepturen genannt, sind Arzneimittel, die vom Apotheker auf Anweisung des Arztes („Rezeptur") individuell für einen Patienten hergestellt werden. Zubereitungen können entweder aus Rohstoffen, wie es bspw. bei Cremes oder Salben häufig der Fall ist, hergestellt werden oder aus Fertigarzneimitteln, wie es in der Regel bei parenteral verabreichten Zytostatika der Fall ist.

ZVT Zweckmäßige Vergleichstherapie. Die ZVT ist die Therapie, die der G-BA als Vergleichstherapie für ein Arzneimittel festlegt, das einer Nutzenbewertung unterzogen wird. Im Vergleich zu dieser ZVT muss für das zu bewertende Arzneimittel der Zusatznutzen dargelegt werden.

Stichworverzeichnis

A

Printed in the United States
By Bookmasters